Krankenpflege-Lehrbuch

Neu bearbeitet von

Dr. E. Braemer
Stellvertretender Leiter
des Landesgesundheitsamtes Berlin

Dr. H. Frh. v. Kress
Dozent · Chefarzt der Inneren Abteilung
des Lazarus-Krankenhauses in Berlin

Dr. G. Seefisch
Professor · Chefarzt der Chirurgischen Abteilung
des Lazarus-Krankenhauses in Berlin

Siebzehnte Auflage

Mit 201 Abbildungen

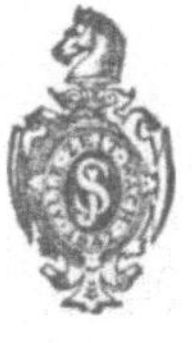

Berlin und Göttingen
Springer-Verlag
1947

Softcover reprint of the hardcover 17th edition 1947

ISBN 978-3-642-49631-8 ISBN 978-3-642-49925-8 (eBook)
DOI 10.1007/978-3-642-49925-8

Gedruckt im Druckhaus Tempelhof, Berlin.

Inhaltsverzeichnis.

A. Einführung 1

B. Gesundheitslehre 5

I. Allgemeine und persönliche Hygiene (Körperpflege) 5

Allgemeines 5

Luft S. 5 — Licht S. 6 — Wärme S. 7 — Boden S. 7 — Wasser S. 8 — Nahrung S. 9 — Klima S. 9 — Wohnung S. 10 — Kleidung S. 10.

Körperpflege 11

Richtige Atmung, Herztätigkeit, Leibesubungen S. 12 — Hautpflege S. 13 — Pflege der Haare und der Finger- und Zehennägel S. 14 — Mundpflege S. 14 — Seelische Ruhe S. 15.

II. Bau und Verrichtungen des menschlichen Körpers 15

Gewebsaufbau 15

Tätigkeit der Zellen S. 18 — Organe S. 18.

Körpergegenden 20

Knochen und Gelenke 24

Schädelknochen S. 26 — Gebiß S. 29 — Die Wirbelsäule S. 30 — Brustkorb und Schultergürtel S. 32 — Becken S. 32 — Obere Gliedmaßen S. 34 — Untere Gliedmaßen S. 35 — Muskeln S. 37.

Herz und Blutgefäße 42

Schlagadern S. 46 — Blutadern S. 48.

Blut 48

Lymphe und Lymphgefaße 51

Atmungsorgane 54

Nase S. 54 — Rachen S. 55 — Kehlkopf S. 55 — Luftröhre und ihre Äste S. 56 — Lungen S. 57 — Brustfell S. 57 — Atmung, Gasaustausch S. 58 — Atembewegung S. 58 — Anhang: Schilddrüse, Nebenschilddrüse, Thymusdrüse S. 59.

Verdauungsorgane 59

Mundhöhle S. 59 — Schlund und Speiseröhre S. 60 — Magen S. 61 — Darm S. 61 — Netz S. 63 — Leber S. 63 — Bauchspeicheldrüse S. 64 — Bauchhöhle, Bauchfell S. 64.

Verdauung 65

Stoffwechsel 67

Sonstige Bauchorgane 69

Milz S. 69 — Harnorgane S. 69 — Geschlechtsorgane S. 70.

Gehirn, Rückenmark, Nerven 73
Innere **Absonderung** 77
Sinnesorgane 78

Sehorgan S. 78 — Gehörorgan S. 80 — Geruchs- und Geschmacksorgan S. 81 — Haut S. 81.

C. Krankheitslehre 84

I. Allgemeines 84

Wesen der Krankheiten 84

Krankheitsanlagen S. 84 — Krankheitsursachen S. 86 — Einteilung der Krankheiten S. 87.

Verlauf der Krankheiten 87

II. Krankheitserscheinungen 89

Allgemeines Verhalten des Kranken 89

Körperwärme S. 89 — Puls S. 94 — Atmung S. 95 — Ausscheidungen S. 96 — a) Stuhlgang S. 96 — b) Harn (Urin) S. 97 — Anhang: Harnuntersuchung S. 98 — Schlaf S. 102 — Entzündungen S. 102 — Ohnmacht S. 102 — Kollaps S. 102.

Erscheinungen besonderer Art 103

Hauterscheinungen S. 103 — Lymphknoten S. 104 — Gelenke S. 104 — Knochen S. 105 — Angeborene Mißbildungen S. 108 — Gehirn und Rückenmark, Nervensystem S. 109 — Auge S. 110 — Ohr S. 111 — Nase S. 111 — Mundhöhle S. 111.

Magen- und Darmkrankheiten 112
Krankheiten der Drüsen mit innerer Absonderung 113

Schilddrüse S. 113 — Nebenschilddrüsen S. 114 — Thymusdrüse S. 114 — Nebennieren S. 114 — Langerhanssche Inseln der Bauchspeicheldrüse S. 114 — Hypophyse S. 114 — Keimdrüsen S. 115.

Krankheiten des Stoffwechsels 115

Die Gicht S. 116 — Die Fettsucht S. 117.

Krankheiten des Herzens und der Gefäße 117
Krankheiten der Lunge und des Brustfells 119
Unterleibskrankheiten 121
Geschwulstkrankheiten 122

III. Infektionskrankheiten 124

Allgemeines 124

Krankheitserreger S. 124 — Ansteckungsquellen S. 126 — Eintrittspforten der Erreger S. 127 — Infektion und Krankheit S. 127 — Schutzvorrichtungen und Schutzstoffe S. 128 — Schutzimpfung S. 129 — Inkubation S. 129 — Dauerausscheider, Bazillenträger S. 130 — Absonderung des Kranken S. 130 — Epidemie, Endemie S. 130.

Einzelne Infektionskrankheiten 131

Masern S. 131 — Scharlach S. 131 — Roteln S. 132 — Windpocken S. 132 — Pocken S. 132 — Grippe (Influenza) S. 133 — Keuchhusten S. 134 — Tuberkulose S. 135 — Diphtherie S. 138 — Mumps (Ziegenpeter) S. 140 — Übertragbare Genickstarre S. 140 Epidemische Gehirnentzündung S. 141 — Kinderlähmung S. 141 Körnerkrankheit S. 142 — Typhus S. 142 — Bakterielle Lebensmittelvergiftung S. 144 — Ruhr S. 145 — Cholera S. 145 — Fleckfieber S. 146 — Rückfallfieber S. 146 — Milzbrand S. 146 — Tollwut S. 147 — Maul- und Klauenseuche S. 148 — Rotz S. 148 — Malaria — Wechselfieber S. 148 — Papageienkrankheit S. 148 — Bangsche Krankheit S. 149 — Tularämie S. 149 — Weilsche Krankheit (Ikterus infectiosus) S. 149 — Aktinomykose (Strahlenpilzerkrankungen) S. 150 — Lungenentzündung (kroupöse Pneumonie S. 150 — Gelenkrheumatismus (Polyarthritis acuta) S. 150.

Geschlechtskrankheiten 151

Weicher Schanker S. 151 — Tripper S. 151 — Syphilis S. 152.

Wundinfektionen 153

Tierische Parasiten 154

Eingeweidewürmer S. 154 — Weitere tierische Parasiten S. 158.

D. Ernährung 160

I. Grundlagen der Ernährung 160

Nährstoffe und Bestandteile der Nahrung 160

Wasser S. 160 — Mineralstoffe S. 161 — Eiweiß S. 161 — Kohlehydrate S. 162 — Fette S. 162 — Vitamine S. 162 — Geschmacks- und Aromastoffe S. 164 — Faserstoffe S. 165.

Nährwert und Nahrungsmenge 165

Zubereitung der Nahrung 170

Aufbewahrung der Nahrungsmittel 171

Nahrungsmittel 172

Milch S. 172 — Ei S. 173 — Fleisch S. 173 — Körnerfrüchte S. 174 Gemüse S. 174 — Obst S. 175 — Nüsse S. 175 — Genußmittel S. 175.

II. Krankenkost 176

Grundsätze S. 176.

Allgemeine Kostformen 177

Sonderkostformen 179

Fastenkuren S. 179 — Rohkost S. 179 — Kost bei fieberhaften Erkrankungen S. 180 — Kost für Magen- und Darmkranke S. 181 — Kost bei Gallenblasenerkrankung S. 182 — Kost bei Nieren- und Kreislauferkrankungen S. 182 — Kost bei Gicht S. 184 — Kost bei Fettsucht S. 185 — Kost bei Zuckerkrankheit S. 186 — Künstliche Ernährung S. 187.

E. Krankenpflege 189

I. Versorgung der Kranken 189

Krankenzimmer und Krankenbett S. 189.
Krankenwartung 193
Lagerung des Kranken S. 197 — Durchliegen (Wundliegen) S. 203 — Reinlichkeitspflege S. 206 — Versorgung mit Wäsche S. 207 — Umbetten S. 209 — Darreichen von Nahrung S. 213.
Krankenwachen 217
Krankenbeförderung 218
II. Hilfeleistung bei der Untersuchung von Kranken 223
Krankenbericht 226
III. Ausführung ärztlicher Verordnungen 228
Innerliche Mittel 228
Aufbewahrung und Eingeben von Arzneien S. 228 — Gurgelung, Einatmung (Zerstäubung), Einträufelung S. 232 — Einspritzungen S. 234 — Einläufe und Spülungen S. 237.
Äußerliche Mittel 241
Pinselungen, Einstreuungen, Einreibungen S. 241 — Einstreichen von Salben in das Auge S. 243 — Anwendungen von Kälte und Wärme S. 243 — Hautreizende Mittel S. 254 — Schröpfen S. 255.
Abnehmen des Harns, Katheterisieren 257
Bäder 258
Massagen 263
IV. Hilfeleistung bei Operationen 269
Vorbereitung der Operationen S. 271 — Sterilisierung der Operationskleidung usw. S. 271 — Händedesinfektion S. 274 — Vorbereitung des Kranken S. 276 — Aufräumen des Operationssaals S. 279 — Operationen im Privathaushalt S. 279.
Schmerzbetäubung 280
Allgemeine Betäubung S. 280 — Örtliche Betäubung S. 285.
Wunden, Wundbehandlung und Wundkrankheiten 286
Wundverlauf S. 288 — Wundkrankheiten S. 289.
Verbände 292
Wundverband S. 292 — Verbandstoffe S. 293 — Anlegen von Verbänden S. 295 — Ruhigstellende Verbände S. 305.
V. Erste Hilfeleistung bei Unglücksfällen, Vergiftungen und plötzlichen Erkrankungen 311
Einwirkungen durch äußere Gewalt 312
Knochenbrüche S. 313 — Verrenkungen S. 315 — Wunden S. 315 Blutstillung S. 316.
Sonstige Blutungen 320
Krampfanfälle 322
Fremdkörper 324
Sonnenstich und Hitzschlag 326

Verbrennungen und Verbrühungen 326
Erfrierungen 327
Elektrischer Unfall, Blitzschlag 328
Chemische Vergiftungen 328
Erstickungen 332
Gasvergiftungen 332
Künstliche Atmung 333

VI. Pflege bei übertragbaren Krankheiten 337

Schutzmaßnahmen S. 337.

Desinfektion 340

Chemische Desinfektionsmittel S. 340 — Hitze S. 343 — Anwendung der Desinfektionsmittel S. 344 — Fortlaufende und Schlußdesinfektion S. 346 — Zimmerdesinfektion mit Formaldehyd S. 347.

VII. Pflege Geisteskranker 349

Anstalten 349
Verlauf der Geisteskrankheiten 350

Ursachen S. 351 — Krankheitserscheinungen S. 352.

Pflege 357

VIII. Pflege Sterbender 364

Anhang: Untersuchung und Behandlung mit Röntgenstrahlen 367

F. Wochen- und Säuglingspflege 371

I. Wochenpflege 371
Normales Wochenbett 371

Pflege der Wöchnerin S. 373.

Regelwidrigkeiten und Erkrankungen im Wochenbett 378

II. Säuglingspflege 383

Stillgeschäft 384

Stillschwierigkeiten und Hindernisse S. 386.

Entwicklung des gesunden Säuglings 389
Ernährungsvorschriften für Säuglinge und Kleinkinder 390

Natürliche Ernährung S. 390 — Zwiemilchernährung S. 392 — Künstliche Ernährung S. 392 — Milchmischungen S. 394 — Beikost S. 396.

Luft, Sonne, Abhärtung 397
Hautpflege 398

Kleidung S. 400 — Bett, Zimmer S. 401.

Der frühgeborene Säugling 403
Krankheiten des Säuglings 404

G. Gesetzeskunde 411

Vorbemerkung 411

A. Berufsrechte, Berufspflichten 411
1. Umfang der Krankenpflegetätigkeit 411
2. Zur berufsmäßigen Ausübung der Krankenpflege ist in Deutschland eine Erlaubnis erforderlich 412
3. Die Erlaubnis zur berufsmäßigen Ausubung der Krankenpflege erhält nur, wer eine staatlich anerkannte Krankenpflegeschule besucht und die Krankenpflegeprüfung bestanden hat 412
4. Berufsbezeichnungen, Berufstrachten und Berufsabzeichen sind gesetzlich geschützt 415
5. Strafbestimmungen 416
6. Schweigepflicht 416
B. Sonstige wichtige gesetzliche Bestimmungen, die bei der Berufsausübung der Krankenpflegepersonen zu beachten sind 417
1. Beaufsichtigung der Krankenpflegepersonen durch die Gesundheitsämter 417
2. Arbeitsverhältnis und Arbeitsbuchpflicht 418
C. Gesetze und Verordnungen zur Bekämpfung übertragbarer Krankheiten 419
1. Preußisches Regulativ bei ansteckenden Krankheiten vom 8. August 1835 419
2. Das Reichsimpfgesetz vom 8. April 1874 419
3. Das Reichsseuchengesetz vom 30. Juni 1900 419
4. Das Preußische Gesetz betreffend die Bekämpfung übertragbarer Krankheiten vom 28. August 1905 420
5. Das Reichsgesetz zur Bekämpfung der Geschlechtskrankheiten vom 3. Februar 1927 424
D. Fürsorgerechtliche Gesetze und Verordnungen 426
1. Reichsverordnung über die Fürsorgepflicht vom 13. Februar 1924 426
2. Das Reichsgesetz für Jugendwohlfahrt vom 9. Juli 1922 426
3. Das Preußische Gesetz betreffend die öffentliche Krüppelfürsorge vom 6. Mai 1920 427
E. Sozialversicherung 427
I. Die Krankenversicherung 427
II. Die Unfallversicherung 429
III. Die Rentenversicherungen 437
Die Invalidenversicherung S. 437 — Die Angestelltenversicherung S. 438 — Die Knappschaftsversicherung S. 439 — Die Arbeitslosenversicherung S. 439.
F. Strafrechtliche und zivilrechtliche Bestimmungen 440
1. Strafrechtliche Bestimmungen 440
2. Zivilrechtliche Bestimmungen 442
Einige Mittel zur Beseitigung von Flecken aus Wäsche und Stoffen 444
Fremdwörterverzeichnis 446
Sachverzeichnis 456

A. Einführung.

Wer sich der Krankenpflege als Beruf widmen will, muß sich darüber klar sein, daß er sich mit seiner ganzen Persönlichkeit in dieser Tätigkeit einsetzen muß. Nur wer diese innerliche Bereitschaft besitzt, soll Krankenpflege ausüben. Wer sich der Krankenpflege aus dem Grunde widmet, einen Beruf und Lebensunterhalt zu gewinnen, dem fehlt diese Bereitschaft. Der Dienst am Kranken bedeutet vor allen Dingen Arbeit, die oft große Selbstüberwindung kostet. Nur der Wunsch und Wille, einem kranken Menschen zu helfen und sich in dessen Welt einzufügen, und ein hohes sittliches Pflichtbewußtsein ermöglichen es, über alle Schwierigkeiten hinwegzukommen, die dieser Beruf mit sich bringt.

Die Krankenpflegeperson trägt eine große Verantwortung. Von ihrer Pflichttreue und von der sorgfältigen und sachgemäßen Ausführung der ärztlichen Anweisungen hängt das Wohl und Wehe, unter Umständen das Leben des Kranken ab. Niemals darf sie im Dienst nachlassen, denn Fehler in der Krankenpflege sind meist nicht wieder gutzumachen und Unterlassungen nicht nachzuholen.

Der Krankenpflegeperson sind starkwirkende Arzneimittel anvertraut. Ein Abweichen von der gegebenen Vorschrift, ein Überschreiten der vorgeschriebenen Menge, oder gar eine Verwechslung der Arzneien kann zu den verhängnisvollsten Folgen führen. Diese Verfügung über starkwirkende Mittel kann eine Krankenpflegeperson auch zum eigenen Gebrauch verführen. Das bedeutet eine große Gefahr, denn manche dieser Mittel haben die Eigenschaft, daß ihr Gebrauch nur allzu leicht zur Gewohnheit wird, einer Sucht, die Geist und Körper mit Sicherheit zugrunde richtet. Niemals darf eine Krankenpflegeperson ohne Wissen und ohne Verordnung des Arztes derartige Mittel nehmen. Fühlt sich eine Krankenpflegeperson nicht gesund, so ist es besser, sie unterbricht den Dienst, bis ihre Arbeitsfähigkeit voll wiederhergestellt ist.

Der Beruf der Krankenpflege stellt an die körperliche Leistungsfähigkeit große Anforderungen, so daß nur gesunde Menschen ihm gerecht werden können. Menschen, deren Leistungsfähigkeit in irgendeiner Weise beschränkt ist, sind für diesen Beruf nicht geeignet.

Die Krankenpflegeperson soll für sich und ihre Kleidung auf peinliche Sauberkeit bedacht sein. Reinlichkeit dient zu ihrem eigenen Schutz. Reinlich muß sie auch dem Kranken erscheinen. Sie soll durch ihr Vorbild erzieherisch wirken. Gerade in der Einzelpflege kann sie Wegbereiter gesunder Lebensführung sein.

Von ausschlaggebender Bedeutung ist das seelische Verhältnis zum Kranken. Eines muß die Krankenpflegeperson bei ihren Kranken vor allen Dingen zu gewinnen suchen: das V e r t r a u e n. Sie gewinnt es durch Sicherheit und Sorgfalt ihrer Hilfeleistung, durch Pünktlichkeit, vor allem aber durch Freundlichkeit. Der Kranke muß fühlen, daß sie es gut mit ihm meint. Dies bedeutet eine Wohltat für ihn, der, losgelöst von der Familie, sich in fremder Umgebung befindet, Schmerzen erleidet und von Sorgen für die Zukunft erfüllt ist.

Der Kranke l e b t i n s e i n e r K r a n k h e i t. Sein ganzes Denken ist auf sie eingestellt. Es gibt geduldige Kranke, die mit allem zufrieden sind, es gibt ängstliche Kranke, die sich an die Pflegeperson klammern und nach Trost verlangen. Es gibt ungeduldige Kranke, die ungebärdig werden, wenn ihre Wünsche nicht immer und sofort berücksichtigt werden. Gerade solche Kranke werden leicht für die Pflegeperson zur Last. Trotzdem darf sie niemals vergessen, daß es sich um Kranke handelt, und daß man bei ihnen mit Ruhe, Gleichmäßigkeit und Freundlichkeit, wenn nötig aber mit Bestimmtheit, mehr erreicht als durch schroffes Wesen.

Das Vertrauen des Kranken soll niemals in allzu große V e r t r a u l i c h k e i t ausarten. Die Pflegeperson führt die Aufsicht über den Kranken, sie muß also einen bestimmenden Einfluß auf ihn behalten. Aus diesem Grunde soll man bei der Unterhaltung eine gewisse Zurückhaltung bewahren. Gespräche über die persönlichen Verhältnisse des Kranken und seine Familie erfordern Zartgefühl. Es ist ungehörig, wenn die Pflegeperson sich mit einem Kranken über die Verhältnisse anderer Kranker, über Ärzte, Operationen, über Sterbefälle oder über ihre eigenen Angelegenheiten unterhält.

Kranke unter sich sprechen besonders gern von Krankheiten, und über ihre eigenen Krankheiten möchten sie von anderen Aufschluß erhalten. Die Pflegeperson kann in ihren Antworten nicht v o r s i c h t i g genug sein.

Sie muß Schwerkranke trösten, so gut sie kann, aber sie darf niemals etwas sagen, was der Arzt dem Kranken nicht selbst gesagt hat. Noch viel weniger darf sie etwas anderes sagen, als was der Arzt gesagt hat. Die gleiche Vorsicht ist gegenüber Angehörigen von Kranken notwendig. Es muß jedes einzelne Wort überlegt werden, da Mißverständnisse sehr leicht zu folgenschweren Rückschlüssen führen können.

Im Verkehr mit den Angehörigen der Kranken muß das Pflegepersonal freundlich und zuvorkommend sein und stets bedenken, daß es sich um Menschen handelt, denen das Schicksal eines ihnen Nahestehenden Sorge macht.

Wirken Angehörige störend oder versuchen sie gar die Anordnungen des Arztes zu hintertreiben, so ist das Pflegepersonal verpflichtet, dem Arzt Mitteilung zu machen. Ein vom Arzt angeordnetes Verbot, daß ein Kranker besucht wird, ist unter allen Umständen einzuhalten. Auch wenn der Arzt Besuch nur in beschränktem Umfang erlaubt hat, ist dafür Sorge zu tragen, daß diese Anordnung genau durchgeführt wird.

Leichtkranke und Genesende sollen nicht untätig im Bett liegen oder herumsitzen. Es muß für ihre Unterhaltung, für geeigneten Lesestoff oder, mit Genehmigung des Arztes, für angemessene leichte Beschäftigung gesorgt werden. Niemals darf aber durch solche Beschäftigung Übermüdung eintreten.

Die Umgebung des Kranken soll möglichst freundlich gestaltet werden. Einige Blumen auf dem Tisch gewähren dem Kranken Freude und Anregung.

Im Krankenhaus muß das Pflegepersonal die Kranken zur Ordnung und Pünktlichkeit anhalten, ohne daß dabei ein lästig empfundener Zwang ausgeübt werden darf. Die Kranken müssen angehalten werden, aufeinander Rücksicht zu nehmen, so daß sie Schwerkranke und Schlafende nicht stören.

Die notwendigen Hausarbeiten werden im allgemeinen nicht vom Pflegepersonal ausgeführt, sondern von besonders dazu bestimmtem Dienstpersonal. Nur bei Schwerkranken müssen alle im Krankenzimmer zu verrichtenden Arbeiten von den Pflegepersonen vorgenommen werden. Die Kranken dürfen nicht unter der Anwesenheit dritter, weniger geschickter und weniger rücksichtsvoller Menschen leiden. Außerhalb des Krankenzimmers zu verrichtende Arbeiten fallen im einzelnen dem Dienstpersonal zu, wenn es sich nicht um ansteckungsgefährliche Arbeiten oder um die sachgemäße Herrichtung von Krankenspeisen handelt.

Das Pflegepersonal ist dem Arzt unterstellt. Es muß mit allen Kräften dafür Sorge tragen, daß der Behandlungsplan ohne Abweichung durchgeführt wird. Dazu gehört in erster Linie, daß alle Anordnungen, auch die scheinbar unwichtigen, gewissenhaft und pünktlich durchgeführt werden. Die Kranken sind zur Befolgung der ärztlichen Vorschriften anzuhalten. Vergeßlichkeit ist ebenso schlimm wie Unachtsamkeit. Deswegen muß jede Verordnung und jedes Vorkommnis in ein Merkbuch eingeschrieben werden. Der Wahrheitsliebe und der Aufrichtigkeit des Pflegepersonals muß der Arzt unbedingt vertrauen können. Ist ein Fehler oder Versehen vorgekommen, so muß es sofort dem Arzt mitgeteilt werden. Einer Pflegeperson, die sonst ihre Pflicht tut, wird ein Arzt eine solche Verfehlung immer nachsehen. Verlangt ein Kranker nach einem Geistlichen, so muß das Pflegepersonal für die Erfüllung des Wunsches sorgen, im Krankenhaus auf dem vorgeschriebenen Weg. Dem Geistlichen ist sein Amt nach Möglichkeit zu erleichtern.

Pfleger und Pflegerinnen haben sich gegeneinander höflich und entgegenkommend zu benehmen. Bei gemeinsamen Dienstleistungen ist die einzige Richtschnur das Wohl des Kranken. Niemals dürfen Streitigkeiten vor dem Kranken zum Austrag kommen. Den Anordnungen der übergeordneten Pflegeperson, Stationsschwester usw., ist Folge zu leisten. Wenn Meinungsverschiedenheiten auftreten, entscheidet der Arzt.

Das Pflegepersonal muß verschwiegen sein. Das Berufsgeheimnis erstreckt sich nicht nur auf die Angelegenheiten des Kranken, sondern auch auf die seiner Angehörigen und auf die des Arztes. Wer Privatgeheimnisse offenbart, die ihm in Ausübung seines Berufes bekanntgeworden sind, macht sich strafbar. Das Berufsgeheimnis erstreckt sich nicht nur auf das, was der Krankenpflegeperson mitgeteilt worden ist, sondern auch auf das, was ihr durch eigene Wahrnehmungen bekanntgeworden ist. Diese Schweigepflicht besteht auch gegenüber den Angehörigen großjähriger Kranker.

Ohne Erlaubnis des Kranken und Entbindung von der Schweigepflicht dürfen Pflegepersonen auch vor Gericht keine Mitteilungen über Krankheitszustände machen, falls nicht besondere Umstände eine Aufhebung der Schweigepflicht bedingen. Bei behördlichen Ladungen soll deshalb die Krankenpflegeperson sich vor ihrer Vernehmung vergewissern, ob die Schweigepflicht sie nicht zur Verweigerung ihrer Aussage verpflichtet oder berechtigt.

B. Gesundheitslehre.

I. Allgemeine und persönliche Hygiene (Körperpflege).

Allgemeines.

Der Mensch ist ein Geschöpf der Natur und ist auf die zur Erhaltung seines Lebens und seiner Gesundheit in der Natur vorgeschriebenen Bedingungen angewiesen. Er bedarf zunächst Luft zum Atmen, Wasser und Nahrung zum Aufbau wie zur Erhaltung seines Körpers. Er braucht je nach Jahreszeit und Klima mehr oder weniger Wärme, Schutz gegen die Unbilden der Witterung, Kleidung und Wohnung. Er vermag sich zwar allen diesen Einflüssen mehr oder weniger weitgehend anzupassen, aber diese Anpassungsfähigkeit hat eine Grenze, und je mehr der Mensch sich dabei von den natürlichen Grundbedingungen seines Lebens entfernt, desto schwieriger wird für ihn nicht nur die Erhaltung seines Selbst, sondern auch seiner ganzen Art. Aus dieser biologischen Blickrichtung muß auch die Krankenpflegeperson alles gesundheitliche Geschehen wie die krankhaften Abweichungen betrachten, wenn sie mit wirklichem Verständnis ihren Beruf ausüben will. Sie muß also einen Überblick über diese gesundheitlichen Voraussetzungen haben.

Luft.

Die Luft ist ein Gemisch, das vorwiegend aus Stickstoff (in Seehöhe 78,3 %) und Sauerstoff (20,7 %) besteht. Die übrigen Bestandteile, deren wichtigster die Kohlensäure ist, machen nur etwa 1 % aus.

Der Stickstoff ist ein indifferentes Gas, das zur Verdünnung des sonst auf unseren Körper zu heftig wirkenden Sauerstoffes dient. Der wichtigste Bestandteil der Luft ist der Sauerstoff. Nur unter seiner Mitwirkung kann unsere Nahrung in eine verwertbare Form umgewandelt und zugleich die dem Körper notwendige Wärme erzeugt werden. Chemisch sehr nahe steht ihm das Ozon, das gesundheitlich aber durchaus nicht von der Bedeutung ist, die ihm oft zugewiesen wird. Der würzige Geruch der Nadelwälder beruht nicht auf einem Ozonreichtum, sondern den ätherischen Ölen des Harzes. Das Ozon hat auch in der für Menschen ertragbaren Menge keine bakterientötende Eigenschaft.

Die Kohlensäure ist in der Ausatmungsluft enthalten. In geschlossenen Räumen findet sie sich daher in größerer Menge als im Freien. Die Luft enthält stets eine gewisse Menge Wasserdampf; die Menge des verdunsteten Wassers hängt vorwiegend von der Lufttemperatur ab. Trockene warme Luft ist aufnahmefähiger als kalte feuchte. Unser Körper gibt auch dauernd Wasserdampf ab, teils durch die Atmung, teils durch die Haut. Kalte feuchte Luft bringt Erkältungsgefahr mit sich. Wir finden deshalb Erkältungskrankheiten vorwiegend in der kalten, feuchten Jahreszeit.

Außer den gasförmigen Bestandteilen enthält die Luft schwebende Staubteile, die teils von der Bodenoberfläche stammen, teils aus den Abfällen des menschlichen, tierischen und pflanzlichen Lebens. In Industrieorten und Großstädten kommt dazu der Ruß aus den Schornsteinen, der an sich nicht gesundheitsschädlich ist, aber die Einwirkungen des Sonnenlichts beeinträchtigen kann.

Von den in der Luft schwebenden Keimen sind für unsere Gesundheit nur die Krankheitskeime wichtig, die sich besonders in der Luft von Wohnungen finden, die von Kranken bewohnt sind.

Die Luft hat ein bestimmtes Gewicht, das wir mit dem Barometer messen. Auf jedem Quadratzentimeter unseres Körpers ruht ein Gewicht von je 1 kg. Je höher wir steigen, desto geringer wird der Luftdruck. Die Luft wird immer dünner, enthält immer weniger Sauerstoff, und der Ausgleich zwischen dem im Körperinnern bestehenden Druck mit dem Außendruck, auf den unser Körper eingestellt ist, wird immer geringer. In der sog. Bergkrankheit zeigen sich die Folgen für unsere Gesundheit. Menschen mit brüchigen Adern sollen deshalb keine zu großen Höhen aufsuchen.

Licht.

Das Licht der Erde stammt von der Sonne. Die Sonne sendet verschiedene Strahlen auf die Erde, Lichtstrahlen, Wärmestrahlen und sog. ultraviolette Strahlen, welche die Haut bräunen. Die Sonnenstrahlen haben die Fähigkeit, sich allseitig auszubreiten, wir finden sie daher, wenn auch in abgemilderter Form, im Schatten, brauchen also durchaus nicht stets das direkte Sonnenlicht aufzusuchen, um uns der Einwirkung der Sonnenstrahlen auszusetzen. Die direkten Sonnenstrahlen können zu Verbrennungen führen, die unsere Hauttätigkeit ungünstig beeinflussen. Besonders Menschen mit heller Haut, hellen Augen und blonden, namentlich rötlich-blonden Haaren verbrennen sehr leicht und dürfen sich unmittelbaren Sonnenstrahlen nur mit Vorsicht aussetzen. Die ultravioletten Strahlen führen zur Bildung von Farbstoff (Pigment). Hierbei entsteht ein für die Erhaltung unserer Gesundheit sehr wichtiger Wirkstoff, das Vitamin D, worüber S. 164 Näheres gesagt wird. Eine übermäßige Bestrahlung mit ultraviolettem Licht kann aber Gefahren mit sich bringen, indem neben dem Vitamin D auch schädliche Stoffe entstehen, welche zu mancherlei Krankheiten Anlaß geben können. Also nicht, wer am braunsten aussieht, ist am gesündesten, sondern wessen Lebensfunktionen am ungestörtesten ablaufen.

Ein Einfluß „kosmischer" Strahlen auf Körpervorgänge, Krankheitsentstehung usw. ist ebensowenig nachgewiesen wie ein solcher von „Erdstrahlen" u. dgl. Gegen andere Ansichten muß auch die Krankenpflegeperson vorgehen.

Wärme.

Die Luftwärme stammt von der Sonne; unser Körper bildet aber aus der Verbrennung der Nahrung auch eigene Wärme. Gesteigert wird die Körperwärme durch jede Muskeltätigkeit, da hierbei die Verbrennung in höherem Maße vor sich geht. Unser Körper hat Vorrichtungen, übermäßige Wärme abzugeben, um dadurch eine gleichmäßige Körperwärme zu erhalten. Versagen diese Einrichtungen, so kommt es zu Wärmestauungen, die den Tod zur Folge haben können. Die Wärmeabgabe wird erschwert, wenn die umgebende Luft warm und feucht ist, wie in geschlossenen, überfüllten Räumen. Die dann vorkommenden Ohnmachtsanfälle beruhen auf solcher Wärmestauung, nicht auf einer Kohlensäureanreicherung. Auch marschierende Truppen sind bei warmem, feuchtem Wetter solchen „Hitzschlägen" ausgesetzt. Zu unterscheiden ist hiervon der „Sonnenstich", der auf einer unmittelbaren Einwirkung der Sonnenhitze auf den Schädel und das darin befindliche Gehirn beruht.

Boden.

Die gesundheitliche Bedeutung des Bodens beruht vorwiegend auf seinem Wassergehalt und seiner Durchlässigkeit für

Wasser. Feuchte Gegenden führen zu Nebelbildungen und sind für die Gesundheit von Nachteil. Einen ungeheuren Einfluß hat der Boden auf unsere Gesundheit und unser ganzes Leben durch die Pflanzenwelt, die er trägt. Von der Pflanze stammt alle unsere Nahrung, denn die Tiere, die zu unserer Nahrung dienen, nähren sich entweder selbst von Pflanzen oder von pflanzenfressenden anderen Tieren. Die Pflanzen atmen auch tagsüber Sauerstoff aus. Grünanlagen in den Städten können daher mit Recht als deren Lungen bezeichnet werden.

Wasser.

Das Wasser besteht aus Wasserstoff und Sauerstoff, indem sich immer zwei Teile Wasserstoff (H) an einen Teil Sauerstoff (O) anlegen (chemische Formel: H_2O). Das Wasser kommt in drei verschiedenen Zuständen (Aggregatzuständen) vor, je nach der Temperatur, unter derem Einfluß es steht. Flüssig ist das Wasser bei der Temperatur von 0—100^0, unter 0^0 wird es fest (Eis), über 100^0 wird es gasförmig (Wasserdampf).

Das Wasser gehört zu den Baustoffen unseres Körpers. Dieser besteht zu fast 60 % aus Wasser. Wir können daher auch Wasser entfernt nicht so lange entbehren wie feste Nahrung. Gutes Trinkwasser gibt das sog. Grundwasser und aus diesem entspringende Quellen. Alles andere Wasser kann nicht ohne weiteres als gesundheitlich einwandfrei angesehen werden, da jeder Bach, Fluß oder See Verunreinigungen ausgesetzt ist. Brunnen- und Quellenfassungen müssen daher sorgfältig von der Gefahr solcher Verunreinigungen geschützt werden. An stehenden Gewässern ist das Wasser in der Tiefe von etwa 20 m völlig rein und kann unbedenklich zu menschlichem Genuß benutzt werden. Man hat sich diese Tatsache in den Staubecken zunutze gemacht, die dort, wo es an sonstigen Wasserstellen fehlt, für Leitungszwecke angelegt werden. Ein gutes Trinkwasser soll gut schmecken, frei von Verunreinigungen und nicht hart sein. Der gute Geschmack hängt vorwiegend von seiner kühlen Temperatur ab, auch ein gewisser Kalkgehalt ist dabei von Bedeutung, ebenso der natürlich im Wasser vorkommende Gehalt an Sauerstoff und Kohlensäure. Zu starker Kalkgehalt macht das Wasser aber zu hart und darum unbrauchbar für bestimmte Kochzwecke, z. B. Hülsenfrüchte, Kaffee, Tee. Auch ist der Seifenverbrauch zu groß, und Kochtöpfe und Kessel werden durch das Absetzen von Kalk geschädigt.

Nahrung.

Außer dem Wasser bedürfen wir zur Erhaltung und zum Aufbau unseres Körpers und zur Erzeugung unserer eigenen Wärme noch bestimmter Nahrungsstoffe. Näheres darüber siehe Abschnitt E. I. Hier seien nur einige allgemeine Vorbemerkungen gebracht. Nahrungsmittel stehen uns aus dem Tier- wie Pflanzenreich zur Verfügung. Es ist — teilweise sehr leidenschaftlich — immer wieder die Frage erörtert worden, ob es richtiger sei, reine Pflanzenkost zu sich zu nehmen, oder ob auch Fleischkost dem menschlichen Körper zuträglich ist. Weder die Pflanzen noch die Tiere liefern uns eine Kost, die unverändert vom menschlichen Körper verwertet werden kann, weder das pflanzliche noch das tierische Eiweiß und Fett ist dem menschlichen „artgleich", sondern müssen im Körper erst in die einzelnen Grundbestandteile zerlegt und zu einer artgleichen Nahrung wieder aufgebaut werden. Der Körper kann dies sowohl bei der tierischen wie der pflanzlichen Nahrung, hat auch die Einrichtungen, beide verwerten zu können. Als natürliche Folgerung ergibt sich die gemischte Kost, die auch seit undenklichen Zeiten die Durchschnittsnahrung ist. Unterschiede, die sich in der Bevorzugung der einen oder anderen Kost aus Alter, Klima und sonstigen Umständen ergeben, können diesen Grundgedanken nicht ändern, ebensowenig wie die Änderung der Kost bei bestimmten Krankheiten. Von klimatischen und besonders auch von jahreszeitlichen Einflüssen abhängig ist auch die Menge und die Art der aufzunehmenden Nahrungsmittel. So bedürfen wir in der kalten Jahreszeit mehr der wärmebildenden Nahrungsstoffe als im Sommer.

Eine besondere Aufmerksamkeit ist der Güte und Reinhaltung unserer Nahrungsmittel zu widmen. In der Wärme pflegen namentlich tierische Nahrungsmittel eher zu verderben, als in der Kälte. Sie müssen deshalb stets kühl aufbewahrt werden; andererseits verderben Fette sehr leicht, wenn sie abwechselnd abgekühlt und wieder erwärmt werden. Man soll deshalb zur täglichen Nahrung, falls man einen für längere Zeit reichenden Fettvorrat hat, diesen nicht täglich aus dem Kühlraum heraus und in eine warme Stube bringen, sondern letzteres nur in der Menge, die zum augenblicklichen Verzehren genügt.

Klima.

Das Klima wird bedingt durch die Gestaltung der Bodenoberfläche, die Sonnenstrahlung, die Lage des Ortes, besonders seine

Höhenlage, die vorherrschende Windrichtung, die Feuchtigkeit, das Vorhandensein oder Fehlen von Wäldern u. dgl. mehr. In gesundheitlicher Hinsicht können wir unterscheiden Schonungsklima und Reizklima, d. h. also, ob das Klima die Verrichtungen des Körpers mehr zur Ruhe bringt oder anregt. Schonungsklima finden wir in geschützter Ebene und mäßiger Höhenlage. Je höher der Ort liegt, desto mehr erhält er den Charakter des Reizklimas. Höhenorte haben ein ausgesprochenes Reizklima. Auch das Seeklima ist ein Reizklima.

Wohnung.

Die Wohnung soll genügend Sonne, Licht, Luft und Erwärmungsmöglichkeiten bieten. Je überfüllter eine Wohnung ist, desto mehr werden die ersten beiden Grundbedingungen beschränkt. Vor allem soll das Zimmer, in dem wir die meiste Zeit ohne Pause zubringen, also das Schlafzimmer, den genannten Anforderungen möglichst entsprechen. Ganz zu verwerfen ist das Schlafen in dunklen Alkoven, in Kellerräumen oder auf Hängeböden. Hier wird namentlich der Tuberkulose Tor und Tür geöffnet. Das sonnigste Zimmer sollte neben dem Schlafzimmer stets das Kinderzimmer sein. Wie die Wohnung aber auch sonst beschaffen sein mag, unbedingt ist größte Sauberkeit und reichliche Entlüftung zu fordern. Das Staubwischen soll nicht mit einem trockenen, sondern mit einem feuchten Tuch erfolgen, da sonst der Staub nur von einer Stelle auf die andere gebracht wird. Hierbei ist auf elektrische Schalter zu achten, da das feuchte Tuch leicht elektrischen Strom übertragen kann. Die beste Staubentfernung erfolgt durch einen Staubsauger. Auch im Winter muß gut gelüftet werden. Während der Ofen brennt, genügt dazu oft eine ganz kurze Zeit. Überhaupt ist es im Winter besser, öfter am Tage für kurze Zeit zu lüften, als eine langdauernde, zu stark abkühlende Lüftung vorzunehmen.

Kleidung.

Um das Wärmegleichgewicht unseres Körpers zu erhalten, bedürfen wir in unserem Klima einer entsprechenden Kleidung. Diese Kleidung muß also so beschaffen sein, daß sie unseren Körper in der kalten Jahreszeit vor zu großer Wärmeabgabe schützt, in der heißen Jahreszeit den gleichen Schutz gegen zu große Wärmestrahlung verleiht und zugleich die Wasserdampfabgabe reguliert. Je mehr Stoffschichten um den Körper gelegt werden, desto mehr wird dadurch die Wärmeabgabe verhindert. Die Notwendigkeit einer regelmäßigen Wasserdampfabgabe verlangt daneben eine Lufthaltigkeit der Kleidung. Stoffe, welche keine Luft durchlassen, sind daher für unsere Kleidung nicht zu gebrauchen. Unsere üblichen Kleiderstoffe entsprechen dieser Forderung durchaus. Im Sommer sind leichte, hellfarbige Kleider am geeignetsten. Unsere gewöhnliche Männerkleidung läßt in hygienischer Beziehung viel zu wünschen übrig. Sie ist viel zu schwer und anliegend. Das Sporthemd ohne Weste ist für den Sommer sicher sehr empfehlenswert.

Die weibliche Kleidung entspricht dagegen im Sommer den gesundheitlichen Anforderungen in heutiger Zeit bis auf die schnürenden Strumpfbänder der sogenannten Wadenstrümpfe, welche die Entstehung von Krampfadern begünstigen, und die neuerdings wieder zu beobachtenden Tailleneinschnürungen. Im Winter erregt das Tragen von kurzen Röcken mit dünnen, oft durchsichtigen Strümpfen Bedenken. Auch die Einhüllung des Oberkörpers mit Pelzwerk oder Mänteln kann diese Bedenken nicht zerstreuen. Am schlimmsten aber steht es mit der Fußbekleidung, die den Fuß einengt, vor allem im Zehenteil, seiner natürlichen Bewegungsfreiheit beraubt, dadurch die Muskulatur schwächt und durch die zu hohen, spitzen und falsch angebrachten Absätze dem Fuß nicht den richtigen Halt beim Auftreten und Abwickeln gewährt. Knick- und Senkfuß und Zehendeformitäten sind die Folgen, die dann später durch keinerlei Einlagen mehr beseitigt werden können. Zu verhindern sind diese Fehler nur durch dauernde Kräftigung der Fußmuskulatur von klein auf und Vermeidung naturwidrigen Schuhwerks. Sind sie aber schon vorhanden, so muß vor dem wahllosen Kaufen beliebiger Einlagen gewarnt werden. Nur der orthopädisch ausgebildete Arzt kann den richtigen Rat erteilen, um den vorhandenen Schaden nach Möglichkeit auszugleichen.

Körperpflege.

Wir können den Körper nur gesund erhalten, oder, wenn er erkrankt ist, ihn wieder zur Gesundheit führen, wenn wir immer daran denken, daß er eine Ganzheit darstellt, in der das Wohlbefinden des einzelnen Teiles von dem regelrechten Zustande der übrigen Teile abhängt. Zur Körperpflege gehört deshalb die Aufgabe, alle Funktionen des Körpers und Geistes in voller Harmonie zur Entfaltung zu bringen. Diese Harmonie wird gestört, wenn die natürlichen Bedingungen, unter denen unser Körper lebt, verletzt werden. Es genügt aber nicht, daß wir unserem Körper Luft, Licht, Wärme und Nahrung in ausreichender Menge und richtiger Form darbieten, wir müssen ihn auch gewöhnen, davon den richtigen Gebrauch zu machen.

Richtige Atmung, Herztätigkeit, Leibesübungen.

Die meisten Menschen atmen nicht richtig und, wenn sie versuchen, richtig zu atmen, fangen sie es falsch an, indem sie mit tiefem Einatmen beginnen. Neue Luft kann aber nicht eingeatmet werden, wenn nicht durch vorherige Ausatmung dafür Platz geschaffen ist. Man lerne also zunächst das richtige Ausatmen, am besten, indem man die Luft wie durch ein Blasrohr herausbläst. Wichtig ist, daß bei der Einatmung der Bauch nach außen gewölbt ist, bei der Ausatmung einfällt. Mädchen und Frauen müssen besonders auf diese Übung hingewiesen werden, um auch bei ihnen die Zwerchfell- und Flankenatmung in Anwendung zu bringen. Diese Atemübungen wirken auch auf die Bauchorgane nach Art einer Massage und fördern deren Tätigkeit. Auch das Herz wird dadurch gestärkt.

Die Herztätigkeit hängt eng mit der Lungentätigkeit zusammen. Das Herz hat unaufhörlich zu tun. Es ruht nur aus, wenn ihm keine besondere Leistung zugemutet wird, antwortet aber bei jeder besonderen Leistungsforderung mit erhöhter Tätigkeit. In richtigen Grenzen erwächst dadurch dem Herzmuskel ein Mehr an Kraft. Eine Übersteigerung der Anforderungen kann aber zu einer Leistungsschwäche führen. Ein guter Maßstab hierfür ist die Atmung. Sobald diese nicht mehr regelmäßig, wenn auch beschleunigt, erfolgt, ist Gefahr einer Überanstrengung des Herzens da. An das Herz werden bei jeder körperlichen Leistung besondere Anforderungen gestellt. Ein Körperteil, der besonders in Anspruch genommen wird, bedarf auch einer besonderen Blutversorgung. Das Herz hat diese Blutversorgung zu übernehmen und muß die nötigen Blutmengen von anderen Körpergegenden, insbesondere auch aus den blutspeichernden Organen (Leber, Milz), dorthin pumpen. Bei Muskeltätigkeit werden die Muskeln mit mehr Blut versorgt, während der Verdauungstätigkeit die Verdauungsorgane. Nach Aufhören der Tätigkeit erfolgt die Rückverschiebung, die nach anstrengender Muskeltätigkeit bis zu zwei

Stunden dauert, aber erst etwa fünf bis sieben Minuten nach Aufhören der Tätigkeit einsetzt. Will man nun etwa während einer anstrengenden Wanderung ausruhen, so muß eine wirkliche Ruhepause auch zwei Stunden dauern, da sonst der Neubeginn der Tätigkeit in die Rückverschiebungszeit fällt. Man ruhe deshalb lieber öfter kurz aus, nur jedesmal wenige Minuten, ehe es zu einer Rückverschiebung des Blutes kommt. Auch soll man keine körperlichen Leistungen bald nach reichlichen Mahlzeiten vornehmen.

Wenn man diese Grundregel beachtet, werden alle Leibesübungen vom einfachen Wandern bis zum schwierigen Sport ein ungemein wertvolles Mittel zur Kräftigung unseres Korpers sein. Dabei sei stets die Regel beachtet, nie einseitig einen einzelnen Körperteil auszubilden, sondern das Gesetz der harmonischen Gesamtentwicklung zu befolgen.

Hautpflege.

Die Wichtigkeit einer ungestörten Hauttätigkeit macht die Hautpflege zu einer ganz besonders wichtigen gesundheitlichen Forderung. Man gewohne die Haut von klein auf an die Einwirkungen von Luft und Licht. Über die Notwendigkeit, dabei übermäßige Sonneneinwirkungen zu vermeiden, ist Seite 6 bereits das Nötige gesagt. Planlose „Sonnenbäder" — auch mit künstlicher Hohensonne — haben schon vielen gesundheitliche Schäden gebracht. Vor allem ist vor dem Stilliegen in greller Sonnenhitze zu warnen, besonders wenn der Körper noch nicht daran gewöhnt ist. Man soll beim Gebrauch von Sonnenbädern sich bewegen, der Körper wird dabei von verschiedenen Seiten der Sonne ausgesetzt, außerdem abgekühlt, es kann also ein besserer Wärmeausgleich stattfinden. Darum vertragen auch Kinder den Aufenthalt in der Sonne besser als Erwachsene, weil sie sich in weit größerem Ausmaße bewegen.

W a n n e n b ä d e r dienen der Körperreinigung. Sie sind deshalb auch für alle Krankenpflegepersonen unentbehrlich. Der tägliche Gebrauch von Wannenvollbädern ist aber nicht ohne Bedenken und nicht ohne ärztliche Kontrolle vorzunehmen. Das Gewicht des den Körper umgebenden Wassers wirkt sich auf das Gefäßsystem aus. Wer täglich ein Reinigungsbad nehmen will, lasse deshalb nur wenig Wasser in die Wanne und reinige sich damit, oder er nehme statt der Wannenbäder ein R e g e n b a d, w a r m e D u s c h e, in welchem er den Körper abseift. K a l t e D u s c h e n sind Abhärtungsmittel, doch sei man bei Kindern besonders vorsichtig, indem man zunächst warmes Wasser wählt und allmählich eine Gewöhnung an kühleres Wasser eintreten läßt. Kinder können ohne solche Gewöhnung leicht vom Gebrauch der Dusche ganz abgeschreckt werden.

Schwimmbäder rufen durch den schnellen Temperaturunterschied beim Hineingehen in das Wasser einen starken Hautreiz hervor, die Hautgefäße werden zusammengepreßt, das Blut in das Körperinnere gedrückt. Zwar kommt es sehr bald wieder zu einem Ausgleich, der aber nicht von längerer Dauer ist, so daß eine Störung der Wärmeregulierung eintreten kann. Darum sollen Schwimmbäder nicht zu lange ausgedehnt werden. Im übrigen vertieft das Schwimmbad die Atmung und regt den gesamten Stoffwechsel gewaltig an. Ein Einfetten des Körpers vor einem normalen Schwimmbad ist unnötig.

Pflege der Haare und der Finger- und Zehennägel.

Zu der Hautpflege gehört auch die Pflege der Haare und der Finger- und Zehennägel. Trockenes und fettarmes Haar darf nicht zu oft gewaschen und muß dann etwas eingefettet werden. Es kommt sonst zur Schuppenbildung. Zu starke Talgabsonderung des Haarbodens führt dagegen zu Verklebungen der Haare, hier sind öftere Waschungen und nur wenig Fetteinreibungen angezeigt. Juckender Haarboden soll nicht mit den Fingern gekratzt werden, auch beim Kämmen sind alle harten Kämme und Bürsten, im besonderen aus Metall, zu vermeiden. Schnelles Trocknen mit heißem Luftstrom macht die Haare brüchig und vorzeitig grau, ebenso der häufige Gebrauch von Brennscheren.

Von größerer Bedeutung als die Haarpflege ist die Nagelpflege, da vernachlässigte Nagelbetten Anlaß zu folgenschweren Eiterungen geben können. Spitze Nägel kommen öfter zum Einreißen als rundgeschnittene. An den Zehen sollen die Nägel seitwärts nicht zu kurz geschnitten werden, da es sonst zu einem Einwachsen der Nägel kommen kann. Am wichtigsten ist aber die gesamte Fußpflege durch dauernde Übung der Muskeln und Bänder des Fußes. Kinder lasse man deshalb möglichst oft und lange barfuß gehen. Der Säugling braucht überhaupt keine Strümpfe und Schuhe.

Mundpflege.

Zu den gesundheitlichen Notwendigkeiten gehört fraglos die Mundpflege. Jeden Abend vor dem Schlafengehen, am besten außerdem noch einmal morgens beim Aufstehen, müssen die Zähne geputzt und der Mund gut mit lauwarmem Wasser ausgespült werden. Das Putzen der Zähne darf nie zum Zahnfleisch hin, sondern stets von diesem her zur Kaufläche erfolgen. Die Härte der Bürste richtet sich nach der Empfindlichkeit des Zahnfleisches. Ist dieses genügend abgehärtet, wähle man etwas härtere Bürsten. Ein leichtes Bluten des Zahnfleisches schadet nichts. Die Hauptsache ist, daß die Zähne wirklich außen und innen von allen Speiseresten befreit werden. Man gewöhne die Kinder von frühester Jugend auf an den richtigen Gebrauch der Zahnbürste.

Seelische Ruhe.

Zu einer harmonischen Gesamtentwicklung gehört auch das seelische Gleichgewicht. Wer Kranke pflegt, achte sorgsam darauf, diese vor allen Gemütsaufregungen zu bewahren. Hier heißt es, sich selbst dauernd in Zucht zu halten und nicht durch etwaige ungerechte Klagen und Beschwerden der Kranken in Aufregung zu geraten. Stets ist zu bedenken, daß Kranke auch seelisch nicht immer in der normalen Verfassung sind, es gilt deshalb, alle solche Beschwerden freundlich entgegenzunehmen und, wo es möglich ist, für Abhilfe zu sorgen. Oft handelt es sich da um Kleinigkeiten, die leicht abzuwenden sind oder sich durch ein freundliches Wort der Aufklärung beseitigen lassen. Stets mache der Pfleger dem behandelnden Arzte von etwaigen Beschwerden Mitteilung und greife seiner Entscheidung nicht vor, sofern es sich nicht um belanglose Beschwerden über das eigene Pflegegebiet handelt, die man selbst abstellen kann.

II. Bau und Verrichtungen des menschlichen Körpers.

Gewebsaufbau.

Der menschliche Körper baut sich auf aus mikroskopisch kleinsten Teilen, den Zellen. Die Zellen setzen sich zu Geweben zusammen. Die Gewebe bilden in ihrer Gesamtheit den menschlichen Körper. Jede Zelle besteht aus einem Zelleib (Protoplasma) und einem Zellkern. Die Formen der Zellen sind verschieden, ebenso ihre Größe. Durch die Zusammenfügung bestimmter Zellformen entstehen die Gewebe, in denen außer den Zellen auch Besonderheiten ihrer Kittsubstanz unter dem Mikroskop zu erkennen sind. Es lassen sich unterscheiden:

1. Das Epithel- oder Deckgewebe überzieht als oberste Hautschicht die Oberfläche des Körpers, als oberste Schleimhautschicht die Innenfläche der Hohlorgane; es überzieht auch die Innenfläche der Körperhöhlen. Somit dient es zu einem schützenden Abschluß der Gewebe und verhindert insbesondere den Austritt von Gewebsflüssigkeit. Mit den eingelagerten Drüsen und drüsigen Organen hat es die Aufgabe, bestimmte für den Körperhaushalt notwendige Stoffe zu bilden und abzusondern. Im Magen und Darm dient es außerdem zur Aufsaugung der Nahrungsstoffe. Die Epithelzellen liegen stets dicht aneinander und sind — je nach ihrer Aufgabe in dem betreffenden Organ — verschieden geformt: platt, würfelförmig, zylindrisch, und in einer Schicht nebeneinander oder in mehreren Schichten übereinander angeordnet. An einigen Stellen, z. B. in der Nasenschleimhaut, trägt die Oberfläche wie Samt einen haarfeinen, beweglichen Besatz (Flimmerepithel).

2. Das Stützgewebe im Körperinnern dient mannigfachen Verrichtungen und weist in der Form der Zellen große Verschiedenheiten auf. Man unterscheidet folgende Unterarten:

a) Das Bindegewebe umhüllt als häutige Kapsel oder Scheide sämtliche inneren Organe des Körpers, durchdringt sie mit Faserzügen und häutigen Wänden und dient so zur Erhaltung ihrer Form. Es füllt die Lücken zwischen den Organen aus und verbindet sie miteinander. Es überzieht unterhalb des Deckgewebes die Wände der Körperhöhlen, bildet die Gelenkkapseln, Gelenkbänder, Sehnen, den Hauptbestandteil der Haut und der Wand der röhrenförmigen Organe: Blutgefäße, Speiseröhre, Magen, Darm, Harnleiter usw. Es ist bald locker, wenig dehnbar, bald derb und elastisch, je nach seiner Bestimmung. Die Festigkeit erhält es durch leimhaltige und elastische Fasern, die in der Kittsubstanz zwischen den Zellen liegen.

b) Das Fettgewebe findet sich neben und in dem Bindegewebe. Stellenweise bildet es dickere Polster, so unter der Haut, dagegen findet es sich nie im Innern gesunder Organe.

c) Das Knorpelgewebe bildet feste Verbindungen zwischen einzelnen Knochen. überzieht die Gelenkenden der Knochen und findet sich spangen- oder plattenförmig in solchen Organen eingelagert, die elastische Festigkeit, aber nicht völlige Starrheit erhalten sollen, z. B. in Nase, Ohren, Kehlkopf, Luftröhre.

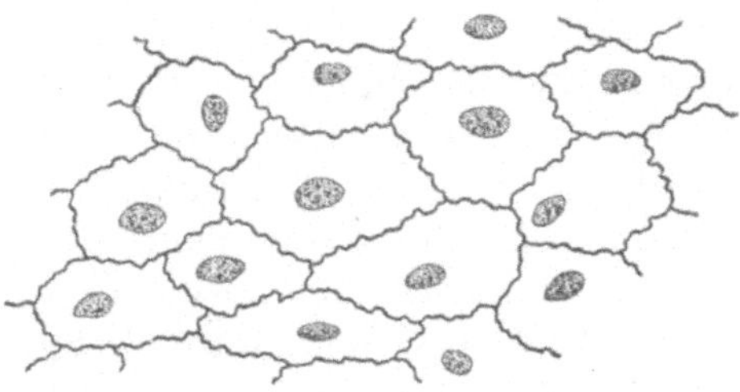

Abb. 1. Epithel aus einer einfachen Lage platter Zellen, Oberfläche, ca. 500fach vergrößert.

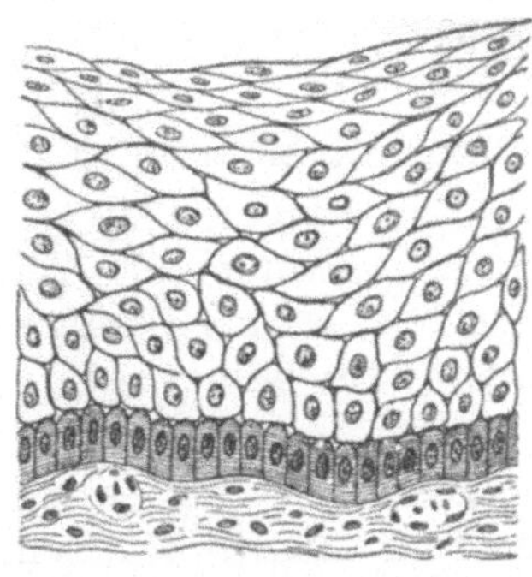

Abb. 2. Epithel aus mehrfachen Schichten platter Zellen (nur die oberen Schichten sind dabei abgeplattet), senkrechter Durchschnitt, ca. 240fach vergrößert.

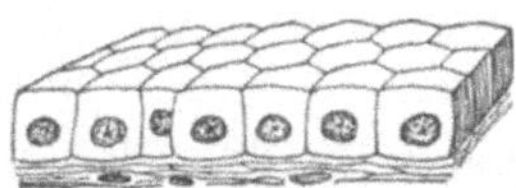

Abb. 3. Epithel aus einer einfachen Schicht würfelförmiger Zellen, ca. 250fach vergrößert.

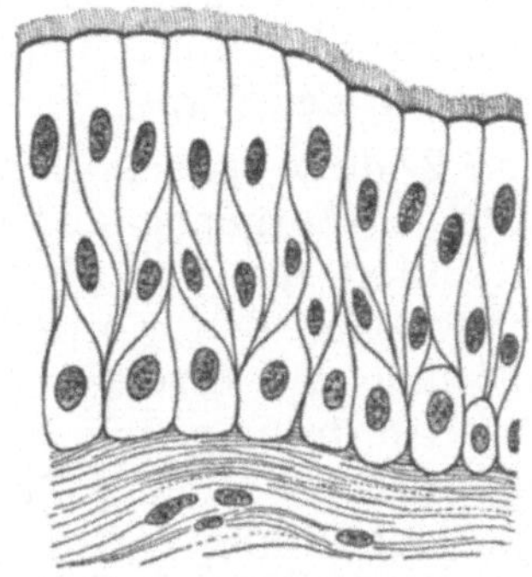

Abb. 4. Epithel aus mehrfachen Schichten von zylinderförmigen Zellen, die Oberfläche trägt Flimmerbesatz, ca. 500fach vergrößert.

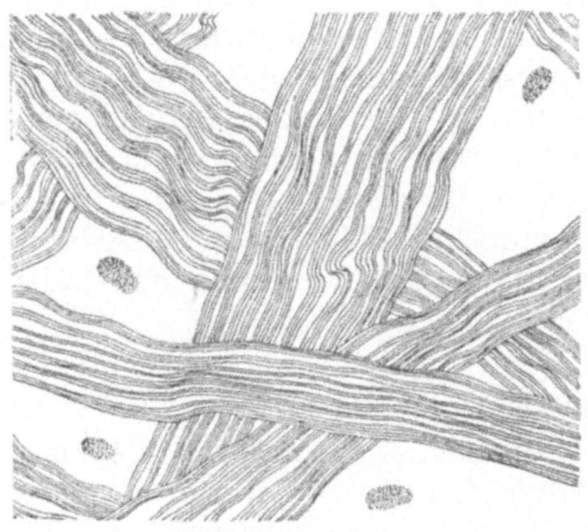

Abb. 5. Bindegewebe, leimhaltige Fasern in der Zwischensubstanz, ca. 500fach vergrößert.

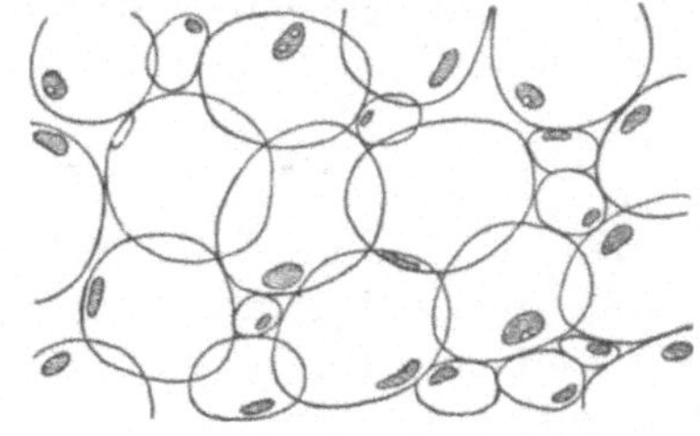

Abb. 6. Fettgewebe, ca. 240fach vergrößert.

d) Das Knochengewebe bildet das Knochengerüst des Körpers. Die Elastizität des Knorpels und die Härte des Knochens beruhen auf einer besonderen Zusammensetzung der Kittsubstanz.

3. Das Muskelgewebe setzt die gesamte Muskulatur des Körpers zusammen. Es ist das Gewebe, das die Bewegungen auszuführen hat; darum findet es sich auch in den inneren Organen eingelagert, die Bewegungen vollziehen, z. B. in Speiseröhre, Magen, Darm, Harnleiter, Blase, Gebärmutter usw.

4. Das Nervengewebe bildet aus Nervenzellen und Nervenfasern das Gehirn, Rückenmark und die Nerven.

Tätigkeit der Zellen.

Der Zellkern spielt bei der Zellteilung, d. h. der Vermehrung der Zellen, die führende Rolle, indem zuerst er, danach der Zelleib sich in zwei Hälften teilt, so daß aus einer Mutterzelle immer zwei Tochterzellen entstehen. Damit besorgen die Zellen das Wachstum des Körpers und den Ersatz zugrunde gegangener Zellen.

Im Zelleib spielen sich dauernd die zur Erhaltung des Lebens wichtigen Vorgänge ab: die Aufnahme und der Verbrauch von Nährstoffen, die vom Blute herangeschafft werden, der Aufbau bestimmter, für den Körperhaushalt wichtiger Stoffe und ihre Absonderung, die Erzeugung von Wärme, Bewegung, die Aufnahme und Weiterleitung von Reizen usf. Die Summe dieser Lebensvorgänge in den einzelnen Zellen macht das Leben des Menschen aus. Daher stehen alle Zellen des Körpers in einer gewissen Abhängigkeit voneinander; von dem ungestörten Ablauf des Lebens einer Zellgruppe hängt auch das der anderen ab, so verschiedenartig die Verrichtungen der einzelnen Gruppen auch sind. Der menschliche Körper ist ein Zellstaat, dessen einzelne Glieder unter Arbeitsteilung harmonisch zusammenarbeiten müssen, damit der Staat, d. h. der Mensch, sich wohlbefindet.

Organe.

Die einzelnen Gewebsarten beteiligen sich in verschiedenem Maße an dem Aufbau der einzelnen Organe. Unter Organen versteht man Körperteile, die eine in sich abgeschlossene Form und besondere Verrichtungen haben, z. B. Herz, Leber usf. Dienen verschiedene Organe einem gemeinsamen Zweck, so faßt man sie unter der Bezeichnng System oder Apparat zusammen; Kehlkopf,

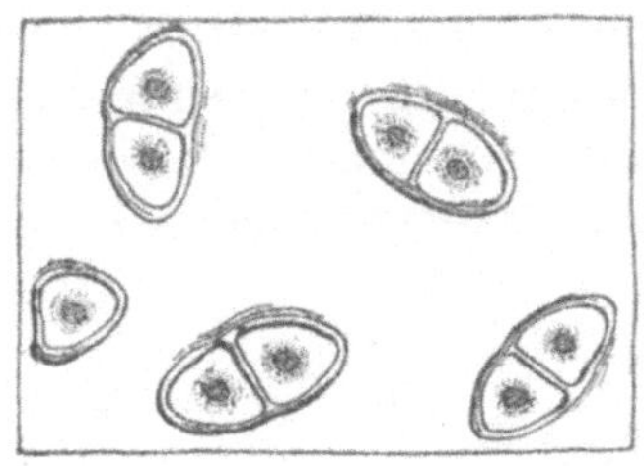

Abb. 7. Knorpelgewebe mit gleichmäßiger Zwischensubstanz, ca. 300fach vergrößert.

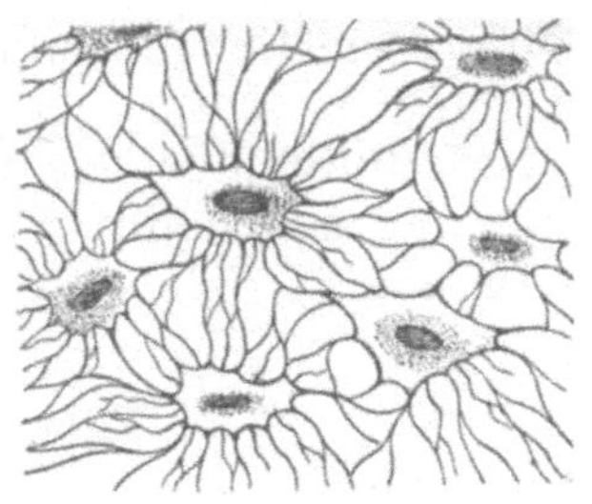

Abb. 8. Knochengewebe, ca. 500fach vergrößert.

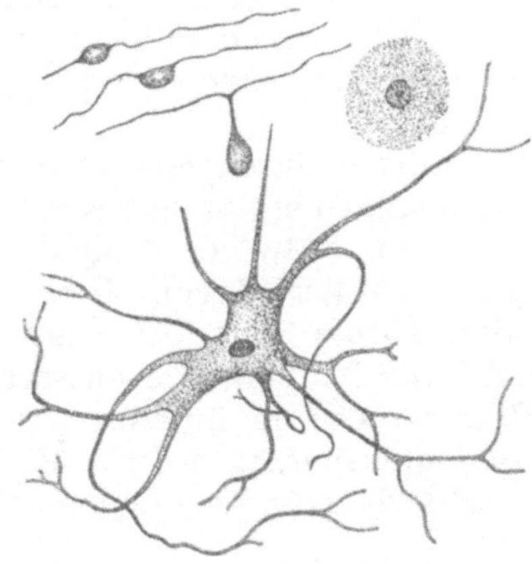

Abb. 9. Nervenzellen verschiedener Form.

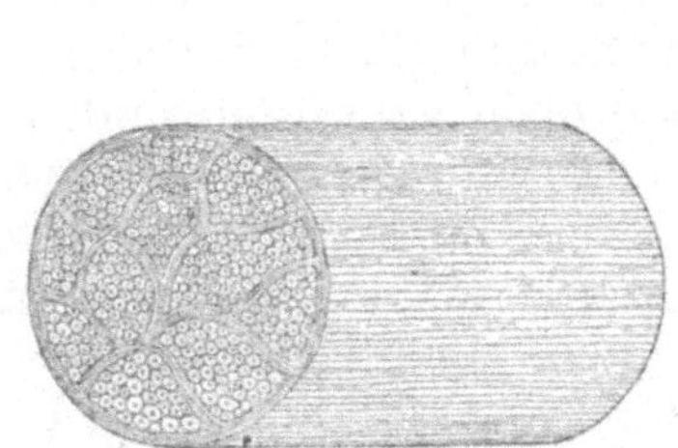

Abb. 10. Stück eines Nerven; auf dem Durchschnitt sieht man die runden Querschnitte der einzelnen Nervenfasern.

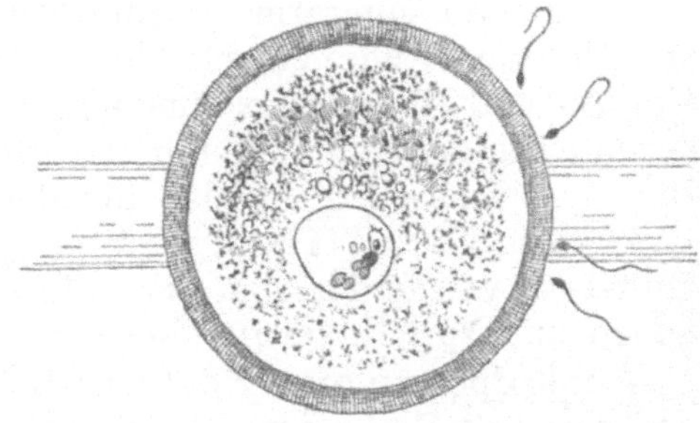

Abb. 11. Eizelle und 4 Samenfäden, ca. 250fach vergrößert; zur Veranschaulichung der Größe ist ein menschliches Haar bei derselben Vergrößerung quer dahinter gezeichnet.

Luftröhren und Lungen bilden den Atmungsapparat; Speiseröhre, Magen, Darm gehören zum Verdauungsapparat; Herz und Blutgefäße des Körpers bilden zusammen das Kreislaufsystem; Gehirn, Rückenmark und Nerven das Nervensystem usf.

Körpergegenden.

Die Lage irgendeines Punktes am oder im Körper wird nach folgenden Richtungen bestimmt: oben bedeutet immer nach dem Scheitel, unten — nach den Fußsohlen, vorn — nach dem Gesicht, hinten — nach dem Rücken hin. Die Bezeichnungen bleiben die gleichen, ob der Körper steht oder liegt. Am liegenden Körper ist also der Bauch nicht oben, sondern vorn; der Rücken nicht unten, sondern hinten.

Halbiert man den Körper durch eine senkrechte Ebene in der Mitte von vorn nach hinten, so ergibt sich weiterhin für jeden Punkt entweder eine Lage in der Mitte, d. h. in der Mittelebene, oder rechts oder links seitlich davon. Diese Mittelebene (Symmetrieebene) teilt den Körper in zwei symmetrische Hälften. Die rechte und linke Körperhälfte entsprechen sich in ihrem Bau wie Spiegelbilder. Auch die inneren Organe sind zum Teil paarig vorhanden und gleichmäßig auf die Körperhälften verteilt; nur einige, einzeln vorhandene Organe liegen nicht symmetrisch zur Mittelebene.

An den Gliedmaßen bezeichnet man die der Körpermitte zugewandte Seite als die innere, die abgewandte als die äußere. Am Bein und Oberarm ist eine Mißdeutung nicht möglich, anders am Unterarm bei verschiedener Drehstellung. Die Bezeichnung Vorder- und Hinterseite, Innen- und Außenseite gilt hier, wenn bei herunterhängendem Arm die Hohlhand nach vorn gewandt ist. Die Außenseite ist also die daumenwärts, die Innenseite die kleinfingerwärts gelegene. Um Mißdeutungen zu entgehen, vermeidet man am Unterarm die Bezeichnung innen und außen und spricht gewöhnlich von Daumen- und Kleinfingerseite.

Am Körper unterscheidet man Kopf, Hals, Rumpf, obere und untere Gliedmaßen und die drei Körperhöhlen: die Schädelhöhle mit dem Wirbelkanal als Anhang, die Brust- und die Bauchhöhle. Die in den Körperhöhlen liegenden inneren Organe nennt man auch Eingeweide.

Am Kopf unterscheidet man folgende Gegenden: Scheitel, Stirn, Hinterhaupt, Schläfen, Augenbrauen, Augen (oberes und unteres

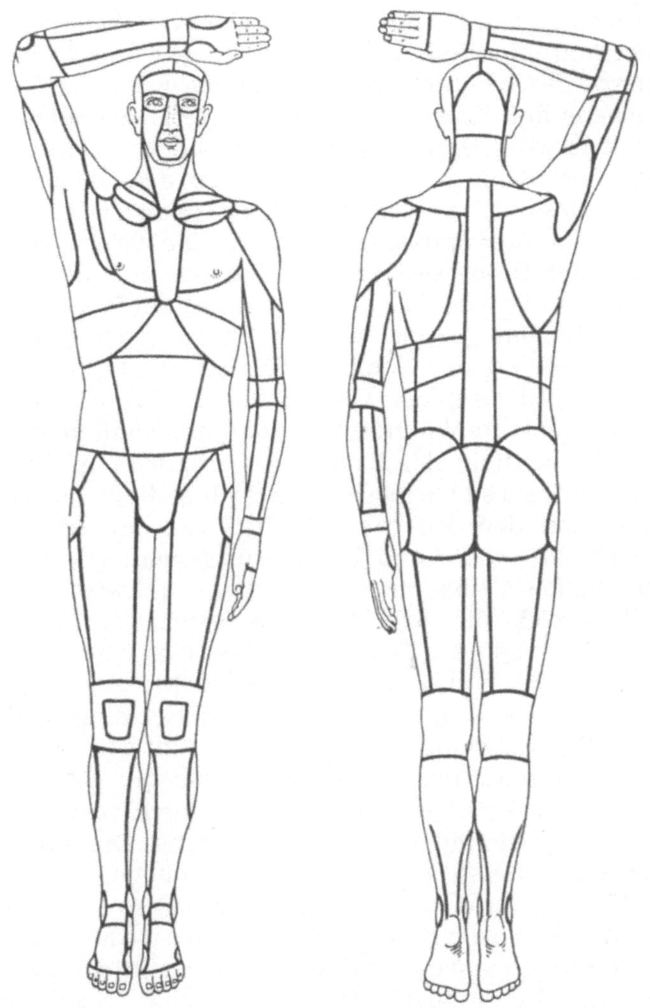

Abb. 12. Einteilung der Körperoberfläche in die verschiedenen Gegenden.

Lid, innerer und äußerer Augenwinkel), Nase (Nasenrücken, Nasenflügel), Mund (Ober- und Unterlippe), Kinn, Kieferwinkel, Ohr (vor, unter, hinter dem Ohr). Man unterscheidet auch von dem unbehaarten Gesicht die behaarte Kopfhaut (der Übergang· Haargrenze).

Den Hals teilt man in den Vorderhals (Hals im gebräuchlichen Sinne) und den Hinterhals oder Nacken ab. Durch den Unterkieferrand und die beiden Kopfhalter wird am Halse ein Viereck begrenzt, das bei rückwärts gebeugtem Kopf die Gestalt eines Papierdrachens hat. Eine dem Zungenbein entsprechende Linie teilt das Viereck in zwei Dreiecke. Das obere liegt mit der Spitze nach oben, nach dem Kinn zu; der mittlere Teil desselben heißt Unterkinngegend. Das untere, mittleres Halsdreieck im engeren Sinne, liegt mit der Spitze nach unten. Die Grube oberhalb des Brustbeins heißt Drosselgrube. Seitlich von den Kopfhaltern liegen die seitlichen Halsdreiecke, deren Grundlinien von den Schlüsselbeinen gebildet werden (Spitze nach oben). Im mittleren Halsdreieck ist der Kehlkopf fühlbar, häufig springt er auch etwas hervor (Adamsapfel). Die Schilddrüse unterhalb des Kehlkopfes ist nur bei krankhafter Vergrößerung fühl- und sichtbar.

Bei der Betrachtung der Brust gewahrt man in der Mitte die etwas flachere Brustbeingegend; hier liegt die Haut wenig verschieblich auf dem Knochen. Seitlich von der Brustbeingegend befinden sich die rechte und linke Brustgegend mit den Brustwarzen, beim Weibe mit den Brüsten. Zwischen Hals und Brust wölben sich die Schlüsselbeine sanft vor; sie teilen die oberen und unteren Schlüsselbeingruben, leichte Einsenkungen der Oberfläche, ab. Bei fettarmen Menschen springen die Schlüsselbeine stark vor, die Gruben sind tief eingesunken; auch die Rippen, Rippenbogen und der Schwertfortsatz zeichnen sich deutlich ab. Unterhalb des Armansatzes liegt die Achselhöhle.

Die Bauchgegend zerlegt man durch zwei horizontale Linien in drei übereinanderliegende Abschnitte. Die eine Linie verbindet die beiden tiefsten Punkte der Rippenbögen, die andere die beiden vorderen Darmbeinstacheln; so grenzen sich die Oberbauch-, Mittelbauch- und Unterbauchgegend ab.

Die Oberbauchgegend zeigt einen mittleren, dreieckigen Teil zwischen den Rippenbögen, eigentliche Oberbauchgegend, dessen stumpfe Spitze vor dem Schwertfortsatz auch Magengrube genannt wird. Die seitlichen Teile der Oberbauchgegend liegen vor den unteren Rippen; die Bauchhöhle ragt ja in den unteren Abschnitt des Brustkorbes hinein.

Die Mittelbauchgegend zeigt in der Mitte den eingezogenen N a b e l (Narbe des Nabelschnuransatzes); darum bezeichnet man ihren mittleren Teil auch als N a b e l g e g e n d. Ihre seitlichen Teile nennt man auch W e i c h e n.

Die Unterbauchgegend zeigt in der Mitte die S c h a m g e g e n d, seitlich über den L e i s t e n b e u g e n die L e i s t e n g e g e n d e n. Die Leistenbeuge trennt Bauch und Oberschenkel.

Am R ü c k e n unterscheidet man die S c h u l t e r b l a t t - g e g e n d, die Gegend ü b e r, u n t e r dem Schulterblatt und z w i - s c h e n den Schulterblättern. Zwischen dem unteren Rippenrand und dem Hüftbeinkamm liegt beiderseits die L e n d e n g e g e n d; sie entspricht der Mittelbauchgegend vorn. In der Mittellinie des Rückens sind die Enden der Wirbeldornfortsätze fühlbar, bei mageren Personen auch sichtbar.

R i c h t l i n i e n: Um die Lage eines Punktes am Rumpfe genau zu bestimmen, denkt man sich noch einige senkrechte Linien auf der Körperfläche gezogen: durch die Seitenränder des Brustbeins die B r u s t b e i n l i n i e n, durch die Brustwarzen die B r u s t - w a r z e n l i n i e n, durch die unteren Winkel der Schulterblätter die S c h u l t e r b l a t t l i n i e n. Da die Brustwarzenlinie bei Frauen infolge der verschiedenen Form der Brüste eine verschiedene Lage hat, nimmt man an ihrer Stelle als Richtlinie auch eine durch die Mitte des Schlüsselbeins gezogene Senkrechte.

Neben der m i t t l e r e n A c h s e l l i n i e durch die Mitte der Achselhöhle nimmt man auch noch eine v o r d e r e durch den vorderen Rand, eine h i n t e r e durch den hinteren Rand der Achselhöhle an. Zur weiteren Ortsbestimmung zählt man auch ab, über welcher Rippe oder über welchem Zwischenrippenraum der betreffende Punkt liegt, oder man zählt am Rücken die Dornfortsätze und bestimmt danach die Höhe. Bei der Abzählung der Rippen ist zu bedenken, daß vorn das Schlüsselbein die erste Rippe überdeckt.

Am B e c k e n unterscheidet man seitlich die H ü f t g e g e n d, hinten das G e s ä ß, das durch die G e s ä ß f a l t e vom Oberschenkel abgegrenzt wird. Die beiden Gesäßhälften werden durch die G e s ä ß s p a l t e getrennt. Die Gegend vor dem After heißt D a m m.

O b e r e G l i e d m a ß e n: Am O b e r a r m unterscheidet man: Schulter-, Vorder-, Hinter-, Innen- und Außenseite; am U n t e r - a r m: Vorder-, Hinter-, Daumen-, Kleinfingerseite; an der H a n d: Handrücken (Streckseite), Hohlhand (Beugeseite) mit Daumen- und Kleinfingerballen; an den F i n g e r n: Beuge-, Streck-, Daumen-

und Kleinfingerseite. Zwischen Ober- und Unterarm liegt an der Beugeseite die Ellenbeuge.

Untere Gliedmaßen: Am Oberschenkel liegt über dem äußeren Rollhügel die Rollhügelgegend. Ferner unterscheidet man Vorder-, Hinter-, Innen-, Außenseite. Zwischen Ober- und Unterschenkel liegt vorn die Gegend des Kniegelenks, in der Mitte die Kniescheibe, hinten die Kniekehle. Am Unterschenkel: vordere, innere, äußere, hintere Seite mit Wadengegend, äußerer und innerer Knöchel. Am Fuß: Fußrücken oder Spann, Ferse (Hacke), Fußsohle mit innerer und äußerer Sohlenkante, Groß- und Kleinzehenballen.

Knochen und Gelenke.

Bau der Knochen: die Knochen, in ihrer Gesamtheit als Knochengerüst oder Skelett bezeichnet, geben dem Körper Festigkeit und Gestalt. Die Härte der Knochen wird durch Einlagerung von Kalksalzen in die Kittsubstanz zwischen den Knochenzellen bedingt. Erst nach Ablauf des Wachstums, um das zwanzigste Lebensjahr herum, ist die Verknöcherung abgeschlossen. Die Knochen Jugendlicher sind also weicher und biegsamer als die Erwachsener. Im Alter verlieren die Knochen allmählich an Festigkeit und werden spröde.

Die Wand der Knochen wird durch die feste Knochenrinde gebildet. Im Innern enthalten die Knochen ein feines Gitterwerk von Knochenbälkchen und -wänden, die keineswegs regellos, sondern so angeordnet sind, daß die Knochen bei größter Leichtigkeit größte Festigkeit und Widerstandsfähigkeit gegen Druck und Zug erhalten. Die Hohlräume (Markräume) sind mit Knochenmark ausgefüllt, das bei Jugendlichen rote, bei Erwachsenen gelbe Farbe zeigt; nur einzelne breite Knochen enthalten dauernd rotes Knochenmark. Im Mittelstück der langen Röhrenknochen findet sich ein ungeteilter, großer Hohlraum (Markhöhle).

Knochenhaut: Über die Knochenrinde zieht sich die bindegewebige Knochenhaut. Sie führt Blutgefäße und Nerven zum Knochen und sorgt damit für seine Ernährung.

Form der Knochen: Der Form nach teilt man die Knochen ein in:

a) Lange oder Röhrenknochen, z. B. Ober- und Unterarmbein, Ober- und Unterschenkelbein.

b) Kurze Knochen; sie finden sich da vereinigt, wo besondere Widerstandsfähigkeit und zugleich auch Beweglichkeit erzielt werden soll, z. B. Wirbelsäule, Hand- und Fußwurzel.

c) Breite oder platte Knochen, die flächenhaft ausgedehnt zur Einfassung von Körperhöhlen dienen, z. B. Schädel, Brustkorb, Becken.

Verbindung der Knochen: Die einzelnen Knochen sind teils fest, teils durch Gelenke beweglich miteinander verbunden. Die feste Vereinigung geschieht durch Knorpelgewebe (Wirbelkörper, Schambeinfuge) oder durch straffes Bindegewebe (Knochennähte am Schädeldach).

Bei den Gelenkverbindungen ist das Gelenkende des einen Knochens in der Regel mehr oder weniger kugelig oder rollenförmig gewölbt, das des anderen Knochens entsprechend ausgehöhlt. Die Gelenkenden tragen einen Knorpelüberzug, der

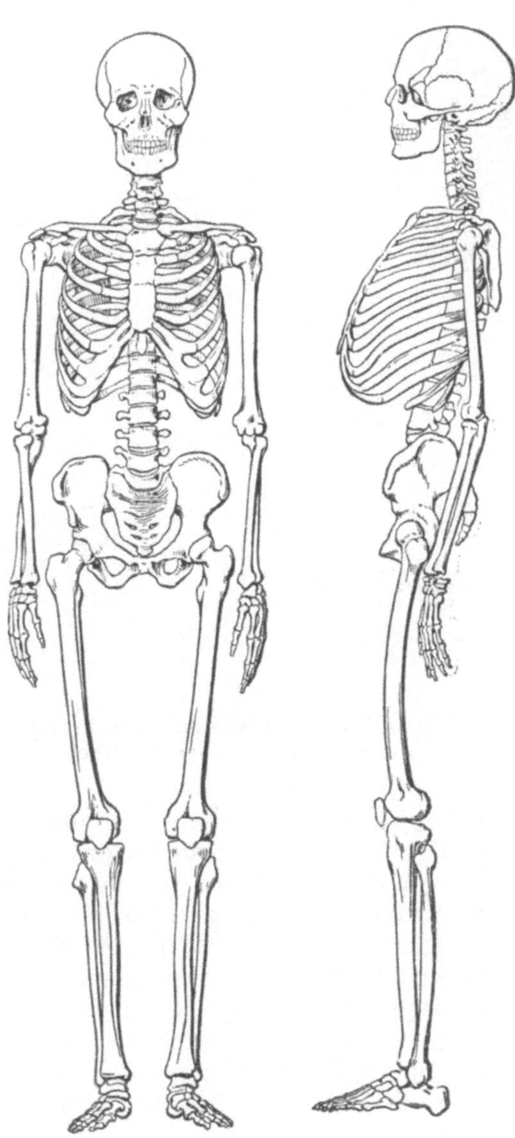

Abb. 13. Skelett, Seiten- und Vorderansicht.

wie ein Polster den Druck abschwächt. Zwischen den Knorpeln bleibt ein feiner Gelenkspalt.

Eine feste, häutige, durch sehnige Bänder verstärkte Gelenkkapsel umschließt das Gelenk im ganzen. Ihre Innenwand wird von einer feinen Haut überkleidet, die eine Flüssigkeit, die Gelenkschmiere, absondert; dadurch vollzielt sich die Bewegung im Gelenk ohne Reibung.

Beweglichkeit der Gelenke: Die Form der Gelenkenden und die Anordnung der Gelenkbänder bestimmen die Richtungen (Ebenen), in denen die Bewegungen in einem Gelenk vollzogen werden. Demgemäß ist die Bewegungsmöglichkeit in den einzelnen Gelenken sehr verschieden. Geschieht die Bewegung nur in einer Ebene, oder um eine Achse, so nennt man das Gelenk ein Winkel- oder Scharniergelenk (z. B. Mittel- und Endgelenke der Finger). Ist die Bewegung in zwei Ebenen, um zwei Achsen möglich, so spricht man von einem Sattelgelenk (z. B. Grundgelenk des Daumens). Läßt sich die Bewegung in vielen Ebenen, um viele Achsen ausführen, so spricht man von einem Kugelgelenk (z. B. Schulter- und Hüftgelenk).

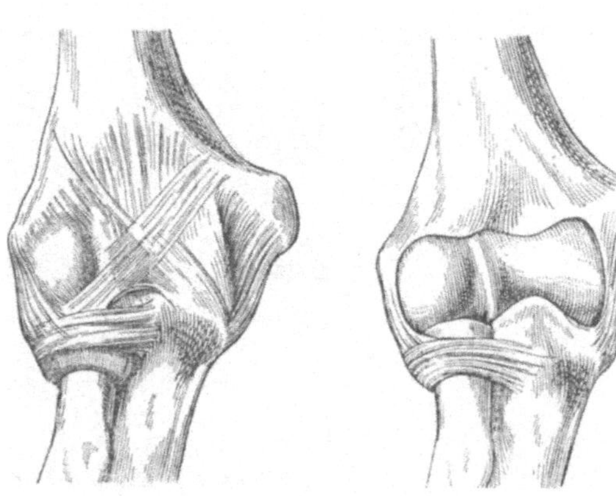

Abb. 14. Ellbogengelenk mit Gelenkkapsel und Bändern und ohne dieselben.

Schleimbeutel: In der Nähe der Gelenke, oft mit der Gelenkhöhle im Zusammenhange, finden sich häufig Schleimbeutel, häutige, mit einer Flüssigkeit gefüllte Kapseln. Sie liegen als Polster dort, wo Muskeln oder Sehnen über Knochen wegstreichen und bei Bewegung Reibung verursachen würden; zuweilen befinden sie sich auch an Stellen, wo Haut unmittelbar auf Knochen liegt.

Schädelknochen.

Die Knochen des Schädels scheidet man in die Knochen des Hirn- und des Gesichtsschädels. Der Hirnschädel, bestehend aus Schädeldach und Schädelgrund, umfaßt die Schädelhöhle. Er wird gebildet vorn von dem Stirnbein, seitlich von den beiden Scheitel- und Schläfenbeinen, hinten von dem Hinterhauptbein. Mit Ausnahme der Scheitelbeine sind diese Knochen nicht nur an der Bildung des

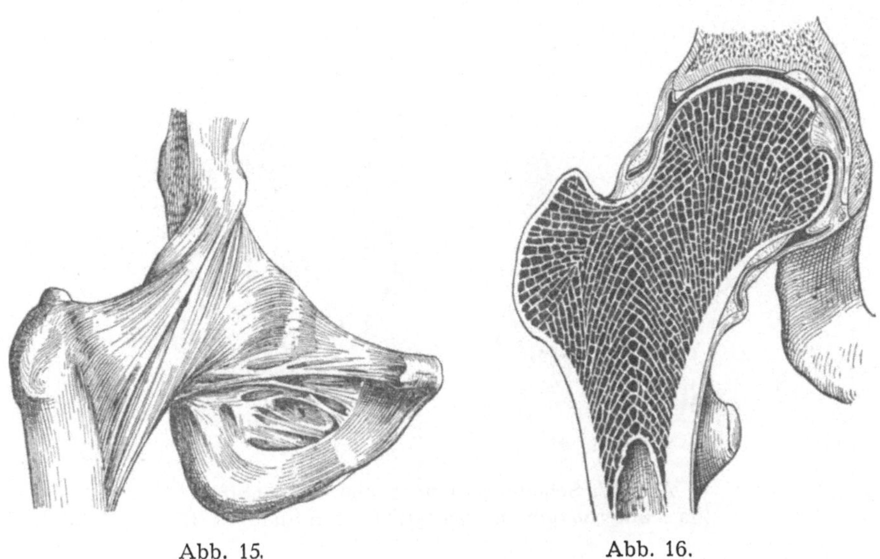

Abb. 15. Abb. 16.

Abb. 15. Hüftgelenk mit Kapsel und Bändern.

Abb. 16. Durchschnitt durch das Hüftgelenk. Der Oberschenkelkopf zeigt die eigentümliche Anordnung der Knochenbälkchen (schematisch).

Schädeldaches, sondern auch an der des Schädelgrundes beteiligt; hier fügen sich in der Mitte noch das Siebbein und das Keilbein ein. Stirnbein, Siebbein und Keilbein führen im Innern mit Schleimhaut ausgekleidete Hohlräume, die mit der Nasenhöhle zusammenhängen.

Die Knochen des Schädeldaches sind durch zackig ineinandergreifende Knochennähte verbunden. Das Hinterhauptbein führt am Schädelgrunde eine große runde Öffnung, das große Hinterhauptloch. Auch sonst finden sich im Schädelgrunde teils in, teils zwischen den Knochen zahlreiche Öffnungen zum Durchlaß von Nerven und Blutgefäßen. An der Außenseite des Schläfenbeins ist die äußere Gehöröffnung sichtbar. Hinter derselben ragt vom Schläfenbein ein dicker knöcherner Zapfen, der Warzenfortsatz, herab.

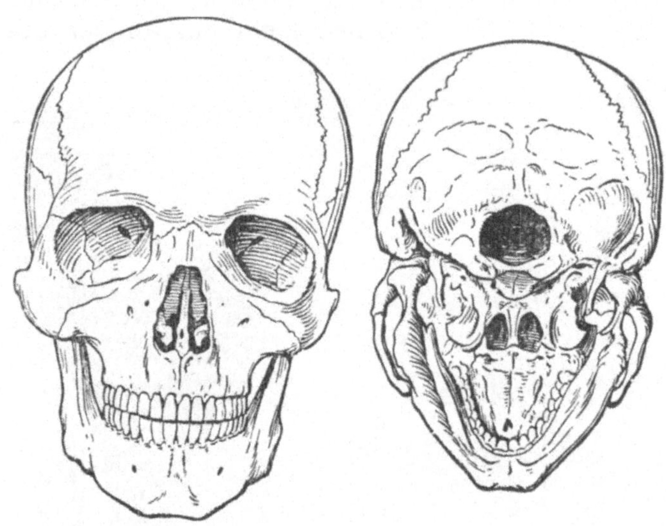

Abb. 17. Schädel von vorn und von unten (im Hinterhauptbein das große Hinterhauptloch).

Beim Neugeborenen sind die Knochen des Schädeldaches noch nicht vollkommen verknöchert und häutig miteinander verbunden; zwischen den Scheitelbeinen und dem Stirnbein besteht eine größere Knochenlücke, die große Fontanelle, zwischen den Scheitelbeinen und dem Hinterhauptbein die kleine Fontanelle. Nach vollendeter Verknöcherung der Schädelknochen vereinigen sich die Knochennähte durch straffes Bindegewebe. Erst wenn das Wachstum des Gehirns und des Schädels beendet ist, setzt eine langsame Verknöcherung der Schädelnähte ein.

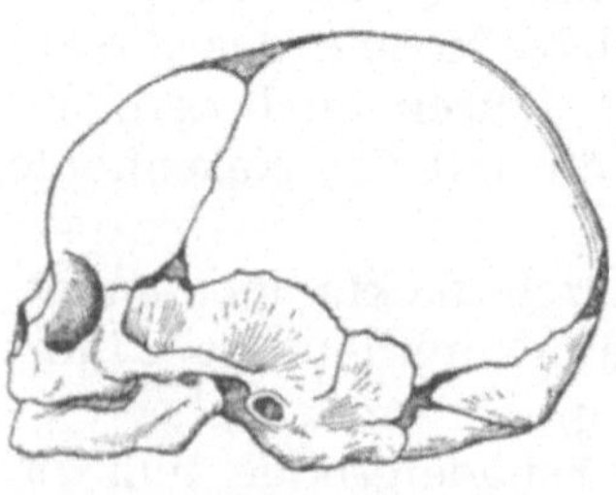

Abb. 18. Schädel des Neugeborenen.

Der Gesichtsschädel wird gebildet aus: den Nasenbeinen, hinter denen in den Augenhöhlen die Tränenbeine liegen, den Jochbeinen (Backenknochen), den Oberkieferbeinen, den

Gaumenbeinen, die mit den Gaumenteilen der Oberkieferbeine den knöchernen Gaumen bilden. Die Oberkieferbeine führen je eine große, mit Schleimhaut ausgekleidete Höhle, die mit der Nasenhöhle in Verbindung steht. An den Seitenwänden der Nasenhöhle wölbt sich beiderseits die untere Nasenmuschel vor. Darüber finden sich an den Seitenwänden der Nasenhöhle noch je eine mittlere und eine obere Nasenmuschel, die zum Siebbein gehören. Alle diese Knochen sind fest und unbeweglich miteinander verbunden.

Die einzige Gelenkverbindung am Gesichtsschädel bildet der Unterkiefer mit dem Schläfenbein. Das Gelenk befindet sich unmittelbar vor dem äußeren Gehörgange. Die Gestalt des Unterkieferkörpers ist hufeisenförmig. Er bildet mit den von seinen hinteren Enden aufsteigenden Ästen die Kieferwinkel. Ober- und Unterkiefer tragen in einer Knochenleiste die Zähne, jeder Zahn ist in ein besonderes Knochenfach eingekeilt. Zu den Gesichtsknochen rechnet noch das Zungenbein. Es liegt als eine kleine, hufeisenförmig nach hinten gekrümmte Knochenspange unterhalb des Unterkiefers in der Gegend des oberen Halsansatzes.

Gebiß.

Das erste Gebiß, Milchgebiß, besteht aus 20 Zähnen: je 4 Schneidezähnen, 2 Eckzähnen und 4 kleinen Backenzähnen oben und unten. Der Durchbruch beginnt 6 Monate nach der Geburt und ist im 2. Lebensjahr beendet. Im 5. oder 6. Lebensjahr erscheint der 1. Mahlzahn des bleibenden Gebisses, dessen Zähne allmählich die des Milchgebisses verdrängen und zum Ausfall bringen; die Zahnwurzeln des Milchgebisses verschwinden dabei fast ganz.

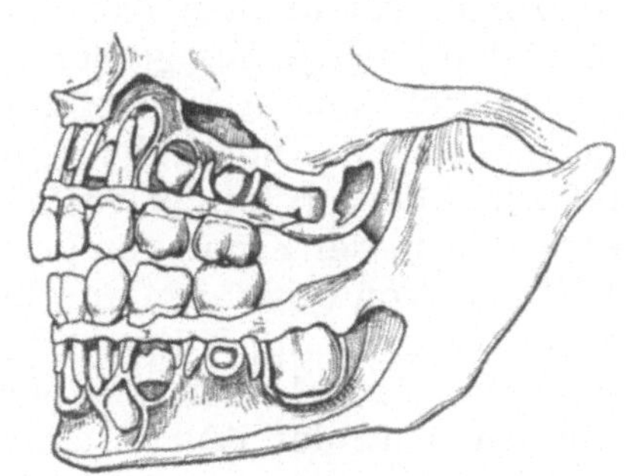

Abb. 19. Milchgebiß, äußere Kieferwände abgetragen, um die Wurzeln sichtbar zu machen; unter- bzw. oberhalb der Milchzähne die Zahnanlagen des dauernden Gebisses.

Das bleibende Gebiß besteht aus 32 Zähnen: je 4 Schneide-, 2 Eck-, 4 kleinen und 6 großen Backen- oder Mahlzähnen oben und unten. Der letzte Mahlzahn (Weisheitszahn) bricht oft erst spät (20. bis

40. Lebensjahr) durch. Beim regelrechten Biß überragt die obere Zahnreihe etwas die untere.

Jeder Zahn besteht aus Zahnkrone, Zahnhals und Zahnwurzel. Schneidezähne und Eckzähne haben eine glatte Wurzel.

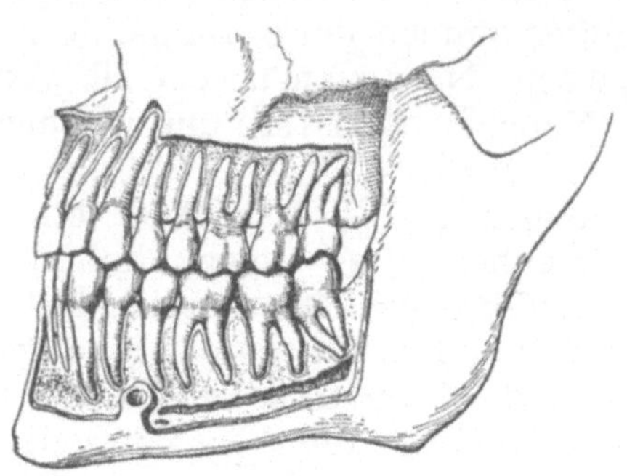

Abb. 20. Dauerndes Gebiß.

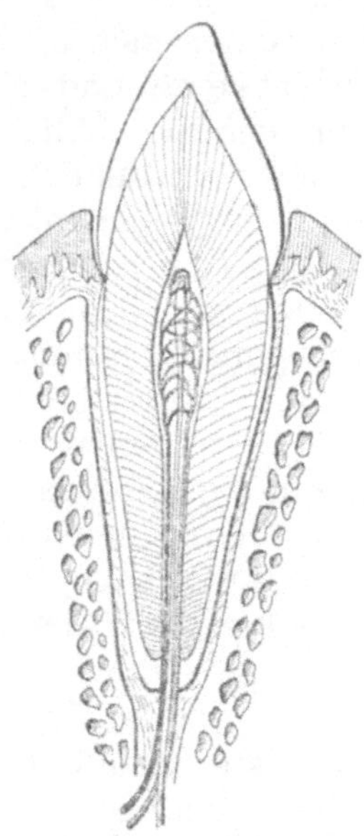

Abb. 21. Längsdurchschnitt durch einen Schneidezahn im Kiefer: Schmelz, Zahnbein, Zement; Zahnhöhle und Wurzelkanal mit Blutgefäßen und Nerven; Zahnfleisch, Knochenfach des Kiefers.

Abb. 21.

Die Wurzel der kleinen Backenzähne teilt sich unten zuweilen in 2—3 kleine Zacken. Die großen Backenzähne dagegen besitzen 2—3 oft stark gekrümmte Wurzeln. Die Zahnwurzeln werden von der Wurzelhaut (Knochenhaut) umkleidet; um den Hals bildet die Haut einen derben Ring. Der Zahn besteht aus dem harten Zahnbein, das an der Krone von dem noch härteren Schmelz und an der Wurzel von dem Zement überzogen wird. Der Schmelz ist das härteste Gewebe im Körper. Im Innern des Zahnes befindet sich eine kleine Höhle, in die Nerven und Blutgefäße durch einen feinen Kanal in der Wurzel eintreten.

Die Wirbelsäule.

Die knöcherne Stütze des Rumpfes bilden Wirbelsäule, Brustkorb und Becken.

Die Wirbelsäule setzt sich aus 7 Hals-, 12 Brust-, 5 Lendenwirbeln (wahren Wirbeln), dem Kreuz- und Steißbein zusammen. Von der Seite gesehen weist die Wirbelsäule zwei S-förmige Krümmungen auf, eine leichtere im Hals- und Brustteil, eine stärkere im Lenden- und Kreuzbeinteil. Diese Krümmungen dienen dazu, Erschütterungen auszugleichen, die von unten z. B. beim Springen oder bei einem Fall einwirken. Eine gerade Wirbelsäule würde die Erschütterungen unabgeschwächt auf Kopf und Gehirn übertragen. Auch die Lage des Schwerpunktes, d.h. die Erhaltung des Gleichgewichts, wird durch diese Krümmungen günstig beeinflußt; ebenso wird die Tragfähigkeit der Wirbelsäule dadurch erhöht.

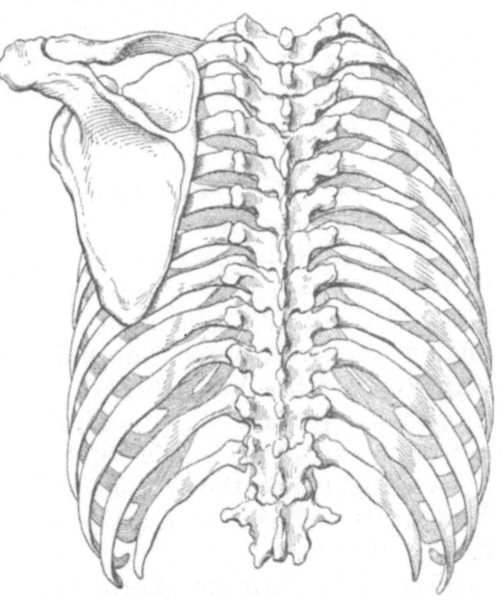

Abb. 22. Brustwirbelsäule mit Rippen; linke Hälfte des Schultergürtels (Schulterblatt und Schlüsselbein).

Jeder wahre Wirbel stellt einen knöchernen Ring dar, der ein Wirbelloch umfaßt. Der vordere Teil des Ringes verdickt sich zum Wirbelkörper. Je weiter nach unten, um so mächtiger werden die Wirbelkörper. Der hintere Ringteil, der Wirbelbogen, entsendet mehrere Fortsätze zur Gelenkverbindung mit den Nachbarwirbeln und zum Ansatz von Bändern und Muskeln.

Die Wirbelkörper sind durch Knorpelscheiben, die Gelenkfortsätze durch straffe Gelenkkapseln verbunden. Vielfache sehnige Bänder verstärken den Zusammenhang der Wirbel untereinander. Durch diese Anordnung wird die Bewegung zwischen den einzelnen Wirbeln zwar sehr beschränkt; im ganzen erhält die Wirbelsäule aber einen hohen Grad von Festigkeit und gleichzeitig von Beweglichkeit — Beugung nach vorn und hinten, nach den Seiten und Drehung.

Die übereinanderliegenden Wirbellöcher bilden als Ganzes den

Wirbelkanal. Von dem gewöhnlichen Bau der Wirbel weichen die kleineren Halswirbel ab, besonders der erste, der mit dem Hinterhauptbein ein Gelenk bildet. Das Wirbelloch des ersten Halswirbels liegt unter dem Hinterhauptloch, so daß hier Schädelhöhle und Wirbelkanal miteinander in Verbindung stehen.

Brustkorb und Schultergürtel.

Der Brustkorb besteht aus 12 Brustwirbeln, dem Brustbein und den Rippen. Er ist kuppelförmig gewölbt und zeigt oben eine kleinere Öffnung zwischen den Bogen des ersten Rippenpaares und unten eine größere Öffnung zwischen den unteren Rippenbogen.

Das Brustbein ist ein platter länglicher Knochen, an dem man 3 Abschnitte: Handgriff, Körper und Schwertfortsatz, unterscheidet.

Die reifenartig gekrümmten Rippen setzen sich beiderseits an den 12 Brustwirbeln an und verlaufen nach vorn, wobei sie sich gleichzeitig abwärts senken. Die 7 oberen (wahren) Rippen verbinden sich vorn durch Knorpelspangen unmittelbar mit dem Brustbein (Handgriff und Körper). Von den 5 unteren (falschen) Rippen hängen die 8., 9. und 10. durch Knorpelbogen und Bänder mit der 7. zusammen; die kurze 11. und 12. Rippe endigen frei.

Auf dem Brustkorb ruht der Schultergürtel. Er besteht beiderseits aus dem Schlüsselbein vorn und dem Schulterblatt hinten.

Das leicht S-förmig gekrümmte Schlüsselbein steht mit dem Brustbein und dem Schulterblatt durch Gelenke in Verbindung. Das Brustbein-Schlüsselbeingelenk ist am unteren Halsansatz unter der Haut als knöcherner Vorsprung deutlich fühlbar.

Das flache dreieckige Schulterblatt wird durch Muskeln am Brustkorb gehalten. An seiner Hinterfläche zieht eine stark vorspringende Leiste, die Schulterblattgräte, nach außen zur Schulter, ihr Fortsatz bildet hier das Schulterblatt-Schlüsselbeingelenk, das als höchster Punkt der Schulter deutlich unter der Haut fühlbar ist. Darunter befindet sich am oberen äußeren Winkel des Schulterblatts die Gelenkgrube für den Oberarmkopf.

Becken.

Das Becken setzt sich aus dem Kreuzbein, dem Steißbein und den Hüftbeinen zusammen.

Das Kreuzbein bildet die hintere Wand des Beckens und hat eine keilförmige Gestalt. Die breite Grundfläche sieht nach oben, die Spitze nach unten. In der ursprünglichen Anlage besteht das Kreuzbein aus 5 Wirbeln, die später fest miteinander verwachsen (falsche Wirbel). Das Kreuzbein ist sowohl von oben nach unten wie von rechts nach links leicht nach hinten gewölbt. Im Innern führt es einen Kanal (Fortsetzung des Wirbelkanals) und zeigt vorn und hinten vier Paar Löcher zum Austritt von Rückenmarksnerven. Das Kreuzbein ist nach oben mit dem 5. Lendenwirbel durch eine Knorpelscheibe und Bänder verbunden. Beide Knochen treffen sich in einem nach vorn vorspringenden Winkel, dem Vorberg.

An der Spitze des Kreuzbeins ist das kleine Steißbein mittels eines Gelenkes befestigt.

Seitlich am Kreuzbein setzen die Hüftbeine an und wölben sich nach vorn, wo sie in der Mittellinie in der Scham- oder Schoßfuge zusammenstoßen. In der Kindheit besteht das Hüftbein aus 3 Knochen, die später fest miteinander verwachsen: Darmbein, Sitzbein und Schambein. An der Vereinigungsstelle dieser 3 Knochen liegt außen die Gelenkpfanne für den Oberschenkelkopf. Das schaufelförmige Darmbein bildet die Seitenwand des Beckens. Der obere Rand, der Darmbeinkamm, endet in dem vorderen und hinteren Darmbeinstachel. An der Innenfläche springt unten die Bogenlinie vor.

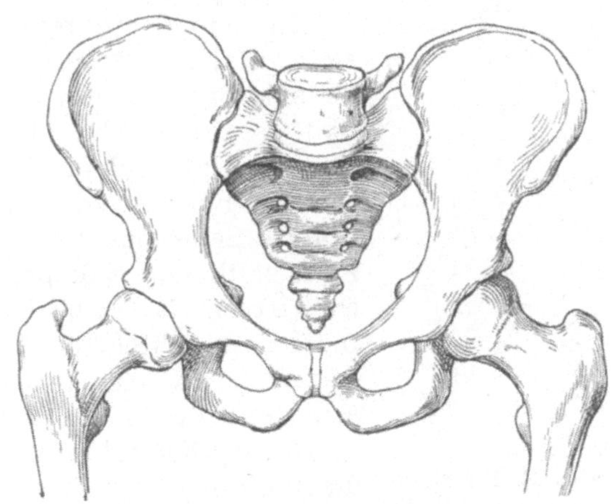

Abb. 23. Knöchernes Becken von vorn, mit den oberen Enden der Oberschenkelbeine, Kreuzbein, Steißbein und 5. Lendenwirbel.

Das Sitzbein besteht aus 2 Ästen, einem hinteren, breiteren, absteigenden und einem vorderen, schmäleren, aufsteigenden Ast. Der untere Teil des Sitzbeins, in dem beide Äste zusammenstoßen, heißt der Sitzknorren.

Das Scham- oder Schoßbein besitzt einen quer verlaufenden und einen absteigenden Ast, der sich mit dem aufsteigenden Sitzbeinast vereinigt. Vom Schambeinhöcker, seitlich der Schamfuge, zieht zum vorderen Darmbeinstachel das starke Leistenband.

Der Innenraum des Beckens, die Beckenhöhle, wird in das große und kleine Becken geteilt. Das große Becken liegt oberhalb des Vorbergs und der Bogenlinien, das kleine Becken, die eigentliche Beckenhöhle, darunter.

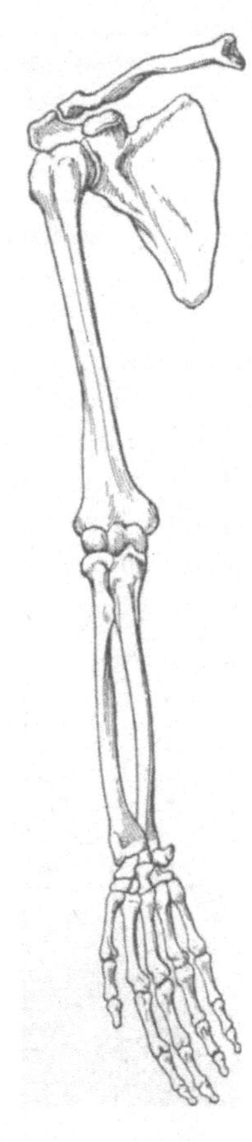

Abb. 24. Knochen der oberen Gliedmaßen mit Schlüsselbein und Schulterblatt.

Bei aufrechter Körperhaltung steht das Becken nach vorn geneigt. Das männliche und das weibliche Becken zeigen einige Unterschiede: das weibliche Becken ist geräumiger, seine Darmbeinschaufeln stehen flacher, sein Schambogen ist besser gerundet.

Brustkorb, Wirbelsäule und Becken bilden die knöcherne Umrahmung der Brust- und Bauchhöhle; den unteren Abschnitt der letzteren stellt die Beckenhöhle dar.

Obere Gliedmaßen.

Die Knochen der oberen Gliedmaßen sind: Oberarmbein, die beiden Unterarmbeine, die Handwurzel-, Mittelhand- und Fingerknochen.

Das lange, röhrenförmige Oberarmbein wölbt sich an seinem oberen Ende zu einem halbkugligen Gelenkkopf, der mit der Gelenkfläche des Schulterblattes das Schultergelenk (Kugelgelenk) bildet. Unter dem Gelenkkopf zeigt sich eine seichte Furche, der Hals des Oberarms. Das untere Ende des Oberarmbeins verdickt sich zu zwei seitlichen Vorsprüngen, dem inneren und äußeren Gelenkknorren. Mit den Unterarmbeinen bildet das Oberarmbein das Ellbogengelenk, in dem der Unterarm gegen den Oberarm gebeugt und gestreckt wird

Die beiden röhrenförmigen Unterarmbeine sind die kleinfingerwärts gelegene Elle und die daumenwärts gelegene Speiche. Am oberen Ende der Elle ragt hinten ein starker Knochenhöcker, der Ellbogenfortsatz, über die Gelenkfläche hervor; er stemmt sich bei äußerster Streckung des Unterarms in eine Grube an der Hinterfläche des Oberarmbeins. An der Außenseite führt sowohl das obere wie das untere Ende der Elle eine kleine Gelenkfläche für das entsprechende Ende der Speiche. In dem oberen Gelenk dreht sich die Speiche um die Elle; dadurch werden die Drehbewegungen der Hand ermöglicht. Das untere Gelenk ist unbeweglich. Die beiden Unterarmbeine bilden mit der Handwurzel das Handgelenk, in dem die Hand gebeugt und gestreckt und daumen- und kleinfingerwärts geführt werden kann.

Die 8 Knochen der Handwurzel sind in 2 Reihen übereinander geordnet, so daß der Unterarm nur in Verbindung mit der obersten Reihe der Handwurzelknochen tritt.

Die untere Reihe der Handwurzelknochen ist mit dem 2. bis 5. Mittelhandknochen durch straffe, unbewegliche Gelenke verbunden. Dagegen ist das für sich abgeschlossene Gelenk mit dem 1. Mittelhandknochen (Daumen) beweglich. Die Fingerknochen zeigen am Daumen zwei, an den übrigen Fingern drei Abschnitte: Grund-, Mittel- und Endglied (Nagelglied). Das Gelenk zwischen Mittelhand- und Grundglied des Daumens gestattet nur Beugung und Streckung, während die übrigen Mittelhand-Fingergelenke (Grundgelenke) ausgedehntere Bewegungen ermöglichen. In den Mittel- und Endgelenken der Finger findet Beugung und Streckung statt.

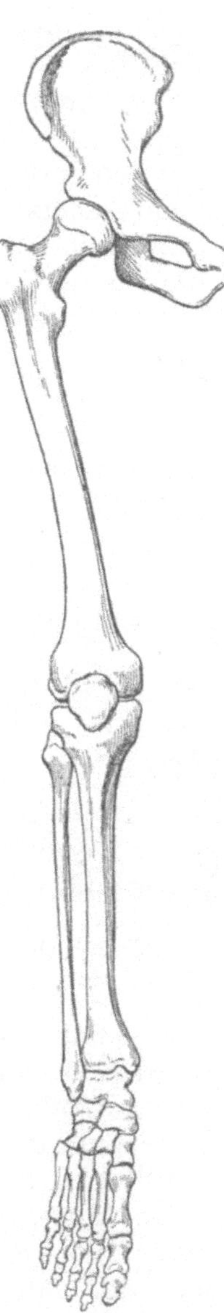
Abb. 25. Knochen der unteren Gliedmaßen mit der rechten Beckenhälfte.

Untere Gliedmaßen.

Die Knochen der unteren Gliedmaßen sind: Oberschenkelbein, die beiden Unterschenkelbeine, Fußwurzel-, Mittelfuß- und Zehenknochen.

Das lange röhrenförmige Oberschenkelbein trägt an seinem oberen Ende, an einem winklig abgebogenen Halse, den kugeligen Oberschenkelkopf, der mit der Gelenkpfanne des Hüftbeins das Hüftgelenk (Kugelgelenk) bildet. Am Halsansatz springen 2 Knochenhöcker, die Rollhügel, vor, ein kleinerer, mehr nach innen gelegener, und ein größerer, an der Außenseite, der durch die Haut deutlich fühlbar ist; beide dienen zum Ansatz von Muskeln. Das untere verstärkte Ende des Oberschenkelbeins zeigt zwei seitliche Gelenkknorren und bildet die obere Gelenkfläche des Kniegelenks. Die untere Gelenkfläche wird nur vom Schienbein gebildet, während das obere Ende des Wadenbeins mit dem Schienbein durch ein straffes, kaum bewegliches Gelenk verbunden ist. Zwischen den Kniegelenkflächen sind zwei halbmondförmige Knorpelscheiben eingeschaltet. An der vorderen Fläche des Kniegelenks liegt die knöcherne Kniescheibe, eingefügt in die Sehne des Oberschenkel - Streckmuskels. Im Kniegelenk wird der Unterschenkel zum Oberschenkel gebeugt und gestreckt.

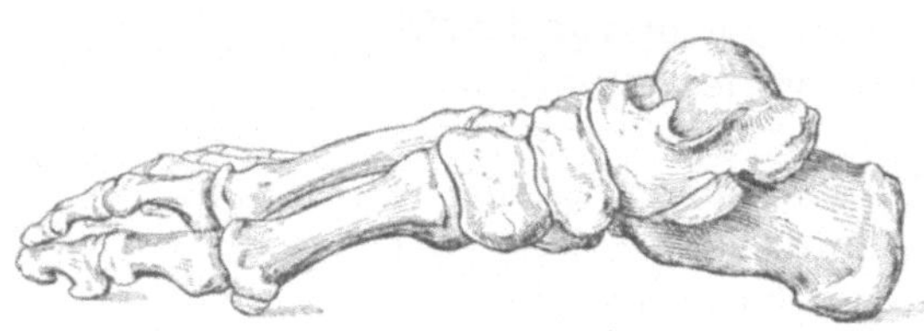

Abb. 26. Fußknochen, Fußgewölbe; normal.

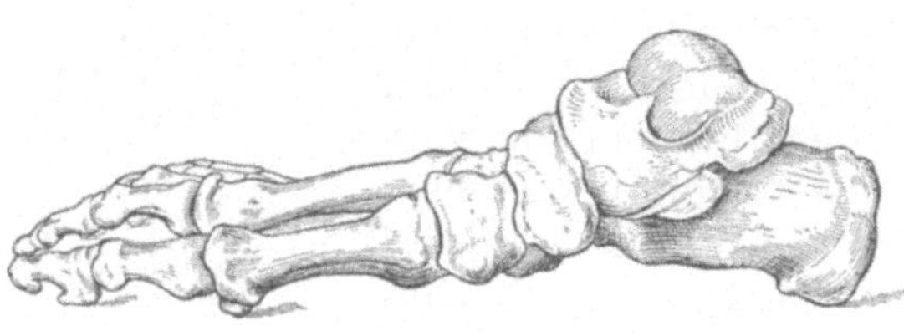

Abb. 27. Abgeplattetes Fußgewölbe (Plattfuß).

Das nach innen gelegene Schien- und das nach außen gelegene Wadenbein sind auch am unteren Ende fest miteinander verbunden und bilden je einen nach unten vorspringenden Fortsatz, das Schienbein den inneren Knöchel, das Wadenbein den äußeren Knöchel.

Das untere Ende des Schienbeins bildet mit dem obersten Fußwurzelknochen, dem Sprungbein, das Sprunggelenk, in dem der Fuß gehoben und gesenkt werden kann. Die beiden Knöchel umfassen das Gelenk gabelförmig von oben.

In den Gelenken zwischen den Fußwurzelknochen geschieht das Heben und Senken der Fußränder und die seitliche Bewegung des Fußes nach innen und außen.

Die Verbindungen zwischen den Fußwurzel- und 5 Mittelfußknochen sind straff und kaum beweglich. Die erste (große) Zehe besteht aus zwei, die 2. bis 5. Zehe aus drei Gliedern, Grund-, Mittel-, End- oder Nagelglied. Während die Grundgelenke zwischen Mittelfuß und Zehen ausgedehntere Bewegungen gestatten, findet in den eigentlichen Zehengelenken nur Beugung und Streckung statt.

Fußgewölbe: Der knöcherne Fuß zeigt, im ganzen betrachtet, eine Wölbung nach oben, und zwar sowohl von vorn nach hinten wie von innen nach außen, so daß nur 3 Knochenpunkte die Unterlage berühren, nämlich der Höcker (Hacke) des Fersenbeins und die Köpfchen des 1. und 5. Mittelfußknochens. Der Abdruck eines normalen Fußes zeigt dementsprechend die Ferse und den Ballen der großen und der kleinen Zehe, außerdem, durch die Weichteile bedingt, den äußeren Sohlenrand und die Zehenköpfchen.

Muskeln.

Form der Skelettmuskeln: die verschiedenartige Form und Anordnung der Knochen und Gelenke ergibt die Mannigfaltigkeit der Bewegungen. Die Bewegungen selber werden durch die Muskeln bewirkt, die sich größtenteils von Knochen zu Knochen über ein Gelenk hinweg spannen und das ganze Knochengerüst umkleiden.

Die Form der Muskeln ist verschieden. Am häufigsten zeigen sie sich spindelförmig in die Länge gezogen, oder sie sind breit (platt), oder kurz, oder auch ringförmig. Zuweilen teilt sich ein Muskelende in mehrere Abschnitte (2-, 3- und 4köpfige Muskeln).

Sehnen: An den Knochen heften sich die Muskeln zum Teil unmittelbar an; meistens aber laufen die Muskelfasern in derbe, weißliche (bindegewebige) Sehnen aus, die sich ihrerseits an den Knochen ansetzen. Breite Muskeln enden zuweilen in sehnigen Häuten; die langen, spindelförmigen Muskeln bilden rundliche Sehnenstränge. Die Sehnen stellen also die Enden (Ansätze) des Muskels dar; das rote Mittelstück nennt man den Muskelbauch. Häufig sind die Sehnen noch in bindegewebige, röhrenförmige Scheiden eingehüllt, in denen zur Verminderung der Reibung eine schleimige Flüssigkeit abgesondert wird (Sehnenscheiden).

Verrichtung der Muskeln: Ein Muskel bewegt sich, indem er sich zusammenzieht, d. h. verkürzt und verdickt.

Dadurch werden die Knochen, zwischen denen er ausgespannt ist, einander genähert. Jeder Bewegung entspricht eine Gegenbewegung. Die Zusammenziehung des entgegengesetzt wirkenden Muskels entfernt die Knochen wieder voneinander, während sich der erste Muskel entspannt und streckt. Häufig genügt auch die Wirkung der Schwerkraft, um eine Bewegung wieder aufzuheben; der erhobene Arm oder das erhobene Bein gehen von selber in die Ausgangsstellung zurück, sobald die Zusammenziehung der hebenden Muskeln aufhört. Gewöhnlich wird eine Bewegung nicht von einem einzigen Muskel, sondern von einer im gleichen Sinne wirkenden Muskelgruppe ausgeführt.

An der Vorderseite des Oberarms z. B. fühlt man deutlich, wie sich der starke, zum Unterarm führende Muskel (der zweiköpfige Muskel) zusammenzieht und verdickt, wenn er den Unterarm beugt, d. h. an den Oberarm heranführt. Die Streckung des Unterarms vollziehen wiederum die Muskeln an der Rückseite des Oberarms. Nach der Verrichtung der Muskeln spricht man auch von Beuge- und Streckmuskeln (Beuger und Strekker), an den Gliedmaßen entsprechend von einer Beuge- und Streckseite.

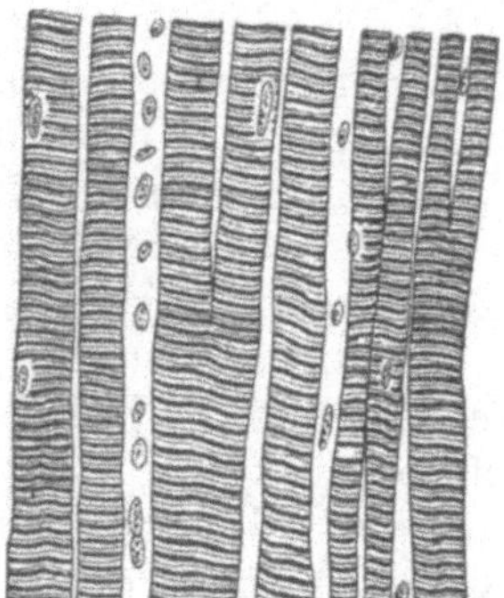

Abb. 28. Quergestreifte Muskelfasern.

Das Zusammenspiel von Bewegung und Gegenbewegung, die Abstimmung des dazu nötigen Kraftaufwandes lernt das Kind erst allmählich. Das Neugeborene verfügt zunächst nur über zwei geordnete Bewegungen: Saug- und Atembewegung.

Durch die Bewegung wird der Muskel stark gespannt, doch ist der gesunde, ruhende Muskel nie völlig erschlafft, auch er befindet sich immer in einer gewissen Spannung (Tonus).

Quergestreifte Muskeln: Ein Skelettmuskel besteht aus großen, dichtgefügten, rötlichen Muskelzellen oder Muskelfasern, die durch feine, bindegewebige Häute in dünnere Bündel, diese wiederum in dickere, zusammengefaßt werden. Auch der ganze Muskel ist von einer bindegewebigen Hülle umkleidet, die bei einigen Muskeln sogar eine derbe, sehnenartige Beschaffenheit annimmt.

Alle Muskeln am Knochengerüst sind willkürlich bewegte Muskeln, d. h., wir vermögen sie kraft unseres Willens zu bewegen. Ich will den Arm beugen, und beuge ihn. Im mikroskopischen Bilde zeigen die Fasern (Zellen) dieser Muskeln eine feine Querstreifung, als wären sie aus einer Anzahl feinster Plättchen zusammengesetzt. Man nennt die willkürlich bewegten Muskeln deshalb auch quergestreifte Muskeln.

Glatte Muskeln: Auch in inneren Organen vollziehen sich Bewegungen, z. B. in der Speiseröhre, im Magen, Darm, in den Harnleitern, in der Blase, in der Gebärmutter bei der Geburt usw. In der Wand dieser Organe finden sich Muskelschichten eingelagert, deren Fasern zum Teil ringförmig, zum Teil in Längsrichtung verlaufen. Ihre Zusammenziehung bewirkt eine wellenförmige (peristaltische) Verengerung des Hohlraumes, wodurch der Inhalt weiterbefördert wird. Die Bewegung (Peristaltik) geschieht langsamer und träger als bei den Skelettmuskeln. Die zarten Zellen oder Fasern dieser Muskeln sind spindelförmig, nicht quergestreift, sondern glatt. Man bezeichnet diese Muskeln darum als glatte Muskeln und, da sie sich selbsttätig, unbeeinflußt vom Willen, bewegen, als unwillkürlich bewegte Muskeln.

Eine Ausnahme macht der Herzmuskel. Seine Fasern zeigen Querstreifung, obgleich die Bewegung unwillkürlich erfolgt.

Anordnung und Verrichtung der einzelnen Muskeln und Muskelgruppen seien nur in großen Zügen geschildert.

Schädelmuskeln: An den Hirnschädelknochen setzen breite Muskeln an, die sich über dem Schädeldach zu einer festen, sehnigen Haube, der Kopfschwarte, vereinigen.

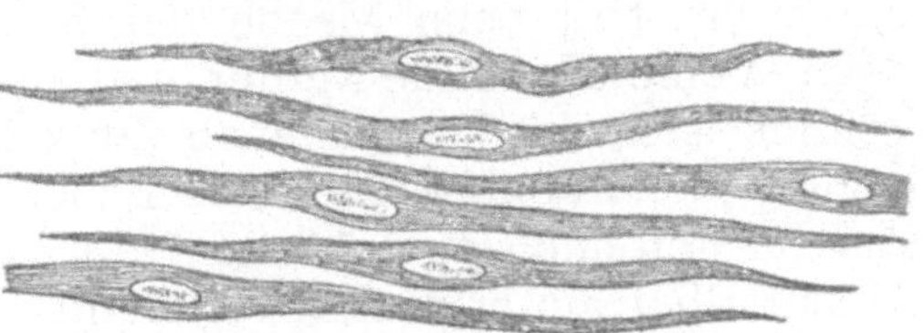

Abb. 29. Glatte Muskelfasern.

Am Unterkiefer setzen die Kaumuskeln an; der stärkste von ihnen ist der fächerförmig vom Schläfenbein zum Unterkieferast ziehende Schläfenmuskel.

Die Zungenmuskeln entspringen von der Innenfläche des Kinns und vom Zungenbein; in der Zunge verlaufen aber auch noch besondere Längs- und Querlagen von Muskeln.

Halsmuskeln: Am Halse fallen schon bei äußerer Betrachtung die beiden, von den Warzenfortsätzen der Schläfenbeine entspringenden, zum Brustbein führenden Kopfhalter oder Kopfnicker auf, die indessen nicht die Nickbewegung des Kopfes, sondern bei einseitiger Zusammenziehung eine Schiefstellung des Kopfes (und Gesichts) bewirken.

Brustmuskeln: Die großen, starken Brustmuskeln ziehen den Oberarm an den Rumpf und rollen ihn einwärts, ziehen das Schulterblatt nach vorn und das Schlüsselbein nach unten. Die zwischen den Rippen verlaufenden äußeren und inneren Zwischenrippenmuskeln heben oder senken die Rippen.

Rückenmuskeln: Die oberflächliche Schicht der Rückenmuskeln zieht die Schultern nach hinten, den Oberarm nach unten und hinten, hebt und senkt die Rippen. Die tiefen Rückenmuskeln drehen den Kopf, ziehen ihn nach hinten, beugen den Hals nach hinten und strecken die Wirbelsäule.

Die Bauchmuskeln umspannen den freien Raum zwischen dem unteren Rippenrand und dem Becken in mehreren Schichten und bilden vorn in der Mitte eine derbe, sehnige Scheide, die den geraden (mittleren) Bauchmuskel einhüllt. Der gerade Bauchmuskel teilt sich in zwei Hälften, die durch eine sehnige Haut, die weiße Linie, verbunden sind. Die Bauchmuskeln ziehen die Rippen nach abwärts, beugen den Brustkorb nach vorn und wirken vereint als Bauchpresse, d. h. sie pressen die Bauchhöhle zusammen. Sie wirken dadurch bei tiefer Ausatmung, bei der Entleerung von Darm und Blase und auch bei dem Geburtsvorgange mit.

Zu beiden Seiten der Schamfuge, oberhalb des Leistenbandes, werden die Bauchmuskeln von dem Leistenkanal durchsetzt; durch ihn tritt beim Manne der Samenstrang in die Bauchhöhle, beim Weibe das runde Mutterband aus der Bauchhöhle. Gewöhnlich schließt sich der Leistenkanal. Zuweilen bleibt er aber auch durchgängig, dann können Teile von Baucheingeweiden (Darm, Netz) hindurchtreten und sich unter der Haut vorwölben (Leistenbruch). Unmittelbar hinter dem Leistenband, in der Mitte, befindet sich eine Lücke, der Schenkelkanal, durch den große Gefäße und Nerven aus der Bauchhöhle zum Oberschenkel ziehen. Neben ihnen können sich Eingeweide nach dem Oberschenkel zu, also unterhalb des Leistenbandes, vordrängen (Schenkelbruch). Bei mangelhaftem Verschluß des Nabels bilden sich, besonders häufig bei Neugeborenen, Nabelbrüche.

Zwerchfell: Im unteren Abschnitt des Brustkorbes spannt sich ein platter Muskel, das Zwerchfell, quer aus und bildet so die Scheidewand zwischen der Brust- und Bauchhöhle. Es entspringt innen am Brustbein, an den Rippen, an der Wirbelsäule und wölbt

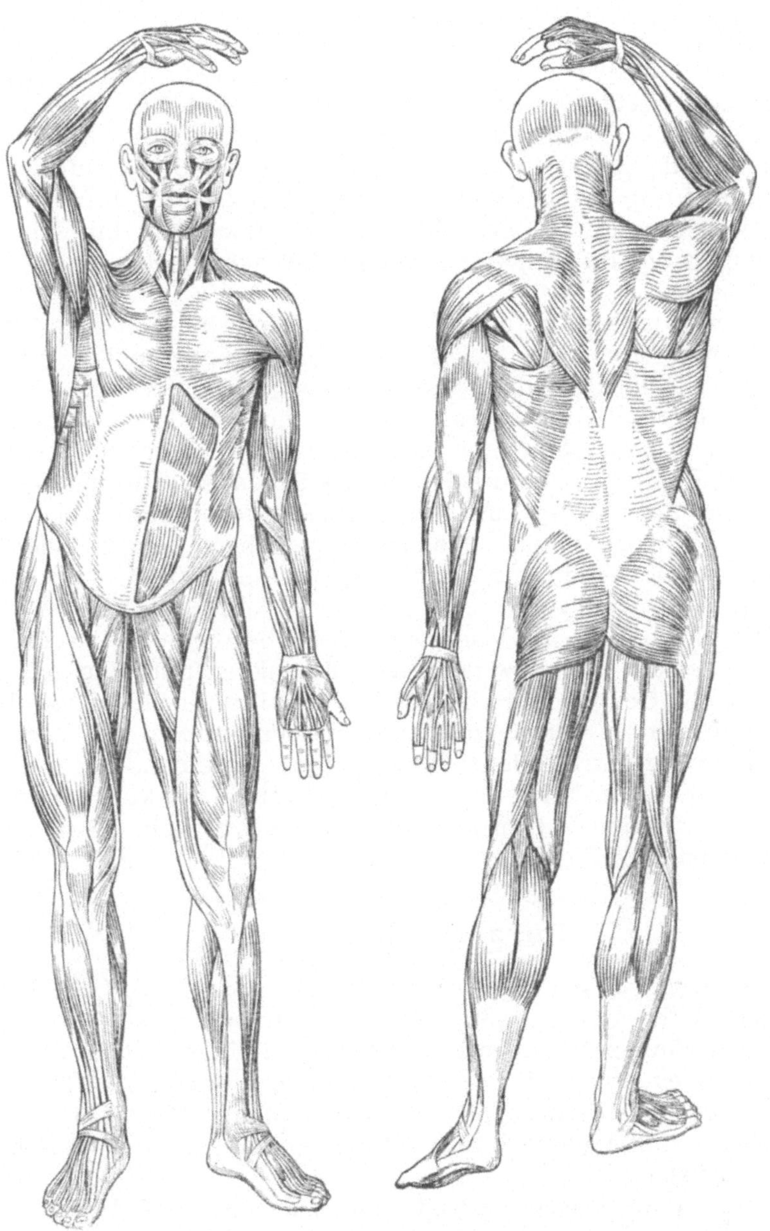

Abb. 30. Skelettmuskeln, obere Schicht; an der linken Bauchseite ist die bindegewebige Scheide des geraden Bauchmuskels abgetragen.

sich kuppelförmig nach oben. Die oberste Wölbung besteht aus einer sehnigen Platte. Die Wölbung ragt rechts etwas höher hinauf als links, weil rechts in der Bauchhöhle die große Leber darunter liegt. Zieht sich das Zwerchfell zusammen, so flacht sich die Kuppel nach unten ab: dadurch wird eine Vergrößerung der Brusthöhle und eine Verkleinerung der Bauchhöhle bewirkt. Das Zwerchfell hilft dadurch bei der Atmung mit. Bei Mittelstellung (zwischen Ein- und Ausatmung) steht die Kuppel, von vorn betrachtet, etwa in Höhe der 4. Rippe.

Armmuskeln: der breite Schultermuskel hebt den Arm bis zur Horizontalen. Die Muskeln an der Vorderseite des Oberarms beugen, die an der Hinterseite strecken den Unterarm.

Hüft- und Beinmuskeln: die äußeren Hüftmuskeln, Gesäßmuskeln, bewirken das Abspreizen, Strecken des Beines und das Ein- und Auswärtsdrehen des Schenkels. Die inneren Hüftmuskeln, die von der Innenfläche der Beckenschaufel und von der Lendenwirbelsäule zum Oberschenkel ziehen, beugen den Oberschenkel zum Rumpf und — beim Stehen und Sitzen — Becken und Wirbelsäule nach vorn.

Die Muskeln an der Vorderseite des Oberschenkels strecken den Unterschenkel und bewirken den Schenkelschluß, die an seiner Hinterseite beugen den Unterschenkel. Die Muskeln des Unterschenkels führen in langen Sehnen zum Fuß und zu den Zehen und bewirken die verschiedenen Bewegungen derselben. Der oberflächliche Wadenmuskel sendet eine breite starke Sehne, die Achillessehne, zum Fersenbeinhöcker; er hebt die Ferse und senkt damit den Fuß.

Herz und Blutgefäße.

Lage und Bau des Herzens: Das Herz, ein Hohlmuskel, liegt zum größten Teil in der linken Brusthälfte; es wird von dem dünnen, häutigen Herzbeutel eingehüllt. In der Größe entspricht es jeweils der rechten Faust des betreffenden Menschen. Seine Gestalt ist annähernd die eines stumpfen Kegels; er liegt so, daß die Grundfläche nach rechts und oben, die Spitze nach links und unten weist.

Durch eine Längsscheidewand wird das Herz in eine linke und rechte Hälfte geteilt. Jede Hälfte wird wiederum in eine Vorkammer und eine Kammer geschieden. Die Wand der Vorkammer besitzt nur eine verhältnismäßig schwache Muskulatur, während die Muskulatur der Kammern, insbesondere die der linken, kräftig entwickelt ist. Die Innenwand des Herzens wird von der Herzinnenhaut ausgekleidet. An den Öffnungen zwischen Vorkammern und Kammern sitzen häutige Klappen, deren Zipfel — links zwei, rechts drei — in die Herzkammern hineinragen und an besonderen Muskelzapfen haften; bei der Zusammenziehung der Kammern verschließen sie ventilartig die Öffnungen.

In die Vorkammern münden die Blutadern (Venen), und zwar in die rechte die Körpervenen, in die linke die Lungenvenen.

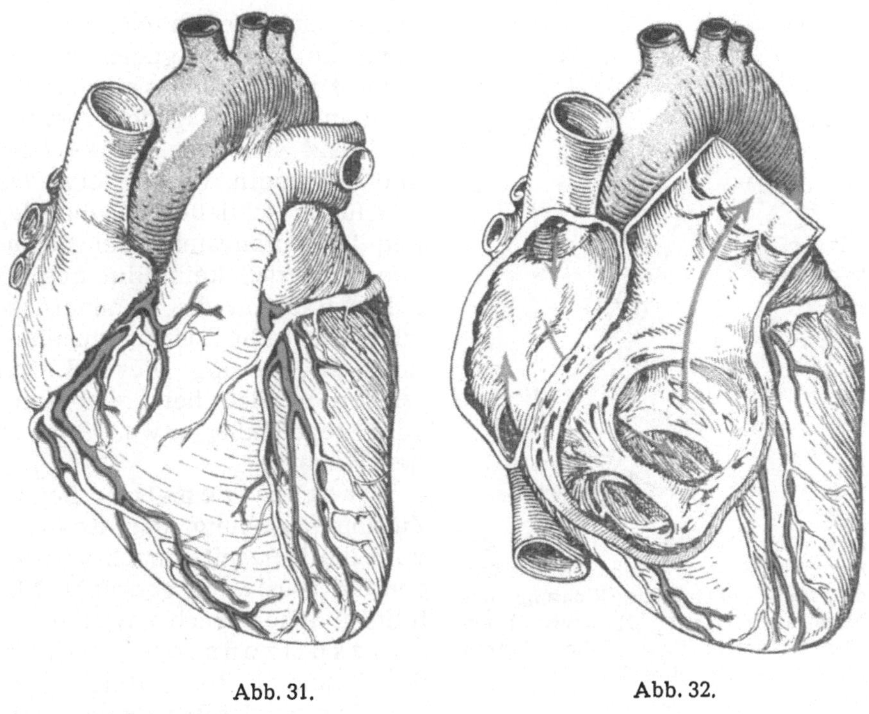

Abb. 31. Abb. 32.

Abb. 31. Herz, von vorn gesehen, mit den Blutgefäßen des Herzmuskels (Kranzgefäßen)

Abb. 32. Herz: Rechte Vorkammer und rechte Kammer eröffnet. In der Vorkammer die Mündungen der großen Hohladern, in der Kammer die Zipfelklappe, die den Abschluß gegen die Vorkammer herstellt. In der gleichfalls eröffneten Lungenschlagader die taschenförmigen Klappen, die den Abschluß der Schlagader gegen die Kammer bewirken.

Aus den Kammern entspringen die Schlagadern (Arterien), aus der linken die Körperarterie, aus der rechten die Lungenarterie. Dicht über dem Ursprung sitzen an der Innenwand der Schlagadern je drei halbmond- oder taschenförmige Klappen, die sich bei der Erweiterung der Herzkammern ventilartig schließen und den Rückfluß des Blutes aus den Schlagadern verhindern.

Verrichtung des Herzmuskels: Der Herzmuskel vollführt abwechselnd Zusammenziehung und Wiederausdehnung. Die Zusammenziehung beginnt an den Vorkammern, die nach der Füllung ihr Blut in die Kammern drücken. Danach ziehen sich die Kammern zusammen; die Klappen gegen die Vorkammern schließen sich, das Blut wird in die Schlagadern gepreßt. Während sich nun Vorkammern und Kammern wieder erweitern und füllen, schließen sich die Klappen im Anfangsteile der Schlagadern, so daß kein Blut aus den Schlagadern in die Kammern zurückströmt. Die Zusammenziehung und Erweiterung des Herzens wiederholt sich bei Erwachsenen ganz regelmäßig etwa 72mal in der Minute.

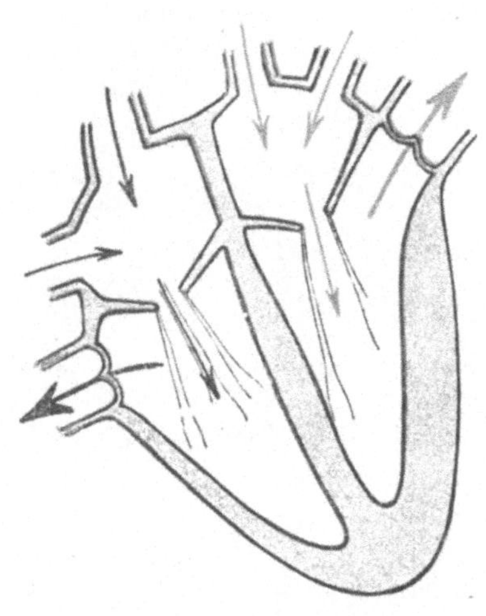

Abb. 33. Durchschnitt durch das Herz, von vorn gesehen, schematisch; die Pfeile geben die Richtung des Blutstromes an. Die mit roten Pfeilen versehenen Teile führen arterielles Blut.

Herzspitzenstoß: Bei der Zusammenziehung der Kammern wird die Herzspitze nach vorn gegen die Brustwand gedrückt. Man fühlt und sieht auch zuweilen den Herzspitzenstoß zwischen der 5. und 6. Rippe links, etwas einwärts von der Brustwarzenlinie.

Herztöne: Bei der Zusammenziehung und Erweiterung der Kammern entstehen im Herzen zwei rasch aufeinanderfolgende Töne, ein dumpferer und ein hellerer, die man als Herztöne an der Brustwand hören kann.

Großer und kleiner Blutkreislauf: Das Blut, das aus den Kammern in die Schlagadern gepreßt wird und aus den Blutadern in die Vorkammern zurückströmt, macht im Körper einen zweifachen Kreislauf, den großen und den kleinen Blutkreislauf, durch.

Der große Blutkreislauf führt von der linken Herzkammer zur rechten Vorkammer: Aus der linken Herzkammer empfängt die große Körperschlagader hellrotes Blut. Die Körperschlagader sendet in ihrem Verlauf durch die Brust- und Bauchhöhle zu den verschiedenen Körperteilen und Organen Äste, die sich immer feiner verzweigen und schließlich in allerfeinsten, nur noch mikroskopisch sichtbaren Haargefäßen netzartig die Gewebe durchziehen. Hier erleidet das Blut eine Veränderung; es wird dunkelblaurot, weil es an die Zellen Sauerstoff abgibt und Kohlensäure aufnimmt. Die arteriellen Haargefäße gehen in feinste, venöse Haargefäße, diese in feine Venen über, die sich allmählich zu stärkeren Venen vereinigen und schließlich in den zwei großen Hohlvenen, der oberen und unteren Hohlvene, in die rechte Vorkammer münden.

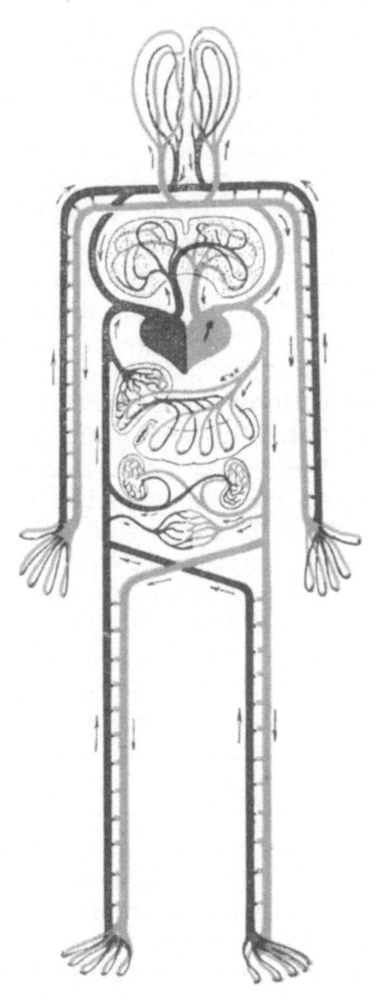

Abb. 34. Schematische Darstellung des großen und kleinen Blutkreislaufes, Schlagadern rot, Blutadern schwarz.

Der kleine Blutkreislauf führt von der rechten Kammer zur linken Vorkammer: Aus der rechten Kammer strömt das dunkelblaurote Blut in die Lungenschlagader, die sich in der Lunge allmählich zu feinsten Haargefäßen verzweigt. In diesen wird das dunkelblaurote Blut wieder hellrot, weil es Kohlensäure abgibt und Sauerstoff aufnimmt; es fließt nun in immer stärkeren Venen zur linken Vorkammer zurück. Linke Vorkammer und Kammer, das linke Herz, enthält also hellrotes Blut; rechte Vorkammer und rechte Kammer, das rechte Herz, enthält dunkelblaurotes Blut. Wenn man sagt: in den Schlagadern fließt hellrotes Blut, so denkt man dabei immer an die Körperschlagadern. Im Lungenkreislauf verhält es sich umgekehrt.

Puls: Die Blutmenge, die bei jeder Zusammenziehung der linken Kammer in die Körperschlagader gepreßt wird, erzeugt im Gefäßrohr eine Drucksteigerung, die sich wellenförmig rasch fortpflanzt. Man sieht und fühlt die Welle als Puls in den Schlagadern, die dicht unter der Haut liegen. Den Puls zählen bedeutet: die Zusammenziehungen des Herzens in der Minute zu zählen.

Blutdruck, Blutbewegung: In den großen Schlagadern steht das Blut unter hohem Druck; aus einer geöffneten Schlagader spritzt das hellrote Blut im Bogen. Der Druck verringert sich allmählich, je mehr die Entfernung vom Herzen zunimmt. In den Blutadern ist er gering, ja es herrscht in den großen, dem Herzen nahen Blutadern, Unterdruck; dies beruht darauf, daß im Brustkorb Unterdruck herrscht und die Lunge eine ansaugende Wirkung ausübt. Wird eine große Blutader geöffnet, so wird Luft eingesogen.

Die Wand der Arterien ist elastisch und führt Muskelfasern, deren Zusammenziehung das Arterienrohr verengert und auch erweitert. Dadurch sind die Arterien auch an der Bildung des Blutdrucks und an der Weiterbewegung des Blutes beteiligt.

Der Rückfluß des Blutes aus den Blutadern zum Herzen wird durch die Muskeltätigkeit gefördert. Da die Blutadern taschenförmige Klappen führen, die ein Zurückströmen des Blutes verhindern, müssen die Zusammenziehungen der Muskeln das Blut in den Adern nach dem Herzen zu pressen. Dazu kommt in den großen Hohlvenen noch die ansaugende Wirkung der Lunge.

Schlagadern.

Die große Körperschlagader (Aorta) beginnt am Herzen mit einem nach oben gerichteten Bogen und zieht dann vor der Wirbelsäule wieder abwärts. Den abwärtsführenden Teil in der Brusthöhle nennt man Brustschlagader, den in der Bauchhöhle Bauchschlagader. Unmittelbar über dem Ursprung der Aorta gehen die Kranzschlagadern ab, die den Herzmuskel versorgen.

Aus dem Bogen der großen Körperschlagader entspringen die zum Kopf führenden Schlagadern, die an der Vorderseite des Halses, hinter dem Innenrande der Kopfhalter als Halsschlagadern aufwärts ziehen. Man fühlt bei mäßigem Druck am Halse ihre Pulsation. Gleichfalls aus dem Bogen der Körperschlagader entspringen die großen Schlagadern, die nach dem Arm ziehen. Die Oberarmschlagader verläuft am Innenrande des zweiköpfigen Muskels und teilt sich im weiteren Verlaufe unterhalb der Ellbogenbeuge in zwei Äste, die an der Beugeseite des Unterarms vor der Speiche und Elle verlaufen (Speichen- und Ellenschlagader).

Diese Arterien versorgen in ihrem Verlaufe die Muskeln der Brust, der Schulter, des Rükkens der Arme und der Hände.

Die Bauchschlagader versorgt sämtliche Organe des Bauches. Sie teilt sich vor dem unteren Abschnitt der Lendenwirbelsäule. Zwei Äste versorgen die Organe und Muskeln des Beckens und der Hüfte. Die beiden Hauptäste führen unterhalb der Mitte der Leistenbeuge nach den Oberschenkeln, an denen sie bis zum unteren Drittel an der Vorderseite in der Tiefe der Muskulatur verlaufen. Danach treten sie durch die Muskulatur auf die Hinterseite, verlaufen in der Mitte der Kniekehle zum Unterschenkel und teilen sich hier in einen vorderen und hinteren und einen Zwischenknochenast.

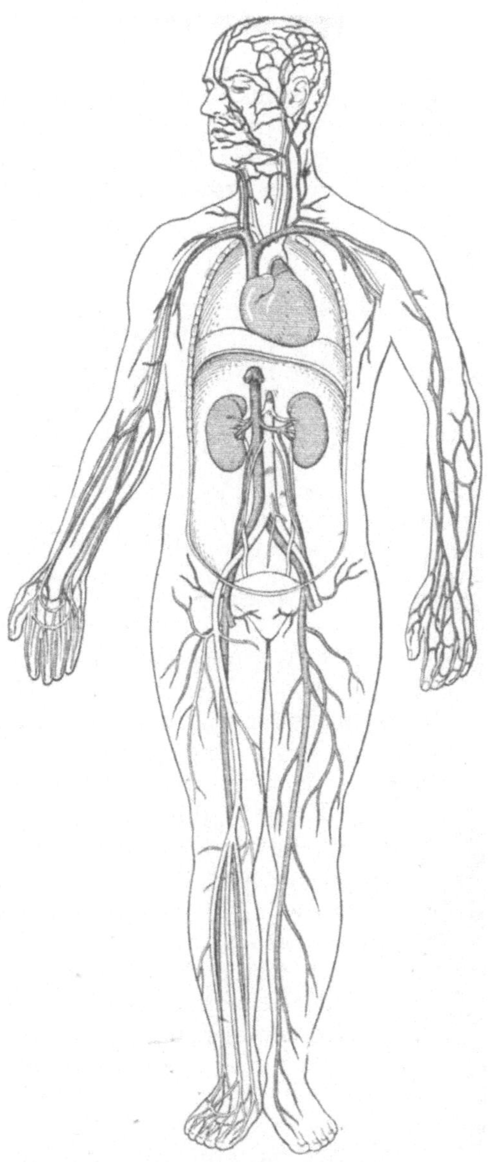

Abb. 35. Verlauf der tiefen Schlagadern und Blutadern. Auf den linken Gliedmaßen sind die oberflächlichen Hautvenen gezeichnet.

Blutadern.

Die Schlagadern verlaufen also zum größten Teil in der Tiefe, von der Muskulatur geschützt; neben ihnen verlaufen die zum Herzen zurückführenden, tiefen Blutadern. Ein Teil der Blutadern verläuft oberflächlich unter der Haut, netzartig verzweigt und in größeren Stämmen vereinigt; sie schimmern durch die Haut als bläuliche Stränge durch. Die Blutadern sammeln sich schließlich in den beiden großen, in die rechte Vorkammer mündenden Hohlvenen. Die obere Hohlvene sammelt die Venen des Kopfes, Halses und der Arme. Die untere Hohlvene sammelt die Venen der Beine, des Bauches und des Rumpfes.

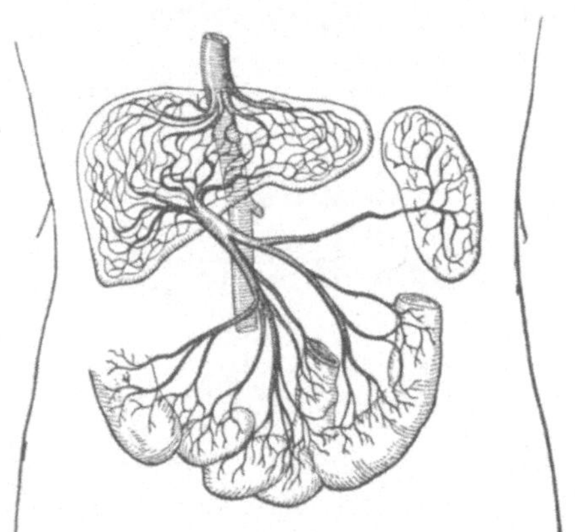

Abb. 36. Pfortadersystem.

Im allgemeinen entsprechen sich also Schlag- und Blutadern im Verlauf und in der Lage — abgesehen von den Hautvenen. Die Venen der Baucheingeweide, und zwar der Milz, des Magens und des Darms, verlaufen dagegen nicht unmittelbar zur großen Hohlader zurück, sondern vereinigen sich zu einem großen Stamm, der Pfortader, die in die Leber eintritt. Ihr Blut durchströmt erst die Leber, bevor es in den Lebervenen zur Hohlader zurückfließt.

Die Wand der Blutadern ist schwächer und nicht so elastisch wie die der Schlagadern. Mit Ausnahme der größten und kleinsten führen die Blutadern, wie bereits erwähnt, im Innern taschenförmige Klappen, die ein Rückströmen des Blutes verhindern; insbesondere zeichnen sich die Venen der Gliedmaßen durch zahlreiche Klappenbildung aus.

Blut.

Das Blut ist eine rote, undurchsichtige Flüssigkeit von salzigem Geschmack und eigentümlich fadem Geruch. Die Blutmenge beträgt $^{1}/_{13}$ bis $^{1}/_{20}$ des Körpergewichts, bei einem Erwachsenen von 70 kg etwa 5 kg.

Rote und weiße Blutkörperchen: Betrachtet man ein Tröpfchen Blut unter dem Mikroskop, so sieht man in der Blutflüssigkeit (Blutplasma) überaus zahlreiche, kernlose, gelbrötliche Scheiben, die roten Blutkörperchen, dazwischen in viel geringerer Zahl kernhaltige, farblose weiße Blutkörperchen.

Die roten Blutkörperchen enthalten den Blutfarbstoff, das Hämoglobin. Der Blutfarbstoff bindet den Sauerstoff, der bei der Atmung aufgenommen wird. Die Kohlensäure ist sowohl an die Blutflüssigkeit wie an den Blutfarbstoff gebunden. Der reichliche Gehalt an Sauerstoff bedingt die hellrote Farbe des Schlagaderblutes, die Sauerstoffarmut und der Reichtum an Kohlensäure die dunkle Farbe des Blutaderblutes. Im Blutfarbstoff ist auch das für den Körper wichtige Eisen enthalten.

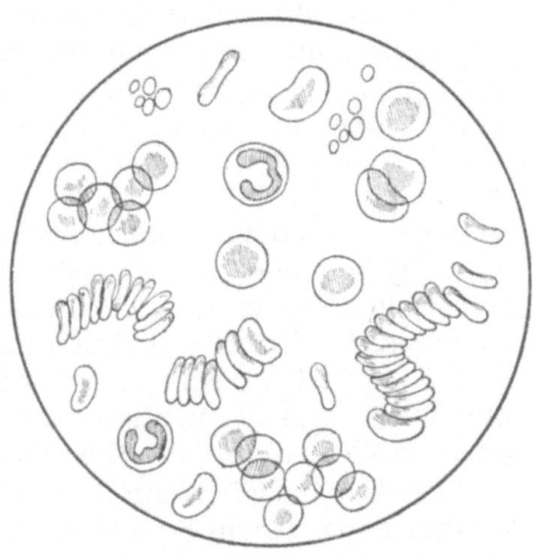

Abb. 37. Mikroskopisches Blutbild: rote Blutkörperchen, z. T. in Geldrollenform aneinandergelagert, weiße Blutkörperchen mit gelappten Kernen, Blutplättchen.

Die roten Blutkörperchen werden im Knochenmark gebildet. Die zerfallenden roten Blutkörperchen werden in der Milz abgebaut, der frei werdende Blutfarbstoff gelangt durch die Pfortader in die Leber und wird hier in Gallenfarbstoff verwandelt.

Die weißen Blutkörperchen zeigen größere und kleinere Formen. Die größeren Formen haben einen unregelmäßig gestalteten Kern und ein gekörntes Protoplasma. Man bezeichnet sie als polymorphkernige Leukozyten. Die kleinen Formen mit rundem Kern werden Lymphozyten genannt. Insbesondere die größeren Formen besitzen eine eigene Bewegung; ihr Zelleib kann Ausläufer ausstrecken, die fremde Stoffe umfassen und der Zelle einverleiben. Man nennt deshalb die großen Formen der weißen Blutkörperchen auch Wander- oder Freßzellen. Die größeren Formen der weißen Blutkörperchen werden im Knochenmark, die Lymphozyten in der Milz und in den Lymphknoten gebildet.

In 1 cmm Blut finden sich beim Manne durchschnittlich 5 Millionen, beim Weibe durchschnittlich 4,5 Millionen rote Blutkörperchen, dagegen nur 6000 bis 8000 weiße. Regelmäßig ist die Zahl der weißen Blutkörperchen nach der Einnahme von Mahlzeiten etwas erhöht. Die Zahl der weißen Blutkörperchen unterliegt Tagesschwankungen, steigt nach Mahlzeiten, sinkt im nüchternen Zustande. Nach reichlichen Mahlzeiten oder im Hungerzustande können die angegebenen Grenzzahlen sogar beträchtlich nach oben bzw. unten überschnitten werden.

Bei den meisten entzündlichen Krankheiten findet sich eine Steigerung der Zahl der weißen Blutkörperchen, und für viele Infektionskrankheiten ist eine bestimmte Änderung des Blutbilds hinsichtlich Zahl und Zusammensetzung der weißen Blutzellen charakteristisch. Mit einer sehr starken Vermehrung der polymorphkernigen Leukozyten und ihrer unreifen Stadien bzw. der Lymphozyten gehen die Leukämien einher. Eine Herabsetzung des Blutfarbstoffgehalts und der Zahl der roten Blutkörperchen ist den verschiedenen Formen von Blutarmut eigen.

B l u t p l ä t t c h e n: Außer den Blutkörperchen finden sich in der Blutflüssigkeit auch noch kleine, unregelmäßig geformte B l u t - p l ä t t c h e n, die bei der G e r i n n u n g des Blutes eine Rolle spielen.

G e r i n n u n g: Wenn sich Blut aus den Gefäßen entleert, so gerinnt es zu einem B l u t k u c h e n, der sich langsam zusammenzieht und eine klare, etwas klebrige Flüssigkeit, das B l u t s e r u m, auspreßt. Die Gerinnung kommt dadurch zustande, daß sich in der Blutflüssigkeit B l u t f a s e r s t o f f, F i b r i n, ausscheidet; in dem Netz der Fibrinfäden klumpen die Blutkörperchen zusammen. Schlägt man auslaufendes Blut mit einem Stabe, so gerinnt es nicht, weil sich das Fibrin am Stabe festsetzt und nicht im Blut verteilt. Der Blutkuchen besteht also aus Blutkörperchen und Fibrin. Das Blutserum ist Blutflüssigkeit ohne Fibrin.

B l u t s e n k u n g s g e s c h w i n d i g k e i t: Wird in ein Röhrchen etwas Blut gebracht, das mit einer Substanz versetzt ist, welche die Gerinnung verhindert, dann setzen sich die roten Blutkörperchen allmählich zu Boden, und über ihnen bildet sich eine scharf abgesetzte Schicht klaren Blutplasmas. Unter dem Einfluß entzündlicher Vorgänge im Körper setzen sich die roten Blutkörperchen rascher zu Boden als bei gesunden Menschen. Mit dem Abklingen der entzündlichen Krankheitserscheinungen nähert sich die Senkungsgeschwindigkeit der roten Blutkörperchen wieder der Norm.

B l u t g r u p p e n : Bei schweren Blutverlusten hat man von jeher durch Zuführung von fremdem Blut (T r a n s f u s i o n) Rettung zu bringen versucht. Es hat sich nun ergeben, daß das Blutserum eines Menschen für einen anderen insofern schädlich wirken kann, als es die B l u t k ö r p e r c h e n des anderen zur V e r k l e b u n g und H ä u f c h e n b i l d u n g bringt. Alle Menschen lassen sich in vier „B l u t g r u p p e n" einreihen. Bei Verwendung gruppengleichen Blutes tritt die zu bedrohlichen Zuständen führende Verklebung und Häufchenbildung im Empfängerblut nicht auf. Darum wird jetzt regelmäßig vor einer Blutzuführung die B l u t g r u p p e n z u g e - h ö r i g k e i t d e s E m p f ä n g e r s und des S p e n d e r s festgestellt, damit nicht schädliches Blut verwandt wird.

Lymphe und Lymphgefäße.

Während sich das B l u t im Körper nur i n n e r h a l b d e r B l u t - g e f ä ß e findet, werden die Gewebe von einer anderen Flüssigkeit, der f a r b l o s e n L y m p h e, durchtränkt. Sie entstammt der Blutflüssigkeit und dient dort, wo das Blut selbst nicht bis zu den einzelnen Zellen herankommt, der Zufuhr von Nährstoffen und der Abfuhr von Abbaustoffen. Die Lymphe findet sich überall i n d e n f e i n e n S p a l t e n u n d L ü c k e n z w i s c h e n d e n Z e l l e n, sammelt sich in L y m p h - h a a r g e f ä ß e n, die sich zu feinen L y m p h g e f ä ß e n vereinigen. Diese gehen allmählich in immer größere Lymphgefäße über. Auch in der Wand der größeren Lymphgefäße befinden sich — wie bei den Venen — zahlreiche K l a p p e n, die ein Rückfließen der Lymphe verhindern.

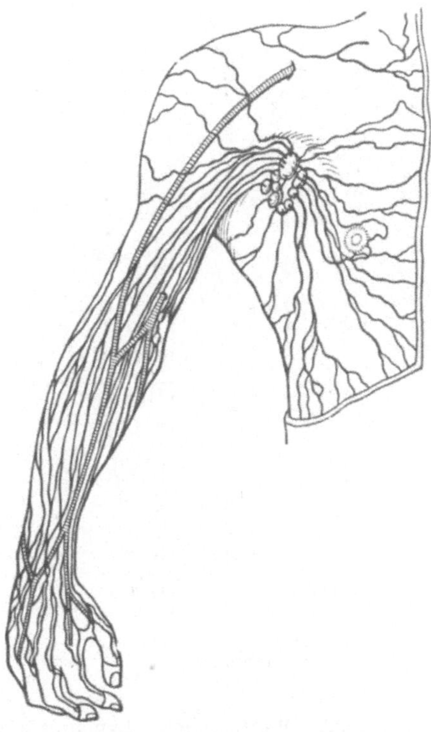

Abb. 38. Oberflächliche Lymphgefäße und Lymphknoten an Arm, Brust und in der Achselhöhle; oberflächliche Blutadern schraffiert.

Die Lymphgefäße des Kopfes

und der rechten oberen Körperhälfte sammeln sich in einem besonderen Lymphgang. Die Lymphgefäße aus den unteren Gliedmaßen vereinigen sich mit den Lymphgefäßen der Baucheingeweide zu dem gemeinsamen Brustmilchgang, der in der Nähe der Bauch- und Brustschlagader aufwärts steigt; in der Brusthöhle nimmt er noch die Lymphgefäße der linken oberen Körperhälfte auf. Beide Lymphstämme münden in Venen, die in die obere Hohlvene eintreten.

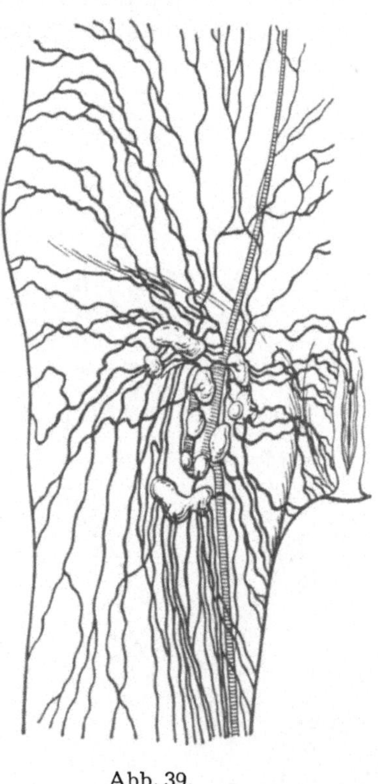

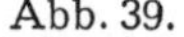

Abb. 39.

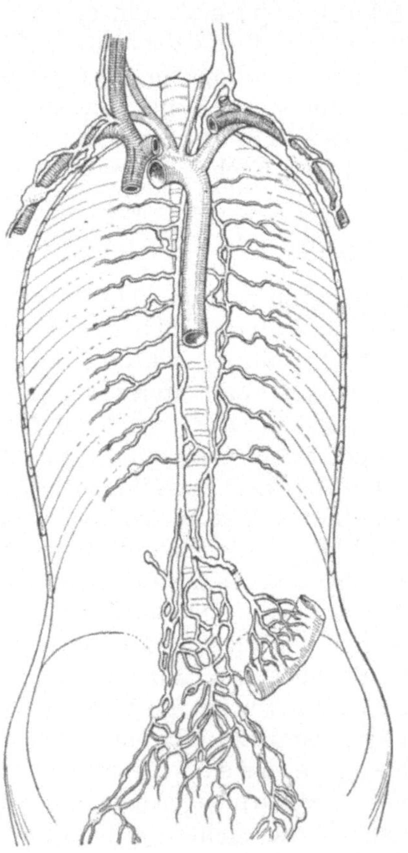

Abb. 40.

Abb. 39. Oberflächliche Lymphgefäße und Lymphknoten in der Leistenbeuge; Schenkelvene schraffiert.

Abb. 40. Sammellymphgefäße mit dem Milchbrustgang und ihre Einmündung in die oberen großen Hohlvenen; ein Stück der großen Brustschlagader ist mit eingezeichnet.

Die Lymphgefäße des Darmes und Gekröses führen die vom Darm aufgenommenen Nährstoffe, insbesondere die gelösten Fette. Die Darmlymphe sieht infolgedessen nach reichlicher Nahrungsauf-

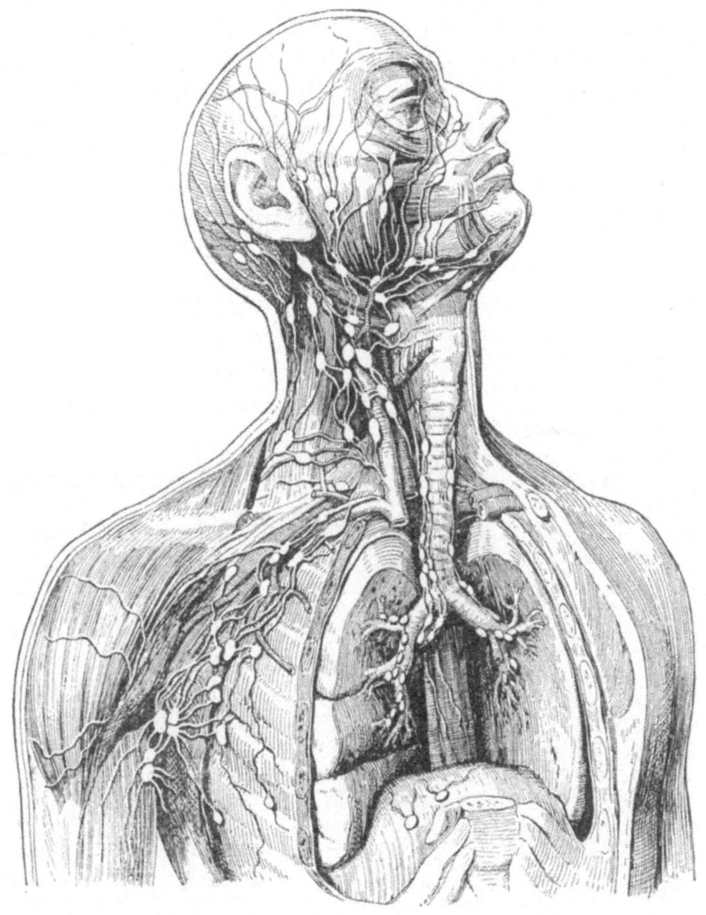

Abb. 41. Tiefliegende Lymphgefäße und Lymphknoten an Kopf, Hals, Brust, Achselhöhle und in der Brusthöhle.

nahme milchig getrübt aus; daher führt sie auch den Namen Milchsaft, und daher hat das abführende große Sammelgefäß im Bauch und in der Brust den Namen Brustmilchgang erhalten. Mit den weiblichen Milchdrüsen hat dies natürlich gar nichts zu tun.

Lymphknoten: An verschiedenen Stellen ziehen die Lymphgefäße durch Lymphknoten (früher Lymphdrüsen genannt) hindurch. Die Lymphknoten sind rundliche, glatte Körper von Hirsekorn- bis Bohnengröße, die massenhaft kleine, weiße Blutkörperchen enthalten. Sie fangen wie ein Filter fremde, in die Lymphbahn gelangte Stoffe, auch Bakterien, ab.

Lymphknoten in größerer Zahl finden sich unter der Haut, z. B. am Halse, in den Achselhöhlen und in den Leistenbeugen; im Körperinnern z. B. im Becken, Gekröse, in der Darmschleimhaut, an der Lungenwurzel usf.

Den Lymphknoten gleichen im Bau die Gaumen- und Rachenmandeln, die mit kleinen Lymphknoten im hinteren Teil des Zungenrückens ringförmig den Eingang zum Schlund umgeben (lymphatischer Rachenring).

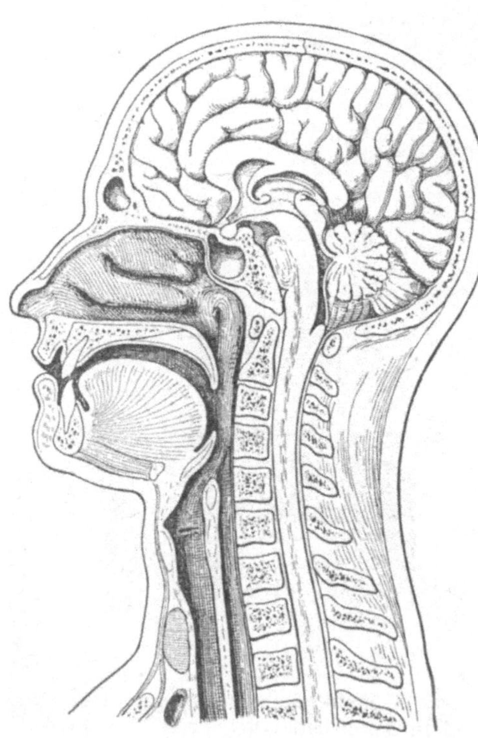

Abb. 42. Senkrechter Durchschnitt in der Mittelebene durch Kopf und Hals, insbesondere Nasen-Mundhöhle, Rachen, Schlund, Kehlkopf und oberer Teil von Luft- und Speiseröhre.

Atmungsorgane.

Die eigentlichen Atmungsorgane sind die Lungen. In die Lungen gelangt die Luft durch die Atem- oder Luftwege: Nase, Rachen, Kehlkopf, Luftröhre mit ihren Ästen.

Nase.

An der äußeren Nase unterscheidet man den Nasenrücken, die Seitenflächen mit den Nasenflügeln und die Nasenöffnungen. Die Haut trägt stellenweise Knorpeleinlagen. Die Nasenhöhle wird durch die knorpelige und knöcherne Scheidewand in eine rechte und linke Hälfte geteilt. Im Naseneingang trägt die auskleidende Schleimhaut Haare zum Abfangen des Staubes. An den Seitenwänden wölben sich nach innen die 3 Nasenmuscheln vor; dadurch werden in jeder Nasenhöhle 3 Nasengänge abgeteilt. Der untere Nasengang befindet sich zwischen dem Boden der Nasenhöhle und der unteren Muschel, der mittlere zwischen unterer und mittlerer Muschel, der obere zwischen mittlerer und oberer Muschel. In die Nasenhöhle mündet der Tränennasengang (vgl. Auge); in Verbindung mit ihr stehen weiterhin die Oberkieferhöhle und die Höhlen des Stirn- Sieb- und Keilbeins. Im obersten Teil der Nasenschleimhaut verzweigt sich der Riechnerv in besonderen Nervenendapparaten. Der Reiz, den gasförmige Stoffe auf diese Apparate ausüben, bewirkt die Geruchsempfindung. Damit gehört die Nase zu den Sinnesorganen.

In der Nasenhöhle wird die Atemluft angewärmt und angefeuchtet.

Rachen.

Die Nasenhöhle führt hinten in den Rachen, und zwar in den oberen Teil, den Nasenrachenraum. An den Seitenwänden desselben münden zum Mittelohr führende Gänge, die Ohrtrompeten; an der Rückwand liegt die Rachenmandel, die sich bei Kindern oft vergrößert und die Nasenatmung behindert. Aus dem Rachen gelangt die Luft in den Kehlkopf.

Kehlkopf.

Der Kehlkopf wird aus mehreren verstellbaren Knorpeln gebildet. Der Eingang ist durch den Kehldeckel verschließbar. An der Innenfläche spannen sich von vorn nach hinten die elastischen Stimmbänder aus; die Spalte zwischen ihnen heißt Stimmritze. Die Stimmbänder werden durch die ausstreichende Atemluft in Schwingungen versetzt und erzeugen dadurch die Stimme. Die größere oder geringere Länge und Dicke der Stimmbänder verleiht der Stimme tieferen oder helleren Klang. Kinder und Frauen haben einen kleineren Kehlkopf als Männer. Die Sprache wird im

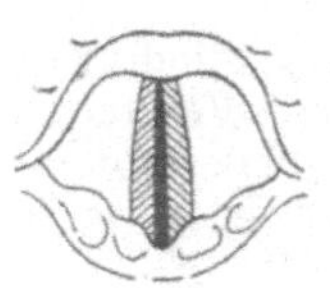
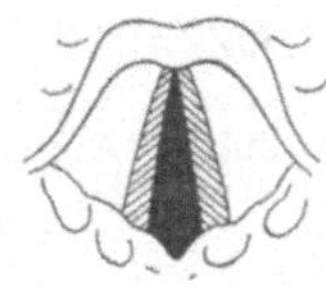

Abb. 43. Kehlkopf, von oben gesehen, schematisch; Stimmbänder geschlossen und geöffnet.

Munde durch verschiedene Stellung von Mundboden und Gaumen, Lippen und Zunge gebildet.

Luftröhre und ihre Äste.

Die vom Kehlkopf zu den Lungen führende Luftröhre ist ein häutiges, durch eingefügte Knorpelspangen offen gehaltenes, elastisches Rohr, das sich in der Brusthöhle zunächst in zwei große Äste — rechter und linker Bronchus — für die rechte und linke Lunge teilt. Diese Hauptäste teilen sich dann für jeden Lungenlappen in dünnere Äste (Bronchien), und diese verzweigen sich, allmählich ohne Knorpeleinlagerung, wie die Zweige eines Baumes nach allen Richtungen. Die feinsten Zweige (Endbronchien) enden in sackartigen Gängen, die mit kleinen Ausbuchtungen, den Lungenbläschen, besetzt sind. Diese Ausgänge und Bläschen stellen das eigentliche Lungengewebe dar.

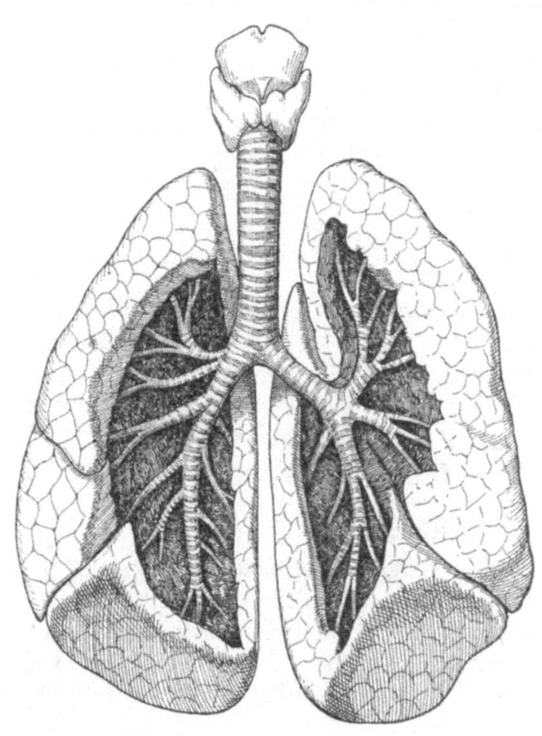

Abb. 44. Kehlkopf, Schilddrüse, Luftröhre mit ihren Ästen, deren Verlauf in der Lunge durch Abtragung der vorderen Lungenteile sichtbar gemacht ist.

Die Schleimhaut der Luftwege führt ein Flimmerepithel. Die Epithelzellen tragen auf ihrer freien Fläche einen samtartigen Besatz von feinsten Fäden, die sich selbsttätig in der Richtung von unten nach oben bewegen. Dadurch werden eingeatmete Staubteilchen mit dem Schleim zum Kehlkopf hin befördert und weiterhin durch Räuspern oder Husten entfernt.

Lungen.

Die Lungen bestehen aus einem elastischen, schwammartigen Gewebe; ihre Oberfläche ist graurot, marmoriert. Die rechte Lunge füllt die rechte Brusthöhle und besteht aus drei großen Lappen. Die linke Lunge füllt die linke Brusthöhle und besteht aus zwei Lappen. Zusammengenommen haben beide Lungen etwa die Form eines stumpfen Kegels. Die Lungenspitzen überragen etwas die erste Rippe und das Schlüsselbein. Die äußeren Flächen grenzen an die Brustwand, die inneren an den Mittelfellraum, der zwischen beiden Lungen liegt und vom Herzen, der Luftröhre und der Speiseröhre ausgefüllt ist. Hier treten auch die Luftröhrenäste, Blutgefäße, Nerven und Lymphgefäße als ein dicker Strang, Lungenwurzel, in die Lungenpforten (Hilus) ein; an der Lungenwurzel finden sich zahlreiche Lymphknoten. Mit ihren unteren Flächen ruhen die Lungen auf dem gewölbten Zwerchfell; die äußeren Ränder ragen darum tiefer herab als die inneren Partien der Unterflächen.

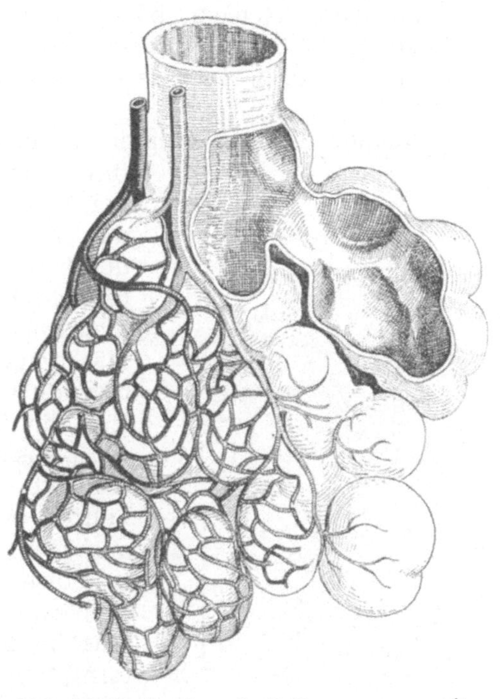

Abb. 45. Ende eines Luftröhrenganges mit Lungenbläschen (zum Teil eröffnet); die Haargefäße umspinnen netzartig die Lungenbläschen.

Brustfell.

Die Brusthöhle wird von einer glatten, glänzenden Haut, dem Brustfell, ausgekleidet, das auch die Lungen überzieht. Es sondert eine geringe Menge klarer Flüssigkeit ab, damit bei den Atembewegungen der Lunge an der Brustwand keine Reibung entsteht. An der Brustwand heißt diese Haut Rippenfell, an den Lungen Lungenfell. Der Raum zwischen Rippen- und Lungenfell heißt Brustfellraum. Unter normalen Verhältnissen liegen Rippen- und Lungenfell allerdings dicht aneinander. Zwischen Brustbein und Wirbelsäule spannt sich das Brustfell gedoppelt als Mittelfell und bildet die Wände des Mittelfellraumes.

Atmung, Gasaustausch.

In den Lungenbläschen, die von dem Netz der Haargefäße umsponnen werden, spielt sich die Atmung, d. h. der Gasaustausch zwischen Blut und Luft, ab.

Dehnen sich die Lungenbläschen bei der Einatmung aus, so füllen sie sich mit Luft. Aus der Luft geht der Sauerstoff unter der Anziehungskraft des im Blutfarbstoff vorhandenen Eisens durch die für ihn durchlässigen Wandungen der Haargefäße in das Blut über. Aus dem Blut tritt Kohlensäure in die Lungenbläschen, und diese Kohlensäure wird nun durch die Ausatmung, bei der sich die Lungenbläschen wieder verkleinern, aus dem Körper entfernt. Das dunkelblaurote, sauerstoffarme Blut wird dabei hellrot und sauerstoffreich. Bei der Atmung wird von den Lungen auch Wasser in Form von Wasserdampf abgegeben. Vollständig wird die Luft bei der Ausatmung nicht aus den Lungen entfernt; ein Rest bleibt immer zurück und mischt sich wieder mit der Einatmungsluft.

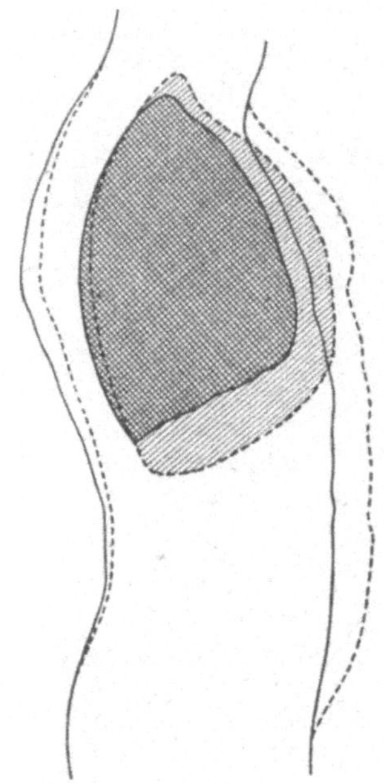

Abb. 46. Ausdehnung der Lunge und des Rumpfes bei der Einatmung (Einatmungsstellung punktiert).

Atembewegung.

Die Lunge ist zwar elastisch und dehnbar, aber keiner eigenen Bewegung fähig; die Atmung geschieht vielmehr durch Bewegungen des Brustkorbes, denen die Lunge folgt, da im Brustfellraum negativer Druck herrscht.

Die Einatmung erfolgt durch Heben der Rippen (Zusammenziehung der äußeren Zwischenrippenmuskeln) und die dadurch bewirkte Erweiterung des Brustkorbes. Gleichzeitig zieht sich auch das Zwerchfell zusammen, seine Kuppel flacht sich ab; der Brustraum vergrößert sich nach unten. Entsprechend dem vergrößerten Brustraum dehnt sich die Lunge aus und füllt sich mit Luft.

Die Ausatmung geschieht durch Senken der Rippen (Zusammenziehung der inneren Zwischenrippenmuskeln) und Erschlaffung des Zwerchfells. Dazu trägt bei, daß die gedehnten Rippenknorpel und die erweiterte und angespannte Lunge infolge ihrer Elastizität wieder zusammensinken, sobald die Spannung der Einatmung nachläßt.

Bei ruhiger Atmung sind außer dem Zwerchfell nur die Zwischenrippenmuskeln tätig; bei angestrengter Atmung werden auch die verschiedenen Brust- und Halsmuskeln (Atemhilfsmuskeln) angespannt.

Durch die Zwerchfellbewegungen werden bei der Atmung die Baucheingeweide verschoben, so daß Ein- und Ausatmung durch Heben und Senken der Bauchdecken angezeigt wird. Die Zahl der Atemzüge beträgt beim Erwachsenen etwa 16 in der Minute.

Anhang: Schilddrüse, Nebenschilddrüsen, Thymusdrüse.

Vor dem obersten Teil der Luftröhre und zu beiden Seiten des Kehlkopfes liegt die halbmondförmige Schilddrüse, die am Halse für gewöhnlich weder sicht- noch fühlbar ist, zuweilen sich jedoch krankhaft vergrößert (Kropfbildung). Hinter der Schilddrüse liegen die vier etwa linsengroßen Nebenschilddrüsen.

Unterhalb der Schilddrüse ragt in die Brusthöhle hinein die Thymus- oder innere Brustdrüse, die jedoch nur im ersten Kindesalter voll entwickelt ist und während des Wachstums allmählich verschwindet. Alle diese Drüsen besitzen keinen Ausführungsgang. Ihre Bedeutung wird später erörtert werden.

Verdauungsorgane.

Mundhöhle.

Die Mundhöhle wird vorn durch die Lippen, oben durch den Gaumen, seitlich durch die Wangen und unten durch den Mundboden begrenzt. Durch Zahnreihen und Kiefer wird die Mundhöhle in den Vorhof und die eigentliche Mundhöhle geteilt. Der Gaumen besteht aus dem harten und weichen Gaumen oder

Gaumensegel, von dessen hinterem Rande das Zäpfchen herabhängt. Vom Zäpfchen führen auf jeder Seite zwei Gaumenbögen, ein vorderer und ein hinterer, zum Mundboden herab. In der Nische zwischen ihnen liegt beiderseits die Gaumenmandel. Vom Boden der Mundhöhle erhebt sich die Zunge (Zungenspitze, Zungenrücken, Zungenwurzel), von deren unteren Fläche das Zungenbändchen zum Mundboden zieht.

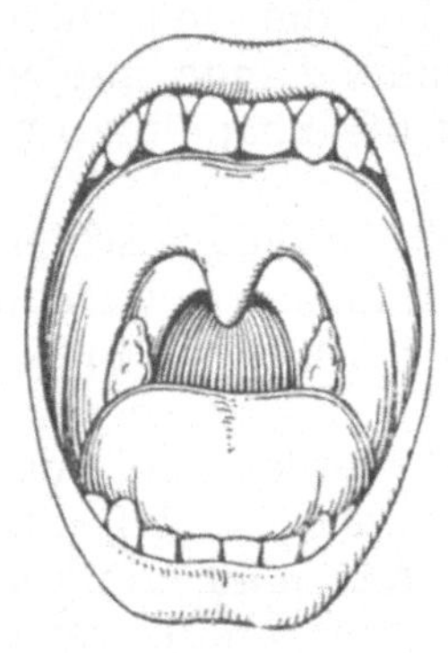

Abb. 47. Mundhöhle.

Geschmacksorgan: Die Schleimhaut des Zungenrückens trägt faden- oder pilzförmige Wärzchen, Papillen; ein Teil von ihnen führt besondere Nervenapparate zur Vermittlung der Geschmacksempfindung (süß, bitter, salzig, sauer) und bildet damit das Geschmacksorgan. Auch in der Gaumenschleimhaut finden sich Geschmackswärzchen.

Speicheldrüsen: In die Mundhöhle ergießt sich aus mehreren Speicheldrüsen der Speichel. Die größte der Speicheldrüsen, die Ohrspeicheldrüse, liegt unterhalb des Ohres, ihr Ausführungsgang mündet in der Wangenschleimhaut. Innen vom Kieferwinkel liegt die Unterkieferdrüse, im Mundboden vorn die Unterzungendrüse; beide münden am Mundboden. In der Zungenspitze liegt die kleine Zungenspitzendrüse.

Schlund und Speiseröhre.

Die Mundhöhle führt nach hinten in den Rachen oder Schlund. Nach unten setzt sich der Schlund in die Speiseröhre fort. Vor dem Übergang in die Speiseröhre liegt der Eingang zum Kehlkopf. Beim Schluckakt wird der Kehlkopf unter den Zungengrund gehoben; der Kehldeckel legt sich über den Eingang, so daß Getränke und Speisen nicht in den Kehlkopf geraten können.

Die Speiseröhre liegt in der Brusthöhle hinter der Luftröhre und wendet sich dann etwas nach links, um durch einen Schlitz des Zwerchfells zum Mageneingang zu gelangen. Sie ist ein häutiger, mit glatter Muskulatur versehener Schlauch, der für gewöhnlich zusamemngefaltet ist. Die Bissen werden durch die Zusammenziehung der Muskulatur weiterbefördert.

Magen.

Der Magen liegt unterhalb des Zwerchfells auf der linken Seite der Bauchhöhle, in seinem oberen Teil noch hinter den Rippen; der untere Teil krümmt sich nach der Mitte und der rechten Seite zu. Der Magen ist ein häutiger, mit mehreren Muskelschichten versehener Sack. Im leeren, zusammengefalteten Zustand zeigt er eine vordere und hintere Fläche, einen oberen und unteren, nach unten gewölbten Rand, die kleine (obere) und große (untere) Magenkrümmung. Unterhalb des Einganges, des Magenmundes, ist der Magen am weitesten (Magengrund); er verengt sich nach dem Ausgange, Magenpförtner, hin. Während der Verdauung wird der Speisebrei durch wellenförmige Zusammenziehungen des Magens nach unten gedrängt; der ringförmige Schließmuskel des Pförtners öffnet und schließt sich und läßt kleine Portionen des Magenbreies in den Darm durchtreten. Die Magenschleimhaut enthält Drüsen, die den Magenschleim und den Magensaft absondern.

Darm.

An den Magen schließt sich der Darm an, dessen gesamte Länge ungefähr das 5—6fache der Körperlänge beträgt. Man unterscheidet am Darm zwei Abschnitte, den Dünn- und den Dickdarm.

Am Dünndarm wiederum grenzt man drei Abschnitte, den Zwölffingerdarm, Leerdarm und Krummdarm, ab. Unmittelbar am Magen setzt sich der kurze Zwölffingerdarm an. Er geht in den Leerdarm und dieser in den Krummdarm über, die beide in zahlreichen Schlingen die Bauchhöhle ausfüllen. Die Darmschlingen sitzen an dem Gekröse, das mit einem verhätlnismäßig schmalen Ansatz an der Rückwand der Bauchhöhle schräg vor der Wirbelsäule hängt, sich nach dem Darm zu keilförmig verbreitert und nach Art einer Halskrause zusammenfaltet, so daß es eine ausgedehnte Ansatzfläche bildet und gleichzeitig den Bewegungen der Dünndarmschlingen gut nachgibt. Das Gekröse führt die Blut- und Lymphgefäße und Nerven zum Darm. Die Wand des Dünndarms, wie auch die des folgenden Dickdarms, trägt längs- und ringförmig verlaufende Schichten glatter Muskulatur, deren wellenförmige Zusammenziehungen den Darminhalt weiterbefördern. Die Schleimhaut des Dünndarms führt Drüsen, die Schleim und Darmsaft absondern, außerdem zahlreiche Lymphknoten und feine Zotten, die zur Aufsaugung der verdauten Nahrungsstoffe dienen. Im Innern jeder Zotte befinden sich Blutgefäße, Nerven und ein Lymphraum.

Am Dickdarm unterscheidet man folgende Abschnitte: Blinddarm, Grimmdarm, S-förmige Schleife und Mastdarm.

Vor der rechten Darmbeinschaufel setzt sich der Dünndarm seitlich an den Blinddarm an. An der Eintrittsstelle befindet sich eine häutige Klappe, die den Rücktritt von Darminhalt aus dem Dickdarm in den Dünndarm verhindert.

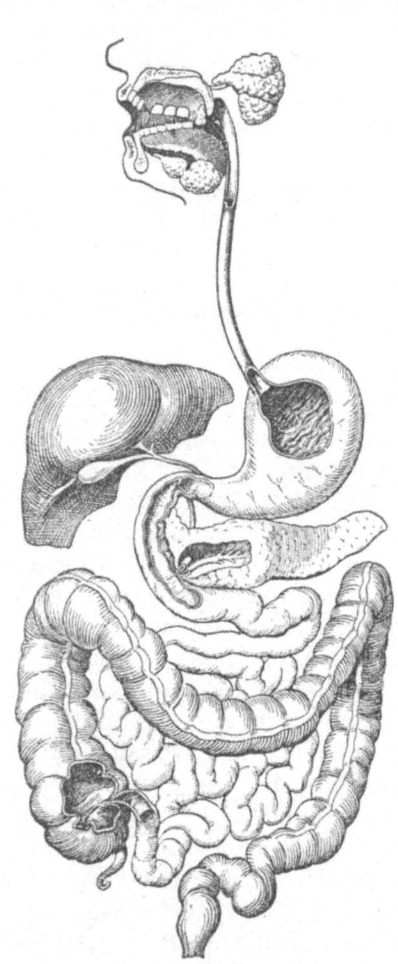

Abb. 48. Verdauungsorgane, in ihrem natürlichen Zusamenhange, aber auseinandergerückt, teilweise eröffnet.

Am Blinddarm hängt ein etwa fingerlanger, blind endender, wurmförmiger Fortsatz (Wurmfortsatz), dessen Entzündung unter dem Namen Blinddarmentzündung bekannt ist. Von der Beckenschaufel steigt der Dickdarm an der rechten Seite aufwärts bis unter die Leber (aufsteigender Grimmdarm), bildet hier eine Krümmung, verläuft quer nach links vor oder unter dem Magen vorbei (Quergrimmdarm), bildet hier wieder eine Krümmung und steigt an der linken Seite abwärts (absteigender Grimmdarm. Vor der linken Darmbeinschaufel bildet er die S-förmige Schleife und verläuft dann als Mastdarm abwärts zum After.

Der Dickdarm ist mit einem stellenweise sehr kurzen Gekröse an die hintere Bauchwand angeheftet. Zum Unterschiede von dem engeren und glatten Dünndarm ist er verhältnismäßig weit, zeigt vielfache Ausbuchtungen der Wand, 3 Längsstreifen und Fettanhänge. Die Schleimhaut des Dickdarms führt keine Zotten, aber Drüsen, die Schleim absondern, ferner Lymphknoten.

Der Mastdarm ist am After mit einem willkürlich bewegbaren Schließmuskel versehen.

Netz.

Vom Magen und Quergrimmdarm hängt das Netz, eine dünne, durchschimmernde, mit Fett versehene Haut, vor den Darmschlingen frei in die Bauchhöhle herab.

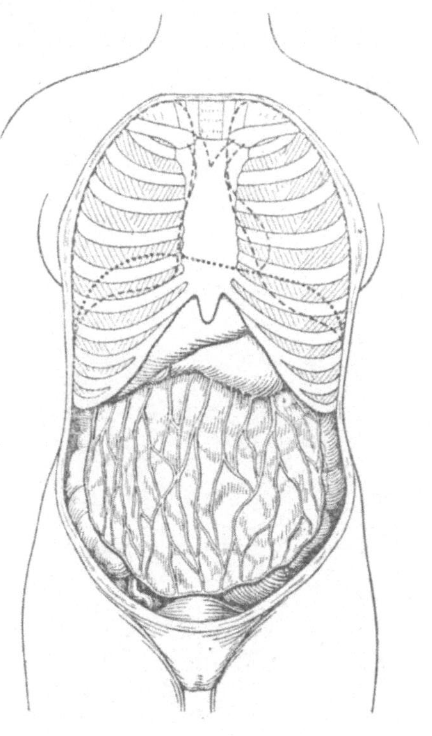

Abb. 49. Bauchhöhle eröffnet: Von den Bauchorganen sind sichtbar der untere Leberrand, der untere Teil des Magens, von dem das Netz herabhängt. Am Brustkorb sind punktiert eingezeichnet: Herz-, Lungengrenzen, Zwerchfellstand.

Leber.

Die Leber, die größte Drüse des Körpers, liegt, von einer bindegewebigen Kapsel umhüllt, unterhalb des Zwerchfells auf der rechten Seite. Sie ist braunrot. Ihre obere Fläche ist nach oben stark gewölbt, während die untere Fläche nur eine mäßige Krümmung aufweist. Die ziemlich scharfe, vordere Kante liegt noch hinter dem rechten Rippenbogen und zieht hinter der Magengrube schräg nach links und oben, so daß der linke Leberlappen den unteren Teil des Magens bedeckt. Die Leberzellen sondern die grüngelbe Galle ab, die sich in feinsten, allmählich weiteren Gallengängen sammelt und in dem Lebergallengange die Leber verläßt. Dieser Gang vereinigt sich mit dem Ausführungsgange der Gallenblase zu einem gemeinschaftlichen Gange, der in den Zwölffingerdarm mündet.

Die birnenförmige Gallenblase liegt an der unteren Leberfläche und überragt ein wenig den vorderen Leberrand. Sie ist ein mit Schleimhaut ausgekleideter, häutiger Sack und dient als Behälter der überschüssigen Galle.

Bauchspeicheldrüse.

Die rötlichgraue Bauchspeicheldrüse hat eine langgestreckte, platte Form und verläuft dicht hinter dem Magen, quer vor der Wirbelsäule. Sie sondert einen Saft, den Bauchspeichelsaft, ab: ihr Ausführungsgang mündet mit dem gemeinschaftlichen Gallengang vereint in den Zwölffingerdarm. In dem Gewebe der Bauchspeicheldrüse finden sich noch zahlreiche Inseln von besonderen Zellen, die Langerhansschen Inseln, eingesprengt, die nicht zur Absonderung des Bauchspeichelsaftes dienen; ihr Zweck wird später erörtert werden.

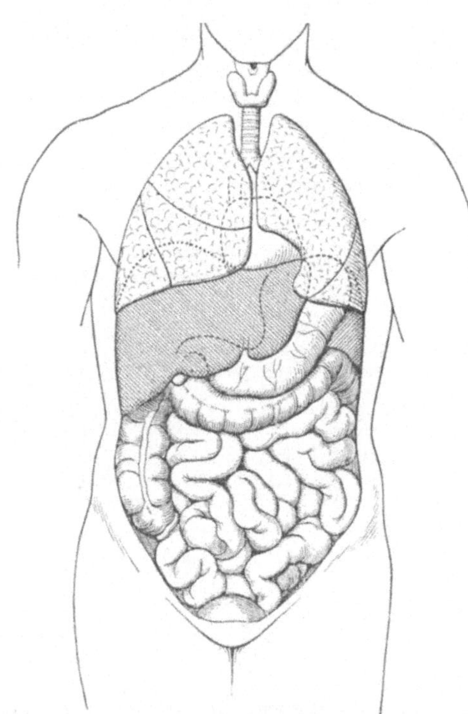

Abb. 50. In der Brusthöhle Lungen, Herzbeutel; Zwerchfellstand punktiert; in der Bauchhöhle Leber, Magen (obere Krümmung punktiert), Milz, Darm.

Bauchhöhle, Bauchfell.

In der Bauchhöhle liegen außer den erwähnten Verdauungsorganen noch die Milz, die Nieren mit den Harnleitern, schließlich im unteren Abschnitt der Bauchhöhle, in der Beckenhöhle, die Blase und beim Weibe die inneren Geschlechtsorgane.

Die Innenwand der Bauchhöhle wird von einer glatten, glänzenden Haut, dem Bauchfell, überzogen, das auch die Bauchorgane, in gleicher Weise wie das innere Blatt des Brustfells die Lungen bekleidet. Dadurch gewinnt das Bauchfell eine sehr große

Flächenausdehnung. Die Nieren, die Harnleiter und die Organe des kleinen Beckens liegen außerhalb des Bauchfells.

Verdauung.

Die Nahrungsmittel enthalten 3 Gruppen von Hauptnährstoffen. Die stickstoffhaltigen Eiweißstoffe finden sich hauptsächlich in tierischen, weniger in pflanzlichen Nahrungsmitteln. Fleisch, Fisch, Eier, Milch und Käse sind die Haupteiweißträger in unserer Nahrung. Die Kohlehydrate (Kohlenwasserstoffe) nehmen wir als Stärke und Zucker vorwiegend durch pflanzliche Nahrungsmittel auf (Mehl, Kartoffeln, Reis, Grieß, Hülsenfrüchte und die verschiedenen Zuckerarten). Die Fette (tierisches und pflanzliches Fett) stellen die dritte Gruppe dar. Diese drei Gruppen bilden den verbrennbaren Anteil der Nahrungsmittel. Außerdem enthalten die Nahrungsmittel Salze, den unverbrennbaren Anteil (Asche), und schließlich Wasser (vgl. S. 8).

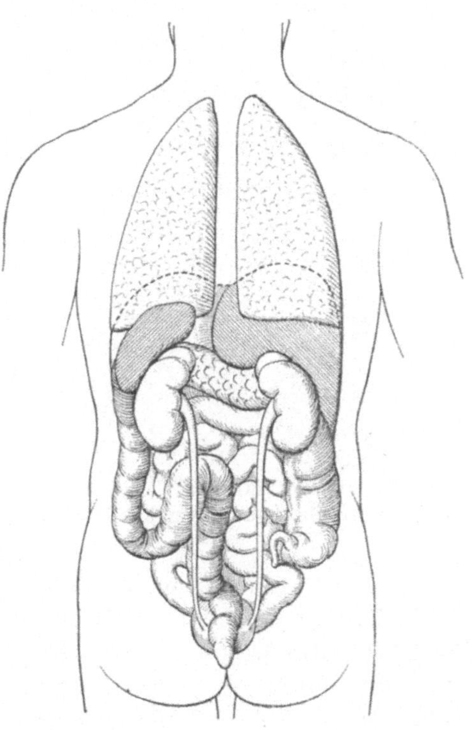

Abb. 51. Brust- und Bauchorgane in ihrer naturlichen Lage von hinten. Lungen, Leber, Milz, Nieren mit Harnleitern, Blase, ein Teil der Bauchspeicheldrüse, Darm.

Verdauung im Munde: Die Verdauung bezweckt, die in der Nahrung enthaltenen unlöslichen Eiweißstoffe, Kohlehydrate und Fette, so umzuwandeln, daß sie im Magen-Darmkanal aufgesogen werden können. Dazu ist zunächst einmal eine möglichst gründliche Zerkleinerung der Nahrungsmittel notwendig. Je feiner die Speisen zerkleinert sind, um so inniger können sie mit den Verdauungssäften gemischt, um so besser ausgenützt werden. Die Zerkleinerung der festen Speisen geschieht durch die Zähne. Durch den Kauakt wird gleichzeitig eine starke Speichelabsonderung angeregt. Der Speichel macht die Nahrung im Munde schlüpfrig und bindet sie. Zugleich wirkt er aber auch schon verdauend, indem er unlösliche Kohlehydrate in löslichen Zucker umwandelt.

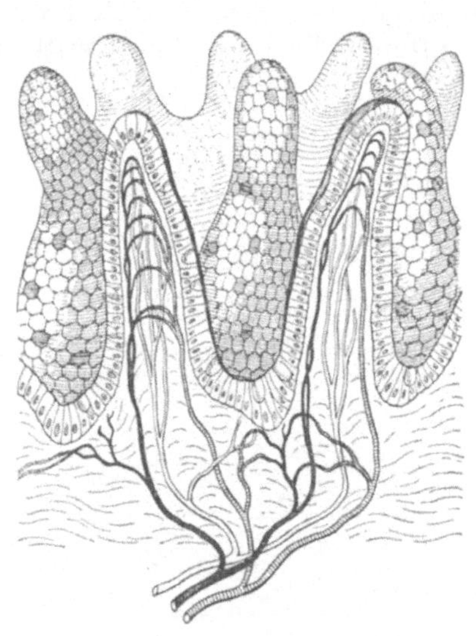

Abb. 52. Darmzotten, zum Teil aufgeschnitten mit Blut- und Lymphgefäßen.

Bei dem kurzen Aufenthalt der Speisen im Munde vollzieht sich dieser Teil des Verdauungsaktes natürlich nur unvollkommen; er findet aber im Magen und Darm noch eine Fortsetzung.

Die Bissen werden durch Bewegungen des Mundbodens, der Zunge und des Gaumens in den Schlund gepreßt und durch die Zusammenziehung der Schlundmuskulatur weiter in die Speiseröhre befördert. Durch Zusammenziehung der Speiseröhre gleiten sie abwärts in den Magen. Im Magen legen sich die einzelnen Bissen festerer Nahrung schichtweise übereinander, so daß zunächst immer nur der äußere Rand mit der Magenwand und dem Magensaft in Verbindung kommt. Darum kann die Speichelverdauung, die durch den sauren Magensaft aufgehoben wird, im Innern der Bissen noch eine Zeitlang fortwirken.

Verdauung im Magen: Der Magensaft bewirkt in der Hauptsache die Verdauung der Eiweißstoffe durch Salzsäure und Pepsin. Er enthält außerdem noch das Labferment, das Milcheiweiß zum Gerinnen bringt.

Man versteht unter Fermenten solche Stoffe, die eine besondere chemische Umwandlung bewirken oder begünstigen.

Während Flüssigkeiten und dünne Breie verhältnismäßig rasch den Magen passieren, verweilt festere Nahrung längere Zeit, so daß der Magensaft genügend lange einwirken kann. Ein Frühstück aus Tee und Weißbrot hat nach einer Stunde bereits den Magen verlassen. Eine Mittagsmahlzeit aus Fleisch, Kartoffeln und Gemüse braucht etwa 5—6 Stunden, ehe sie ganz aus dem Magen verschwindet.

Verdauung im Darm: Im Zwölffingerdarm mischt sich der saure Speisebrei mit dem Saft der Bauchspeicheldrüse und der Galle; er wird alkalisch. Der Bauchspeichel enthält drei Fermente; sie zerlegen die Eiweißstoffe, Kohlehydrate und Fette, die letzteren nur unvollkommen. Hier setzt die Einwirkung der Galle ein, die eine vollkommene und feine Verteilung der Fette bewirkt. Aus dem Zwölffingerdarm gleitet der Brei weiter durch den Dünndarm und mischt sich hier mit dem Darmsaft, der die Verdauung der Nährstoffe noch fortsetzt und beendet.

Aufnahme der Nährstoffe: Im Dünndarm beginnt nun der zweite Hauptabschnitt der Verdauung, nämlich die Aufnahme der Nährstoffe. Die zahllosen Zotten der Darmschleimhaut saugen die umgewandelten und gelösten Nährstoffe auf. In geringem Grade findet eine Aufnahme bereits vorher im Magen und auch nachher noch im Dickdarm statt. Die gelösten Fette werden von den Lymphgefäßen und Zotten aufgenommen und durch die Lymphgefäße des Gekröses weiter in den Brustlymphgang und in das Blut befördert. Die gelösten Eiweißstoffe und der Zucker gelangen bald in die Blutbahn; da die Darmvenen in die Pfortader münden, passieren sie die Leber, die einen Teil des Zuckers als Glykogen (menschliches Kohlehydrat) aufspeichert.

Im unteren Abschnitt des Dünndarms stellt die Nahrung noch einen hellgelben, nicht riechenden Brei dar. Im Dickdarm wird dem Nahrungsbrei Wasser entzogen, er wird eingedickt, in Darmschleim eingehüllt. Die im Dickdarm sehr reichlich vorhandenen Darmbakterien finden Nahrung, vermehren sich ungeheuer und erzeugen Gärung und Fäulnis.

Der ausgeschiedene Kot besteht aus Darmschleim, abgestoßenen Epithelzellen, Überresten der Verdauungssäfte, Salzen, Bakterien und unlöslichen Bestandteilen der Nahrung, insbesondere der pflanzlichen (Zellulosehüllen der Pflanzenzellen).

Stoffwechsel.

Wozu braucht der Mensch Nahrung?

Solange der Körper wächst, baut er neues Gewebe auf. Auch nach vollendetem Wachstum gehen andauernd Zellen zugrunde und werden durch neue ersetzt. Abgesehen von diesen Wachstumsvorgängen sondert der Körper in den Drüsen reichlich Säfte ab. Er leistet ferner durch Muskelbewegungen Arbeit und erzeugt Wärme. Er gibt Salze und Wasser ab. Zu allen diesen Vorgängen werden Stoffe gebraucht, die dem Körper immer wieder neu zugeführt werden müssen. Diese Stoffe sind die Eiweißstoffe, Kohlehydrate, Fette, Salze und das Wasser.

Die Salze sind zwar keine eigentlichen Nährstoffe, sie werden aber als ein notwendiger Bestandteil der Zellen und der Körper- und Gewebsflüssigkeit gebraucht; da sie dauernd abgesondert und ausgeschieden werden (Tränenflüssigkeit, Schweiß, Verdauungssäfte, Harn), so müssen sie auch wieder ersetzt werden.

Das Wasser ist als das Mittel, in dem alle Stoffe gelöst werden, notwendig.

Die eigentlichen Nährstoffe, d. h. die Stoffe, die zum Aufbau der Zellen und zur Unterhaltung der Lebensvorgange notwendig sind, sind die Eiweißstoffe, Kohlehydrate und Fette. Die gelösten Nährstoffe, die aus dem Darm in das Blut oder durch die Lymphe mittelbar in das Blut aufgenommen werden, gelangen in dem Kreislauf des Blutes zu den Zellen. Hier werden sie aufgespeichert und zum Aufbau verwandt oder verbraucht. Zu den chemischen Umwandlungen im Zelleib, die man mit einer Verbrennung vergleichen kann, ist Sauerstoff notwendig, der gleichfalls vom Blute den Zellen zugeführt wird.

Für den Umsatz der Nahrstoffe im Körper, den Stoffwechsel, bedarf es ferner gewisser Ergänzungsstoffe (Vitamine, vgl. S. 162 f.).

Bei der Verbrennung entstehen Abbaustoffe, die für den Körper unbrauchbar sind. Sie gelangen wiederum im Blute zu den verschiedenen Organen, in denen sie ausgeschieden werden. Aus dem überschüssigen Stickstoff der Eiweißstoffe stammen der Harnstoff und die Harnsäure, die durch die Nieren ausgeschieden werden. Von den Kohlehydraten und Fetten stammt die Kohlensäure, die in der Lunge ausgeatmet wird. Die überschüssigen Salze und das Wasser werden gleichfalls in den Nieren und auch im Schweiß abgesondert. Wasser wird auch dampfförmig durch die Haut und die Lungen abgegeben.

Durch die Verbrennungsvorgänge des Stoffwechsels und die Muskeltätigkeit wird die Eigenwärme des Körpers erzeugt und erhalten. Weiteres siehe im Abschnitt Ernährung.

Sonstige Bauchorgane.

Milz.

Die Milz, braunrot, etwa faustgroß und von der Gestalt einer Kaffeebohne, liegt unter dem linken Rippenbogen, nach der Wirbelsäule zu. Das weiche Gewebe wird von einer bindegewebigen Kapsel umgeben. Die Milz dient dazu, die verbrauchten roten Blutkörperchen abzubauen; sie dient außerdem als Blutspeicher, ebenso wie die Leber.

Harnorgane.

Die Nieren, braunrot, bohnenförmig und abgeplattet, liegen, in einer bindegewebigen Kapsel und gewöhnlich von reichlichem Fettpolster umgeben, rechts und links von der oberen Lendenwirbelsäule, die rechte hinter dem aufsteigenden, die linke hinter dem absteigenden Grimmdarm. Sie befinden sich außerhalb des Bauchfells und sind unmittelbar an den Rückenmuskeln befestigt. Sie dienen zur Absonderung des Harns, der aus den Kanälchen des Nierengewebes zunächst in das Nierenbecken, einen kleinen, von Schleimhaut ausgekleideten Hohlraum in der Niere, entleert wird. Auf den oberen Nierenpolen sitzen die platten, halbmondförmigen Nebennieren, deren Bedeutung später erörtert wird.

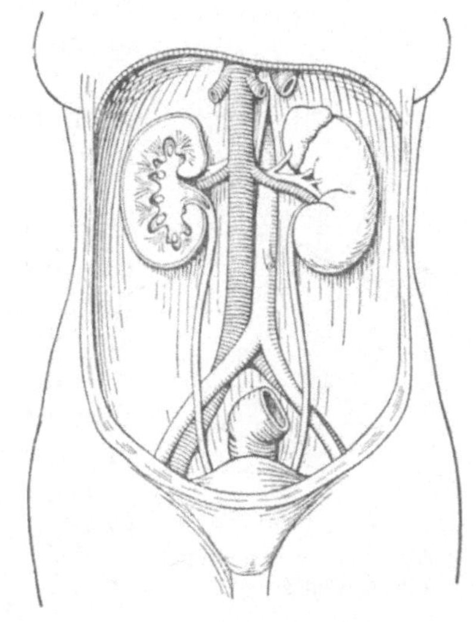

Abb. 53. Harnorgane: Nieren, rechte durchschnitten, auf der linken die Nebenniere, Harnleiter, Blasengrund.

Aus den Nierenbecken läuft der Harn in zwei dünnen, häutigen Röhren, den Harnleitern, zur Blase, in die er sich sammelt. Die Harnblase ist ein häutig-muskulöser Sack von kugeliger bis eiförmiger Gestalt; sie liegt im kleinen Becken hinter der Schamfuge. In gefülltem Zustande überragt sie die Schamfuge oft recht beträchtlich. Die Harnblase ist mit Schleimhaut ausgekleidet und führt einen besonderen Schließmuskel. Die weibliche Harnblase ist geräumiger als die des Mannes. Aus der Harnblase wird der Harn durch Zusammenziehung der muskulösen Blasenwand und durch die Bauchpresse entleert und fließt durch die Harnröhre ab. Die Harnröhre des Mannes verläuft in zwei Krümmungen und ist beträchtlich länger als die verhältnismäßig kurze und fast gerade verlaufende Harnröhre des Weibes.

Geschlechtsorgane.

Die männlichen Geschlechtsorgane liegen zum größten Teil außerhalb der Bauchhöhle.

Die Geschlechtsdrüsen, Hoden mit den Nebenhoden, befinden sich in mehrfachen häutigen Hüllen im Hodensack. Sie dienen zur Bereitung der Samenflüssigkeit, deren wesentlichster Bestandteil die Samenfäden sind. Von den Nebenhoden führt das dünne, aber ziemlich derbe Rohr des Samenleiters aufwärts, passiert den Leistenkanal von vorn nach hinten und mündet im kleinen Becken in den Anfangsteil der Harnröhre.

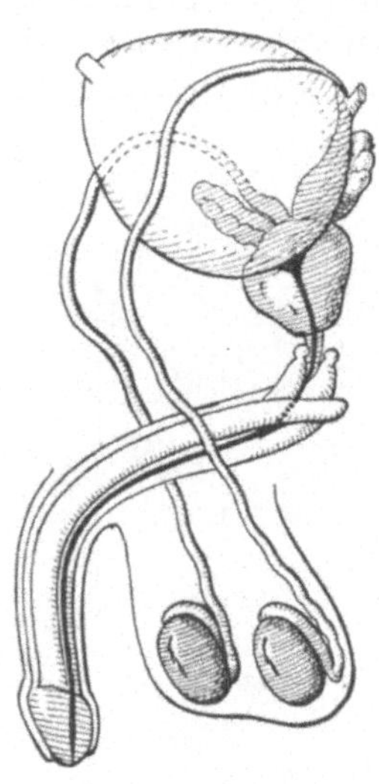

Abb. 54. Männliche Geschlechtsorgane.

Vor der Einmündung durchbohrt es die etwa kastaniengroße Vorsteherdrüse, die hinter dem Anfangsteil der Harnröhre liegt. Hinter der Vorsteherdrüse finden sich am Blasengrunde noch die Samenbläschen. Der von der Vorsteherdrüse und den Samenbläschen abgesonderte Saft mischt sich mit der Samenflüssigkeit.

Die äußeren weiblichen Geschlechtsorgane bestehen aus den großen und kleinen Schamlippen, die vorn den Kitzler umfassen. Die Gegend zwischen den kleinen Schamlippen nennt man den Vorhof. Zwischen den kleinen Schamlippen befindet sich die Mündung der Harnröhre, von einem kleinen Schleimhautwulst umgeben. Dahinter liegt der Scheideneingang.

Die Scheide ist ein mit Schleimhaut ausgekleideter, dehnbarer Schlauch. Der oberste Teil der Scheide heißt das Scheidengewölbe. In dieses ragt von oben der zapfenförmige untere Teil der Gebärmutter und teilt es in zwei Abschnitte, das vordere und das höher hinaufragende hintere Scheidengewölbe. Vor der Scheide liegt im kleinen Becken die Harnröhre, dahinter der Mastdarm.

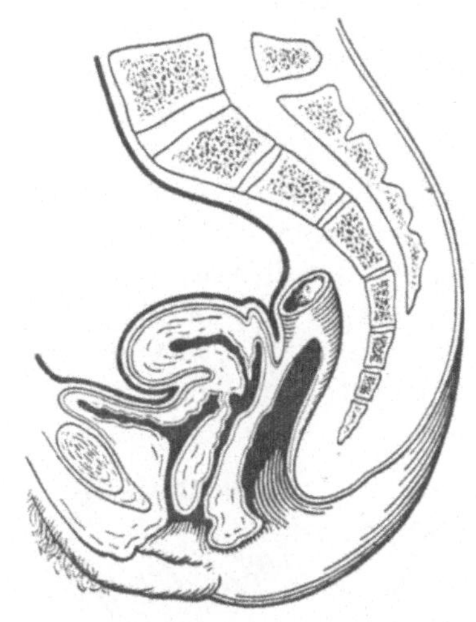

Abb. 55. Senkrechter Schnitt in der Mittelebene durch das weibliche Becken; von vorn nach hinten: Schoßfuge, Blase mit Harnröhre, Gebärmutter mit Scheide, Mastdarm. Die obere dicke Linie zeigt den Verlauf des Bauchfells an.

Die Gebärmutter ist ein hohler, dickwandiger Muskel von der Gestalt einer plattgedrückten Birne. Der breite obere Teil der Gebärmutter heißt Gebärmuttergrund, der mittlere Teil Gebärmutterkörper, der untere schmächtigere Teil Gebärmutterhals. Der dreieckige Hohlraum ist mit Schleimhaut ausgekleidet, hier bildet den Übergang vom Körper zum Hals der verengte innere Muttermund. Der Ausgang des Gebärmutterhalses in der Scheide heißt der äußere Muttermund. Die Gebärmutter liegt, leicht nach vorn geneigt, zwischen Blase und Mastdarm; sie ist an mehreren Bändern beweglich aufgehängt. Am Gebärmuttergrunde sitzen beiderseits die Eileiter, dünne, häutige, mit Muskelfasern versehene Röhren, die innen mit flimmernder Schleimhaut ausgekleidet sind. Sie enden mit Fran-

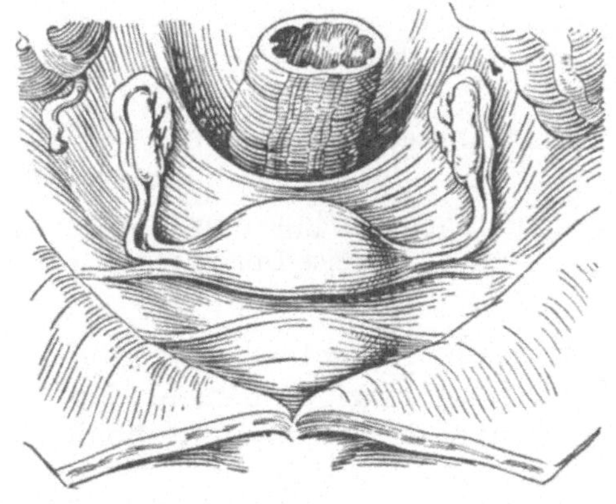

Abb. 56. Innere weibliche Geschlechtsorgane, Ansicht von oben: Blase, Gebärmutter mit Eileitern und Eierstöcken, Mastdarm.

sen frei in der Bauchhöhle, dicht neben den Eierstöcken und oft in Berührung mit ihnen.

Die Eierstöcke sind annähernd taubeneigroß und leicht abgeplattet. In ihrem Innern finden sich Bläschen von verschiedener Größe. Jedes dieser Bläschen enthält ein Ei und Flüssigkeit. Nach der Eireifung platzt ein solches Bläschen, das Ei wird mit der Flüssigkeit hinausgeschwemmt, von dem Eileiter aufgenommen und in die Gebärmutter befördert. Auf diesem Wege

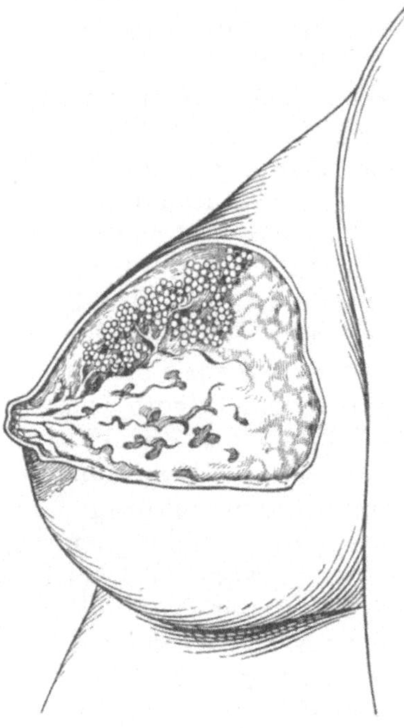

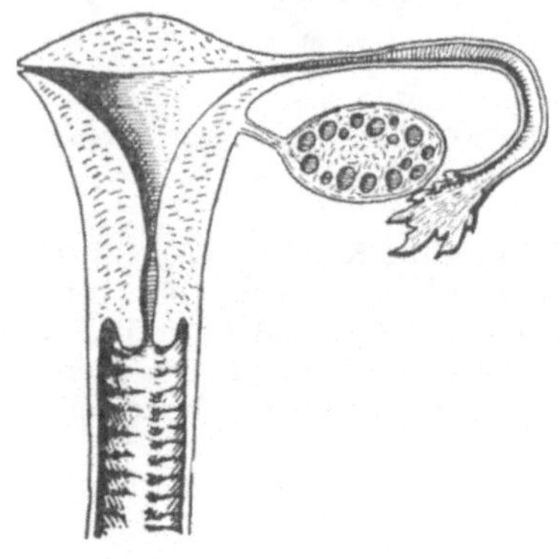

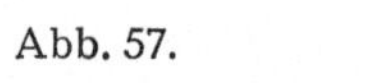

Abb. 57.

Abb. 58.

Abb. 57. Innere weibliche Geschlechtsorgane durchschnitten; im Eierstock vielfache Bläschen.

Abb. 58. Weibliche Brust, Milchdrüsen und Ausführungsgänge; oben der Bau eines Drüsenlappens schematisch gezeichnet.

kann es befruchtet werden, und zwar geschieht die Befruchtung durch einen einzigen Samenfaden. Das befruchtete Ei bettet sich in der Wand der Gebärmutterhöhle ein und gelangt hier zur Entwicklung.

Die Eireifung und -lösung findet nach vollendeter Reife (14.—16. Lebensjahr) regelmäßig alle 4 Wochen statt und wird von einer Blutung aus der geschwollenen Schleimhaut der

Gebärmutter gefolgt (monatliche Regel, Periode, Menstruation). Eireifung und Menstruation erlöschen allmählich in den vierziger Jahren.

Die weiblichen Brüste führen die Milchdrüsen, die aus 12—15 Drüsenlappen bestehen und in mehr oder weniger Fettpolster eingebettet sind. Die Ausführungsgänge der Drüsenlappen enden in der Brustwarze.

Gehirn, Rückenmark, Nerven.

Hirnhäute: Das Gehirn wird in der Schädelhöhle von drei häutigen Hüllen umgeben, der sehnigen harten Hirnhaut, der Spinnwebenhaut und der weichen Hirnhaut; nur die beiden letzteren haften an der Hirnoberfläche. Die harte Hirnhaut stellt die innere Knochenhaut der Schädelkapsel dar; sie liegt beim Kinde fest, beim Erwachsenen nur lose dem Knochen an. Das Gehirn besteht aus dem Großhirn und dem Kleinhirn.

Das Großhirn ist nach oben kuglig gewölbt, an der Grundfläche abgeplattet. Durch eine tiefe Längsspalte wird es in eine rechte und linke Hälfte, die beiden Hirnhalbkugeln, geschieden. Beide Hälften hängen durch den Balken zusammen. Die Oberfläche des Hirns zeigt zahlreiche durch Furchen geteilte Windungen; sie dienen zur Vergrößerung der Oberfläche.

Einige besonders tiefe Furchen trennen am Gehirn verschiedene Lappen voneinander: Stirn-, Scheitel-, Schläfen- und Hinterhauptlappen.

Die weiche Hirnhaut senkt sich in die Furchen hinein, während die Spinnwebenhaut sie überdacht. Die so entstehenden Lücken und Spalten werden von einer klaren Flüssigkeit, dem Hirnwasser, ausgefüllt. In dem Großhirn befinden sich drei spaltförmige Höhlen, je eine seitliche in jeder Hirnhälfte, die dritte am Grunde und in der Mitte gelegen. Auch diese Höhlen führen Hirnwasser, aber nur in geringer Menge.

Das Kleinhirn liegt unter den Hinterhauptlappen des Großhirns. Es besteht gleichfalls aus einer rechten und linken Hälfte, die miteinander verbunden sind. Die Oberfläche zeigt nur flache, parallel verlaufende Windungen. Das Kleinhirn steht mit dem zum Rückenmark führenden Strange des Großhirns, dem verlängerten Mark, in Verbindung. Zwischen Kleinhirn und verlängertem Mark befindet sich die 4. Hirnhöhle.

Bau des Gehirns: Das verhältnismäßig weiche Gehirn besteht aus Nervenzellen, Nervenfasern und einem besonderen Nervenstützgewebe. Die Nervenzellen sind von verschiedener Größe; sie führen mehrere Fortsätze, kürzere zur Verbindung untereinander und je einen langen, die Nervenendfaser.

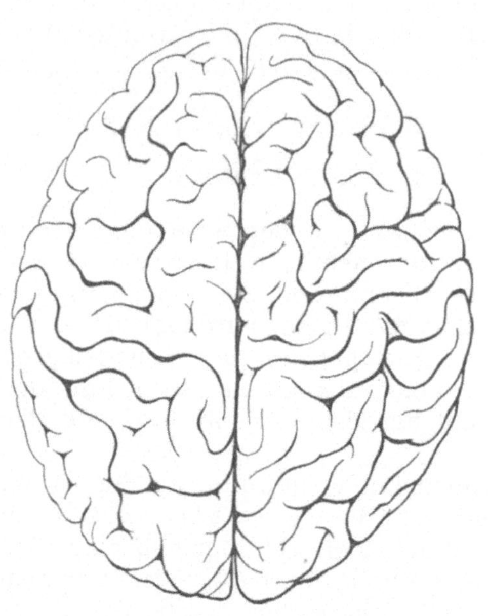

Abb. 59. Gehirn, Oberfläche, Ansicht von oben.

Auf dem Durchschnitt des Gehirns sieht man, daß die Hirnrinde und mehrere größere Keine und Streifen am Hintergrunde von einer grauen Masse gebildet werden; ihr wesentlicher Bestandteil sind Nervenzellen. Den überwiegenden, inneren Teil des Gehirns bildet eine weiße Masse, das Hirnmark, das aus Nervenfasern besteht. Die Nervenfasern stellen Leitungen zwischen den Nervenzellen und den Anfang der aus dem Gehirn austretenden Nerven dar.

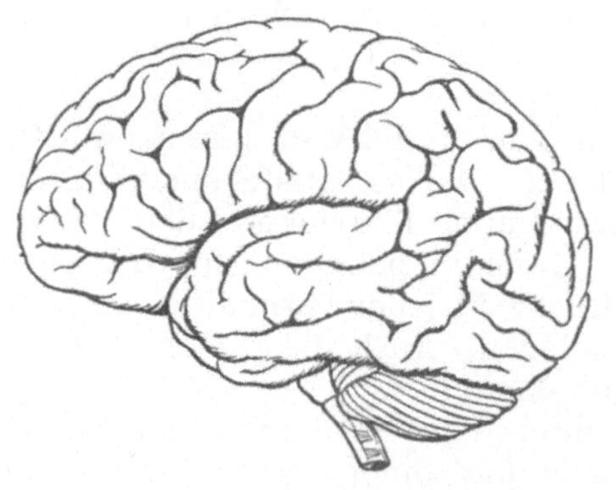

Abb. 60. Gehirn, Oberfläche, Seitenansicht; der zum Rückenmark führende Stiel ist durchgeschnitten.

Felder: In der grauen Hirnrinde haben sich Bezirke abgrenzen lassen, die Felder für bestimmte Verrichtungen darstellen. So finden sich Felder für die Sprache, für das Sehen, Hören, Riechen,

Schmecken; z. B. gelangen in den Nervenzellen des Sehfeldes die von der Netzhaut des Auges aufgenommenen und vom Sehnerv zum Felde fortgeleiteten bildlichen Wahrnehmungen zum Bewußtsein. Es finden sich auch Felder für die Bewegungen; aus ihnen gelangen auf den Nervenbahnen Reize zu den Muskeln und verursachen die Bewegung.

Hirnnerven: Vom Hirngrunde gehen die 12 paarigen Hirnnerven ab: der Riechnerv zur Nase, der Sehnerv zum Auge, verschiedene Nerven zu den Augenmuskeln, der dreigeteilte Nerv zur Gesichtshaut, der Gesichtsnerv zu den Gesichtsmuskeln, der Hörnerv zum Labyrinth des Ohres usf. Sie treten durch Öffnungen am Schädelgrunde aus der Schädelhöhle.

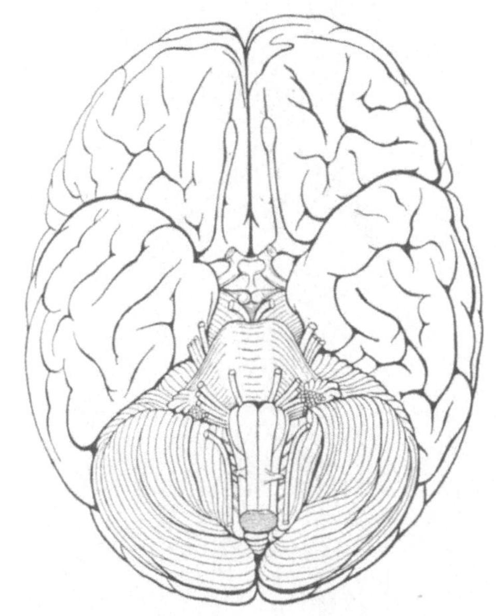

Abb. 61. Gehirn, Grundfläche; die Hirnnerven sind am Ansatz durchschnitten.

Am Hirngrunde findet sich auch ein kleines drüsiges Organ, der Hirnanhang.

Schließlich führt vom Hirngrunde das verlängerte Mark durch das runde Hinterhauptloch und setzt sich im Rückenmark fort. Vom verlängerten Mark entspringen die letzten Hirnnervenpaare.

Das Rückenmark hängt als ein langer, zylindrischer Strang im Wirbelkanal. Es wird gleichfalls von 3 Häuten umhüllt, den Fortsetzungen der Hirnhäute, hier Rückenmarkshäute genannt, und von Hirnwasser umspült. Es besteht — wie das Hirn aus grauer Zellen- und weißer Nervenmasse; die graue Masse liegt hier jedoch innen, die weiße außen. Aus dem Rückenmark entspringen mit je einer vorderen und einer hinteren Wurzel die Rückenmarksnerven, die durch die Öffnungen zwischen den Wirbelbogen zum Rumpf und zu den Gliedmaßen ziehen. Die größeren Nervenstränge verlaufen im Körper gewöhnlich gemeinsam mit den größeren Blutgefäßen.

T ä t i g k e i t d e r N e r v e n : Nach ihrer Verrichtung sind die im Bau gleichen Nerven in zwei Gruppen zu trennen.

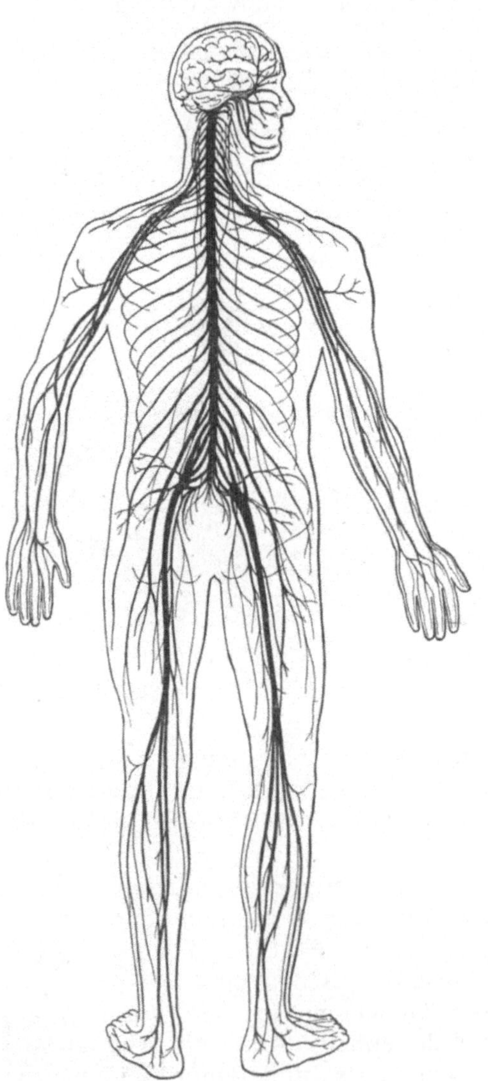
Abb. 62. Rückenmark und Ruckenmarksnerven, halbschematisch.

Die einen tragen von ihren Endapparaten Empfindungen als Reize nach dem Rückenmark hin, von dem sie zum Gehirn weitergeleitet werden, z. B. von der Haut her Druck-, Schmerz-, Wärme-, Kälteempfindung: E m p f i n d u n g s n e r v e n (s e n s i b l e N e r v e n).

Die anderen leiten Reize aus dem Rückenmark bzw. Gehirn zu ihren Nervenendapparaten in den Muskeln und veranlassen dadurch die Zusammenziehung des Muskels, die Bewegung: B e w e g u n g s n e r v e n (m o t o r i s c h e N e r v e n).

In diese Funktionen teilen sich die vom Gehirn ausgehenden Nerven. Die zu den Sinnesorganen führenden Nerven übermitteln die Wahrnehmungen der Sinnesorgane.

Z. B. jemand sticht mich mit einer Nadel in die rechte Hand. Der an der betreffenden Stelle endigende Empfindungsnerv trägt den Reiz zum Rückenmark; von dort wird er zum Gehirn weitergeleitet und an einer bestimmten Stelle der Hirnrinde zur Schmerzempfindung verarbeitet. Diese Stelle übermittelt nun dem Felde der Bewegung einen Reiz, der durch die Bewegungsnerven zu den Muskeln der rechten Hand und des rechten Armes weitergesandt wird. Die Muskeln bewegen sich — ich ziehe meine Hand vor der Nadel fort. Das Ganze geschieht im Augenblick, aber der Bogen von der Hand zum Gehirn, durch das Gehirn und wieder vom Gehirn zur Hand muß in der Nervenbahn erst durchlaufen werden, damit die Abwehrbewegung auf den Stich erfolgt.

Reflexe: Durch einen ähnlichen Vorgang kommen auch die Reflexe zustande. Unter Reflexen versteht man automatische Bewegungen, die durch einen äußeren Reiz ausgelöst werden. Streicht man mit einem harten Gegenstande über die Bauchhaut, so ziehen sich die Bauchmuskeln zusammen (Bauchdeckenreflex). Beklopft man die Sehne unterhalb der Kniescheibe, so wird der Unterschenkel emporgeschnellt (Kniescheibenreflex) u. a. m. Nur wird hier der Reiz nicht erst zur Hirnrinde geleitet, sondern er geht in kürzerem Bogen zum Muskel.

Gehirn und Rückenmark bilden das zentrale, die abgehenden Nerven das periphere Nervensystem.

Im Großgehirn gelangen die Sinneswahrnehmungen zum Bewußtsein und werden als Erinnerungsbilder aufgesammelt, in seinen Nervenzellen spielen sich Gefühlsleben, Denken und Willenstätigkeit ab. Das Kleinhirn regelt die Erhaltung des Körpergleichgewichts.

Sympathisches Nervensystem: Selbständig neben Gehirn und Rückenmark besteht noch das aus Nervenzellen und Nervenfasern bestehende sympathische Nervensystem, das sich in der glatten Muskulatur der inneren Organe verzweigt und ihre selbsttätige Bewegung regelt. Es verläuft in Knoten und Strängen vor der Wirbelsäule und steht durch dünne Äste mit dem Gehirn und Rückenmark in Verbindung. Feine Verzweigungen der sympathischen Nerven umspinnen alle Blutgefäße und bewirken ihre Erweiterung und Verengerung. Durch das sympathische Nervensystem wird auch die Drüsentätigkeit geregelt.

Innere Absonderung.

Die Drüsen des menschlichen Körpers dienen zur Bereitung und Abgabe bestimmter Säfte.

Wir sehen, daß die Säfte der Speicheldrüsen, Magen- und Darmdrüsen, der Bauchspeicheldrüse und Leber zur Verdauung gebraucht werden. Die Talgdrüsen der Haut und die Schleimdrüsen der Schleimhaut dienen zur Einfettung der Haut und Befeuchtung der Schleimhaut. Man nennt diese Absonderung Sekretion und die abgesonderten Säfte dieser Drüsen Sekrete.

Die Nieren scheiden Stoffe aus, die für den Körper unbrauchbar sind. Man spricht hier von Exkretion und Exkreten. Alle diese Drüsen besitzen besondere Ausführungsgänge.

Es gibt nun eine Reihe von Drüsen ohne Ausführungsgänge, die dennoch bestimmte Stoffe, und zwar auf dem Lymph- oder Blutwege, in den Körper gelangen lassen und dadurch auf seine Entwicklung und Verrichtungen einwirken. Solche Drüsen sind: an der Grundfläche des Gehirns der Hirnanhang, am Halse die Schilddrüse, die Nebenschilddrüsen, die Thymusdrüse (innere Brustdrüse), ferner die Nebennieren, die Langerhansschen Inseln der Bauchspeicheldrüse, endlich auch die Geschlechtsdrüsen, die nicht allein zur Erzeugung der Keimzellen, Eier- und Samenfäden, dienen.

Man spricht bei diesen Drüsen von einer inneren Absonderung und nennt die abgegebenen Stoffe Inkrete oder Hormone. Siehe auch Seite 113.)

Verschiedene Hormone werden bereits künstlich hergestellt. Das Adrenalin aus den Nebennieren bewirkt Zusammenziehung der Blutgefäße. Das Hormon des Hirnanhangs regt die Wehentätigkeit der Gebärmutter an. Das Hormon der Langerhansschen Inseln (Insulin) wird zur Bekämpfung der Zuckerkrankheit verwandt. Die Drüsen mit innerer Absonderung stehen mehr oder weniger in Abhängigkeit voneinander und beeinflussen sich gegenseitig in ihrer Wirkung.

Sinnesorgane.

Sehorgan.

Die Augen liegen in Fettgewebe eingebettet in den knöchernen Augenhöhlen. Zu ihrem Schutze dienen auch die Augenbrauen und die bewimperten Lider, die feine Knorpelplatten und Talgdrüsen führen. Die Innenfläche der Lider wird von der Augenbindehaut (Schleimhaut) bekleidet; sie überzieht auch den

Vorderteil des Auges bis zum Hornhautrande. Der annähernd kugelförmige Augapfel wird von der harten Haut (Weiße des Auges) eingehüllt; vorn ist die kreisrunde, leicht gewölbte, durchsichtige Hornhaut als Fenster eingelassen. Hinter der Hornhaut befindet sich die mit einer klaren Flüssigkeit gefüllte vordere Augenkammer, die nach hinten durch die

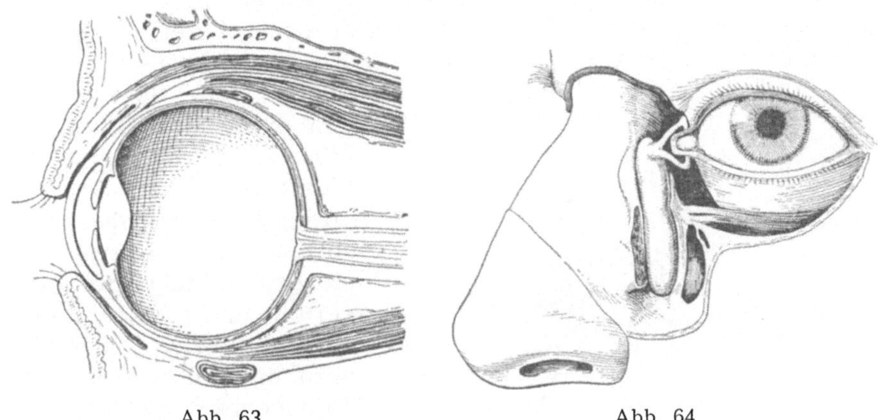

Abb. 63. Abb. 64.

Abb. 63. Auge, senkrechter Durchschnitt.

Abb. 64. Tränenkanäle, Tränensack und Tränennasengang.

Regenbogenhaut und die Mitte der Vorderwand der Kristallinse begrenzt wird. Das Sehloch (Pupille) in der Mitte der Regenbogenhaut zieht sich bei Lichteinfall zusammen und erweitert sich im Dunkeln; die Regenbogenhaut wirkt also wie eine Blende.

Zwischen der Hinterwand der Regenbogenhaut und den Randteilen der vorderen Linsenwand befindet sich die hintere Augenkammer, gleichfalls mit klarer Flüssigkeit gefüllt. Die doppelt — nach vorn und hinten — gewölbte Linse ist vollkommen durchsichtig. Hinter der Linse wird das Augeninnere durch den klaren, gallertartigen Glaskörper ausgefüllt. Im Augeninnern liegen unter der harten Haut noch zwei andere Häute, in der Mitte die gefäßführende Aderhaut und nach innen die lichtempfindliche Netzhaut, in der sich der hinten in den Augapfel eintretende Sehnerv mit seinen Nervenendigungen ausbreitet.

Das Augeninnere erinnert in seinem Bau an eine photographische Kamera. Durch die lichtbrechenden Schichten: Hornhaut, Kammerwasser, Linse, Glaskörper wird der Gang der einfallenden Lichtstrahlen so gelenkt, daß ein Bild des betrachteten Gegenstandes auf der Netzhaut entsteht. Von der Netzhaut wird es durch den Sehnerv zum Sehfeld des Gehirns geleitet.

Die Bewegungen des Auges geschehen durch Muskeln, die von der Hinterwand der knöchernen Augenhöhle entspringen und sich am Augapfel ansetzen. Hinter dem oberen Augenlide, außen oben in der Augenhöhle, liegt die Tränendrüse. Sie sondert durch feine Ausführungsgänge die salzige Tränenflüssigkeit in den Bindehautsack ab. Die Flüssigkeit wird durch den Lidschlag über die freie vordere Fläche des Augapfels, insbesondere über die empfindliche Hornhaut, verteilt und erhält sie glatt und schlüpfrig. Abgeleitet wird die Flüssigkeit durch Tränenkanäle, deren Eingangsöffnungen im inneren Augenwinkel an einem leicht vorspringenden Punkte des oberen und unteren Augenlides liegen. Sie vereinigen sich im Tränensack, von dem der Tränennasengang zur Nasenhöhle führt. Bei übermäßiger Absonderung der Tränenflüssigkeit vermag der Kanal die Flüssigkeit nicht zu fassen, sie läuft über die Lidränder herab.

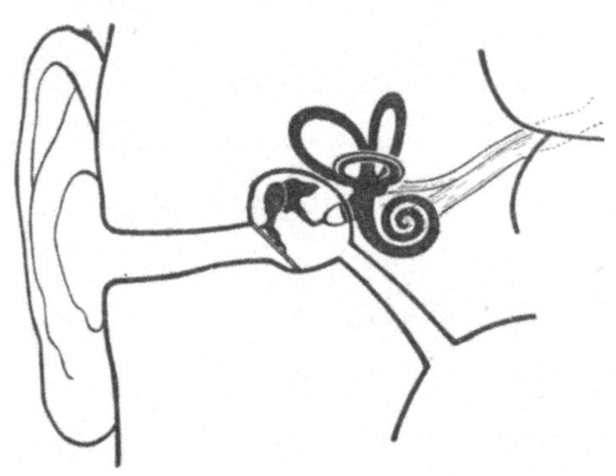

Abb. 65. Senkrechter Durchschnitt durch das Gehörorgan, halbschematisch.

Gehörorgan.

Das Gehörorgan besteht aus dem äußeren, mittleren und inneren Ohr. Zum äußeren Ohr gehören Ohrmuschel und äußerer Gehörgang, der nach innen von dem zarten, durchscheinenden Trommelfell abgeschlossen wird. Hinter dem Trommelfell liegt die mit Schleimhaut ausgekleidete und mit Luft gefüllte Paukenhöhle (Mittelohr); ein Gang, die Ohrtrompete, verbindet sie mit dem Rachenraum. Drei feine Gehörknöchelchen, die hebelartig hintereinander geschaltet sind, bilden eine Leitung vom Trommelfell zum inneren Ohr oder Labyrinth, das im Innern des Schläfenbeins eingebettet liegt. Im Labyrinth endigt der Hörnerv in einem außerordentlich fein gebauten Apparat, der Schnecke.

Die Schallwellen werden von der Ohrmuschel aufgefangen, durch den äußeren Gehörgang wie durch einen Schalltrichter zum Trommelfell geleitet, das sie in Schwingungen versetzen. Die Schwingungen werden durch die Gehörknöchelchen auf das Labyrinth übertragen.

Im Labyrinth befindet sich ein besonderer Apparat (Bogengänge), der die Empfindung für die Lage des ganzen Körpers vermittelt und damit zur Erhaltung des Gleichgewichts dient.

Geruchs- und Geschmacksorgan.

Vgl. Nasen- und Mundhöhle.

Haut.

Die Haut umgibt als schützende Decke den ganzen Körper. Sie sitzt meistens so locker auf, daß sich bequem eine Falte emporheben läßt; nur an einigen Stellen ist sie fest mit der Unterlage verbunden, so auf dem Schädel, in der Hohlhand und der Fußsohle. Ihre weißgelbliche Farbe zeigt einen rötlichen Unterton, der von den zahlreichen durchschimmernden Blutgefäßen herstammt. Die gesunde Haut ist weich, prall und elastisch. Sie setzt sich aus drei Schichten zusammen:

1. Die Oberhaut besteht aus Epithel- oder Deckgewebe, dessen oberste Lagen verhornen und als Hautschüppchen dauernd abgestoßen werden. Sie werden von den unteren Lagen der Oberhaut immer neugebildet. An Stellen, wo die Haut ständigem Druck unterliegt, bildet die verhornte Oberschicht oft dicke Schwielen und Platten (Arbeitsschwielen an der Hand, Schwielen an der Fußsohle).

2. Die Lederhaut oder eigentliche Haut besteht aus einem derberen Bindegewebe und führt die zahlreichen untereinander verzweigten Blutgefäße. In ihr enden auch die Hautnerven mit besonderen Nervenendapparaten.

3. Das Unterhautbinde- oder Unterhautfettgewebe besteht aus lockerem Bindegewebe mit Fettgewebe vermischt. Während das Fettgewebe bei mageren oder kranken Men-

schen dürftig entwickelt ist, bildet es bei übermäßig Ernährten dicke Polster, namentlich am Bauch. Auch in dem Unterhautbindegewebe finden sich in geringerer Zahl noch Nervenendapparate.

Die Haut zeigt überall Haare, stärkere und längere auf dem Kopfe, an den Augenbrauen, den Augenlidern, im Eingang der Nasenhöhle, in den Achselhöhlen, in der Schamgegend, als Barthaar beim Manne; die feinen Härchen auf der übrigen Körperhaut bezeichnet man als Flaumhaare. Innerhalb der Haut setzt an jedem Haarschaft ein feiner Muskel an, der beim Zusammenziehen das schräggestellte Haar aufrichtet (Gänsehaut).

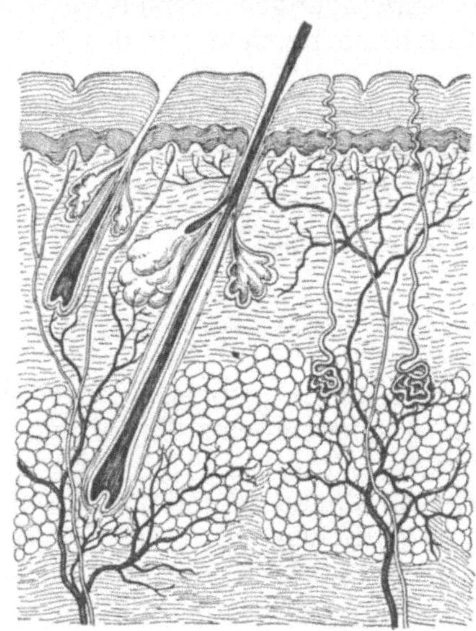

Abb. 66. Haut, senkrechter Durchschnitt, Haare mit Talgdrüsen, knauelförmige Schweißdrüsen, Nerven mit kolbenförmigen Endapparaten, Blutgefäße.

Die Haut führt Talgdrüsen, die ein Fett absondern, um die Haut geschmeidig zu erhalten. Sie liegen meistens an einem Haarschaft und münden in den Austrittskanal des Haares; an einigen Stellen, z. B. im Gesicht, münden sie auch frei an der Hautoberfläche. Außerdem finden sich in der Haut noch zahlreiche Schweißdrüsen zur Absonderung des Schweißes, am reichlichsten in der Hohlhand und an der Fußsohle. Hautdrüsen sind auch die Drüsen im Gehörgang, die das talgähnliche Ohrenschmalz absondern.

Zum Schutz der Finger- und Zehenglieder dienen die hornigen Nägel. Ihre Seitenränder und die Nagelwurzel werden von einer Hautleiste eingefaßt. (Nagelfalz). Der Nagel liegt auf dem Nagelbett.

Die Haut ist zunächst die Schutzdecke für die darunterliegenden Weichteile; sie regelt ferner die Wärmeabgabe des Körpers. In der Kälte verengern sich ihre Blutgefäße, so daß weniger Blut an die Körperoberfläche strömt und weniger Wärme nach außen abgegeben wird, wodurch die Eigenwärme des Körpers besser erhalten bleibt. In der Wärme dagegen erweitern sich die Blutgefäße der Haut; es wird mehr Wärme nach außen abgegeben. Gleichzeitig tritt Schweißabsonderung ein, dessen Verdunstung weitere Abkühlung bewirkt. Außer dieser sichtbaren Wasserabgabe in Form des Schweißes findet auch eine dauernde, unmerkliche Verdunstung und ein dauernder, die Atmung der Lunge unterstützender Gasaustausch statt. Eine besondere Bedeutung besitzt die Haut als Organ des G e f ü h l s s i n n e s, der durch zahlreiche Nervenendapparate vermittelt wird. Die Empfindung gliedert sich in Druck- oder Tast-, Wärme-, Kälte- und Schmerzsinn. Für jede Empfindung sind besondere Empfangsapparate vorhanden. Unter dem Einfluß der Sonne bildet sie ferner das wichtige Vitamin D; schließlich dient sie auch zur Bildung von Schutzstoffen gegen in den Körper eingedrungene Krankheitserreger. Diese große Bedeutung der Haut macht sie zu einem lebenswichtigen Organ, dessen Ausschaltung (etwa durch Verbrennung selbst oberflächlicher Art) um mehr als ein Drittel ihrer Oberfläche den Tod zur Folge hat.

An den natürlichen Körperöffnungen geht die Haut in S c h l e i m h a u t über. Die Schleimhaut kleidet die inneren Hohlräume aus (Atemwege, Magendarmkanal, Harnwege, Geschlechtsorgane usw.). Sie ist zarter als die Haut, reich an Blutgefäßen und enthält keine Talg- und Schweißdrüsen, dafür zahlreiche Schleimdrüsen, durch deren Absonderung sie dauernd feucht gehalten wird. Am Munde bildet das Lippenrot den Übergang von Haut zu Schleimhaut.

C. Krankheitslehre.

I. Allgemeines.

Wesen der Krankheiten.

Anpassungsfähigkeit des Menschen: Die Lebensvorgänge des Menschen spielen sich nicht in ständigem Gleichmaß ab. Bewegung wechselt mit Ruhe. Die Tätigkeit der einzelnen Organe und Organgruppen, z. B. der Verdauungsorgane, nimmt in dauerndem Wechsel zu und ab. Abgesehen von diesen regelmäßigen Schwankungen, empfängt der menschliche Körper auch mannigfaltige Reize aus der Umwelt, die auf seine Verrichtungen fordernd oder hemmend einwirken. So erleben wir sommerliche Wärme und winterliche Kälte mit einem Temperaturunterschiede von 50^0 und mehr. So nehmen wir in der Nahrung und sonstwie Reizstoffe mit erregender und lähmender Wirkung auf, ertragen Witterungseinflüsse, Licht- und elektrische Strahlen, große körperliche Anstrengungen usf. Allen diesen Schwankungen sucht sich der menschliche Körper anzupassen, und er besitzt dazu bis zu einem gewissen Grade auch die Fähigkeit.

Der Mensch ist gesund, solange seine Anpassungsfähigkeit den Reizwirkungen gewachsen ist. Ein Übermaß an Reizen stört das innere Gleichgewicht, Organverrichtungen werden gehemmt oder übermäßig gesteigert: der Mensch erkrankt.

Krankeit ist also ein Vorgang gesteigerter oder gehemmter Verrichtungen, die sich nicht ohne weiteres ausgleichen, weil die Grenze der Anpassungsfähigkeit überschritten ist, kurz: eine Störung in den normalen Verrichtungen des Körpers. Nur muß man dabei bedenken, daß es keine allgemein gültige und feste Grenze zwischen Gesundheit und Krankheit gibt.

Krankheitsanlagen.

Krankheitsveranlagung: Jeder Mensch hat seine eigene Norm. Die Leistungs- und Widerstandsfähigkeit der einzelnen Menschen ist verschieden groß. Ein Reiz, der bei dem einen schon eine Krankheit auslöst, wird von dem anderen noch gut ertragen.

Es gibt Menschen, die sogar auf Reize, die von anderen überhaupt nicht empfunden werden, schon in übermäßiger Weise antworten, z. B. Hautjucken und Quaddelbildungen nach Genuß von Erdbeeren u. dgl. bekommen. Wir bezeichnen dies als Überempfindlichkeit (Anaphylaxie). Auch gegenüber gewissen Arzneimitteln oder artfremdem Eiweiß besteht bei manchen Menschen eine derartige Anaphylaxie. Aus der Veranlagung zu einer derartigen Überempfindlichkeit können bestimmte Krankheiten entstehen, die als allergisch bezeichnet werden. Allergisch ist abgeleitet von dem Wort „Allergie", welches einen Zustand veränderter Reizbeantwortung bedeutet. Eine bekannte Krankheit dieser Art ist der Heuschnupfen, bei überempfindlichen Menschen durch die Pollenkörner blühender Gräser hervorgerufen.

Die verschiedene Ansprechbarkeit auf Reize bedingt auch eine verschiedene Empfänglichkeit für sonstige Krankheiten, ohne daß ein allergischer Zustand vorliegt. Wir sprechen dann von Disposition zu einer bestimmten Krankheit. Eine solche Disposition kann angeboren sein als Erbanlage, oder sie kann erworben sein durch Umwelteinflüsse, wie schlechte Lebenshaltung, Überanstrengung, Berufseinflüsse, Alkoholismus u. dgl. mehr. Je nach Alter, Geschlecht und Rasse kann eine Krankheitsdisposition verschieden sein. Für das Entstehen von Krankheiten haben also sowohl die Erbanlagen als auch die Umwelteinflüsse eine ursächliche Bedeutung. Dabei kommt einmal der Erbanlage, das andere Mal einem oder mehreren Umwelteinflüssen die maßgebliche und führende Rolle zu.

Das, was man als „anfällig" bezeichnet, ist größtenteils der Ausdruck einer vererbten Krankheitsneigung. Hierfür spricht, daß erbgleiche (eineiige) Zwillinge häufiger an derselben Krankheit erkranken als einfache Geschwister. Es wird auch der Verlauf von Krankheiten weitgehend von der Erbanlage bestimmt.

Die normale Entwicklung aller körperlichen und geistigen Merkmale eines Menschen vollzieht sich gemäß den Erbanlagen, die der Betreffende von seinen Eltern, überhaupt von seinen Vorfahren, empfangen hat. In den väterlichen und mütterlichen Keimzellen sind alle Erbanlagen enthalten. Einflüsse der Umwelt können die Erbanlagen hemmen oder fördern. Nie aber kann die Umwelt fehlende Erbanlagen ersetzen oder vorhandene etwa ganz ausmerzen. Die in den Keimzellen schlummernden Erbanlagen bleiben von den Umwelteinflüssen unberührt, wenn man von einigen wenigen Keimgiften absieht. Die Erbanlagen gehen, wie sie empfangen wurden, auf die nächste Generation über. Da nicht nur für die gesunden körperlichen und geistigen Merkmale, sondern manchmal auch für gewisse Krankheiten Erbanlagen vorhanden sind, können diese weiter vererbt werden. Kommen Krankheiten allein aus der vererbten Anlage heraus zum Ausbruch und spielen Umwelteinflüsse keine oder kaum eine Rolle, dann spricht man von Erbkrankheiten.

Eine äußere Verletzung ist eine rein umweltbedingte Schädigung, deren Folgen aber bei verschiedenen Menschen nicht einheitlich sind. Angeborene Verschiedenheit der Festigkeit und Elastizität der Körpergewebe bedingen es, daß die gleiche Verletzung bei verschiedenen Personen verschiedenartige Auswirkungen hat. Auch dafür, wie der betroffene Organismus dann im Sinne der Heilbestrebungen auf eine solche Verletzung reagiert, sind Anlagebedingtheiten von Einfluß.

Die Wechselwirkung zwischen Umweltschädigung und vererbten Abwehrkräften tritt besonders deutlich bei Infektionskrankheiten zutage. Die Abwehrbefähigung des befallenen Organismus gestaltet sich sehr verschieden. Bei dem einen treten überhaupt keinerlei Krankheitszeichen auf, bei dem anderen überwinden die Abwehrkräfte die Krankheitskeime, und der dritte erliegt der Wirkung der Infektionserreger infolge ungenügender Abwehrfähigkeiten. Für die Tuberkulose ist als auslösende Ursache der Tuberkelbazillus, also ein Umwelteinfluß, anzusehen. Ob nun der einzelne Organismus die eingedrungenen Tuberkelbazillen abkapselt und unschädlich macht, oder ob die Bazillen eine fortschreitende Krankheit hervorrufen und in welcher Form und Schnelligkeit diese dann verläuft, ist eine Angelegenheit der mehr oder weniger großen Widerstandskraft des Organismus. Für diese ist erstens maßgebend die auf Vererbung beruhende mehr oder weniger große Abwehrfähigkeit, und zweitens ist von Bedeutung der zum Zeitpunkt der Infektion bestehende Allgemeinzustand. Je besser dieser ist, desto größer gestaltet sich die Abwehrkraft des Körpers gegenüber dem Tuberkelbazillus.

Krankheitsursachen.

Krankheitsursachen können demnach sein: Auf Vererbung beruhende Anlagen und von außen kommende Einflüsse.

A. Auf Vererbung beruhen z.B. zahlreiche Formen von Mißbildungen, einige Hautleiden, Augenkrankheiten, z. B. Kurzsichtigkeit, Farbenblindheit, grüner und grauer Star, die angeborene Taubstummheit, die Diathesen (im Kindesalter hervortretende Bereitschaften zu entzündlichen Erkrankungen, Krämpfen, Englischer Krankheit usw.), die Bluterkrankheit, die meisten Fälle von Schwachsinn, abnorme Charakteranlagen, Psychopathien, echte Epilepsie, einige Geistes- und Nervenkrankheiten. Auch für andere Krankheiten: Gicht, Zuckerkrankheit usf., sind erbliche Einflüsse festgestellt.

B. Äußere Krankheitsursachen sind: Unzweckmäßige Lebensweise, fehlerhafte oder mangelhafte Ernährung, Schädlichkeiten der Witterung (Erkältung), ungesunde Beschäftigung, Überanstrengung, Wärme-, Licht-, Röntgenstrahlen, scharfe oder stumpfe Gewalteinwirkungen, Vergiftungen usf., vor allem aber das Eindringen von Krankheitserregern in den Körper (Infektion).

Einteilung der Krankheiten.

Die Erkrankungen der Organe bezeichnet man im allgemeinen als innere Krankheiten; Krankheiten, die durch äußere Gewalteinwirkungen entstehen, als äußere Krankheiten. Die Unterschiede haben sich aber immer mehr dadurch verwischt, daß auch eine Reihe von Organerkrankungen der Kunst des Chirurgen zugänglich geworden ist. In den Krankenhäusern haben wir Abteilungen für innere und äußere Krankheiten und für Erkrankungen bestimmter Organe, wie: Augen, Ohren, Nase, Hals, Frauenkrankheiten, Geschlechtskrankheiten, Geistes- und Nervenkrankheiten. Eine Krankheit kann örtlich begrenzt sein, wie etwa ein kleiner Furunkel = örtliche (lokale) Erkrankung; sie kann auch den ganzen Körper in Mitleidenschaft ziehen = Allgemeinerkrankung. Wir unterscheiden auch zwischen schnellverlaufenden (akuten) und langsamverlaufenden (chronischen) Krankheiten, sowie zwischen übertragbaren und nicht übertragbaren Krankheiten.

Verlauf der Krankheiten.

Die Krankheiten können zu vollständiger Genesung, d. h. zu einer Wiederherstellung des ungestörten Ablaufs der Verrichtungen führen, oder zu einer unvollkommenen Genesung (Besserung) oder zum Tode. Zuweilen wiederholt sich die Krankheit, nachdem schon die Genesung eingesetzt hat: Rückfall der Krankheit (R e z i d i v). Einige Krankheiten neigen auch nach langen Zwischenzeiten völliger Gesundheit zu Rückfällen (z. B. Gelenkrheumatismus).

Die Behandlung der Krankheiten (T h e r a p i e) geschieht durch vielerlei Mittel: Bettruhe, zweckmäßige Ernährung (Diät), Anwendung physikalischer Heilmethoden, Arznei, operative Eingriffe usw.

Bei unheilbaren Krankheiten sucht man die Leiden der Kranken zu mildern.

Zur Feststellung der Krankheit (Diagnose) gehören ihre Vorgeschichte, die aus etwaigen Aufzeichnungen (Akten) und durch Befragen des Kranken oder anderer Personen ermittelt wird, die Untersuchung, zuweilen noch die Beobachtung des Krankheitsverlaufs. Aus der körperlichen Verfassung des Kranken, dem Krankheitsbefund und dem Verlauf ergibt sich für den Arzt ein Bild, aus dem er nach allgemeinen Erfahrungen für den Ausgang eine günstige oder ungünstige Voraussage (P r o g n o s e) stellen kann; freilich wird die Prognose bei schweren Krankheiten, in denen unberechenbare Zufälle eintreten können, immer zweifelhaft bleiben.

V o r g e s c h i c h t e : Vor Beginn der Untersuchung ist eine Aufnahme der Vorgeschichte (A n a m n e s e) notwendig. Sie hat festzustellen, aus was für einer Familie der Kranke stammt, welche gesundheitlichen Verhältnisse in der Familie herrschen, insbesondere welche Krankheiten etwa auffallend hervorgetreten sind.

Man begnügt sich für gewöhnlich damit, die Gesundheitsverhältnisse der Eltern und Geschwister, bei Verheirateten auch des Ehegatten und der Kinder, zu ermitteln. Zur Feststellung erblicher Krankheitsanlagen ist es notwendig, die Ermittlung auf weitere Vorfahren, möglichst auch auf die Seitenverwandtschaft, auszudehnen.

Von Bedeutung sind ferner die körperliche und geistige Entwicklung des Kranken, die Krankheiten, die er in der Kindheit und später durchgemacht hat, da sie zuweilen im Zusammenhange mit der vorliegenden Krankheit stehen, der Beruf und Schädigungen durch ihn, die wirtschaftlichen Verhältnisse, ein etwaiger Unfall. Wichtig sind auch Mißbrauch von Alkohol, Tabak und anderen Suchtmitteln (Morphium, Opium, Kokain, Schlafmittel). Sodann sind der Beginn der Krankheitserscheinungen, die Beschwerden des Kranken sowie der Verlauf der Krankheit bis zur Übernahme der Pflege festzustellen.

Je nach ihrer Art und ihrem Sitz rufen die Krankheiten am

Körper verschiedene Krankheitserscheinungen (Symptome) hervor: allgemeine, örtliche und Organerscheinungen. Allgemeine Krankheitserscheinungen sind: Mattigkeit, Kopf-, Kreuz- und Gliederschmerzen, Hitze- oder Kältegefühl, Unlust zum Essen, unruhiger Schlaf, Fieber, d. h. Steigerung der Körperwärme, Benommenheit, Kräfteverfall usw. Örtliche Krankheitserscheinungen oder solche von seiten innerer Organe sind z. B. Druckschmerz, Schwellung, Rötung, Verfärbung der Haut, oder Husten und Auswurf, Stiche beim Atmen, Erbrechen, Durchfall usw.

Die von dem Kranken geäußerten Klagen nennt man subjektive Beschwerden, die durch die Untersuchung festgestellten Erscheinungen den objektiven Befund.

Aus der Vorgeschichte und den Krankheitserscheinungen wird dann der Schluß gezogen, welche Krankheit vorliegt (Diagnose), an die sich die Vorhersage über den voraussichtlichen Krankheitsverlauf (Prognose) anschließt. Diagnose wie Prognose werden vom Arzt gestellt. Eine Krankenpflegeperson, die sich damit befassen wollte, würde Kurpfuscherei treiben, dem Kranken schaden und ihren heilig zu haltenden Pflegeberuf herabwürdigen.

Dagegen sind diejenigen Kenntnisse über Krankheitserscheinungen (Symptome) notwendig, die als Grundlage für die dem Pflegepersonal obliegenden Krankenbeobachtungen dienen.

II. Krankheitserscheinungen.

Allgemeines Verhalten des Kranken.

Wir beobachten Störungen im Aussehen und Befinden des Kranken, Abweichungen der Körpertemperatur, der Herztätigkeit, der Atmung, der Ausscheidungen, des Schlafs, ferner Entzündungen, Ohnmachten, Kollaps.

Körperwärme.

Die normale Körpertemperatur des Erwachsenen liegt morgens tiefer und abends höher in den Grenzen von etwa 36,2° und 37,0°. Je jünger der Mensch ist, desto eher erreicht er diese abendliche Temperaturgrenze; alte Leute pflegen auch abends unter 37,0° Temperatur zu haben. Kleine Abweichungen von diesen Normalzahlen kommen vor, ohne daß eine Störung vorzuliegen braucht.

sie sind individuell. Erhöhungen der Körperwärme können bedingt sein durch Wärmestauungen, sind aber im allgemeinen das Zeichen eines Abwehrkampfes, welchen der Körper mit eingedrungenen Krankheitserregern aufgenommen hat. Wir sprechen dann von Fieber und bezeichnen geringe Erhöhungen bis zu 38,5° als leichtes Fieber, bis 39,5° als mäßiges Fieber, über 39,5° als hohes Fieber. Auch das Fieber zeigt tägliche Schwankungen wie die normale Temperatur; es ist gewöhnlich abends höher als morgens. In manchen Fällen verhält es sich aber auch umgekehrt, so daß die Steigerung auf den Morgen fällt (z. B. zuweilen bei Tuberkulose).

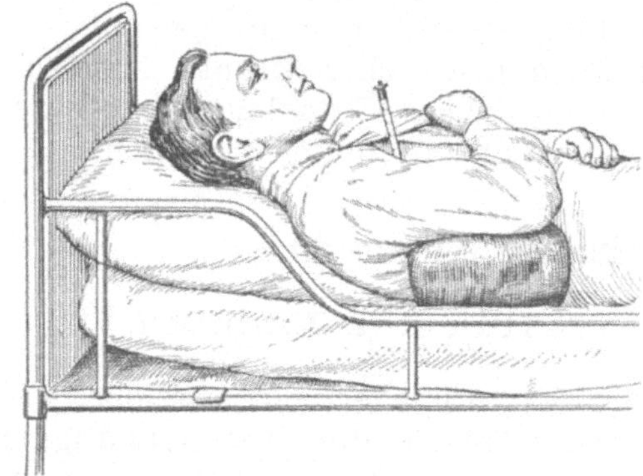

Abb. 67. Messung der Körperwärme in der Achselhohle.

Die Temperatur sinkt unter 36°, wenn hohes Fieber plötzlich abfällt, oder nach starken Blutungen, Operationen, bei bedrohlicher Herzschwäche (Untertemperatur, Kollapstemperatur).

Bei manchen Krankheiten beginnt das Fieber mit einem Schüttelfrost. Hierbei ziehen sich die Körpermuskeln, besonders am Kiefer, in fortwährenden krampfhaften Zuckungen zusammen, so daß der Körper geschüttelt wird und die Zähne klappern. Scüttelfröste können auch während einer Krankheit wiederholt auftreten.

Zur Messung dient das Thermometer (Wärmemesser). Es besteht aus einer luftleeren, haarfeinen, zugeschmolzenen Glasröhre, deren unteres Ende erweitert ist. In dieser Erweiterung befindet sich gewöhnlich Quecksilber. Dieses Metall dehnt sich bei Erwärmung gleichmäßig aus und ist darum zur Messung besonders geeignet. Wird das Quecksilber erwärmt, so steigt es in der Röhre hoch; bei Abkühlung sinkt es wieder herunter. Neben der Rohre befindet sich eine Einteilung nach Graden; beide sind von einem weiteren schützenden Glasrohr umschlossen.

Für die Wärmemessung geht man im allgemeinen von zwei Punkten aus: dem G e f r i e r - o d e r N u l l p u n k t, an dem das Wasser gefriert, und dem S i e d e p u n k t, an dem es siedet. Den Abstand zwischen beiden Punkten teilt man nach Celsius in 100^0; die ältere Einteilung in 80^0 nach Réaumur wird nicht mehr gebraucht.

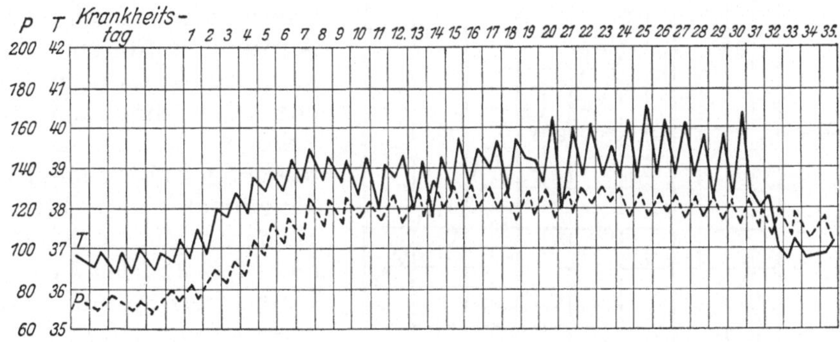

Abb. 68. Fieberkurve mit langsamem Anstieg und gleichmäßiger Höhe.

Die Eigenwärme des Menschen kann auf $41—42^0$ steigen und bis 35^0 sinken. Ein Thermometer zur Messung der Körperwärme braucht also nur den geringen Spielraum von $35—42^0$ zu umfassen. Da schon geringe Temperaturschwankungen für den Krankheitsverlauf eine Bedeutung gewinnen, sind die Grade noch in Zehntelgrade geteilt. Alle Fieberthermometer, die in den Handel gebracht werden, müssen nach reichsgesetzlicher Vorschrift amtlich geprüft sein.

Zur M e s s u n g d e r K ö r p e r w ä r m e legt man das untere Ende des Thermometers in die e n t b l ö ß t e, g u t a b g e t r o c k n e t e A c h s e l h ö h l e und läßt den Arm fest an die Brust, die Hand an die entgegengesetzte Schulter legen, damit das Quecksilber allseitig umschlossen ist. Nach 10 Minuten hat das langsam steigende Quecksilber den höchsten Stand erreicht. Dann liest man den Stand der Quecksilbersäule ab und entfernt das Thermometer wieder aus der Achselhöhle. Bei den jetzt ausschließlich gebrauchten Maximalthermometern bleibt die Quecksilbersäule auf dem erreichten Höhepunkt stehen, auch wenn das Thermometer aus der warmen Achselhöhle entfernt wird. Die sog. Minutenthermometer ergeben schon nach fünf Minuten den höchsten Stand.

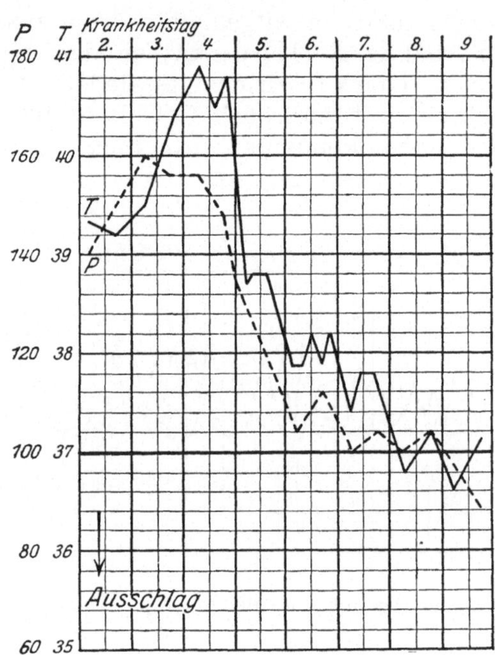

Abb. 69. Fieberkurve mit raschem Anstieg und Abfall.

Zur Messung der Körperwärme kann man das Thermometer auch in den After einführen, dazu muß es vorher mit Öl oder Vaseline eingefettet werden. Diese Art der Messung ist besonders bei Säuglingen und kleinen Kindern, die den Arm nicht fest andrücken, empfehlenswert. Man achte aber darauf, daß das Kind ruhig liegt, damit das Thermometer nicht im After zerbricht, und man halte das Thermometer während der Messung fest. Im After ist die Körperwärme schon nach fünf Minuten ermittelt. Die Aftertemperatur ist um etwa 0,5° höher als die Temperatur in der Achselhöhle. Vor und nach dem Gebrauch ist das Thermometer mit verdünntem Spiritus, Sublimat u. dgl. zu reinigen.

Auch im Munde kann die Körperwärme gemessen werden; sie ist hier um etwa 0,2° höher als in der Achselhöhle.

Vor dem Einlegen des Thermometers überzeugt man sich, ob die Quecksilbersäule mit ihrem obersten Ende auch unter 36,0° steht; sonst faßt man das Thermometer an seinem oberen Ende fest in die Faust und schleudert diese dann mit einem Ruck nach unten, wobei die Faust das Thermometer ganz festhält, so daß es nicht fortfliegen kann. Bei einiger Übung gelingt dies sehr bald.

Die Temperaturmessung wird mindestens zweimal täglich, am Morgen gegen 7 und am Nachmittag gegen 5 Uhr vorgenommen. In besonderen Fällen wird der Arzt häufigere Messungen anordnen. Die Messungen werden auf der Fiebertafel durch Punkte eingetragen, die Punkte durch Striche verbunden, so daß eine Kurve entsteht.

Die Fieberkurven zeigen in ihrem Verlauf Unterschiede. Bei einzelnen Krankheiten verläuft die Fieberkurve fast regelmäßig in derselben eigentümlichen Weise, so daß sie für die Krankheitsfeststellung mit verwertet werden kann. In leichten, rasch vorübergehenden Fällen ansteckender Krankheiten ist natürlich auch das Fieber wenig ausgesprochen, die Kurve kurz und nichtssagend. In allen schweren Fällen zeigt die Fieberkurve drei deutliche Abschnitte (Stadien): Anstieg, Höhe, Abfall oder Abstieg. Der Anstieg kann plötzlich oder erst in mehreren Tagen die Höhe erreichen. Die Zeitdauer der Höhe ist nach dem Krankheitsverlauf verschieden lang. Die Schwankungen zwischen Morgen- und Abendtemperatur betragen dabei nicht mehr als 1° (gleichmäßiges oder kontinuierliches Fieber), oder mehr als 1° (nachlassendes oder remittierendes Fieber), oder es wechselt Fieberanstieg mit normaler Temperatur im Laufe eines Tages (intermittierendes, aussetzendes Fieber).

Bei manchen Krankheiten sinkt die Temperatur ganz plötzlich und schnell zur Norm oder sogar darunter (Krisis), bei andern läuft sie allmählich in einem Zeitraum von mehreren Tagen ab (Lysis). Nimmt die Krisis einen günstigen Ausgang, so ist der Temperaturabfall begleitet vom Ausbruch eines warmen großperligen Schweißes, dem Eintritt ruhiger Herztätigkeit und ruhigen Schlafes. Niemals darf der Kranke in diesem Zustande gestört werden.

Begleiterscheinungen des Fiebers: Bei fieberhaften Krankheiten besteht immer eine erhöhte Tätigkeit der Organe, insbesondere auch der blutbildenden, und damit ein erhöhter Stoffwechsel; deswegen ist auch die Zahl der Pulsschläge und der Atemzüge vermehrt (erhöhter Bedarf an Sauerstoff).

Weitere Begleiterscheinungen sind: Kopfschmerzen, Kreuz- und Gliederschmerzen, gerötetes Gesicht, Durst, trockene Zunge und trockene Haut, häufig auch Schweißbildung, dunkler Urin,

Schlaflosigkeit, Benommenheit, die sich zur Bewußtlosigkeit steigern kann. Bei hohem Fieber treten oft Delirien ein: Der Kranke redet im Halbschlaf durcheinander; er hat wirre Traumbilder, Sinnestäuschungen, d. h. er deutet seine Wahrnehmungen falsch, sieht Erscheinungen, hört Geräusche, die nicht vorhanden sind. Gleichzeitig besteht häufig Unruhe, vermehrter Bewegungsdrang; der Kranke drängt aus dem Bett. In diesem Zustande bedarf er dauernder Aufsicht.

Puls.

Bei allen Kranken ist die Widerstandskraft des Herzens von größter Bedeutung. Zur Beurteilung der Herztätigkeit dient der Puls. Er kann an allen Stellen gefühlt werden, wo Schlagadern nahe unter der Haut liegen. Am besten fühlt man ihn an der Speichenschlagader (Radialpuls), dicht oberhalb des Handgelenks an der Beugeseite des Unterarms. Man legt Mittel- und Zeigefinger mit sanftem Druck auf die Haut und fühlt den stoßweisen Anschlag der Blutwelle. Auch jede andere oberflächliche Schlagader kann zum Pulsfühlen benutzt werden, wie die Schläfen- und Halsschlagader, die Fußschlagadern hinter dem inneren Knöchel und auf dem Fußrücken, wenn etwa die Unterarme unter einem Verband liegen oder fehlen. Schließlich kann man auch den Herzschlag selbst durch die auf die Gegend der Herzspitze aufgelegte Hand fühlen. Fühlt man den Pulsschlag weder an einer Schlagader noch am Herzen, so muß man versuchen, ob man den Herzschlag mit dem über der Herzspitze aufgelegten Ohre hören kann.

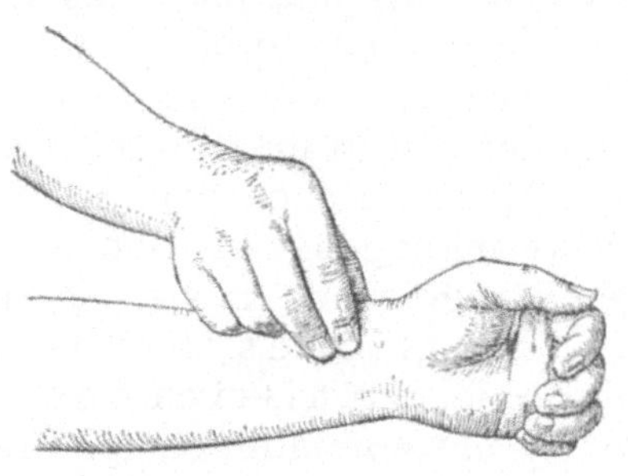

Abb. 70. Fühlen des Pulses.

Bei dem Fühlen des Pulses sind festzustellen:

a) Die Zahl der Pulsschläge. Ein gesunder Mensch hat in der Ruhe etwa 72 Schläge in einer Minute. Durch körperliche und geistige Erregungen, ebenso im Fieber kann die Zahl der Herzschläge sich erhöhen. Bei Fieber soll die Höhe der Körperwärme bei normalem Krankheitsverlauf der Pulszahl entsprechen, also bei 40° Körperwärme 120 Herzschläge in einer Minute; 72 Herzschläge bei 40° Temperatur sind Zeichen einer Störung des Krankheitsverlaufs.

b) Die Gleichmäßigkeit der Pulsschläge, sowohl in der Reihenfolge, indem ein Pulsschlag genau derselben Zeitfolge auf den anderen folgt, wie auch in dem Ausschlag der Pulswelle selbst. Dieser soll ebenfalls immer gleich hoch sein.

c) Die Spannung des Pulses, also ob die Schlagader sich sehr weich oder prall gespannt (bis zur Härte) anfühlt.

Wir sprechen demnach von einem ruhigen Puls, von einem beschleunigten bzw. gleichmäßigen oder unregelmäßigen Puls, von einem weichen oder harten Puls. Der Puls kann auch hüpfend sein, indem die Pulswelle ganz schnell gegen den fuhlenden Finger an- und wieder abspringt. Ein schwacher und sehr rascher Puls zeigt immer einen ernsten Zustand von Herzschwäche an, besonders dann, wenn er unregelmaßig wird und aussetzt.

Zur genauen Feststellung des Blutdrucks dienen besondere Apparate (Blutdruckmesser nach Riva-Rocci u. a.).

Atmung.

Der gesunde Erwachsene macht etwa 16 ruhige, gleichmäßige Atemzüge in der Minute. Durch Erregung und Anstrengung wird die Atmung vorübergehend beschleunigt. Man zählt die Atemzüge an den Bewegungen des Brustkorbes.

Die Atmung kann bei Erkrankungen beschleunigt, oberflächlich, auffallend tief, verlangsamt, unregelmäßig, behindert sein. Eine Beschleunigung der Atmung zeigt nicht ohne weiteres eine Behinderung an. So ist die Zahl der Atemzüge immer vermehrt bei Fieber, ohne daß die Atmung dabei behindert ist. Behinderte Atmung bedeutet: der Kranke empfindet Luftmangel, Atemnot (Dispnoe); dabei ist zwar die Atmung gewöhnlich beschleunigt, sie kann aber auch nur vertieft sein. Bei Herz- und Lungenkrankheiten zum Beispiel, bei denen durch mangelhafte Herztätigkeit oder durch Ausfall größerer Lungenbezirke die Sauerstoffzufuhr beschränkt ist, besteht Atemnot und beschleugnigte Atmung.

Werden die oberen Luftwege verengt, so ist besonders die Einatmung erschwert, verlängert und oft von einem lauten, ziehenden Geräusch begleitet. Dies ist z. B. bei Kehlkopfdiphtherie der Fall. Starker Kropf, der die Luftröhre zusammendrückt, bewirkt eine ähnliche Erscheinung. Charakteristisch für diese mechanisch bedingte Atemnot sind bei der Einatmung mehr oder weniger starke Einziehungen in den Schlüsselbeingruben, in den Zwischenrippenräumen und in der Magengrube unter den Rippenbögen.

Die Ausatmung ist erschwert, wenn die Lunge erweitert und ihre Elastizität vermindert ist.

Bei hochgradiger Atemnot sitzt der Kranke mit ängstlichem Gesichtsausdruck, nach Luft ringend im Bett; die Atemhilfsmuskeln arbeiten angestrengt mit, das Gesicht ist bläulich verfärbt. Vorübergehende Anfälle hochgradiger Atemnot kennzeichnen die asthmatischen Zustände.

In besonderen schweren Fällen zeigt die Atmung ein eigentümliches Verhalten: die Einatmung wird allmählich tiefer, dann wieder flacher, darauf tritt eine Atempause ein (Cheyne-Stokessche Atmung).

Die Zahl der Atemzüge wird auf der Fiebertafel vermerkt.

Krankheiten der Atmungsorgane sind fast immer von Husten begleitet. Er kann durch einen Kitzel, z. B. im Rachen oder Kehlkopf, oder durch einen anderen Reiz bedingt sein (Reizhusten); in der Mehrzahl aller Fälle aber beruht er darauf, daß in den Luftwegen oder Lungen eine übermäßige krankhafte Absonderung stattfindet und entleert werden soll. Es ist zu beobachten, ob der Husten mit Auswurf einhergeht oder trocken ist, ob er hart, bellend, leise, unterdrückt ist, wie oft er sich wiederholt, ob er schnell vorübergeht oder lange, quälend und krampfhaft anhält. Auch auf geringes Hüsteln, das nur hin und wieder auftritt, ist zu achten. Die Menge des Auswurfs, seine Farbe: grau, gelb, grünlich, rostfarben; seine Beschaffenheit: dünnflüssig, dickflüssig, zäh, geballt, schleimig, eitrig, blutig; sein Geruch: fade, stinkend, muß bemerkt werden. Der Auswurf wird in einem mit Desinfektionslösung gefüllten und zugedeckten Speiglase gesammelt, damit ihn der Arzt sehen und beurteilen kann.

Ausscheidungen.

a) Stuhlgang.

Der gewöhnliche Stuhlgang ist geformt oder dickbreiig. Häufiger, dünner, schleimiger oder wässeriger Stuhl (Durchfall, Diarrhöe) ist immer ein Zeichen beschleunigter Darmtätigkeit und einer Darmerkrankung. Oft ist der Durchfall von krampfartigen Schmerzen im Leib (Koliken) begleitet. Bei Entzündungen des Dickdarms, z. B. bei Ruhr, besteht häufiger und schmerzhafter Drang zum Stuhl, obwohl schließlich nur noch etwas Schleim entleert wird (Stuhlzwang).

Verstopfung beruht am häufigsten auf einer Darmträgheit.

Die Farbe des Stuhls hängt in erster Linie von der aufgenommenen Nahrung ab. Bei gewöhnlicher gemischter Kost ist sie bräunlich, nach reichlichem Milchgenuß gelblich, nach dem Genuß von dunklen Kirschen, Heidelbeeren und bluthaltiger Nahrung schwarzbraun, nach grünem Gemüse schwarzgrün. Auch Arzneien färben mitunter den Stuhl, z. B. geben Wismut und Eisen Schwarzfärbung.

Fehlt die Gallenzufuhr im Darm (Verschluß der Gallengänge, Gallensteine), so sieht der Stuhl häufig infolge des Gehalts an unverdautem Fett weißlich oder grau aus.

Beimengungen von Blut, das aus dem Magen oder den oberen Darmabschnitten stammt, also verdaut ist, färben den Stuhl schwarz (teerartig). Wenn die Blutung aus der Nähe des Afters stammt, z. B. aus Hämorrhoiden — erweiterten Venen am After oder im unteren Mastdarm — oder aus einem Mastdarmkrebs, so bleibt die Blutfarbe unverändert.

Dem Stuhl kann auch Schleim oder Eiter beigemengt sein. Mitunter finden sich unverdaute Nahrungsmittel und Würmer (Wurmeier sind nur mikroskopisch nachzuweisen).

Zuweilen zeigt der Stuhlgang eine auffällige Form: bandförmig, bleistiftförmig, schafkotartig; das deutet auf krampfhafte Zusammenziehung des Darmrohres oder Verengerung durch eine Geschwulst.

Der gewöhnliche Geruch des Stuhls beruht auf der Zersetzung (Fäulnis) der Eiweißstoffe durch Darmbakterien. Fleischarme Kost, Milchkost, zuweilen auch Durchfall, vermindern den Geruch. Träge Darmtätigkeit, ungewöhnliche Gärungs- und Fäulnisvorgänge vermehren ihn.

Benommene Kranke lassen den Stuhlgang unter sich, sonst erfolgt unfreiwilliger Stuhlabgang bei Lähmung des Afterschließmuskels.

b) Harn (Urin).

Der normale Harn wird klar, bernsteingelb in einer täglichen Menge von 1—1½ Liter entleert (vgl. Harnuntersuchung). Die Menge der aufgenommenen Flüssigkeit ist natürlich von maßgebender Bedeutung für die Menge des Harns. Bei gewöhnlicher Flüssigkeitsaufnahme (etwa 1½ Liter täglich) ist auffallende Verminderung oder Vermehrung der Harnmenge ein Krankheitszeichen.

Bei starkem Schweiß und Durchfall ist die Menge vermindert, ebenso bei Fieber und bei Nieren- und Herzkrankheiten. Vermehrt ist die Menge namentlich bei der Zuckerkrankheit und bei einer bestimmten Form der Nierenerkrankung (Schrumpfniere).

Je geringer die Harnmenge ist, um so dunkler ist gewöhnlich die Farbe. Blutbeimengungen färben den Harn rötlich, fleischwasserartig. Auch Arzneien können die Farbe des Harns verändern. Wird Galle nicht in den Darm ausgeschieden, sondern in der Leber gestaut und vom Blut aufgenommen (Gelbsucht), so färbt sich der Harn bierbraun.

Trübungen des Harns werden durch Harnsalze oder Harnsäure oder aber auch durch Beimengungen von Eiter verursacht.

Bei Zuckerkrankheit ist Zucker im Harn nachzuweisen.

Bei Blasenkrankheiten werden die Kranken oft von schmerzhaftem Harndrang gequält. Es kommt vor, daß der Harn unfreiwillig abgeht (Blasenschwäche, Blasenlähmung) oder gar nicht gelassen werden kann (Harnverhaltung); bei benommenen Kranken ist immer auf die Harnentleerung zu achten, der Blasenstand über der Schamfuge zu kontrollieren.

Anhang: Harnuntersuchung.

Zur Feststellung einer Krankheit oder zu ihrer Beobachtung notwendige Untersuchungen von Blut, Auswurf, Harn, Stuhl, Magensaft usw. auszuführen ist Sache des Arztes oder im Krankenhaus der hierfür besonders vorgebildeten technischen Assistentin, jedoch muß jede Krankenpflegeperson in der Lage sein, die einfachen Harnuntersuchungen selbständig und zuverlässig auszuführen.

In der Krankenpflege ist die tägliche Menge des Harns zu messen, dabei ist auf sein Aussehen und seinen Geruch zu achten.

Bei der Untersuchung ist von jedem Harn festzustellen:

1. Die Reaktion: Sauer oder laugenhaft (alkalisch).
2. Das spezifische Gewicht, d. h. wieviel Gramm wiegt 1 Ltr. Harn.
3. Der Gehalt an Eiweiß.
4. Der Gehalt an Zucker.

Die Reaktion des normalen Harns ist gewöhnlich sauer. Zur Prüfung dient die Untersuchung mit Lackmuspapier. Blaues Lackmuspapier wird durch sauren Harn rot, rotes Lackmuspapier durch alkalischen Harn blau gefärbt. Neutrale oder alkalische Reaktion muß nicht ein Zeichen von Krankheit sein, es kann auch die Reaktion durch die Art der Ernährung bedingt sein. Nach reichlicher pflanzlicher Kost ist der Harn neutral oder gar alkalisch.

Normaler Harn, frisch gelassen, ist klar; er trübt sich nachträglich durch das Ausscheiden von Harnsalzen. Bei längerem Stehen zersetzt er sich unter Entwicklung von Ammoniak.

Bei Blasenerkrankungen kann der Harn sich bereits vor der Entleerung ammoniakalisch zersetzen.

Das s p e z i f i s c h e G e w i c h t einer Flüssigkeit gibt das Verhältnis derselben zu dem Gewicht der gleichen Menge von Wasser an. Eine Flüssigkeit vom spezifischen Gewicht 1,5 ist also eineinhalbmal so schwer wie Wasser.

Das spezifische Gewicht des Harns wird mittels des Urometers gemessen. Dies ist eine Eintauchspindel, ähnlich einem Thermometer, das am unteren Ende mit Quecksilber beschwert ist. Das Urometer wird in einen mit dem zu prüfenden Urin gefüllten Zylinder eingetaucht; an einer Marke wird die Eintauchtiefe abgelesen. Das spezifische Gewicht des normalen Harns schwankt zwischen 1,005 und 1,030 (für gewöhnlich bezeichnet als 1005 und 1030). Je größer der Gehalt des Harns an festen Bestandteilen ist, um so höher ist das spezifische Gewicht.

E i w e i ß p r o b e. Der Harn eines gesunden Menschen ist frei von Eiweiß. Zuweilen finden sich aber auch beim Gesunden nach reichlichen Mahlzeiten und großen körperlichen Anstrengungen Spuren davon. Im allgemeinen ist der Gehalt von Eiweiß im Harn das Zeichen für eine Erkrankung der Nieren.

Vor jeder chemischen Untersuchung wird der Harn filtriert. Soll Sammelharn längere Zeit aufbewahrt werden, so setzt man ihm einige Kristalle Thymol zu oder überschichtet ihn mit Chloroform oder Toluol.

Die einfachste Eiweißprobe ist die K o c h p r o b e. In ein Reagenzglas wird so viel filtrierter Harn eingegossen, daß etwa ein Viertel des Röhrchens gefüllt ist. Dann erhitzt man den Harn über einer Spiritus- oder Gasflamme. Ist Eiweiß vorhanden, so tritt nach dem Kochen eine Trübung ein, die nach dem Zusatz von einigen Tropfen verdünnter Essigsäure nicht verschwindet. Alkalischer Harn ist vor der Kochprobe mit einigen Tropfen verdünnter Essigsäure anzusäuern.

Statt der Essigsäure kann man den in jedem Haushalt vorhandenen Speiseessig benutzen. Auf diese Weise läßt sich in jedem Haushalt eine Eiweißreaktion mit Sicherheit durchführen.

Unabhängig von der Kochmöglichkeit ist die Sulfosalizylsäureprobe. Man gibt zu dem zu ein Viertel mit Harn gefülltem Reagenzglas ein bis zwei Tropfen 20 %ige Sulfosalizylsäure. Bei Trübung ist die Probe positiv. Sie ist besonders empfindlich.

Um die Menge des im Harn enthaltenen Eiweißes zu bestimmen, benutzt man den Esbachschen Eiweißmesser. Hierzu ist ein besonderes Probierröhrchen erforderlich. Es wird zuerst bis zur Marke U (Urin) mit filtriertem Harn, dann bis zur Marke R (Reagens) mit dem fertig käuflichen Esbachschen Reagens gefüllt. Dann wird das Probierröhrchen mit dem Gummistopfen verschlossen und gut durchgeschüttelt; nach 24 Stunden wird die Niederschlagsmenge abgelesen. Die auf dem Probierröhrchen eingeätzten Zahlen geben den Eiweißgehalt in Promille an.

Zuckerprobe. Der Harn eines gesunden Menschen ist frei von Zucker. Nur nach sehr großen Kohlehydratmahlzeiten oder einmaligem übermäßigem Genuß von Zucker findet sich vorübergehend Zucker im Harn. Der Harn Zuckerkranker wird meist in reichlicher Menge entleert, bei verhältnismäßig hohem spezifischem Gewicht.

a) Probe nach Nylander. Dem Harn wird im Reagenzglas ein Zehntel seiner Menge fertige Nylandersche Lösung zugesetzt. Dann wird gekocht. Ist Zucker vorhanden, so entsteht ein schwarzer Niederschlag. Die Nylandersche Probe ist wohl die gebräuchlichste; sie ist auch sehr empfindlich. Sie ist aber positiv nach Gebrauch mancher Arzneimittel, z. B. Salol, Antipyrin, Sulfonal, nach Gebrauch von Rhabarber oder Sennestee. Darum ist der positive Ausfall der Nylanderschen Probe nicht sicher beweisend für Zucker.

b) Probe nach Trommer. In ein Reagenzglas mit 5—8 ccm Harn werden etwa 2 ccm 10%iger Kali- oder Natronlauge zugesetzt, dann fügt man unter kräftigem Schütteln tropfenweise eine 10%ige Lösung von Kupfersulfat hinzu, bis die hellblaue Lösung sich eben anfängt zu trüben. Jetzt erhitzt man die Mischung, am besten an der Oberfläche der Flüssigkeit, bis zum beginnenden Sieden. Ist Zucker vorhanden, so bildet sich zuerst an der erwärmten Stelle eine gelbliche Trübung, die sich bald über die ganze Flüssigkeit verbreitet und sich als gelber oder roter feinkörniger Niederschlag absetzt. Die Trommersche Probe ist unter Umständen in sehr harnsäurereichem Harn positiv, auch wenn kein Zucker vorhanden ist.

c) Probe nach **Fehling**. Man mischt von den beiden Lösungen I und II gleiche Teile und bringt sie zum Kochen. Dann bringt man aus einem zweiten Reagenzglas etwas Urin hinzu, bei Vorhandensein von Zucker tritt eine gelbrote Färbung auf. Die Fehlingsche Probe hat die geringste Anzahl von Fehlerquellen.

d) **Gärprobe**. Man mischt in einem Reagenzglas Harn mit einem erbsengroßen Stück frischer Preßhefe unter Umschütteln und füllt die Mischung in ein sogenanntes Gärungsröhrchen, das mit Quecksilber abgeschlossen wird. Im Brutschrank entwickelt sich aus dem Zucker Kohlensäure. Aus der Menge der innerhalb 24 Stunden entwickelten Kohlensäure kann man dann den Zuckergehalt berechnen.

Die **Menge** des Zuckers kann noch mit Hilfe eines Polarisationsapparates gemessen werden.

Auf besondere Anordnung des Arztes können auch von Krankenpflegepersonen noch einzelne andere einfach auszuführende Harnuntersuchungen vorgenommen werden.

a) Probe auf **Azeton**. Azeton tritt bei schwerer Zuckerkrankheit im Harn auf. Es wird durch die **Legalsche Probe** festgestellt. Dem Harn werden einige Tropfen einer frisch zubereiteten wässerigen Lösung von Natriumnitroprussid zugefügt und ein Tropfen Ammoniak- oder Natronlösung. Die nun tiefrot gefärbte Flüssigkeit wird mit Eiessig versetzt. Bei Vorhandensein von Azeton wird die Farbe burgunderrot, bei negativem Ausfall verschwindet die rote Farbe.

b) **Diazoprobe**. Hier sind zwei Lösungen erforderlich, Diazo I und Diazo II. Zwei Tropfen der Lösung I werden mit 5 ccm der Lösung II vermischt. Dazu kommt die gleiche Menge Harn und ein Achtel der Gesamtmenge Ammoniak. Für die Diazoprobe sind meist besondere Röhrchen im Gebrauch, auf die eine entsprechende Einteilung eingeätzt ist.) Nach kräftigem Schütteln entsteht bei positiver Diazoprobe ein roter Schaum. Ist die Farbe des Schaums gelb, so ist die Reaktion negativ.

c) **Urobilin und Urobilinogen**. Bei Störung der Lebertätigkeit treten im Harn Urobilin und Urobilinogen auf. Man versetzt den Harn mit der gleichen Menge 10%igem Zinkazetat und filtriert. Bei positiver Urobilinreaktion leuchtet die Flüssigkeit nach einigen Minuten grün auf bei seitlichem Einfall von Licht (Fluoreszenz). Setzt man dem Harn einige Tropfen Ehrlichs Reagens zu, so tritt bei vermehrtem Urobilinogengehalt in der Kälte Rotfärbung auf.

d) **Gallenfarbstoff**. Bei ausgesprochener Gelbsucht tritt Gallenfarbstoff in den Harn aus. Überschichtet man den Harn mit einer 1%igen Jodtinktur, so tritt an der Berührungsstelle ein grüner Ring auf.

Schlaf.

Der Schlaf ist namentlich bei fieberhaften Krankheiten häufig gestört oder unruhig. Der gesunde Mensch hat einen ruhigen Schlaf und ist durch äußere Einwirkung meist leicht zu erwecken und schnell munter. Kranke sind oft vor dem Einschlafen unruhig, fahren auch im Schlaf auf und erwachen, wobei die Atmung beschleunigt sein kann. Schlafsucht kann andererseits ein gefahrdrohender Zustand sein. Hoch fieberhafte Kranke haben während des Schlafs oft Delirien, sprechen vor sich hin, phantasieren, sind unruhig oder liegen auch manchmal benommen, völlig zusammengesunken, leise vor sich hinmurmelnd auf demselben Fleck.

Entzündungen.

Entzündungen entstehen sowohl an den Organen wie auch an äußeren Wunden durch das Eindringen von Krankheitskeimen in den Körper. Die Entzündung ist eine Abwehrvorrichtung des Körpers, um die eingedrungenen Krankheitserreger bzw. deren Gifte aufzufangen und unschädlich zu machen. Die Entzündung hat vier Hauptmerkmale: Rötung, Hitze, Schwellung, Schmerz (vgl. S. 290).

Ohnmacht.

Ohnmacht ist eine rasch eintretende Bewußtlosigkeit, die durch Blutleere des Gehirns hervorgerufen wird. Der Puls ist klein und meist langsam, die Atmung oberflächlich. Legt man den Kopf des Ohnmächtigen tief, um die Blutzufuhr zum Gehirn zu begünstigen, so kehrt das Bewußtsein bald zurück. Schwache und blutleere Menschen, Genesende, die nach langem Krankenlager zum erstenmal aufstehen, besonders aber auch Kranke, die große Blutverluste erlitten haben, werden leicht ohnmächtig.

Kollaps.

Mitunter tritt im Verlauf schwerer Krankheiten, im Anschluß an eine innere Blutung, ein plötzlicher Verfall der Kräfte auf. Der Puls wird klein und schnell, die Atmung beschleunigt, das Gesicht wird blaß, die Körperhaut kühl, die Temperatur sinkt. Zuweilen genügt auch eine geringe Anstrengung, um bei einem Kranken, der sich sonst leidlich befunden hat, einen solchen Kräfteverfall (Kollaps) hervorzurufen.

Erscheinungen besonderer Art.

Hauterscheinungen.

Die Haut kann mannigfaltige Veränderungen aufweisen Zunächst in der Farbe. Das Gesicht ist bei fieberhaften Krankheiten oft auffallend gerötet und zuweilen mit leichtem Schweiß bedeckt. Infolge schlechter Blutfüllung kann die Haut blaß bis wachsweiß sein. Die Blässe ist besonders an den Lippen, am Zahnfleisch oder an der Augenbindehaut auffallend, sie wird durch starke Blutarmut, Blutungen (Blutleere) oder durch Erkrankungen des Blutes verursacht. Besteht bei Krankheiten die Gefahr einer inneren Blutung, z. B. bei Typhus aus den Darmgeschwüren, so ist auf das Auftreten plötzlicher Blässe, die gewöhnlich auch von Pulsveränderungen begleitet wird, besonders zu achten.

Eine eigentümliche fahle, graue Farbe zeigt die Haut oft bei Krebskranken.

Die Haut kann gelb verfärbt sein (Gelbsucht); beginnende Gelbfärbung zeigt sich am deutlichsten an der weißen Lederhaut des Auges.

Die Haut kann im Gesicht, besonders an den Lippen, auch an den Fingern, bläulich verfärbt sein bei behinderter Atmung und schwacher Herztätigkeit (das Blut ist mit Kohlensäure überladen).

Schwarzblaue Hautverfärbungen, die allmählich in grünliche und gelbliche Flecken übergehen, finden sich nach stumpfer Gewalteinwirkung (Schlag, Stoß, Fall u. dgl.). Auch manche Hautkrankheiten bringen eine Verfärbung der Haut mit sich. Schließlich kann eine Hautverfärbung ihre Ursache in bestimmten Arzneimittelwirkungen oder in bestimmten Organerkrankungen haben.

Die gesunde Haut ist prall und elastisch. Bei erschlaffter Haut bleibt eine erhobene Falte einige Zeit stehen. Die Haut kann im ganzezn leicht gedunsen sein, z. B. bei Ausschlagskrankheiten. Sie kann aber auch durch eine Überfülle von Gewebsflüssigkeit teigig geschwollen sein, so daß Fingerdruck eine Delle hinterläßt. Die Schwellung wird dadurch verursacht, daß der Abfluß der Gewebsflüssigkeit (Lymphe) erschwert ist (Lymphstauung). Sie kann aber auch durch Verstopfung einer großen Hohlader bewirkt sein; dann tritt nämlich aus dem gestauten Blut übermäßig viel Blutflüssigkeit in das Gewebe. Oder die teigige Hautschwellung ist eine allgemeine, weil die Herz- oder Nierentätigkeit versagt. Bei hochgradiger allgemeiner Stauung findet sich auch in den Körperhöhlen Flüssigkeit.

Eine plötzliche Schwellung der Gesichtshaut, insbesondere der Augenlider, zeigt häufig den Beginn einer akuten Nierenentzündung an.

Entzündliche Schwellung siehe Entzündung (S. 290).

An den Beinen finden sich die Hautvenen häufig stark erweitert und geschlängelt: Krampfadern; stellenweise bilden sie große Knoten (Krampfaderknoten). Bei starker Ausbildung verursachen auch die Krampfadern Stauungen und Schwellungen an den Füßen und Unterschenkeln. Die Haut ist über den Krampfaderknoten häufig so verdünnt, daß die Krampfadern platzen und zu starken Blutungen führen können. Sehr oft entwickeln sich im Anschluß an die Krampfadern auch Geschwüre an den Unterschenkeln, die eine sehr geringe Neigung zur Heilung zeigen.

Lymphknoten.

Bei zahlreichen Krankheiten findet sich Schwellung der Lymphknoten, sie sind hart und rundlich, oft von erheblicher Größe; als Begleiterscheinung fieberhafter und entzündlicher Krankheiten sind sie immer sehr schmerzhaft. Sie zeigen sich auch besonders häufig bei Tuberkulose, Syphilis und Krebs. Ein Merkmal der syphilitischen Lymphknotenschwellung ist ihre Unempfindlichkeit.

Gelenke.

Eine akute Entzündung eines Gelenkes geht einher mit starker Schwellung und hochgradiger Schmerzhaftigkeit bei Bewegungsversuchen und bei Berührung. Besonders gefährlich sind eitrige Gelenkentzündungen im Anschluß an Verletzungen, die bis in das Gelenk hineinreichen. Akute Entzündung mehrerer Gelenke findet sich beim akuten Gelenkrheumatismus.

Bei chronischen Entzündungen ist die Schwellung nicht immer so stark ausgesprochen, auch die Schmerzhaftigkeit pflegt geringer zu sein. In vielen Fällen tritt hier eine allmählich zunehmende Versteifung des Gelenks ein (chronischer Gelenkrheumatismus). Auch die tuberkulöse Erkrankung der Gelenke, die meist nur an einem Gelenk auftritt, zieht sich über längere Zeit hin und hat einen ausgesprochen chronischen Verlauf. Viele Gelenkentzündungen neigen zu Rückfällen.

Verrenkungen, Verstauchungen. Bei direkten Gewalteinwirkungen (Stoß oder Schlag) oder bei indirekten (Fall) kann das eine Gelenkende gegen das andere so weit verschoben werden, daß die Gelenkflächen ihren normalen Kontakt miteinander aufgeben, die Gelenkverbindung gelöst wird (Verrenkung). Dabei kommt es immer zu einer mehr oder weniger ausgedehnten Zerreißung der Gelenkkapsel und zu einer Blutung in und um das Gelenk. Die Gegend des verrenkten Gelenkes ist geschwollen. Das Gelenk ist auf Druck schmerzhaft, es kann nicht aktiv bewegt werden. Die äußere Form der Gelenkgegend ist gegenüber der Norm durch die Verschiebung der Gelenkenden verändert. Das betreffende Glied ist für gewöhnlich verkürzt, z. B. der Arm bei Verrenkung des Schultergelenkes. Es gibt auch angeborene Verrenkungen, z. B. eines oder beider Hüftgelenke (vgl. S. 108).

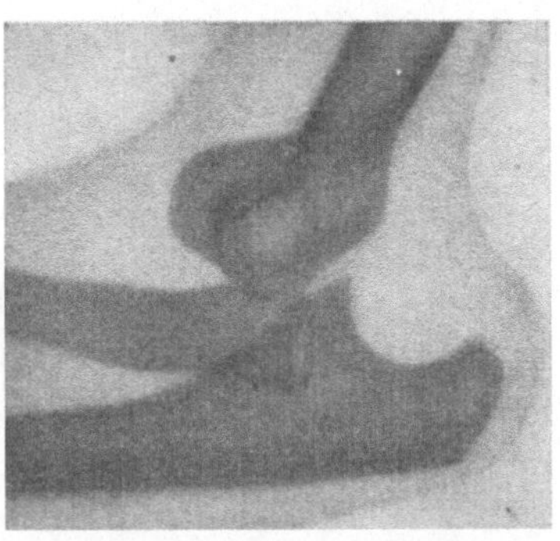

Abb. 71. Verrenkung des Ellbogengelenkes (Röntgenbild). Das Oberarmgelenkende liegt vor der Gelenkfläche des Unterarms.

Durch äußere Gewalteinwirkung kann ein Bluterguß im Gelenk entstehen, durch den die Gelenkgegend anschwillt. Das Gelenk ist bei Bewegungen und bei Betastung schmerzhaft, aber nicht so schmerzhaft wie bei einer akuten Entzündung.

Eine Verstauchung ist die Überspannung eines Gelenks. Dabei kann es zu einer Zerreißung der Gelenkkapsel und der Gelenkbänder kommen, mit Blutung, Schwellung und starker Schmerzhaftigkeit. Das Gelenk kann infolge der Schwellung und Schmerzhaftigkeit nicht bewegt werden, oder nur unter großen Schmerzen. Die Gelenkverbindung als solche ist aber nicht zerstört.

Knochen.

Von den Veränderungen am Knochensystem sind einige durch Erbanlagen vorbestimmt und nicht als eigentliche Krankheiten zu bezeichnen. Dazu gehört unter anderem die mangelhafte Entwicklung des knöchernen Brustkorbes, der bei manchen Menschen flach und schmal bleibt. Ein stark nach vorn vorspringendes Brustbein (Hühnerbrust) ist meist eine Folge der englischen Krankheit.

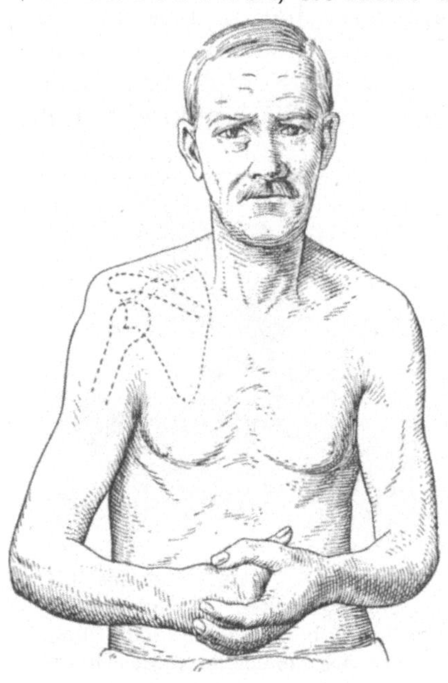

Abb. 72. Verrenkung des rechten Schultergelenks. Die Knochenumrisse sind punktiert. Der Oberarmkopf liegt nicht auf, sondern vor der Gelenkgrube des Schulterblattes.

Die englische Krankheit (Rachitis) beginnt in der Regel im Säuglings- oder Kleinkindalter. Sie ist eine Allgemeinerkrankung, deren auffallendes Zeichen eine Kalkarmut der Knochen ist. Dadurch verbiegen sich die Knochen bei Belastung, ja bereits durch den Muskelzug. Eine Folge der Kalkarmut ist auch die mangelhafte Verknöcherung an den Knorpelknochenzonen. Die Knochenlücken am Schädel (Fontanellen) bleiben auffallend lange offen und die Schädelknochen weich. An den Rippen finden sich am Übergang vom knöchernen zum knorpligen Teil Auftreibungen (rachitischer Rosenkranz), es finden sich Verdickungen der Gelenkenden, Verdickungen der Knochen, vor allen Dingen an den unteren Gliedmaßen. Die Zahnbildung ist in der Regel verzögert. Sie ist unregelmäßig. Die Zähne sind schlecht entwickelt und stehen vielfach falsch. Im späteren Entwicklungsalter ist die Rachitis selten, hier zeigen sich gewöhnlich nur die Folgeerscheinungen früherer Erkrankungen.

An der Wirbelsäule können die normalen Krümmungen vermindert oder vermehrt sein. Eine Abflachung der normalen Brustwirbelsäulenkrümmung oder gar ihre Umkehr in das Gegenteil (hohler Rücken), Verkrümmung nach der Seite (Skoliose) oder nach hinten (Kyphose). Diese Wirbelsäulenverbiegungen sind gewöhnlich eine Folge der englischen Krankheit. Die Tuberkulose der Wirbelkörper führt gleichfalls zu Formveränderung der Wirbelsäule. Bei ihr sinkt ein erkrankter Wirbel*körper* zusammen. Dadurch kommt es in der Regel zu einem mehr oder weniger starken *Knick*, der nach hinten vorspringt (Gibbus).

Knochenbrüche. Durch direkte oder indirekte Gewalteinwirkung auf den Knochen entstehen Trennungen des Knochengewebes, wenn die Gewalt größer ist als die Widerstandsfähigkeit des Knochens.

Man unterscheidet *vollständige* und *unvollständige* Knochenbrüche. Bei den unvollständigen ist der Knochen nicht vollständig durchtrennt, insbesondere ist die Knochenhaut unverletzt. Die äußerlich wahrnehmbaren Erscheinungen sind nicht besonders kennzeichnend. Die vollständige Durchtrennung solcher Knochen, die fest miteinander verbunden sind, z. B. am Schädel oder Becken, verursachen an der äußeren Form des Knochens kaum auffallende Veränderungen. Anders ist es bei vollständigen Brüchen der langen Röhrenknochen an den Gliedmaßen. Hier ist der Knochen an der Bruchstelle beweglich. Durch die Einwirkung der Gewalt im Augenblick des Unfalles oder durch Muskelzug werden die Bruchenden gegeneinander verschoben, unter Umständen die Bruchenden gegeneinander abgeknickt. Dadurch ist die *Form des Gliedes verändert.* Infolge der Blutung kommt es zu einer *Schwellung.* Kennzeichnend ist weiter der *Schmerz* und die *Unfähigkeit*, das gebrochene Glied zu bewegen.

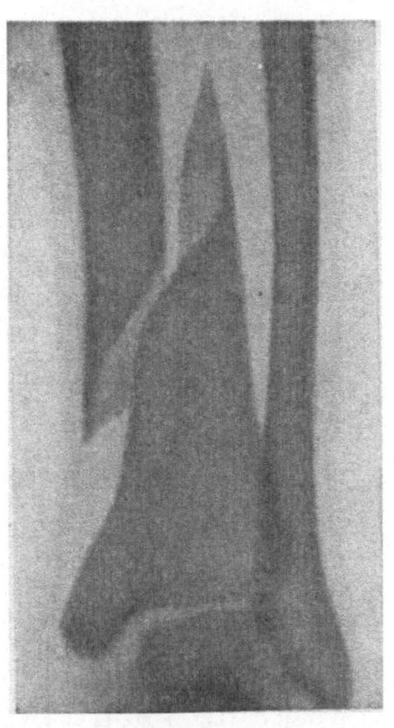

Abb. 73.
Bruch des Schienbeins
(Röntgenbild).

Bei der Heilung eines Knochenbruches birdet sich an der Bruchstelle ein neues verknöcherndes Gewebe (*Kallus*). Der Kallus wird zunächst im Übermaß gebildet, so daß an der Bruchstelle eine Verdickung entsteht. Das überflüssige Gewebe wird vom Körper wieder aufgesaugt, so daß sich die Verdickung allmählich zurückbildet.

Wenn sich die Bruchenden nicht knöchern vereinigen, sondern nur durch Bindegewebe, bleibt die Bruchstelle beweglich. Es entsteht ein sogenanntes falsches Gelenk (Pseudarthrose).

Besonders gefährlich sind diejenigen Knochenbrüche, bei denen neben der Knochenverletzung noch eine Wunde in der Haut und in den Weichteilen besteht, die mit der Bruchstelle in Verbindung steht (offene, sogenannte komplizierte Knochenbrüche). Die besondere Gefahr dieser Verletzungen liegt darin, daß eine etwa auftretende Infektion auch die Knochen an der Bruchstelle ergreift.

Angeborene Mißbildungen.

Für die Krankenpflege kommen nur diejenigen Mißbildungen in Betracht, die nicht von vornherein Lebensunfähigkeit bedingen, sondern durch operative oder orthopädische Behandlung gebessert werden können. Die wichtigsten sind:

Angeborener Klumpfuß. Hierbei steht der Fuß mehr oder weniger nach innen gedreht, so daß die innere Sohlenkante nach oben, die äußere nach unten zeigt, die Fußsohle also mehr oder weniger stark nach innen zu gerichtet ist.

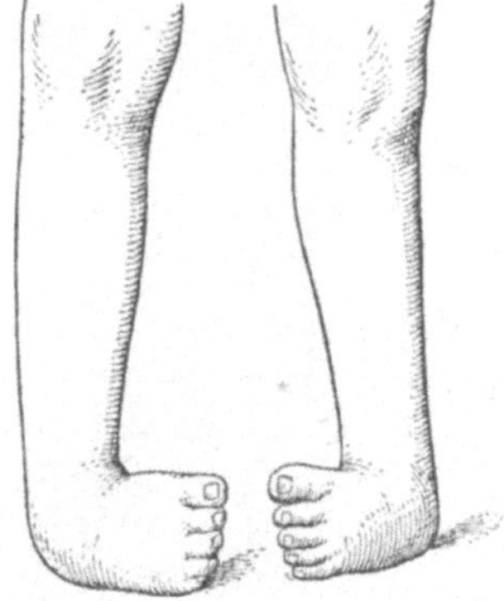

Abb. 74. Doppelseitiger Klumpfuß.

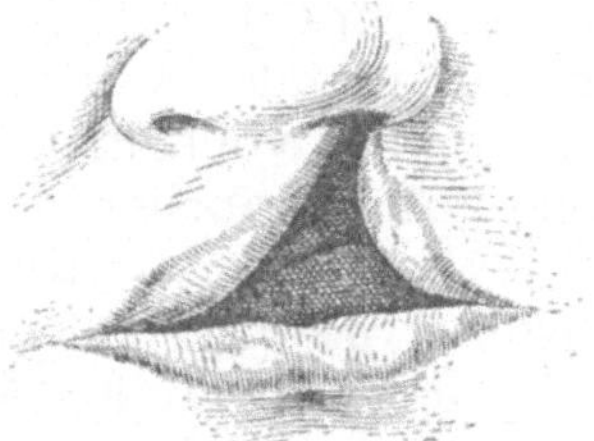

Abb. 75. Hasenscharte.

Angeborene Klumphand: Bei ihr fehlt am Vorderarm die Speiche zum Teil oder ganz. Die Hand steht speichenwärts stark abgeknickt.

Überzählige Finger. Verwachsungen einzelner Finger miteinander. Fehlen von Fingern.

Angeborener Schiefhals.

Angeborene Verrenkung des Hüftgelenkes, einseitig oder doppelseitig. Während die vorher aufgeführten Mißbildungen gleich bei der Geburt erkennbar sind, wird die angeborene Hüftgelenksverrenkung für gewöhnlich erst bemerkt, wenn das Kind zu laufen anfängt. Charakteristisch ist der stark hinkende, watschelnde Gang.

Spaltbildungen in der Oberlippe, einseitig oder doppelseitig (Hasenscharte).

Gaumenspalte. Hierbei ist der weiche und der knöcherne Gaumen in der Mittellinie nicht vereinigt. so daß Nase und Mundhöhle miteinander in Verbindung stehen. Beim Wolfsrachen geht der Spalt noch durch den Kieferbogen hindurch. Diese Mißbildungen erschweren die Ernährung der Neugeborenen, insbesondere das Saugen, ungemein.

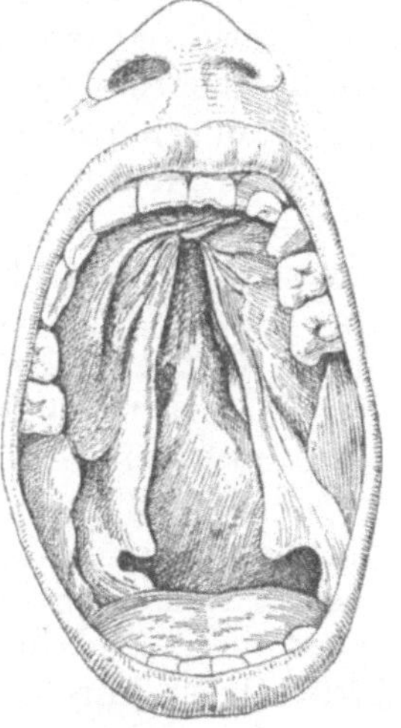

Abb. 76. Wolfsrachen.

Übermäßige Absonderung von Gehirnwasser (Wasserkopf).

Spaltbildungen am Schädel und an der Wirbelsäule.

Gehirn und Rückenmark, Nervensystem.

Auf Reizungen und Erkrankungen des Gehirns und des Nervensystems deuten: Zuckungen, Muskelzittern, Krämpfe, Lähmungen, Bewußtseinsstörungen.

Die Krämpfe treten entweder als kurze, rasch aufeinanderfolgende Muskelzuckungen (klonische Krämpfe) auf — wenn sie sich über den ganzen Körper ausdehnen, nennt man sie Konvulsionen. Oder sie bestehen in einer lange anhaltenden Zusammenziehung der Muskeln (tonische Krämpfe, Starre) —, wenn sie über den Körper verbreitet sind: Tetanus.

Eine Mischung beider Krampfformen findet sich bei der Epilepsie (Fallsucht). Bei den epileptischen Krampfanfällen besteht Bewußtlosigkeit, Starre der weitgeöffneten Pupillen, anfänglich Blässe, später blaurote Verfärbung des Gesichts. Häufig beißt sich der Epileptiker beim Krampfanfall in die Zunge, und oft erleidet er beim Hinfallen auch andere Verletzungen. Oft fühlt er aber auch den Anfall kommen und kann sich rechtzeitig sichern.

Bei Nervenkranken (Hysterikern) können ähnliche Anfälle auftreten, doch ist hier das Bewußtsein niemals ganz erloschen, und die Pupillen sind nicht starr; gewöhnlich verletzt sich der Kranke beim Anfall nicht.

Allgemeine Krämpfe treten zuweilen auch bei Schwangeren während der Geburt und im Wochenbett auf (Eklampsie), desgleichen bei akuten und chronischen Nierenkrankheiten.

Kinder zeigen häufig eine auffallende Neigung zu Krämpfen (Krampfbereitschaft).

Krämpfe einzelner Muskeln entstehen durch Überanstrengung, z. B. des Wadenmuskels beim Schwimmen.

Nervöse Menschen zeigen häufig Zuckungen der Gesichtsmuskulatur, insbesondere bei Erregungen. Zitterbewegungen finden sich auch bei alten Leuten und bei besonderen Nervenkrankheiten.

Gelähmt ist ein Muskel, dessen Bewegungsfähigkeit aufgehoben ist. Ein gelähmter Muskel magert ab. Schlaffheit und Abmagerung von Muskeln entstehen indessen auch ohne Lähmung bei längerem Nichtgebrauch; doch erholen sich solche Muskeln beim Gebrauch sofort wieder.

Lähmungen können auf einzelne Muskeln, Muskelgruppen, beschränkt sein. Sie können aber auch eine Hälfte des Körpers, einen Arm oder ein Bein oder beide Beine und beide Arme betreffen. Diese ausgedehnten Lähmungen beruhen immer auf Krankheiten des Rückenmarks und des Gehirns. Bei Lähmungen einer Gesichtshälfte sind die Augenlider oft unbeweglich, der Mundwinkel ist herabgesunken, die Zunge ist schwer beweglich, die Sprache vielfach behindert.

Die Reflexe der Haut (Schleimhaut) und Muskeln (Sehnen) sind bei verschiedenen Nervenkrankheiten gestört, entweder gesteigert oder herabgesetzt bzw. ganz aufgehoben. So können die Pupillen, die sich bei Lichteinfall verengen, starr sein. Der Hornhaut- und Bindehautreflex, der sich bei Berührung der Hornhaut oder Bindehaut in Lidschluß äußert, kann fehlen, ebenso der Würgreflex, der bei Berührung der Rachenschleimhaut auftritt. Der Kniescheibenreflex kann aufgehoben sein usf.

Auge.

Die Augenbindehaut ist bei einer Entzündung (Katarrh) gerötet und geschwollen; sie sondert schleimige oder schleimig-eitrige Flüssigkeit ab, die über Nacht eintrocknet und die Lidränder verklebt. Die Entzündungen der Bindehaut neigen zu chronischem Verlauf. Besonders gefährlich ist die Übertragung von Trippereiter auf die Augenbindehaut. Diese eitrige Entzündung entwickelt sich gewöhnlich sehr stürmisch, führt zu hochgradiger Schwellung und zum Verschluß der Lider. Der Eiter greift die Hornhaut an, bildet hier Geschwüre die häufig den Verlust des Auges oder infolge der Narbenbildung Blindheit verursachen.

Die Entzündungen der Bindehaut, noch mehr der Hornhaut, rufen Tränenträufeln und Lichtscheu hervor.

Schiefstellung der Augen (Schielen) wird durch Lähmung einzelner Augenmuskeln bewirkt. Nicht selten wird eine auffällige Vortreibung der Augäpfel beobachtet (Glotzauge).

Ohr.

Übermäßige Absonderung der Talgdrüsen im Gehörgang führt zur Bildung von braunen Pfröpfen von Ohrenschmalz, die schließlich den Gehörgang ausfüllen und Schwerhörigkeit bewirken.

Bei Schmerzen im Ohr ist in erster Linie an eine Mittelohrentzündung zu denken; sie schließt sich häufig an Entzündungen in der Mund- und Rachenhöhle an. Kleine Kinder verraten Schmerzen im Ohr durch häufiges Aufschreien und Weinen. Wird nicht rechtzeitig für Entleerung des Eiters durch Eröffnung des Trommelfells gesorgt, so kann die Eiterung auf die Hirnhäute übergreifen und zu tödlichem Ausgange führen. Bricht der Eiter von selber durch das Trommelfell durch — „das Ohr läuft" —, so nimmt die Krankheit oft einen chronischen Verlauf und beeinträchtigt die Hörfähigkeit.

Die Entfernung von Fremdkörpern aus dem Gehörgang muß immer dem Arzt überlassen werden, niemals darf der Versuch gemacht werden, sie mit Instrumenten zu entfernen (drohende Verletzung des Trommelfells).

Nase.

Eine entzündliche Schwellung (Katarrh) der Nasenschleimhaut, verbunden mit starker Absonderung, ist der Schnupfen. Bei manchen chronischen Entzündungen der Nasenschleimhaut haften an der geschrumpften Schleimhaut übelriechende Borken (Stinknase).

Mundhöhle.

Die Schleimhaut der Lippen, der Zunge und des Mundes ist bei fiebernden Kranken trocken und oft borkig belegt; auch Zähne und Zahnfleisch zeigen schmierigen Belag. Mitunter bilden sich in der Mundschleimhaut Geschwüre (Mundfäule) mit üblem Geruch aus dem Munde. Der Saum des Zahnfleisches zeigt sich entzündet, grau und schmierig belegt, oft auch geschwürig zerfallen und leicht blutend bei chronischer Quecksilber- und

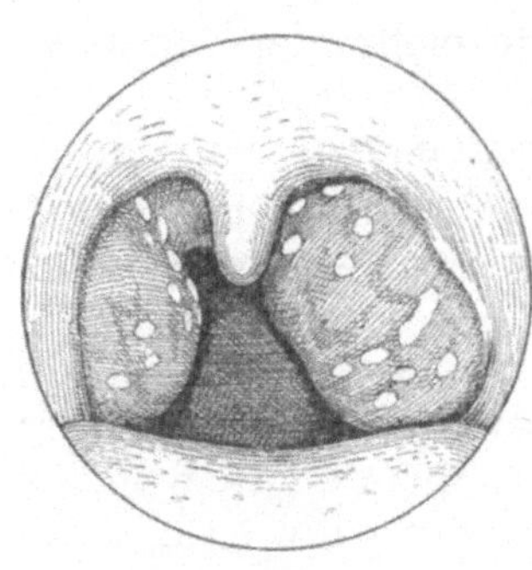

Abb. 77. Entzundliche Schwellung der Gaumenmandeln mit stippchenförmigen, eitrigen Belägen.

Bleivergiftung. Bei Umgang oder Behandlung mit Quecksilber bedarf es daher einer sorgfältigen Mundpflege. Mangelhafte Entwicklung der Zahnkronen und des Schmelzes, unregelmäßige Zahnstellung sind Folgen der englischen Krankheit.

Häufige Ursachen einer fieberhaften Erkrankung ist die Entzündung der Gaumenmandeln, die geschwollen und gerötet erscheinen und stippchenförmige eitrige Beläge zeigen. Dabei bestehen Schluckbeschwerden und gewöhnlich Anschwellungen der Lymphknoten am Halse (vgl. auch Diphtherie und Angina).

Magen- und Darmkrankheiten.

Hervortretende Zeichen einer Magenkrankheit sind Appetitlosigkeit, belegte Zunge, Übelkeit, Aufstoßen, Brennen in Speiseröhre und Schlund (Sodbrennen), Geruch aus dem Munde, Schmerzen in der Magengegend und Erbrechen.

Das Erbrochene besteht meist aus Speisebrei oder auch nur aus Schleim, der zuweilen gallig verfärbt ist. Das Erbrochene kann Blutbeimengungen enthalten, es kann aber auch nur aus Blut bestehen. Das Blut kann frisch, schwarzrot aussehen (Magengeschwür) oder bräunlich zersetzt und übelriechend sein (kaffeesatzärtiges Erbrechen bei Magenkrebs). Bei Tuberkulösen tritt nach einer Lungenblutung zuweilen Blutbrechen ein, wenn das Blut nicht ausgehustet, sondern verschluckt worden ist.

Erbrechen findet sich auch oft als Zeichen einer Gehirnkrankheit oder zu Beginn einer Infektionskrankheit, z. B. Scharlach. Heftige Leibschmerzen mit Erbrechen und Verhaltung von Stuhl und Winden und sichtlichem Verfall des Kranken deuten auf Darmverschluß oder Darmlähmung bei Bauchfellentzündung. Bei Darmverschluß ist der Durchgang im Darm an irgendeiner Stelle unterbrochen, Darminhalt und Gase können nicht weiterbefördert und entleert werden, stauen sich oberhalb der Verschlußstelle und treiben Därme und Bauch auf. Die Ernährung des Darmes an der Verschlußstelle stockt, der Darm wird hier brandig; Bakterien wandern aus dem Darm aus und erzeugen eine eitrige, rasch zum Tode fühıende Bauchfellentzündung. Eine häufige Ursache des Darmverschlusses ist die Einklemmung eines Bruches; die im Bruchsack liegende Darmschlinge ist in der Bruchpforte abgeschnürt.

Nicht immer setzen die Erscheinungen so stürmisch ein, zuweilen steigern sich die Beschwerden allmählich, dann riecht nach einiger Zeit das Erbrochene nach Kot.

Der Bauch kann bei Magen- und Darmleiden eingezogen oder aufgetrieben sein. Ersteres bei starken Durchfällen, letzteres bei starker Gasfüllung (Meteorismus), oder durch Flüssigkeitsansammlung in der Bauchhöhle (Aszites).

Krankheiten der Drüsen mit innerer Absonderung.

Die große Bedeutung der Drüsen mit innerer Absonderung ergibt sich aus den Ausfallserscheinungen bei Erkrankungen dieser Drüsen. Nicht nur bestimmte Störungen im Nervensystem, Stoffwechsel und Wachstum werden dadurch ausgelöst, sondern die Harmonie aller körperlichen und seelischen Vorgänge wird gestört. Alle diese Störungen können bedingt sein durch eine Unterfunktion oder eine Steigerung der Tätigkeit dieser Drüsen. Die einzelnen Drüsen wirken auf die anderen Drüsen mit innerer Absonderung teils fördernd, teils hemmend ein, so daß die Erkrankung einer Drüse auch Störungen in der Tätigkeit anderer Drüsen hervorrufen kann.

Schilddrüse.

Ein völliges Versagen der Schilddrüsenfunktion, z. B. beim Fehlen der Drüse infolge operativer Herausnahme, führt zu dem besonders bei Frauen vorkommenden Myxoedem. Dieses besteht in einem Darniederliegen aller Lebensvorgänge, geistiger Stumpfheit, Verlangsamung des Stoffwechsels, eigenartigen Hautveränderungen in Form einer polsterartigen Schwellung der Haut im Gesicht, am Nacken, Hand- und Fußrücken. Abweichend vom gewöhnlichen Ödem hinterläßt der Fingerdruck keine Delle. Die Haut der Myxödemkranken ist trocken, der Puls langsam, die Körpertemperatur abnorm niedrig.

Den Gegensatz zum Myxödem bildet die Basedowsche Krankheit, welche auf einer Steigerung der Schilddrüsentätigkeit beruht. Hierbei findet sich eine große Erregbarkeit des ganzen Nervensystems. Der Stoffwechsel ist stark beschleunigt, die Schilddrüse meist vergrößert. Die Augen zeigen in leichten Fällen einen besonderen Glanz, in ausgeprägten Fällen treten die Augäpfel immer mehr vor, bis ausgesprochenes Glotzauge entsteht. Die Krankheit wird deswegen auch als Glotzaugenkrankheit bezeichnet. Trotz oft guten Appetits kommt es zu hochgradiger Abmagerung mit allgemeinem Kräfteverfall und Herzschwäche. Vermehrte Hautfeuchtigkeit, Pulsbeschleunigung und leichte Erhöhung der Körpertemperatur sind charakteristisch für die Überfunktion der Schilddrüse.

Nebenschilddrüsen.

Die an der Hinterfläche der Schilddrüse gelegenen vier Nebenschilddrüsen haben enge Beziehungen zum Kalkstoffwechsel. Beim Fehlen oder infolge von Schädigungen dieser Drüsen sinkt der Kalkgehalt des Blutes ab, was Krampfzustände nach sich ziehen kann. Bei geschwulstartiger Vergrößerung einer Nebenschilddrüse treten charakteristische Knochenerkrankungen als Ausdruck der gesteigerten Tätigkeit dieser Drüse auf.

Thymusdrüse.

Sie hat Beziehungen zum Körperwachstum. Nach Abschluß des Wachstums bildet sie sich regelmäßig zurück. Erfolgt dieser Rückgang vorzeitig, dann kann Zweigwuchs mit auffallender Knochenbrüchigkeit die Folge sein. Bei Kindern, welche aus ganz geringfügigen Ursachen heraus plötzlich starben, fand man nicht selten eine abnorm große Thymusdrüse.

Nebennieren.

Ihre Zerstörung, meist infolge von tuberkulöser Erkrankung, führt zur Bronzekrankheit mit Braunfärbung der Haut, größter Kraftlosigkeit, Abmagerung und erheblichem Absinken des Blutdrucks.

Langerhanssche Inseln der Bauchspeicheldrüse.

Ihr Hormon stellt das Insulin dar, dessen Bedeutung für den Kohlehydratstoffwechsel bei der Besprechung der Zuckerharnruhr erörtert wird.

Hypophyse.

Diese dem Gehirn anhängende Drüse gliedert sich in einen vorderen und hinteren Anteil. Hormone des Vorderlappens üben einen bestimmenden Einfluß auf das Wachstum und auf die Entwicklung der Keimdrüsen aus. Eine gesteigerte Funktion des

Vorderlappens führt im Kindes- und Jugendalter zum Riesenwuchs. Setzt die Überfunktion erst ein, wenn das Wachstum zum Abschluß gekommen ist, dann bildet sich eine Vergrößerung bzw. Verbreiterung aller sogenannten Gipfelteile (Hände, Füße, Nase, Zunge, Unterkiefer) aus, und dieses Zustandsbild wird als Akromegalie bezeichnet. Leichte akromegale Erscheinungen treten normalerweise während der Schwangerschaft auf, während welcher auch eine Schwellung der Hypophyse nachweisbar ist. Verkümmert der Vorderlappen der Hypophyse oder fällt er einem zerstörenden Krankheitsprozeß zum Opfer, dann beobachtet man bei Kindern einen Zwergwuchs, bei Erwachsenen eine fortschreitende schwere Abmagerung. Im ersteren Fall bleibt die Entwicklung der Keimdrüsen aus, im letzteren verfallen diese einer Rückbildung. Hormone des Hypophysenhinterlappens wirken erregend auf die Muskulatur des Darms und der Gebärmutter. Auch wird der Wasser- und Kochsalzhaushalt des Körpers durch ein Hormon des Hinterlappens beeinflußt, und es kommt zur Ausscheidung abnorm großer Mengen dünnen, hellen Harns, wenn der Hinterlappen der Hypophyse zerstört ist. Diese Kranken leiden unter einem überaus heftigen Durst.

Keimdrüsen.

Ihr Fehlen oder ihre Verkümmerung hemmt das Körperwachstum, verhindert die Entwicklung der typischen Geschlechtsmerkmale und beeinflußt das geistige und seelische Leben. Das allmähliche Nachlassen der Keimdrüsentätigkeit bei der Frau bedingt das „Klimakterium", welches durch Aufhören der Regelblutung, durch Hitzewallungen, Angstgefühle, Ohnmachtsanfälle und reizbare seelische Stimmungslage gekennzeichnet ist. Werden die Eierstöcke einer Erkrankung wegen vor dem natürlichen Eintritt des Klimakteriums operativ entfernt oder in ihrer Funktion durch Röntgenbestrahlungen gehemmt, so setzen die klimakterischen Erscheinungen gewöhnlich in einer schweren Form ein, unter der die Kranken sehr leiden.

Von den

Krankheiten des Stoffwechsels

ist die wichtigste die Zuckerharnruhr (Diabetes mellitus), die auf einer Störung in der Bildung und im Verbrauch des Zuckers im Körper beruht. Sie ist eine Konstitutionskrankheit, bei der erbliche Anlagen und hormonale Einflüsse eine große Rolle spielen. Deshalb tritt sie auch oft gemeinsam mit anderen auf Erbanlage beruhenden Krankheiten auf, wie Fettsucht, Aderverkalkung und Gicht. Familienweises Vorkommen ist nicht selten. Erkrankungen bestimmter Organe, wie der Bauchspeicheldrüse, der Leber und der Hypophyse, können Diabetes hervorrufen. Das von der Bauchspeicheldrüse gebildete Hormon, Insulin, wirkt hemmend auf die Bildung von Zucker aus dem Glykogen der Leber ein, während das Hormon der Nebenniere (Adrenalin) mobilisierend wirkt.

Kennzeichnend für Zuckerharnruhr ist die Zunahme des Urins, die oft ganz beträchtlich ist, bis zu acht Litern täglich und mehr, wobei das spezifische Gewicht des Urins erhöht ist. Es muß dabei stets die ganze Urinmenge während 24 Stunden gemessen werden; die Zuckermenge wird aus dem gemischten Urin bestimmt.

Den im Verlaufe des Diabetes gefürchtetsten Zustand stellt das K o m a d i a b e t i c u m dar. Dieses kann plötzlich einsetzen und in wenigen Stunden tödlich enden. Häufig gehen aber leichtere Erscheinungen voran, Müdigkeit, Gähnen mit Aufseufzen, Unruhe, Wadenkrämpfe, Gliederschmerzen, Appetitmangel. Die Atmung wird beschleunigt und vertieft, die Atmungsluft riecht nach Azeton, der Puls wird rasch, schließlich tritt Bewußtlosigkeit auf. Durch Insulingaben läßt sich der tödliche Ausgang meist vermeiden, der Zustand ist aber stets sehr bedrohlich und erfordert die größte Aufmerksamkeit der Pflegeperson schon bei den Anfangserscheinungen.

In gleicher Weise ist auch die Insulinwirkung zu überwachen. Durch Überdosierung können gefährliche Zustände eintreten, wie Schwäche, Schwindel, motorische Unruhe, Gähnen, Schwitzen, Heißhunger, Verwirrtheit, Benommenheit, Krämpfe, schließlich der Tod. Besonders gefährdet sind Kinder und Jugendliche. Die Krankenpflegeperson soll deshalb stets Traubenzuckerlösungen, Zuckerwasser oder Zuckerlimonaden bereithalten, um diesen Zuständen schon in ihrem Beginn entgegenzuwirken.

Von anderen Stoffwechselkrankheiten seien noch die Gicht und die Fettsucht erwähnt.

Die Gicht

tritt in der Regel zum erstenmal in Form eines nächtlichen Anfalles von sehr schmerzhafter Entzündung im Grundgelenk einer der beiden großen Zehen auf. Das Gelenk schwillt an und wird hochrot. Die Schmerzen sind oft unerträglich. Später können auch andere Gelenke befallen werden, die dann dauernd verdickt bleiben können, namentlich an den Händen, die oft knollige Verdickungen aufweisen und in ihrer Gebrauchsfähigkeit schwer behindert sind. Diese Verdickungen finden sich zumal bei nicht behandelten Fällen. Bei chronischer Gicht finden sich als charakteristische Erscheinung sogenannte Tophi besonders an den Ohrmuscheln als schmerzlose, weißliche Knötchen von Stecknadelkopf- bis Erbsengröße. Sie sind Ablagerungen von harnsauren Salzen (Uraten). Die Gicht ist eine ausgesprochen erbliche Krankheit.

Die Fettsucht

besteht in krankhafter Zunahme des Körperfettes, die teils als Folge übermäßigen Essens, teils auf Abweichungen bestimmter Drüsen mit innerer Sekretion beruht. Die Gefahren der Fettsucht liegen in der damit meist verbundenen Herzschwäche. Entfettungskuren dürfen nur auf ärztliche Anordnung und unter ärztlicher Kontrolle vorgenommen werden. Insbesondere ist vor dem Gebrauch nicht ärztlich verordneter Drüsenpräparate zu warnen. (Siehe auch S. 185.)

Krankheiten des Herzens und der Gefäße.

Eine Leistungsschwäche des Herzens führt zu Stauungen in dem Teil des Gefäßsystems, welcher dem leistungsschwachen Herzabschnitt vorgelagert ist. Versagt das linke Herz, dann ist dieses nicht imstande, die ihm durch die Lungenvenen zuströmenden Blutmengen hinreichend weiterzubefördern und dadurch kommt es zur Blutstauung im Lungenkreislauf. Atemnot, besonders bei körperlichen Anstrengungen, in schweren Fällen aber auch bereits im Liegen, ist die Folge. Gestaltet sich die Lungenstauung sehr hochgradig, dann kann ein Austritt von Blutflüssigkeit in die Lungenbläschen stattfinden, wodurch das Krankheitsbild des Lungenödems entsteht. Hörbares Rasseln in den Luftwegen des von heftigster Atemnot gequälten Kranken und blutig-schaumiger Auswurf kennzeichnen diesen Zustand. Beim Nachlassen der Leistung des rechten Herzens staut sich das Blut in den großen Venen, die in den rechten Vorhof einmünden, an. Die Stauung pflanzt sich dann immer weiter stromaufwärts fort, so daß es auch zur Blutstauung in der Leber und in den Venen des ganzen großen Körperkreislaufs kommt. Infolge davon treten Schwellungen (Ödeme) in den Füßen und Beinen, auch in den Händen und Armen auf. Druck auf die Schwellungen läßt eine Delle zurück. Die Stauung kann auch zu Ergußbildungen in der Bauchhöhle und in den Rippenfellräumen führen.

Die Ursachen einer Leistungsschwäche des Herzens können mannigfacher Art sein. Bei langdauerndem hohem Blutdruck ist das Herz stark überlastet, weil es sein Blut immer gegen den erhöhten Widerstand im Gefäßsystem entleeren muß. Veränderungen am Klappenapparat (Herzklappenfehler) bedingen stets eine Mehrarbeit eines Herzabschnitts. Verengerungen eines Klappenrings bedeuten ein Strömungshindernis, dessen Überwindung dem Herzen Mehrarbeit aufbürdet. Bei Schlußunfähigkeit eines Klappenrings strömt Blut, das den Klappenring bereits passiert hat, rückläufig wieder durch den schlußunfähigen Klappenring. Die nutzlos hin und her pendelnde Blutmenge steigert die Arbeit des Herzens. Gegenüber solchen Mehrbelastungen kann die Muskulatur des Herzens mit der Zeit versagen. Leistungsschwach kann ein Herz auch dadurch werden, daß seine Muskulatur einem entzündlichen Krankheitsprozeß unterliegt oder infolge einer krankhaften Veränderung der Herzkranzgefäße ungenügend mit Blut versorgt wird. Entzündliche Herzerkrankungen stellen sich häufig im Zusammenhang mit Infektionskrankheiten ein. Besonders oft wird das Herz bei der Diphtherie und beim Gelenkrheumatismus geschädigt. Letzterer verursacht in zahlreichen Fällen die bleibenden Herzklappenfehler.

Die dauernde aufmerksame Überwachung des Pulses (s. S. 94) und der Atmung (s. S. 95) durch die Pflegerin ist für die ärztliche Beurteilung eines Herzanfalles und für die darauf sich aufbauenden Behandlungsmaßnahmen von großer Wichtigkeit. Die laufende Kontrolle des Körpergewichts gibt darüber Aufschluß, ob sich Ödeme verstärken oder zurückbilden, nachdem jeder Liter zurückgehaltener Flüssigkeit das Körpergewicht um ein Kilogramm vermehrt.

In pflegerischer Beziehung ist zu betonen, daß eine erschwerte Atmung bei Herzkranken deren Lagerung mit erhöhtem Oberkörper erfordert. Bei flacher Lage verstärkt sich das Gefühl von Atemnot. In schweren Fällen bringt sogar erst das Sitzen in einem bequemen Lehnstuhl Erleichterung. Bei Kranken mit Herzwassersucht ist die Flüssigkeitszufuhr auf einem sehr niedrigen Maß zu halten, besonders in den Nachmittags- und Abendstunden. Mit der Flüssigkeit muß auch der Kochsalzgenuß eingeschränkt werden, weil salzarme Kost entwässernd wirkt.

Unter den Krankheiten der Blutgefäße ist die wichtigste die Verkalkung der Schlagadern. Der Gehirnschlag ist häufig auf eine Verkalkung der kleinen Gehirnarterien zurückzuführen. Bei Verkalkungen der Herzkranzgefäße machen sich oft Anfälle von heftigsten Schmerzen in der Herzgegend mit Angstgefühl geltend (Angina pectoris). Zuweilen verursacht dieses Leiden plötzlichen Herztod (Herzschlag).

Erweiterungen der Venen (Krampfadern) finden sich vielfach an den Beinen. Ihre Gefahr beruht darauf, daß infolge der Verlangsamung des Blutstroms in den erweiterten Venen sich Gerinnsel bilden können (Thrombose). Die Abstoßung eines solchen Gerinnsels und seine Weiterbeförderung mit dem Blutstrom bedingt eine lebensbedrohliche Verstopfung von Lungenarterien (Lungenembolie). Plötzlich auftretende Atemnot, oft Schmerzempfindungen bei der Atmung Kollapserscheinungen und nicht selten blutiger Auswurf charakterisieren diesen Zustand. Notwendig ist die sofortige Zuziehung eines Arztes.

Krankheiten der Lunge und des Brustfells.

Zu unterscheiden ist zwischen den Erkrankungen der Luftröhre und ihren Verästelungen und Erkrankungen des eigentlichen Lungengewebes. Der akute Bronchialkatarrh ist ein sehr oft vorkommendes Leiden, meist durch Infektionen hervorgerufen, wobei Erkältungen häufig mitspielen. Aus dem akuten Bronchialkatarrh kann ein chronischer werden, dieser kann aber auch von vornherein in schleichender Form beginnen. Staubeinwirkungen durch verschiedene Berufe können die Ursache sein. Länger dauernde Bronchialkatarrhe sind tuberkuloseverdächtig, besonders wenn sie sich an eine Grippe anschließen.

Als Folgezustände von Lungenkrankheiten, die mit Schrumpfung des Lungengewebes einhergehen, können Erweiterungen der Bronchien (Bronchiektasien) auftreten, für welche heftige, besonders morgens auftretende Hustenanfälle charakteristisch sind mit Entleerung großer Mengen eines im Glase dreischichtigen Auswurfs, oben eine schaumig-schleimige Schicht, in der Mitte trübe Flüssigkeit und am Boden Eiter.

Anfälle krankhafter Zusammenziehung der feinen Bronchialäste rufen das Bronchialasthma hervor, bei dem konstitutionelle Bedingungen und Überempfindlichkeit gegenüber bestimmten Stoffen eine sehr wichtige Rolle spielen.

Unter den Erkrankungen des Lungengewebes sind die wichtigsten die Lungenentzündung und die Lungentuberkulose. Die Lungenentzündung tritt in zwei Formen auf, als katarrhalische Lungenentzündung (Bronchopneumonie) und als eine durch verschiedene Krankheitserreger hervorgerufene akut beginnende sogenannte kroupöse Pneumonie. Über letztere und Tuberkulose siehe Seite 150 und 135. Die Bronchopneumonie befällt vorwiegend kleine Kinder und alte Leute, entsteht auch gelegentlich als Komplikation anderer Infektionskrankheiten wie Masern, Typhus, Grippe, oder bei hinfälligen Menschen im Verlaufe eines langen Krankenlagers Solche Leute sind deshalb öfters aufzusetzen, wobei sie zum ordentlichen Durchatmen angehalten werden müssen. Dies darf aber nur auf Anordnung des Arztes geschehen.

Eine weitere oft vorkommende Lungenerkrankung ist die dauernde Erweiterung der Lungenbläschen, das Emphysem, das meist erst nach dem 40. Lebensjahr auftritt und eine Atmungsverknappung verursacht, die bei allen körperlichen Anstrengungen zu Anfällen von Atemnot führen kann. Äußerlich erkennt man den Emphysematiker an dem faßförmig herausgewölbten Brustkorb.

Im Gefolge von Lungenentzündungen, auch dadurch, daß von irgendeinem Eiterherd aus bakterienhaltige Blutgerinnsel in die Lunge verschleppt werden, kann ein Lungenabszeß oder ein Lungenbrand (Gangrän) auftreten. Bei Lungenabszeß kommt es oft zum Durchbruch in einen Bronchus und plötzlicher Entleerung von großen Mengen (bis zu ½ Liter) Eiter. Bei der Lungengangrän ist der Auswurf schleimig-eitrig mit ausgesprochenem fauligem, oft geradezu stinkigem Geruch.

Entzündliche Erkrankungen des Lungengewebes, die bis an den Lungenüberzug heranreichen, besonders häufig tuberkulöse Herde, können Entzündungen des Brustfells (Pleuritis) hervorrufen. Diese Entzündungen können ohne und mit Erguß in die Pleurahöhle verlaufen, man spricht dann von trockner oder feuchter Pleuritis. Die Ausschwitzungen (Exsudate) können sehr umfangreich sein. Unter der Einwirkung von Eitererregern kann der Erguß eitrig werden (Pleuraempyem).

Unterleibskrankheiten.

Die Unterleibskrankheiten der Frauen machen außer Ausfluß und Blutungen nur wenig äußerliche Erscheinungen. Sie verursachen örtliche Schmerzen, Kreuzschmerzen, allgemeine Beschwerden und Beeinträchtigung des Befindens; bei entzündlichen Erkrankungen besteht zuweilen auch Fieber.

Am häufigsten handelt es sich um chronische Entzündungen des Gebärmutterhalses und der Gebärmutter, der Eileiter und Eierstöcke, um Lageveränderungen der Gebärmutter und um Geschwülste.

Bei den chronischen Entzündungen spielt der Tripper als Ursache eine große Rolle; indessen kommt auch eine Reihe anderer Ursachen in Betracht.

Die Lageveränderungen der Gebärmutter bestehen entweder in einer starken Vorwärtsbeugung (an Stelle der leichten normalen) oder in seitlicher Verlagerung oder in Rückwärtsbeugung. Der Gebärmuttergrund liegt im letzteren Falle nach hinten auf dem Mastdarm. Diese verhältnismäßig häufige Veränderung bewirkt Verstopfung, Kreuzschmerzen, Beschwerden beim Wasserlassen, Allgemeinbeschwerden. Sie wird gefährlich, wenn Schwangerschaft eintritt und die rückwärts gebeugte Gebärmutter sich nicht aufrichtet oder vom Arzt nicht aufgerichtet wird. Es muß dann, wenn nicht in den ersten Monaten eine Fehlgeburt auftritt, zu einer Einklemmung der sich vergrößernden Gebärmutter im kleinen Becken kommen. Im Vordergrunde stehen Harnbeschwerden; der Harn kann nicht mehr entleert werden.

Erschlaffen die Gebärmutterbänder, so senkt sich die Gebärmutter in der Scheide, sie kann in schweren Fällen zum Teil oder ganz vor der Scheide liegen (Gebärmuttervorfall).

Die gutartigen Geschwülste der Gebärmutter sind häufig gestielt (Polypen). Die von dem Muskelgewebe der Gebärmutter ausgehenden Muskelgeschwülste sind zwar auch gutartig, verursachen aber durch Größe, Blutungen, Zerfall mitunter erhebliche Beschwerden und Gefahren. Von den Eierstöcken gehen zuweilen blasige, mit Flüssigkeit gefüllte Geschwülste (Zysten) aus, die mächtigen Umfang erreichen und den Leib wie bei einer Schwangerschaft vergrößern können.

Geschwulstkrankheiten.

In jedem Gewebe kann an irgendeiner Stelle einmal eine übermäßige Wucherung der Zellen, eine Geschwulstbildung einsetzen. So können Fettgeschwülste, Muskelgeschwülste, Bindegewebsgeschwülste und Epithelgeschwülste auftreten. Die gutartigen Geschwülste bleiben auf ihren Entstehungsort beschränkt, sind gegen die Umgebung abgekapselt und verursachen nur dadurch Beschwerden, daß sie bei größerer Ausdehnung benachbarte Organe drücken oder einengen, zuweilen zu Blutungen führen (Muskelgeschwülste der Gebärmutter) oder durch ihre Größe lästig werden.

Nun bilden das Bindegewebe und vor allem das Epithelgewebe aber auch Geschwülste, die in das Nachbargewebe und die Nachbarorgane hineinwuchern. Abgesprengte Zellen der Geschwulst werden durch die Lymph- oder die Blutbahn in entferntere Organe und in Lymphknoten verschleppt und bilden dort Tochtergeschwülste. Diese massenhafte Neubildung von Gewebe verbraucht sehr viel Nährstoffe auf Kosten der anderen Zellen, schädigt also den Körper im ganzen. Die Geschwülste neigen außerdem zum Zerfall, der den Kräfteverfall beschleunigt. Auch kann die Muttergeschwulst an lebenswichtigen Organen sitzen, z. B. am Magenausgang, und die Entleerung des Magens behindern. Dies sind die bösartigen Geschwülste. Die vom Bindegewebe ausgehenden heißen Sarkome, die vom Epithelgewebe ausgehenden Karzinome (Krebs).

Sie sind auch darum unheilvoll, weil sie außerordentlich häufig auftreten und weil nur dann eine Heilungsmöglichkeit besteht, wenn die Behandlung zu Beginn der Krankheit einsetzt. Leider kommen die Kranken in vielen Fällen zu spät zur Behandlung.

Die eigentliche Ursache des Krebses ist bis jetzt noch nicht bekannt. Als gelegentliche Ursache wird die dauernde mechanische oder chemische Reizung bestimmter Körperstellen angesehen. Zum Beispiel erkranken Paraffinarbeiter häufig an einem Hautkrebs; auch nimmt man an, daß z. B. die Entstehung des Zungenkrebses durch die dauernde Reibung der Zunge an scharfen und schadhaften Zähnen begünstigt wird. Vorzugsweise, doch keineswegs ausschließlich, wird das höhere Alter von Krebs befallen. Daß eine erbliche Anlage von

Bedeutung ist, ist zu vermuten, jedenfalls gibt es Familien, in denen Krebs gehäuft vorkommt.

Der Krebs tritt an allen Stellen des menschlichen Körpers auf, bevorzugt jedoch bestimmte Organe. Die Haut erkrankt am häufigsten im Gesicht, besonders an der Unterlippe. Häufiger findet sich Krebs an der Zunge, am Kehlkopf, in der Speiseröhre, im Magen und Darm, besonders im Mastdarm, an der Gallenblase, an der Harnblase und bei der Frau an der Gebärmutter und der Brustdrüse.

Der Krebs bildet am Orte seiner ersten Entwicklung einen harten, schmerzlosen Knoten. Allmählich tritt im Innern des Knotens ein Zerfall des Krebsgewebes ein. Nach einiger Zeit finden sich Tochtergeschwülste der benachbarten Lymphknoten und später in anderen inneren Organen. Wegen der Schmerzlosigkeit des Beginns wird die Neubildung im Anfang sehr oft nicht bemerkt und nicht beachtet. Beschwerden entstehen gewöhnlich erst dann, wenn die Geschwulst eine größere Ausdehnung erlangt hat.

Der Krebs der Speiseröhre erzeugt allmählich sich steigernde Schluckbeschwerden. Die Speisen gelangen nur mühsam und unter Schmerzen in den Magen, passieren schließlich die verengte Stelle überhaupt nicht mehr, sondern werden wieder ausgewürgt. Die mangelhafte Ernährung erzeugt rasche Abmagerung.

Der Magenkrebs macht anfänglich unbestimmte Magenbeschwerden. Nach geschwürigem Zerfall tritt häufig Erbrechen von kaffeesatzähnlichem Mageninhalt (Blut) auf. Der Darmkrebs erzeugt Koliken, Verstopfung sowie Abgang von Blut und Schleim, besonders wenn er im Mastdarm sitzt.

Der Krebs der Gebärmutter kündigt sich durch unregelmäßige, zwischen der Menstruation auftretende Blutungen an. Besonders verdächtig sind Blutungen, wenn die Menstruation nach den Wechseljahren bereits ihr Ende erreicht hatte. Blutig wässeriger oder eitriger, übelriechender Ausfluß entsteht erst, wenn die Geschwulst zerfallen ist. Beim Übergreifen der Geschwulst auf Blase und Mastdarm können auch Blasen- und Darmbeschwerden auftreten.

Die Feststellung der Krankheit ist an den inneren Organen, namentlich in den Anfangsstadien, nicht immer leicht. Am Magen und Darm bietet die Röntgenuntersuchung eine wertvolle Unterstützung. Ohne frühzeitige Behandlung durch Operation oder Bestrahlung mit Radium bzw. mit Röntgenstrahlen führt das Leiden sicher zum Tode.

Das Krankenpflegepersonal ist berufen, bei der Bekämpfung der Krebskrankheit wesentlich mitzuhelfen, indem es Personen seines Wirkungskreises, die auch nur den leisesten Verdacht einer Krebskrankheit erregen, auf die Gefahr aufmerksam macht und an den Arzt verweist. Niemals soll eine Krankenpflegeperson krebsverdächtige Kranke selbst untersuchen oder gar behandeln, da jede hinauszögernde falsche Behandlung die Rettung des Kranken erschwert und unmöglich macht.

Bei der Pflege von Krebskranken muß die Pflegeperson ganz besonders gewissenhaft die in der Einführung (S. 2) gegebenen Anweisungen beachten, äußerst vorsichtig in ihren Äußerungen über die Natur der Krankheit sein.

III. Infektionskrankheiten.

Allgemeines.

Voraussetzung für die Entstehung einer Infektionskrankheit ist das Eindringen lebender Krankheitserreger in den Körper. Diesen Vorgang nennt man Ansteckung (Infektion).

Krankheitserreger.

Die Erreger (*Krankheitskeime*) sind kleinste *pflanzliche* oder *tierische* Gebilde, die so klein sind, daß sie nur unter dem Mikroskop gesehen werden, zum Teil wegen ihrer Winzigkeit nicht einmal mit diesem erkennbar sind (*ultravisible Erreger*, auch Virus genannt).

Die pflanzlichen Erreger gehören zu den *Spaltpilzen* (*Bakterien*). Die Bakterien können verschiedene Formen haben. Die einen sind *kugelförmig* und heißen daher *Kokken*, andere sind *stäbchenförmig* und heißen *Bazillen*, noch andere von *Schraubenform* heißen *Spirillen*. Im mikroskopischen Bilde liegen die Kokken zum Teil in *Häufchen* beieinander (*Staphylokokken*), oder sie bilden, aneinandergereiht, *Ketten* (*Streptokokken*). Bei einigen Arten liegen auch immer zwei Kokken, zuweilen wie die Hälften einer Semmel, beieinander (*Diplokokken*).

Es gibt eine große Anzahl von Spaltpilzen, die überall in der Natur vorkommen und durchaus harmlos sind. Alle Fäulnis- und Gärungsvorgänge beruhen auf der Anwesenheit und Mitwirkung von Spaltpilzen. Nur einige bestimmte, keineswegs etwa überall vorkommende Arten von Spaltpilzen, sind für den Menschen gefährlich und verursachen, wenn sie in den Körper eindringen, Krankheiten.

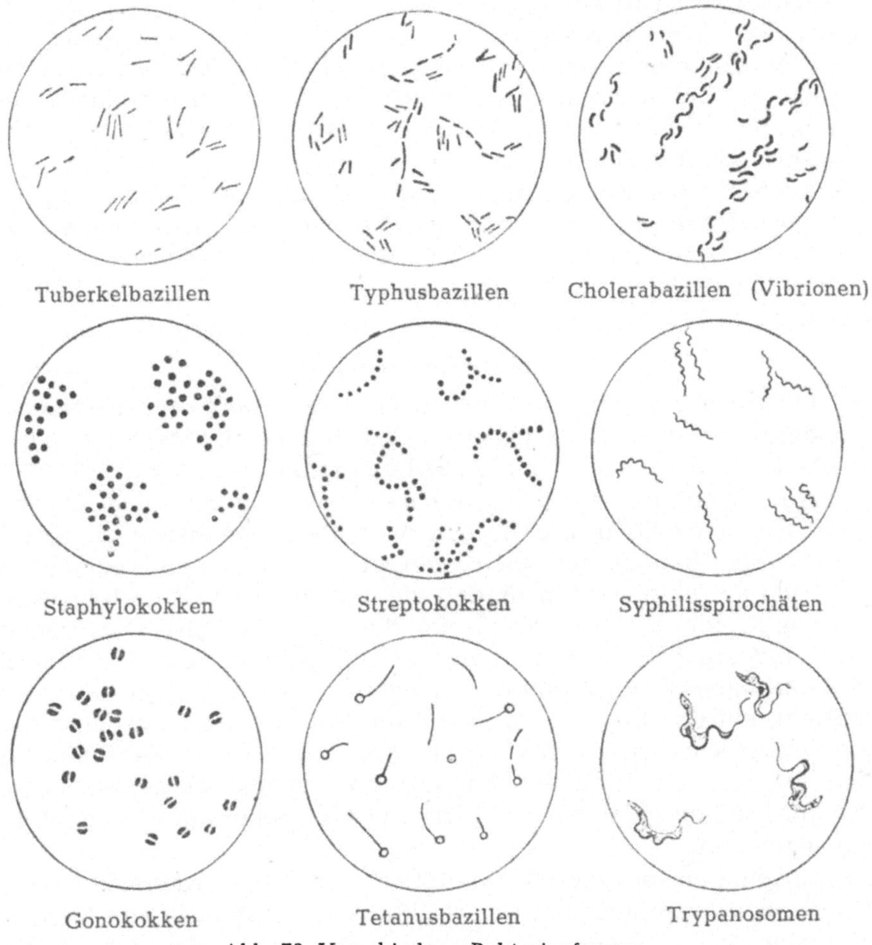

Abb. 78. Verschiedene Bakterienformen.

Ihre schädliche Wirkung beruht darauf, daß sie sich durch Teilung im Körper, dem sie zugleich Nährstoffe und Sauerstoff entziehen, ungeheuer schnell vermehren und Gifte absondern. Da die Bakterien im menschlichen Körper nur eine beschränkte Lebensdauer haben, da ein Teil von ihnen also, während sich der andere weiter vermehrt, immer wieder abstirbt, so werden durch den Zerfall der abgestorbenen Bakterien auch die in ihnen enthaltenen Gifte frei und wirksam.

Jede der ansteckenden Krankheiten hat ihren bestimmten Erreger: der Tuberkelbazillus erzeugt Tuberkulose, der Diphtheriebazillus Diphtherie, der Typhusbazillus Typhus usw. Verschiedene Arten von Kokken bewirken die Wundkrankheiten (Entzündungen, Eiterungen, Kindbettfieber, Wundrose usw.). Nicht bei allen Infektionskrankheiten sind die Erreger bekannt.

Auch die tierischen Erreger der Infektionskrankheiten sind einzellige Lebewesen. Vorwiegend sind es tropische Krankheiten, die durch tierische Erreger hervorgerufen werden. Die verbreitetste dieser Krankheiten, die auch in Europa vorkommt, ist die Malaria (siehe Seite 148).

Ansteckungsquellen.

Für die Ansteckung bildet zunächst der Kranke mit seinen Absonderungen die unmittelbare Quelle (Kontaktinfektion = Infektion durch unmittelbare Übertragung).

Aber nicht nur die unmittelbare Berührung mit dem Kranken bedeutet eine Gefahr. Die mit den Absonderungen entleerten Krankheitserreger bleiben noch mehr oder weniger lange Zeit lebendig und ansteckungsfähig. Gegenstände, die mit ihnen verunreinigt sind, Betten, Kleidungsstücke, Spielzeug, Bücher, Eßgeschirr usw., können noch längere Zeit die Krankheit übermitteln. Oder zum Beispiel die Entleerungen Typhuskranker gelangen, wie es auf dem Lande geschieht, auf den Mist und sickern von dort in einen nahegelegenen, undichten Brunnen; dann kann ein ganzer Kreis von Menschen, der das Wasesr des Brunnens benutzt, an Typhus erkranken. Oder Typhusbazillen gelangen in Milch und verbreiten auf diesem Wege die Krankheit.

Einzelne ansteckende Krankheiten wiederum werden durch Tiere übertragen. Eine Stechmückenart überträgt die Malaria von Malariakranken auf Gesunde. Kleiderläuse übertragen das Fleckfieber. Wenn pestkranke Ratten verenden, so verlassen die Rattenflöhe das tote Tier, springen Menschen an und können die Pest auf sie übertragen.

Eine andere Übertragungsart findet z. B. beim Wundstarrkrampf statt. Die Erreger des Wundstarrkrampfes (Tetanusbazillen) finden sich häufig in der Ackererde und im Straßenstaub und können durch erdbeschmutztes Schuhwerk auch in die Wohnstuben geschleppt werden. Wird nun eine Wunde mit bazillenhaltigem Staub oder Erdreich verunreinigt, so erkrankt der Betreffende an Wundstarrkrampf.

Eintrittspforten der Erreger.

Die Eintrittspforten für Bakterien im menschlichen Körper sind:

1. Die Haut; hier genügen oft schon unscheinbare Verletzungen, kleinste Hautrisse, um eine Wundkrankheit entstehen zu lassen. Auch die Schleimhäute können, selbst in unverletztem Zustande, Eintrittspforten für Krankheitserreger sein, z. B. bei Tuberkulose.

2. Die Atemwege und die Lunge. Der an Diphtherie, Scharlach, Grippe, Tuberkulose usw. Erkrankte schleudert beim Husten, Niesen, Räuspern mit Krankheitserregern beladene Schleimtröpfchen von sich, die von Gesunden in der Umgebung eingeatmet werden (Tröpfcheninfektion), oder bazillenhaltiger Staub gelangt auf dieselbe Weise in den Körper (Staubinfektion).

3. Der Verdauungsapparat. In ihn gelangen Krankheitserreger, z. B. die Erreger von Typhus, Ruhr, mit der Nahrung, oder auch dadurch, daß mit Krankheitsabsonderungen beschmutzte Finger an oder in den Mund gebracht werden (Schmierinfektion).

4. Die Geschlechtsorgane sind die hauptsächlichste Eingangspforte für die Erreger der Geschlechtskrankheiten.

5. Die Frucht im Mutterleibe kann bereits auf dem Blutwege von der erkrankten Mutter angesteckt werden (z. B. bei Syphilis).

Infektion und Krankheit.

Nun kommt nicht durch jede Infektion auch eine Krankheit zustande. Es genügt nicht allein, daß Krankheitserreger in den menschlichen Körper eindringen. Den Ausschlag gibt einmal die Zahl der eindringenden Bakterien; eine „massige" Infektion wird naturgemäß eher eine Krankheit auslösen als eine schwache, d. h. durch eine geringe Bakterienzahl verursachte. Auch die Lebenskraft der Bakterien spielt eine Rolle; sie können verhältnismäßig gutartig

„abgeschwächt", sie können aber auch besonders bösartig und angriffsfähig sein. Vor allem kommt es aber auch auf den Menschen selber an, und hier ist die gesamte körperliche Verfassung und Disposition von ausschlaggebender Bedeutung (vgl. S. 85). Es gibt eine Reihe von Menschen, die gegen gewisse — nicht gegen alle — ansteckende Krankheiten überhaupt unempfänglich sind. Ebenso gibt es Menschen, die, ohne selbst zu erkranken, Krankheitserreger aufnehmen und weiterverbreiten können (gesunde Bazillenträger, z. B. bei Diphtherie), auch solche, die nach ihrer Genesung noch lange Zeit die Erreger in ihrem Körper beherbergen und dauernd oder gelegentlich ausscheiden (Dauerausscheider, z. B. bei Diphtherie und Typhus, s. S. 139, 143).

Auch die verschiedenen Lebensalter zeigen gewisse Unterschiede. Die ansteckenden Ausschlagskrankheiten befallen hauptsächlich Kinder, viel seltener Erwachsene.

Schutzvorrichtungen und Schutzstoffe.

Außer der allgemeinen Widerstandsfähigkeit gegen eindringende Bakterien besitzt der Mensch auch noch besondere Abwehrvorrichtungen und Schutzkräfte. Schon das gesunde Deckgewebe der Haut, der Atemwege und des Magendarmkanals setzt dem Eindringen von Bakterien Widerstand entgegen. Manche mit der Nahrung aufgenommene Bakterien können im Magen durch die Salzsäure des Magensaftes zerstört werden. Bestehende Katarrhe der Atemwege und des Magendarmkanals, eine verminderte Salzsäureabsonderung im Magen, begünstigen das Zustandekommen von Infektionen.

Dringen Bakterien in die Haut oder Schleimhaut ein, und gelangen sie mit der Lymphe in die nächsten Lymphknoten, so können sie hier abgefangen und vernichtet werden.

Andere Schutzstoffe werden in den Zellen gebildet und in das Blut abgegeben, sobald Bakterien in den Körper eingedrungen sind. Diese Schutzstoffe wirken zum Teil als Gegengifte gegen die von den Bakterien gebildeten Gifte; zum Teil richten sie sich aber auch gegen die Bakterien selber, die sie zu zerstören suchen. Jede Art der gebildeten Schutzstoffe hat in diesem Abwehrkampf eine besondere Aufgabe zu erfüllen. Schließlich spielen auch die weißen Blutkörperchen eine Rolle, indem sie sich bei vielen ansteckenden Krankheiten stark vermehren, zu den Orten wandern, an denen sich die Bakterien angesiedelt haben, und hier einen Wall gegen die Bakterien bilden und sie „auffressen".

Schutzimpfung.

Man hat beobachtet, daß bei einigen Infektionskrankheiten die davon Genesenen gegen Neuerkrankungen geschützt sind, z. B. bei Pocken und Typhus. Worauf dieser oft während des ganzen Lebens verbleibende Schutz beruht, ist noch nicht mit voller Sicherheit nachgewiesen. Alles spricht aber dafür, daß es sich nicht um das Verbleiben von Schutzstoffen im Körper handelt, sondern daß die Körperzellen eine gewisse Änderung ihres Zustandes erfahren, welche das Haftenbleiben der betreffenden Krankheitserreger verhindert. Einen solchen Zustand müssen wir als einen ihnen von der Natur mitgegebenen Schutz bei den bereits erwähnten Personen annehmen, die überhaupt nie an der betreffenden Krankheit erkranken, obwohl sie der Ansteckung ebenso ausgesetzt sind wie andere Personen. Diesen natürlichen Schutz nennen wir eine natürliche Widerstandskraft = Resistenz. Man hat die Tatsache, daß ein Schutz gegen Neuerkrankungen durch das Überstehen der Krankheit erreicht wird, dazu benutzt, diese Krankheit in abgeschwächter Form durch Impfung auf Gesunde zu übertragen. Am bekanntesten ist die Schutzimpfung gegen Pocken. Da hier der Körper selbst aktiv beteiligt ist, indem er seine Abwehrvorrichtungen unter dem Einfluß der beigebrachten Krankheitsstoffe selbst zu bilden hat, so nennen wir diese Art von Schutzimpfung eine aktive Immunisierung. Im Gegensatz dazu steht die passive Immunisierung, bei welcher man die kurz nach einer Erkrankung im Blute selbst enthaltenen Schutzstoffe unmittelbar zu Vorbeugungs- und Heilungszwecken benutzt. (Einspritzung von Rekonvaleszentenserum oder Serum von Tieren, bei denen es durch eine bestimmte Behandlungsart zu einer starken Anreicherung von Schutzstoffen gekommen ist.) Der Schutz dieser passiven Immunisierung pflegt nur für kurze Zeit anzuhalten und zeigt dadurch schon, daß er auf anderen Vorgängen im Körper beruht als die aktive Immunisierung.

Inkubation.

Zwischen dem Eindringen der Krankheitserreger und dem Ausbruch der Krankheit vergeht immer eine gewisse Zeit (Inkubationszeit), die bei den einzelnen Krankheiten eine verschiedene Dauer hat. Diese Zeit brauchen die Bakterien, um sich im Körper zu vermehren, bis sie durch Zahl und Giftwirkung die Widerstandskräfte des Körpers überwinden.

Dauerausscheider, Bazillenträger.

Die Dauerausscheider bilden für die gesunde Umgebung eine dauernde Gefahr. Das Gleiche gilt für die gesunden Bazillenträger. Es ist daher angezeigt, in der Umgebung eines Kranken auf Keimträger zu fahnden, besonders wenn die Quelle der Ansteckung sonst nicht zu ermitteln ist.

Immer ist es notwendig, daß nach der Gesundung Kontrolluntersuchungen ausgeführt werden: bei Diphtherie des Rachenschleims, beim Typhus des Stuhls und Harns, damit nicht Personen der Umgebung einer Ansteckung ausgesetzt werden. Schulkinder, die an Diphtherie erkrankt waren, dürfen erst dann die Schule wieder besuchen, wenn die Untersuchung des Rachenschleims mindestens zweimal ergebnislos geblieben ist.

Personen, die nach einem Typhus Bazillen ausscheiden, müssen besondere Vorsichtsmaßregeln (Desinfektion der Abgänge und Hände) gebrauchen und dürfen nicht in einem Nahrungsmittelbetrieb: Milchhandlung, Molkerei, Fleischerei, Bäckerei usw. beschäftigt werden, da sie hier allzu leicht einmal die Nahrungsmittel mit Bazillen, die an ihre Hände gelangt sind, verunreinigen könnten.

Absonderung des Kranken.

Die Wege, auf denen eine Ansteckung erfolgt, können oft sehr verwickelt und unklar sein; fast immer ist bei Einzelerkrankungen aber ein Kranker oder ein Mensch, der die Krankheitserreger ausscheidet, die ursprüngliche Quelle. Keinesfalls sind die Krankheitserreger wie die harmlosen Spaltpilze überall in der Natur verbreitet. Dadurch ist es möglich, die ansteckenden Krankheiten zu bekämpfen, indem man die Kranken absondert (isoliert), ihre Ausscheidungen desinfiziert und die Menschen ermittelt, die gesund umhergehen, aber Krankheitserreger ausscheiden. Eine vollkommene Absonderung ansteckend Kranker wird nur durch Verlegung in ein Krankenhaus erreicht; im Haushalt ist sie auch bei größter Sorgfalt der Pflegeperson nur selten möglich.

Epidemie, Endemie.

Befällt eine ansteckende Krankheit zahlreiche Personen und breitet sie sich über größere Bezirke aus, so spricht man von einer Epidemie. Tritt eine Krankheit immer wieder an demselben Ort oder in demselben Hause (derselben Häusergruppe) auf, so sagt man, die Krankheit ist hier endemisch (Endemie).

Einzelne Infektionskrankheiten.

Masern.

Erreger: Unbekannt. Inkubationszeit etwa 10 Tage. Die Masern sind eine überaus leicht übertragbare Kinderkrankheit. Erwachsene werden selten befallen. Die Krankheit beginnt nach etwa zehntägiger Inkubationszeit mit Fieber, Entzündung der Augenbindehaut (Lichtscheu), Schnupfen und einem eigenartigen harten, oft bellenden Husten. Im Munde, auf der Wangenschleimhaut sind kleine, weiße Flecken auf gerötetem Grunde kennzeichnend (Koplikscher Flecken). Am 3. bis 4. Krankheitstage beginnt unter erneutem Fieberanstieg der Hautausschlag hinter den Ohren, am Kinn, um den Mund herum; später zeigt er sich auch auf der Brust, an Armen, Beinen und am ganzen Rumpf. Die leicht erhabenen Flecken sind etwa linsengroß, rot, rund, gezackt oder eckig; oft gehen sie ineinander über. Mit sinkendem Fieber blaßt der Ausschlag ab. Es tritt eine kleienartige Schuppung ein. An Masern schließen sich nicht selten Lungenentzündung, Keuchhusten und Tuberkulose an.

Gegen Masern hat man in der neueren Zeit Serumbehandlung eingefuhrt (Rekonvaleszentenserum).

Pflegerische Maßnahmen: Schutz des Kranken vor Kälteeinflüssen, besonders auch in der Rekonvaleszenz. Feuchthalten der Zimmerluft durch Bronchitiskessel oder durch im Zimmer aufgehängte feuchte Tücher. Verdunklung des Zimmers wegen der Lichtscheu des Kranken. Nach der Genesung streng darauf achten, daß das Kind nicht mit Tuberkulosekranken in Berührung kommt.

Scharlach.

Erreger: Eine Streptokokkenart. Inkubationszeit 1—5 Tage.

Der Scharlach tritt in allen Lebensaltern, besonders aber im Kindesalter, auf.

Die Krankheit beginnt mit Erbrechen, Schüttelfrost oder öfterem Frösteln, hohem Fieber und Halsschmerzen. Meistens bildet sich in den ersten 24 Stunden der rote Ausschlag aus, zuerst an der Innenseite der Oberschenkel, dann im Gesicht und am Hals, bald am ganzen Körper; immer läßt der Ausschlag aber die Umgebung von Nase, Mund und Kinn frei (Scharlachmaske).

Die Rachenschleimhaut ist gerötet. Auf den Mandeln besteht oft grauweißer Belag. Die Halsdrüsen sind geschwollen. Die Zunge sieht himbeerfarben aus. In der 3. oder zu Anfang der 4. Woche beginnt die Abschuppung der Haut in großen Schuppen und Platten; an den Händen und Füßen kann sie oft in großen Fetzen abgezogen werden.

Während man früher nur die mit dem charakteristischen Ausschlag einhergehenden Fälle als Scharlach ansprach, weiß man jetzt, daß häufig der Ausschlag fehlen und nur die Entzündung der Mandeln und des Rachens bestehen kann.

Als Nachkrankheit ist Nierenentzündung häufig, auch in Fällen, die ganz leicht und ohne Ausschlag verlaufen sind; daher sind immer nachträgliche Harnuntersuchungen notwendig. Häufig tritt auch eine Mittelohreiterung auf. Auch gegen Scharlach gibt es ein Heilserum.

Röteln.

Erreger: Unbekannt. Inkubationszeit 2—3 Wochen. Die Krankheit verläuft gutartig unter leichtem Fieber oder einem bald masern-, bald scharlachähnlichen Ausschlage, der nach 2—4 Tagen verschwindet.

Windpocken.

Erreger: Unbekannt. Inkubationszeit 14 Tage. Windpocken (Spitzpocken, Wasserpocken) sind eine echte, höchst infektiöse Kinderkrankheit. Im Gesicht, zuweilen auch auf der behaarten Kopfhaut, am Rumpf, weniger an den Gliedmaßen treten linsengroße, von einem roten Hof umgebene Bläschen auf. Der Ausbruch ist häufig von leichtem Fieber begleitet. Die Bläschen trocknen nach kurzer Zeit ein. Das Allgemeinbefinden ist nur wenig gestört. Nach 1—1½ Wochen ist die Krankheit überstanden.

Pocken.

Erreger: Ein Virus. Inkubationszeit etwa 14 Tage. Die Pocken beginnen mit Schüttelfrost, Erbrechen, Kopfschmerzen, Kreuz- und Rückenschmerzen und meist hohem Fieber. Am 4. Krankheitstage kommt unter Fiebernachlaß gewöhnlich der Pockenausschlag zum Vorschein. Es bilden sich rote Flecken, zuerst im Gesicht, dann am Rumpfe und den übrigen Körperteilen. Aus den Flecken entwickeln sich Knötchen und dann Bläschen, die sich mehr und mehr erheben und auf der Kuppe bald eine Delle bilden. Der Inhalt der Bläschen ist eitrig. Stehen die Pusteln dicht beieinander, so schwillt die Haut unförmig an. Auch im Rachen und in der Luftröhre können sich Pusteln bilden. Die Pusteln trocknen zu Krusten und heilen unter Narbenbildung. Schwere Fälle enden häufig tödlich.

In einer Reihe von Fällen nehmen die Pocken trotz schwerer Anfangserscheinungen einen milderen Verlauf, indem nur einige kleine Bläschen im Gesicht und am übrigen Körper zum Vorschein kommen.

Die Übertragung auf Gesunde kommt entweder durch Berührung mit den Kranken oder durch Gegenstände aus der Umgebung der Kranken (Kleidungsstücke usw.) zustande. Auch gesunde Personen, die mit Erkrankten in Berührung gekommen sind, können Zwischenträger sein. Ebenso kann die Übertragung durch ausgehusteten Schleim erfolgen.

In früheren Zeiten haben große Pockenepidemien zahllose Menschenleben vernichtet. Heute treten in Deutschland fast keine schweren Pockenfälle mehr auf; die vorkommenden Fälle betreffen gewöhnlich eingewanderte Ausländer. Dieser erfreuliche Umstand ist lediglich dem Schutze der Zwangsimpfung zu verdanken, die heute allein mit der ungefährlichen Kälberlymphe ausgeführt wird. Das Kalb oder die Kuh erkrankt nämlich an einer ähnlichen, aber viel weniger gefährlichen Pockenkrankheit, den Kuhpocken. Nimmt man aus einem solchen Kuhpockenbläschen etwas von der Flüssigkeit und bringt es durch einen kleinen Schnitt in die Haut eines Menschen, so entsteht an dieser Stelle eine Kuhpocke. Durch die Impfung werden nun im menschlichen Körper die gegen eine Pockenerkrankung wirksamen Abwehrvorrichtungen gebildet. Ein so geimpfter Mensch wird die wahren Menschenpocken fast niemals bekommen, und wenn er wirklich daran erkrankt, so werden sie milde und niemals tödlich verlaufen. Der Impfschutz hält oft nicht dauernd vor und muß deshalb erneuert werden. Im Deutschen Reich muß nach dem Impfgesetz jedes neugeborene Kind spätestens in dem auf sein Geburtsjahr folgenden Kalenderjahr geimpft werden. Im 12. Jahre soll eine Wiederimpfung erfolgen. Die Angriffe gegen den Impfzwang beruhen auf falschen Annahmen, zum Teil auf bewußten Entstellungen.

Grippe (Influenza).

Erreger: Vielleicht der Influenzabazillus oder auch ein unbekanntes Virus. Inkubationszeit 1—4 Tage.

Die Grippe tritt zwar manchmal auch vereinzelt auf, ist aber im ganzen eine ausgesprochen epidemische Krankheit, die oft ganze

Länder zu gleicher Zeit befällt. Die einzelnen Epidemien tragen oft einen verschiedenen Charakter, sowohl im Sinne einer Gutartigkeit oder Bösartigkeit wie auch nach den Krankheitsbildern. Diese können sehr vielgestaltig sein. Am häufigsten sind akut auftretende Katarrhe der Luftwege Schnupfen und Rachenkatarrhe, dazu Bindehautkatarrhe fehlen nie. Daneben bestehen Gliederschmerzen, Mattigkeit, Appetitmangel, Kopfschmerzen, Fieber. Viele Grippekranken klagen besonders über Schmerzen in den Augenhöhlen. Stets besteht die Gefahr von Komplikationen, und diese Komplikationen geben den einzelnen Epidemien ihre besondere Note, weil die eine oder andere Komplikation gerade bei dieser oder jener Epidemie besonders vorkommt. Die häufigsten Komplikationen sind Lungenentzündungen, besonders die Bronchopneumonie, Mittelohrkatarrhe und Entzündungen der Nebenhöhlen. Seltener sind Magen-Darmerscheinungen mit Erbrechen, Durchfällen und Koliken (Magen-Darmgrippe). Sehr gefürchtet ist eine Beteiligung des Zentralnervensystems als sogenannte Kopfgrippe (Enzephalitis), die sich in schweren Gehirnerscheinungen wie Schlafsucht, Versagen der Sprache, Lähmungen u. dgl. äußert.

Der Verlauf der Grippe hängt wesentlich von dem Auftreten solcher Komplikationen ab. Immer aber ist die Rekonvaleszenz hingezögert. Die Kranken klagen noch längere Zeit über Abgeschlagenheit, wohl auch über Herz- und Atembeschwerden und mancherlei Neuralgien. Wegen der Gefahr der Komplikationen ist auch bei leichten Fällen Bettruhe angezeigt, jedenfalls bis zum Aufhören des Fiebers.

Keuchhusten.

Erreger: Ein dem Influenzabazillus ähnlicher Bazillus. Inkubationszeit 1—2 Wochen. Der Keuchhusten befällt besonders Kinder, nicht ganz selten auch Erwachsene. Zunächst stellt sich Husten ein, der zuweilen rauh, oft aber auch nicht besonders auffallend ist. In der 2. Krankheitswoche tritt der Husten gewöhnlich in krampfartigen Anfällen auf, die minutenlang dauern und häufig mit Erbrechen enden. Bei Kindern kommt es dabei zu beängstigenden Erstickungszuständen. Die Anfälle treten verschieden häufig auf (20—50mal in 24 Stunden), nachts zuweilen häufiger als am Tage. Zwischen den Anfällen sind die Kranken meist verhältnismäßig munter. Nach etwa 4 Wochen, oft aber erst nach Monaten, lassen die Anfälle nach; Rückfälle sind häufig. Die Gefahr einer Luftröhren- oder Lungenentzündung droht. Bei kleinen Kindern ist infolge des häufigen Erbrechens die Ernährung gestört. Nicht ganz selten entwickelt sich nachher eine Tuberkulose.

Pflegerische Maßnahmen: Häufiges Erbrechen erfordert die konsequente Zufuhr von Nahrung unmittelbar nach Beendigung des Hustenanfalls. Die oft wirksame Freiluftbehandlung darf nur durchgeführt werden, wenn das ärztliche Einverständnis hierzu vorliegt. Sehr sorgfältig ist darauf zu achten, daß sich in der Umgebung keuchhustenkranker Kinder keine tuberkulösen Personen aufhalten.

Tuberkulose.

Erreger: Der Tuberkelbazillus. Sie ist die verbreitetste der bei uns einheimischen Seuchen. Die höchste Sterblichkeit haben das Säuglingsalter und das Erwachsenenalter von der Reifezeit ab, während sie im Kleinkind- und Schulalter gering ist.

Die Tuberkulose kann alle Organe befallen und schafft dadurch die verschiedensten Krankheitsbilder. Die häufigste und wegen ihrer Ansteckungsfähigkeit gefährlichste Tuberkuloseform ist die Lungentuberkulose, im vorgeschrittenen Stadium auch Lungenschwindsucht genannt. Gelangen Tuberkelbazillen in die Lunge, so setzen sie dort einen Erstherd, der bei den meisten Menschen folgenlos abheilt. Nur im Säuglingsalter führt dieser Erstherd oft zu einer schnell fortschreitenden Tuberkulose. Die Ursache, daß der Erstherd gewöhnlich folgenlos abheilt, liegt darin, daß die weitaus meisten Menschen eine angeborene Widerstandskraft gegen die Tuberkulose besitzen. Diese Widerstandskraft kann aber durch ungünstige äußere Verhältnisse, wie gehäufte Infektionen oder schlechte Ernährung, unhygienische Lebensweise und körperliche Überanstrengung durchbrochen werden. In den Großstädten werden fast alle Menschen durch den dort ungemein weit verbreiteten Tuberkelbazillus gelegentlich infiziert. Die stattgehabte Infektion erkennen wir an der Tuberkulinprobe. Tuberkulin ist ein von dem Entdecker des Tuberkelbazillus Robert Koch aus Tuberkelbazillen hergestelltes Präparat, welches das Bazillengift, aber keine Tuberkelbazillen selbst enthält. In winzigsten Mengen durch Einreibung oder kleinste Hautverletzung in die Haut gebracht, erzeugt es bei tuberkulös Infizierten — und nur bei diesen! — charakteristische, bald vorübergehende und harmlose Hauterscheinungen. Durch diese Tuberkulinprüfungen ist der Beweis dafür erbracht, daß

Infektion nicht dasselbe ist wie Erkrankung. Es braucht also keine unnütze Angst bei dem positiven Ausfall der Tuberkulinprobe entstehen, wenn auch dadurch der Anlaß zu einer genauen Untersuchung auf etwaige tatsächliche Erkrankungsanzeichen gegeben ist, die bei durch ihre Umgebung gefährdeten Kindern ab und zu wiederholt werden muß.

Heilt der Erstherd, bei dem auch stets die dazugehörenden Lymphknoten ergriffen werden, nicht ab oder findet eine krankmachende Neuinfektion statt, so kommt es zu einem Fortschreiten der Krankheit. Die langsam sich ausbildenden Lungentuberkulosen verbergen sich anfänglich oft unter der Maske anscheinend harmloser Beschwerden (Schulterrheumatismus, Magenschmerzen u. a. m.). In den anfänglichen Stadien läßt sich die Diagnose vielfach nur mit Hilfe des Röntgenbildes sichern. Die Kennzeichen der fortgeschrittenen Lungentuberkulose sind Husten, schleimig-eitriger Auswurf, zuweilen mit Blutbeimengungen, unregelmäßiges Fieber, das morgens oft seinen höchsten Stand zeigt, Nachtschweiße, Abmagerung. Greift der Krankheitsprozeß auf ein Blutgefäß über, so kann eine schwere Blutung (Blutsturz) eintreten. Oft beginnen fortschreitende Tuberkulosen der Lunge akut, und das fieberhafte Krankheitsbild kann mit einer Grippe verwechselt werden. Nur das Röntgenbild deckt die auf keine andere Weise erkennbaren akut aufgetretenen Verschattungen (Frühinfiltrate) auf.

Je nachdem, ob Tuberkelbazillen im Auswurf sich nachweisen lassen oder nicht, unterscheiden wir zwischen „offener" und „geschlossener" Tuberkulose. Der Nachweis der Tuberkelbazillen gelingt nicht immer. Wenn der Lungenbefund auch bei fehlendem Nachweis für die Annahme einer offenen Tuberkulose spricht, so bezeichnet man die Tuberkulose als „fakultativ-offen". Das Gesetz kennt die Begriffe „offen" und „geschlossen" nicht, sondern nur „ansteckende" Tuberkulose, zu der auch die fakultativ-offene gehört, und nichtansteckende. Die an ansteckender Lungentuberkulose leidenden Kranken sind die weitaus häufigste Ansteckungsquelle. Eine zweite Ansteckungsquelle kann in der ungekochten Milch von tuberkulösen Kühen liegen, durch deren Genuß lebende Tuberkelbazillen in den Verdauungskanal gelangen und Darm und Gekröselymphknoten infizieren können. Die Gefahr seitens der offentuberkulösen Kranken geht zunächst von dem bazillenhaltigen Auswurf aus. Wird solcher Auswurf unvorsichtig auf den Boden gespuckt und trocknet dort ein, so kann er mit dem

Staub in die Atmungsluft anderer Menschen gelangen. Aber auch ohne Auswurf können Offentuberkulöse Bazillen weiterverbreiten. An den Wandungen der Luftwege bleiben beim Aushusten feine Schleimtröpfchen, die mit den Bazillen beladen sind, haften und können nun bei trockenem Husten, Niesen und hastigem Sprechen in die Luft geschleudert werden. Zunächst bleiben sie in der Luft schweben und gelangen damit in die Atmungsluft anderer Menschen (Tröpfcheninfektion). Sie fallen dann zu Boden, trocknen an und geben ebenso wie der angetrocknete Auswurf zu einer Staubinfektion Anlaß. Kleinkinder, die auf dem Fußboden spielen, beschmieren sich die Hände damit, fahren mit den Händen in den Mund und bringen so die Bazillen direkt auf die Mundschleimhaut (Schmier- und Schmutzinfektion).

Von der Lunge aus — ebenso vom Darm — können Bazillen auf dem Blut- oder Lymphwege zu allen anderen Organen gelangen und hier krankhafte Prozesse hervorrufen, so in den Knochen, Gelenken, Hirnhäuten, Nieren, Blase, Lymphknoten usw. In der Haut bewirkt die Tuberkulose geschwürige Veränderungen (Lupus = „fressende Flechte"). Der Einbruch von Tuberkelbazillen in die Blutbahn führt manchmal, besonders im Kindesalter, zur sogen. Miliartuberkulose, die stets zum Tode führt und bei der sich in allen Organen massenhaft Tuberkelknötchen finden.

Der Verlauf der Lungentuberkulose ist sehr wechselvoll. Auf Perioden weitgehender Besserung können jederzeit neue Krankheitsschübe folgen. So kann sich die Krankheit über viele Jahre hinwegziehen. Es gibt auch stürmischer verlaufende Formen. Entsprechende Behandlungsmaßnahmen (langdauernde Aufenthalte in Heilstätten oder in besonders gelagerten Fällen chirurgische Verfahren) vermögen selbst in fortgeschrittenen Krankheitszuständen erhebliche Besserungen oder Heilungen zu bewirken. Eine längere Überwachung auch der scheinbar Geheilten ist unbedingt geboten. Früher offen gewesene Fälle können erst als dauernd geschlossen gelten, wenn mindestens 2 Jahre seit dem letzten Bazillennachweis vergangen sind und auch der Lungenbefund sich seitdem nicht wieder verschlechtert hat.

Pflegerische Maßnahmen: Neben Schonung in körperlicher und seelischer Beziehung ist die Kräftigung des Organismus durch reichliche Ernährung mit fett- und eiweißhaltiger Kost von größter Bedeutung für die Ausheilung jeglicher Tuberkulose. Auswahl und Herrichtung der Speisen sollen den meist darniederliegenden Appetit der Kranken anregen. Die Einhaltung der ärztlich angeordneten Liegekuren ist von der Pflegerin zu überwachen. An die hygienischen Grundsätze, vor allem an die Behandlung ihres Auswurfs, sind manche Kranke immer wieder zu erinnern. Teils zeigen die Kranken seelische Verstimmungen mit Unzufriedenheit, teils eine auffallend optimistische Einstelluug zur Krankheit mit Neigung zu leichtsinnigem Verhalten. Diesen seelischen Abweichungen muß die Krankenpflegeperson durch verständnisvolles und freundliches, gegebenenfalls aber auch durch energisches und sicheres Wesen Rechnung tragen (vgl. dazu S. 1 ff.)

Wer dauernd Tuberkulöse pflegt, ist einer Ansteckung besonders ausgesetzt. Die Krankenpflegeperson hat deshalb die Anweisung zur Verhütung der Ansteckung mit Tuberkulose (S. 434) genau zu beachten.

Diphtherie.

Erreger: Der Diphtheriebazillus. Inkubationszeit 3—5 Tage. Bei Diphtherie erkranken besonders die Gaumenmandeln, Nase, Rachen, Kehlkopf, seltener Augenbindehaut, Scheidenschleimhaut und Wunden. Sie befällt alle Lebensalter, vorzugsweise aber das Kindesalter, und hier ist sie besonders gefährlich.

In der Regel beginnt die Erkrankung mit Erbrechen, Schluckbeschwerden und ziemlich hohem Fieber. Auf den geröteten und geschwollenen Mandeln zeigen sich grauweiße Flecke. Diese wachsen schnell, bilden eine zusammenhängende Haut und erstrecken sich oft auf Gaumenbögen und Zäpfchen. Bei Säuglingen besteht im Anfang häufig nur ein starker, oft blutiger Schnupfen. Die Halsdrüsen sind immer geschwollen.

Greifen Schwellung und Belag auf den Kehlkopf über, so stellt sich quälender, harter Husten und Atemnot bis zur Erstickung ein. Bei der hörbar erschwerten Einatmung werden auch die Rippenbögen und die Gegend unter den Rippen stark eingezogen. Bei Erstickungsgefahr muß durch Einführung eines Röhrchens in den Kehlkopf oder durch Luftröhrenschnitt und Einsetzen einer Kanüle für Luftzufuhr gesorgt werden.

Die Behandlung der Diphtherie besteht in Einspritzung von Diphtherie-Heilserum, das um so günstiger wirkt, je früher es angewandt wird. Es kann auch den gesunden Familiengliedern zum Schutz gegen die Erkrankung eingespritzt werden, wirkt aber hier nur eine verhältnismäßig kurze Zeit. Doch gibt es auch eine aktive Schutzimpfung, die länger vorhält

Als Folgen der Diphtherie können Herzschwäche, Nierenentzündung und Lähmungen auftreten.

Der Kranke birgt nach der Genesung oft sehr lange Diphtheriebazillen auf den Mandeln und im Rachen; auch Gesunde seiner Umgebung können Bazillen beherbergen. Untersuchungen des Rachenschleims sind darum nach der Erkrankung notwendig und vorgeschrieben, wenn es sich um Schulkinder handelt.

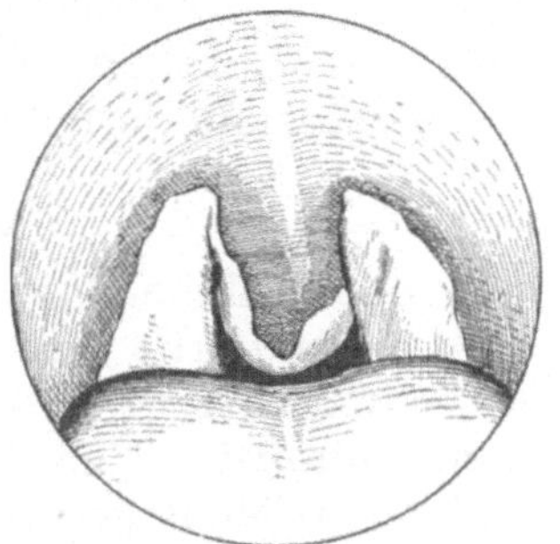

Abb. 79. Hautiger, zusammenhängender Belag auf Gaumenmandeln und Zäpfchen bei Diphtherie.

Da eine Diphtherie von einer eitrigen Mandelentzündung nicht immer dem Aussehen nach unterschieden werden kann, ist in jedem irgendwie verdächtigen Falle eine Untersuchung des Mandelabstrichs auf Diphtheriebazillen zu veranlassen. Apparate zur Entnahme von Abstrichen werden von dem Staatlichen Medizinaluntersuchungsamt oder dem Hygienischen Universitätsinstitut, das in dem betreffenden Bezirk diese Untersuchungen ausführt, zur Verfügung gestellt. Sie bestehen aus einem keimfreien Glasröhrchen, an dessen Stöpsel ein Draht mit keimfreier Watte angebracht ist. Unmittelbar vor der Entnahme wird das Röhrchen geöffnet und die Watte mit sanftem Druck über die Mandeln geführt. Es ist darauf zu achten, daß nicht kurz vorher mit einer desinfizierenden Flüssigkeit gegurgelt worden ist, weil die Untersuchung danach in der Regel ergebnislos verläuft Der Draht mit dem Wattebausch wird nach der Entnahme vorsichtig wieder in das Röhrchen gesteckt, so daß der an der Watte haftende Schleim nicht an das Glas kommt. Das Glas wird dann in eine Blech- und Holzhülle verpackt und mit dem ausgefüllten Begleitschein an das Untersuchungsamt geschickt.

Streng von der Diphtherie zu unterscheiden ist die Halsentzündung (Angina). Diese kann verschiedene Ursachen haben, auch der Vorbote von anderen Infektionskrankheiten sein. Je nach ihrer Ursache tritt sie in verschiedenen Formen als katarrhalische oder eitrige Angina auf. Letztere unterscheidet sich von der Diphtherie dadurch, daß sich auf den geschwollenen und geröteten Gaumenmandeln einzelstehende Pfröpfe oder Eiterbeläge bilden.

Die Pflegeperson hat bei Diphtheriekranken besonders sorgfältig den Puls zu überwachen und jede Änderung desselben alsbald dem

Arzt mitzuteilen. Herzschädigungen, die oft nur aus geringfügigen und vorübergehenden Änderungen der Pulsbeschaffenheit zu erschließen sind, zwingen zu strengster Ruhigstellung des Kranken. Kleinste Anstrengungen können einen Herztod zur Folge haben. Wenn eine Kanüle nach Luftröhrenschnitt gelegt werden mußte, ist für ausgiebige Anfeuchtung der Zimmerluft zu sorgen. Die herausnehmbare Innenkanüle wird von Zeit zu Zeit durchgewischt und mit Lysollösung gesäubert.

Mumps (Ziegenpeter).

Erreger: Unbekannt. Inkubationszeit 18—22 Tage. Der Mumps (Ziegenpeter) tritt meist epidemisch auf unter Fieber und starker Schwellung einer Ohrspeicheldrüse. Die Erkrankung ist im allgemeinen gutartig. Unangenehme Komplikationen sind zuweilen Entzündungen der Bauchspeicheldrüse und der Hoden.

Übertragbare Genickstarre.

Erreger: Ein Diplokokkus. Inkubationszeit 2—3 Tage. Die übertragbare Genickstarre tritt in der Regel vereinzelt, zuzeiten auch in Epidemien auf. Sie gefährdet hauptsächlich Kinder bis zum vierten Lebensjahre, befällt aber auch Erwachsene. Die Erkrankung besteht in einer eitrigen Entzündung der weichen Hirnhaut und beginnt mit Erbrechen, Schüttelfrost und Kopfschmerzen. Die Erkrankten sind äußerst empfindlich gegen Berührungen und Bewegungen. Bald oder auch nach einigen Tagen tritt die kennzeichnende Nackensteifheit ein; der Kopf wird dabei gewöhnlich stark nach hinten gebeugt. Zuweilen führt die Erkrankung schon nach wenigen Stunden zum Tode, zuweilen vergehen unter starker Benommenheit, Erregungszuständen, Krämpfen mehrere Tage, bis die tödliche Herzschwäche eintritt. In anderen Fällen tritt im Laufe von Wochen und Monaten ein langsamer Kräfteverfall ein. Auch bei günstigem Verlauf der Krankheit bleiben zuweilen Störungen zurück: Schwerhörigkeit oder Taubheit, Schielen, Blindheit.

Immer ist im Beginn ein Nasenrachenkatarrh vorhanden. Die Krankheitserreger finden sich im Nasenrachenschleim und werden durch Husten und Niesen verbreitet. Auch Personen aus der Umgebung des Kranken haben bisweilen den Nasenrachenkatarrh und bergen die Krankheitserreger, können also die Krankheit, ohne selber krank zu sein, weiter tragen. Aus dem großen Kreise der Angesteckten erkranken immer nur wenige, bei denen die Erreger aus dem Nasenrachenraum zu den Hirnhäuten wandern, an der Hirnhautentzündung.

Epidemische Gehirnentzündung.

Erreger: Unbekannt. Inkubationsdauer unbestimmt. Nachdem mehrere Tage allgemeine Erscheinungen: Fieber, Kopfschmerzen, Schwindel, Erbrechen, mitunter auch Leibschmerzen und Reißen in den Gliedern bestanden haben, stellt sich auffallende Schlafsucht ein oder es beginnen veitstanzähnliche Zuckungen. Danach verläuft die Krankheit chronisch; die Bewegungen verlangsamen sich und versteifen, Kau- und Schluckstörungen treten auf, es bildet sich ein langsam fortschreitendes Siechtum. Kinder zeigen nach der Genesung oft merkwürdige Veränderungen des Charakters. Die Übertragung der Krankheit erfolgt durch Nasenrachenschleim und Speichel, aber auch durch Stuhl und Harn.

Kinderlähmung.

Erreger: Ein Virus. Inkubationsdauer 1 Woche. Die epidemische Kinderlähmung (Poliomyelitis epidemica) befällt hauptsächlich Kinder, seltener auch Erwachsene. Sie beginnt gewöhnlich mit einem Katarrh der Atemwege oder auch mit einem Darmkatarrh. Nach einigen Tagen tritt dann plötzlich eine schlaffe Lähmung einzelner oder sämtlicher Gliedmaßen, bisweilen auch des Nackens und Rückens auf, die sich langsam wieder zurückbildet, häufg jedoch in einem Arm oder Bein oder in den Gliedmaßen einer Seite bestehen bleibt. Das gelähmte Glied bleibt im Wachstum zurück und verkrüppelt. Der Ansteckungsstoff ist im Nasen- und Rachenschleim und auch im Stuhl und Harn enthalten.

Bei der Kinderlähmung fällt der Pflegerin die wichtige Aufgabe zu, die gelähmten Gliedmaßen stets so zu lagern, daß bei etwaiger bleibender Lähmung die gelähmten Muskelgruppen nicht überdehnt werden. Durch eine solche Überdehnung wird nämlich die Brauchbarkeit der betreffenden Gliedmaßen noch schlechter. Die Beine sind gestreckt zu lagern und der Fuß muß im rechten Winkel dazu stehen. Hierdurch wird eine bleibende Spitzfußstellung verhütet. Die Lagerung kann auf einer Volkmannschen Schiene erfolgen (s. S. 305). Das Gesäß muß bei Lähmung der Gesäßmuskulatur und der Beine gehoben und auf ein hartes Polster gelagert werden. Lähmung der Rückenmuskulatur erfordert ein hartes Kissen in die Lendengegend.

Körnerkrankheit.

(Granulose, Trachom, ägyptische Augenkrankheit).

Die Körnerkrankheit ist eine chronische Erkrankung der Augenbindehäute. Sie beginnt mit einem einfachen Bindehautkatarrh. Der Kranke hat anfangs wenig Beschwerden. Langsam stellen sich Schmerzen und Hitze ein, und es kommt zu stärkerer, schleimig-eitriger Absonderung. Auf der Bindehaut der Augenlider entstehen körnerartige Knötchen, die wie Fleischwarzen aussehen und allmählich stärker anschwellen.

Infolge Zerfalls der Körner kommt es zur narbigen Schrumpfung der Augenlider; die Wimpern stellen sich nach innen, reiben die Hornhaut und entzünden sie. Das Sehvermögen nimmt mehr und mehr ab, und es kann schließlich Blindheit eintreten.

In den Gegenden, in denen die Krankheit heimisch ist, befällt sie vorzugsweise die Kinder. Solange Kinder an eitriger Absonderung leiden, dürfen sie die Schule nicht besuchen. In jedem Falle müssen sie gesondert sitzen, um die Mitschüler nicht anzustecken.

Der Ansteckungsstoff der Körnerkrankheit ist in den Absonderungen der Bindehäute enthalten. Die Übertragung erfolgt gewöhnlich durch gemeinsame Benutzung von Gebrauchsgegenständen, insbesondere von Waschgeräten, Hand- und Taschentüchern. Der Kranke sollte deshalb ein eigenes Bett, jedenfalls aber eigene Waschgeräte, Hand- und Taschentücher benutzen.

Findet in einer Ortschaft oder in einem Bezirk, in dem die Körnerkrankheit herrscht, eine planmäßige Bekämpfung statt, so ist allen krankheitsverdächtigen Personen dringend zu raten, sich in der öffentlichen Sprechstunde einzufinden.

Typhus.

Erreger: Typhusbazillus. Inkubationszeit 2—3 Wochen. Der Typhus tritt häufig vereinzelt auf, zuweilen aber auch in Epidemien, wenn z. B. Trinkwasser (Brunnen oder Wasserwerk) oder Milch (Molkerei, Milchhandlung) durch Typhusbazillen verunreinigt werden. Auch die Übertragung von Mensch zu Mensch führt zuweilen zur Ausbreitung der Krankheit.

Die Krankheit beginnt allmählich mit Mattigkeit, Appetitlosigkeit, Kopfschmerzen unter langsamem Fieberanstieg. Die Lippen und die Zunge des Kranken sind trocken, rissig, oft borkig belegt.

Der Kranke ist häufig benommen, liegt zusammengesunken auf demselben Fleck, liegt sich deshalb leicht durch. Sehr oft sind Durchfälle von eigentümlicher, erbsbreiartiger Beschaffenheit vorhanden; es gibt aber auch Fälle, wo sie fehlen und Stuhlverhaltung besteht. Häufig besteht Husten und schleimiger Auswurf (Luftröhrenkatarrh). In der 2. Krankheitswoche zeigen sich am Rumpfe rote, leicht erhabene Flecke (Roseola). Im Dünndarm bilden sich Geschwüre; daher droht bei einem Typhuskranken immer die Gefahr einer Darmblutung oder des Durchbruchs eines Geschwürs in die Bauchhöhle. Die Pflegerin muß die Symptome dieser lebensbedrohlichen Komplikationen kennen, um sofort ärztliche Hilfe herbeizuholen. Eine Blutung verrät sich zunächst durch Blässe des Gesichts, verfallenes Aussehen, kalte Gliedmaßen, kleinen, raschen Puls, starkes Durstgefühl. Erst beträchtlich später wird dann bluthaltiger Stuhl entleert. Der Durchbruch eines Darmgeschwürs in die Bauchhöhle verursacht gleichfalls das verfallene Aussehen und den kleinen, raschen Puls, daneben aber einen plötzlich einsetzenden, intensiven Leibschmerz.

Bei günstigem Krankheitsverlauf pflegt das Fieber 2—3 Wochen lang gleichmäßig hoch zu bleiben, um dann erst langsam wieder zur Norm abzufallen.

Es gibt Fälle, wo nach der Ansteckung nur geringe Krankheitserscheinungen auftreten; namentlich bei Kindern nimmt der Typhus oft einen ganz milden Verlauf. Diese Fälle werden häufig gar nicht als Typhus beachtet und sind darum für die Weiterverbreitung gefährlicher als die schweren. Die Typhusbazillen werden im Stuhl und Harn ausgeschieden. Die Übertragung erfolgt am häufigsten durch die damit verunreinigten Hände. Die Pfleger sind also besonders gefährdet. Die Abgänge müssen stets sorgfältig desinfiziert werden. Da im Blute des Typhuskranken, gewöhnlich von der Mitte der 2. Krankheitswoche ab, besondere Schutzstoffe nachgewiesen werden können, läßt sich der Krankheitsverdacht durch eine Blutuntersuchung sichern (Blutuntersuchung nach Gruber-Vidal). Stuhl und Harn sind auch nach der Genesung auf Typhusbazillen zu untersuchen, um Dauerausscheider, die immer eine Gefahr für ihre Umgebung bilden, festzustellen.

Bei Ausbruch von Epidemien sind Schutzimpfungen zu empfehlen.

Eine meist erheblich milder verlaufende Form des Typhus wird durch den zu den Typhusbazillen gehörenden Paratyphusbazillus hervorgerufen und als Paratyphus bezeichnet.

Mit Recht gilt der Typhus als diejenige Krankheit. deren Ausgang weitgehend abhängig ist von der Güte und Sorgfalt der Pflege. Von größter Wichtigkeit ist die ausreichende Ernährung, weil der Ernährungszustand des Kranken infolge der langen Fieberdauer erheblich leidet. Während des Fiebers soll die Kost flüssig-breiig, aber nahrhaft sein. Stößt die Nahrungsaufnahme wegen Benommenheit des Kranken auf Schwierigkeiten, dann entscheidet der Arzt, ob die Ernährung mittels einer Magensonde, die durch die Nase eingeführt wird, oder mit Hilfe von Nährklystieren zu erfolgen hat. Unerläßlich ist gewissenhafte Mundpflege. Bei ausgetrockneter Mundschleimhaut und trockener Zunge läßt man Brot oder Zwieback oder Apfelstücke kauen, um durch Anregung der Speichelsekretion die Mundhöhle anzufeuchten und zu reinigen. Bei behinderter Nasenatmung bringt man Nasensprays mit lauwarmer Kochsalzlösung zur Anwendung, um hierdurch die Nase durchgängig zu machen. Trockene Lippen werden mit Glycerin befeuchtet. Zum Anfeuchten der Atmungsluft kann man Wasser im Krankenzimmer verdampfen lassen oder große nasse Tücher aufhängen. Häufiger Lagewechsel des Kranken ist deshalb nötig, damit Lungenkomplikationen und Durchliegen verhütet werden. Luftring oder Wasserkissen, tägliche Reinigung der Gesäßgegend und nachheriges Pudern gewähren auch Schutz gegen die Gefahr des Durchliegens, die besonders bei benommenen Kranken droht (s. auch S. 203). Bei Benommenheit des Patienten ist darauf zu achten, ob die Harnblase entleert wird. Benommene und delirierende Kranke erfordern deswegen dauernde Bewachung, weil sie infolge plötzlich eintretender Verwirrungszustände oft das Bett verlassen, sich unter Umständen zum Fenster hinausstürzen.

Bakterielle Lebensmittelvergiftung.

Erreger: Typhus- oder paratyphusähnliche, aber auch mit diesen nicht übereinstimmende Bazillen verschiedener Art, auch der Gärtnersche Bazillus Enteritidis.

Die Fleisch- und Wurstvergiftung tritt in zweierlei Form auf. Einmal können mit dem Fleisch Krankheitserreger in den Magen-Darmkanal aufgenommen werden, die sich hier weiter vermehren und die Erscheinungen eines mehr oder weniger stürmisch verlaufenden Magen-Darmkatarrhs verursachen. Die Krankheitserreger können dadurch im Fleische haften, daß das Tier vor der Schlachtung (Notschlachtung) erkrankt war, oder daß gesundes

Fleisch nachträglich mit Krankheitserregern verunreinigt wurde, menschliche Dauerausscheider oder Bazillenträger spielen dabei eine verhängnisvolle Rolle. Natürlich entsteht die Krankheit nur dann, wenn rohes oder ungenügend gekochtes Fleisch gegessen wird.

Die andere Form der Fleischvergiftung wird durch einen Bazillus verursacht, der ohne Luftzufuhr im Innern von Würsten, Schinken, auch in Konserven wuchert und ein starkes Gift erzeugt, das nach dem Genuß solchen Fleisches oder Konserven sofort heftige Vergiftungserscheinungen — Erbrechen (kein Durchfall), Muskellähmungen, Sehstörungen usw. — verursacht (Botulismus).

Ruhr.

Erreger: Ruhrbazillus. Inkubationszeit 2—7 Tage. Die Ruhr ist eine Entzündung des Dickdarms mit Geschwürbildung. Sie beginnt mit heftigen Leibschmerzen und Durchfällen, die bald nur Schleim enthalten, fortwährendem, quälendem Stuhldrang (Stuhlzwang). Meist ist dem Schleim auch Blut beigemischt. Fieber ist vorhanden, kann aber auch fehlen. Da die Ruhrbazillen nur mit dem Stuhlgang der Kranken ausgeschieden werden, ist die Übertragung durch gründliche Sauberkeit leicht zu vermeiden. Unreifes Obst verursacht keine Ruhr, nur dadurch, daß es an sich leicht einen Magenkatarrh bewirkt, kann es das Entstehen einer Ruhr begünstigen. Auf dem Lande wird die Übertragung durch die unzähligen Fliegen begünstigt, die von den Abgängen der Ruhrkranken in die Küchen und auf die Nahrungsmittel gelangen.

Cholera.

Erreger: Cholerabazillus. Inkubationszeit 2—6 Tage. Die Cholera ist eine Darmerkrankung, die mit heftigem Erbrechen und Durchfällen auftritt. Die Stühle werden bald farblos, reiswasserähnlich. Die Harnabsonderung hört allmählich mit der zunehmenden Häufigkeit der flüssigen Stuhlgänge auf. Unter fortschreitender Erschöpfung treten schmerzhafte Muskelkrämpfe, namentlich Wadenkrämpfe, auf. Der Kranke verfällt rasch.

Es gibt auch ganz leicht verlaufende Fälle, die sich nur in Unwohlsein und geringen Durchfällen äußern; für die Weiterverbreitung der Krankheit sind diese gefährlicher als die schweren, weil sie nicht erkannt werden.

In Deutschland ist die Cholera erloschen, doch ist immer an eine Einschleppung aus dem Auslande zu denken.

Fleckfieber.

Erreger: Eben noch mikroskopisch sichtbarer Keim (Prowazek). Inkubationszeit 1—3 Wochen. Das Fleckfieber wird lediglich durch Läuse, vor allem durch Kleiderläuse, auf den Menschen übertragen. Die Erkrankung beginnt mit Schüttelfrost und sehr hohem Fieber. Der Kranke wird bald benommen. Nach einigen Tagen treten auf dem Bauch, bald am ganzen Rumpf und an den Gliedern, besonders auf den Handflächen und Fußsohlen zahlreiche rote Flecken auf. Die Erkrankung, die in der Regel mehrere Wochen anhält, verläuft meist schwer und führt in vielen Fällen zum Tode. Um sich vor Ansteckung mit Fleckfieber zu schützen, muß man sich vor allem vor jeder Verunreinigung mit Läusen hüten.

Bei der Pflege von Fleckfieberkranken gelten die gleichen Grundsätze, wie sie bei der Besprechung des Typhus dargelegt wurden (S. 144).

Rückfallfieber.

Erreger: Eine Spirochäte. Inkubationszeit 5 Tage. Das Rückfallfieber wird in Europa durch Läuse übertragen. Dann tritt 5—7tägiger Fieberanfall auf, auf den eine ebenso lange Pause folgt. Es wiederholen sich nun 3—4 immer kürzer werdende Anfälle in immer länger werdenden Pausen. Hiernach kann die Krankheit in völlige Genesung übergehen, oder die Anfälle wiederholen sich nach längerer fieberfreier Zeit. Die Krankheit verläuft selten tödlich. Doch kann sich ein Zustand schwerer Blutarmut an die Krankheit anschließen.

Milzbrand.

Erreger: Milzbrandbazillus. Inkubationszeit 2—3 Tage. Milzbrand ist eine ansteckende Tierkrankheit, welche besonders bei Rindern, Schafen, Schweinen und Pferden vorkommt, aber auch auf Menschen übertragbar ist.

Die Übertragung auf Menschen kommt namentlich in Gewerbebetrieben zustande, in denen Körper, Felle, Wolle, Haare usw. an Milzbrand erkrankter und verendeter Tiere beseitigt oder den veterinärpolizeilichen Vorschriften zuwider verarbeitet werden. Gefährdet sind also insbesondere Abdecker, Schlächter, Fellhändler, Gerber, Wollsortierer, Arbeiter in Roßhaarspinnereien, Lumpenhandlungen, Bürsten-, Pinsel- und Papierfabriken. Erkranken können endlich auch solche Personen, die das Fleisch milzbrandkranker Tiere genießen.

Der Milzbrandbazillus bildet Dauerformen, Sporen, die sich im trockenen Zustande Jahre hindurch lebensfähig erhalten und an den Fellen, der Wolle und den Haaren an Milzbrand erkrankter und verendeter Tiere haften.

Die Krankheit verläuft in drei verschiedenen Formen, als Karbunkel, als Lungen- und Darmentzündung.

Der Milzbrandkarbunkel entsteht dadurch, daß die Krankheitskeime in kleine Verletzungen der Haut eindringen.

Lungenmilzbrand entsteht durch Einatmen von Sporen oder Bazillen und kommt namentlich bei Personen vor, die mit den Fellen, der Wolle oder den Haaren milzbrandkranker Tiere zu tun haben; auch Lumpenarbeiter sind gefährdet.

Darmmilzbrand entsteht in der Regel durch den Genuß von Fleisch milzbrandkranker Tiere und verläuft in Form eines schweren Magen-Darmkatarrhs.

Die Krankheit kommt in der Regel kurze Zeit nach der Infektion zum Ausbruch und verläuft zuweilen in einer stürmischen, gewöhnlich aber in einer chronischen Form.

In den stürmisch verlaufenden Fällen erfolgt in fast allen Fällen der Tod.

Die chronische Form der Erkrankung kann Monate und selbst Jahre dauern und endigt bei etwa 50 % der Erkrankten tödlich.

Tollwut.

Erreger: Ein Virus. Inkubationszeit 15—60 Tage. Die Tollwut ist eine ansteckende Tierkrankheit, die in erster Linie bei Hunden, Wölfen, Füchsen und Katzen, seltener bei Pferden, Rindern und anderen Haustieren vorkommt und von diesen auch auf den Menschen übertragen werden kann.

Die Krankheit entsteht durch Biß an Tollwut leidender Tiere. Nach einem kurz dauernden Erregungsstadium mit Schlingmuskelkrämpfen, die schon beim bloßen Anblick einer Flüssigkeit ausgelöst werden (Waserscheu), kommt ein Stadium „rasender Wut", an welches sich Lähmungen anschließen, die mit dem Tode endigen. Nur die aktive Schutzimpfung nach Pasteur kommt als Behandlungsart in Betracht, die in Berlin durch das Robert-Koch-Institut durchzuführen ist.

Maul- und Klauenseuche.

Erreger: Ein Virus. Inkubationszeit 4—8 Tage. Wird gelegentlich von krankem Vieh durch rohe Milch oder beim Melken, Viehpflegen auf Menschen übertragen. An Lippen, Zunge und Wangen entstehen schmerzhafte Bläschen, die geschwürig werden, im Verlauf von einigen Wochen abheilen.

Rotz.

Erreger: Rotzbazillus. Inkubationszeit 4—8 Tage. Der Rotz ist eine ansteckende Tierkrankheit, die bei Pferden, Eseln, Maultieren, auch bei Katzen vorkommt, auf den Menschen übertragbar und für diesen besonders gefährlich ist.

Die Übertragung auf Menschen kommt besonders bei Pferdepflegern und Personen, die mit erkrankten oder gefallenen Pferden zu tun haben, wie Roßschlächtern, Abdeckern usw., vor.

Malaria — Wechselfieber.

Die Malaria wird durch den Stich einer bestimmten Art von Stechmücken (Anopheles) übertragen. Der Erreger ist kein Bakterium, sondern gehört dem Tierreich an. Er ist kleiner als die roten Blutkörperchen, dringt in diese ein, vermehrt sich dort und zerstört sie. Durch die Zerstörung der roten Blutkörperchen kommen die Keime in die Blutbahn und befallen neue rote Blutkörperchen. Jedes derartige Ausschwärmen der Krankheitserreger ruft Schüttelfrost mit hohem Fieber hervor. Es gibt verschiedene Arten von Wechselfieber, bei denen die Fröste jeden dritten oder an jedem vierten Tage auftreten. In besonders schweren Formen kommt es zu täglichen Schüttelfrösten. Besonders gefährlich ist die Malariaform, die als Tropenfieber bekannt ist.

Papageienkrankheit.

Erreger: Ein Virus. Die Papageienkrankheit ist in den letzten Jahren als eine unter dem Bilde schwerer Grippe, Lungenentzündung oder Unterleibstyphus verlaufende Krankheit bekanntgeworden, die durch kranke Papageien, besonders Wellensittiche, übertragen wird. Auch Übertragungen von Person zu Person sind erfolgt. Die Ansteckung erfolgt sehr leicht; besonders die mit Papageien handelnden Personen, aber auch die Besitzer kranker Vögel sind daher stark gefährdet. Zum Schutz gegen diese Krankheit ist ein besonderes Gesetz erlassen worden, welches den Verkauf kranker oder auf Krankheit verdächtiger Papageien verbietet und den Handel mit Papageien an eine Genehmigung knüpft.

Bangsche Krankheit.

Erreger: Der Bangbazillus. Inkubationszeit wenige Tage. Die Bangsche Krankheit war früher nur bei Kühen bekannt, ihr Erreger, ein Bazillus, führte zum vorzeitigen Kalben. In den letzten Jahren sind auch Übertragungen auf Menschen vorgekommen. Das Krankheitsbild ist zunächst schwer zu deuten und meist nur serologisch festzustellen. Hauptsächlich werden Melker und sonstige mit der Wartung von Kühen betraute Personen durch unmittelbare Berührungsinfektion ergriffen. Aber auch Genuß roher Milch kann zu Übertragungen der Krankheit führen.

Tularämie.

Erreger: Bakt. tularense. Die Tularämie ist in erster Linie eine Erkrankung der frei lebenden Nagetiere (Hasen, Kaninchen, Eichhörnchen, Ratten), die durch den Stich blutsaugender Insekten infiziert werden. Für die Übertragung auf den Menschen kommen einmal der unmittelbaren Berührung mit den inneren Organen, zum anderen dem Genuß mangelhaft gekochten Fleisches kranker Tiere praktische Bedeutung zu. Die Erkrankung beginnt unter dem Bilde der Grippe. Es entwickelt sich dann an der Stelle der Infektion, z. B. einer Hautabschürfung an der Hand, ein Geschwür; die Lymphdrüsen schwellen schmerzhaft an und vereitern häufig. Wahrscheinlich kann die Infektion auch durch die unverletzte Haut erfolgen. Die Krankheit dauert durchschnittlich 3 bis 4 Wochen, ist jedoch wegen eines hochgradigen Schwächezustandes von mehrmonatiger Arbeitsunfähigkeit gefolgt. Besonders gefährdet sind Jäger, Wildbrethändler, Hausfrauen und Küchenpersonal. Die Erkrankung tritt vor allem in den Wintermonaten auf; sie ist jedoch bei uns selten. Eine größere Zahl von Erkrankungen wurde in Mähren-Schlesien beobachtet.

Weilsche Krankheit (Ikterus infectiosus).

Erreger: Eine Spirochäte. Inkubationszeit 7 Tage. Der Erreger ist ein Parasit der Ratte. Die Übertragung auf den Menschen geschieht durch verunreinigtes Trinkwasser. Die Krankheit verläuft mit plötzlich einsetzendem hohem Fieber, heftigen Muskelschmerzen, Gelbsucht und Nierenschädigung. In schweren Erkrankungsfällen kann eine Kreislaufschwäche zum Tode führen.

Aktinomykose (Strahlenpilzerkrankungen).

Der Strahlenpilz lebt als Schmarotzer auf Getreidegrannen. Werden solche in den Mund genommen, so kann er auf diesem Wege in den Körper eindringen. Zunächst bilden sich am Kiefer und am Mundboden harte Infiltrationen, die erweichen und Fisteln bilden, aus dem Eiter mit kleinsten, kaum noch wahrnehmbaren gelben Körnchen fließt. Es kann dann zu weiteren Wucherungen in den verschiedensten Organen kommen, besonders Lungen, Brustfell und Brustwand.

Die Krankheit ist glücklicherweise beim Menschen selten, bei den Tieren häufiger.

Lungenentzündung (kroupöse Pneunomie).

Erreger: Pneumokokkus. Während die bisher genannten Krankheiten entweder unmittelbar oder durch einen Zwischenträger von Mensch zu Mensch übertragen werden können, ist die Lungenentzündung eine nicht übertragbare Infektionskrankheit. Sie beginnt im allgemeinen plötzlich mit einem Schüttelfrost aus voller Gesundheit heraus und verläuft dann unter schnell einsetzendem hohem Fieber mit Seitenstichen und Kurzatmigkeit. Der Auswurf ist rotbraun (rostfarben). Gefahrvolle Komplikationen drohen von seiten des Kreislaufapparats, dessen Unterstützung einen wesentlichen Bestandteil der Behandlung bildet. Nach 5- bis 7tägigem hohem Fieber pflegten früher die Kranken plötzlich unter starkem Schweißausbruch zu entfiebern (kritische Entfieberung). In selteneren Fällen sank die Temperatur allmählich ab (lytische Entfieberung). Unter dem Einfluß neuerer Arzneistoffe, der Sulfonamide, erfährt die Fieberdauer bei kroupösen Pneumonien eine ganz wesentliche Abkürzung. Häufig macht sich bei Kranken mit schwerer Lungenentzündung eine große Unruhe geltend mit Delirien, die namentlich bei Alkoholikern auftreten.

Gelenkrheumatismus (Polyarthritis acuta).

Erreger unbekannt. Auch der akute Gelenkrheumatismus ist nicht von Person auf Person übertragbar. Der akute Gelenkrheumatismus zeichnet sich durch schmerzhafte Entzündung und Schwellung mehrerer Gelenke unter Auftreten mehr oder weniger hohen

Fiebers aus. Er befällt hauptsächlich Personen vom zweiten bis vierten Jahrzehnt. Ein äußerer Anlaß liegt oft in Durchnässung, Zugluft und sonstigen Erkältungen. Er ist dadurch besonders gefährlich, daß der Herzklappenapparat in Mitleidenschaft gezogen wird, indem es zunächst zu einer Erkrankung der Herzinnenhaut (Endokarditis) kommt, welche eine Schlußunfähigkeit oder Verengerung der Herzklappen zur Folge haben kann.

Geschlechtskrankheiten.

Weicher Schanker.

Erreger: ein in Kettenform liegender Bazillus. Die Geschwüre des weichen Schankers treten meist in Mehrzahl (im Gegensatz zum harten Schanker — Syphilis) an den äußeren Geschlechtsteilen auf, sind schmerzhaft und gelegentlich mit entzündlichen Schwellungen der Leistendrüsen, die zur Vereiterung neigen, verbunden (sogen. Bubonen).

Tripper.

Der Tripper wird durch einen semmelförmigen Diplokokkus (Gonokokkus) hervorgerufen. Die Erkrankung wird durch den Geschlechtsverkehr übertragen und befällt beim Manne die Harnröhre, bei der Frau Harnröhre und Scheide. Die Schleimhaut ist im Anfange hochrot entzündet und sondert eine eitrige Flüssigkeit ab. Der Eiter enthält die ansteckenden Gonokokken. Besteht der Ausfluß längere Zeit, so erzeugt er zuweilen an den äußeren Geschlechtsteilen kleine Wärzchen, die spitzen Feigwarzen (spitze Kondylome).

Die Krankheit kann auch auf Blase, Harnleiter, Nieren, ferner bei der Frau auf Gebärmutterhals, Gebärmutterhöhle, Eileiter, Eierstöcke und Beckenbauchfell, beim Manne auf die Geschlechtsdrüsen übergehen. Die eitrige Entzündung der Eileiter und des Beckenbauchfells (Unterleibsentzündung) führt zu schwerer und dauernder Schädigung dieser Organe, auch zur Unfruchtbarkeit. Ebenso bewirkt beim Manne die Entzündung der Geschlechtsdrüsen häufig Unfruchtbarkeit.

Außer der Schleimhaut der Geschlechts- und Harnorgane werden auch andere Schleimhäute leicht befallen, so die Schleimhaut des Afters und des Mastdarms, die von dem über den Damm fließenden Trippereiter infiziert wird. Ganz besonders gefährlich ist aber die Übertragung des Trippereiters auf das Auge. Die Augenbindehaut der Neugeborenen wird während der Geburt leicht von der kranken Mutter infiziert. Darum ist die Hebamme verpflichtet, nach jeder Geburt in die Augen des Neugeborenen je einen Tropfen Höllensteinlösung, die der Erkrankung sicher vorbeugt, einzuträufeln.

Zuweilen entstehen bei Tripper eitrige Gelenkentzündungen — gewöhnlich wird nur ein Gelenk befallen — und Entzündungen der Herzinnenhaut und Regenbogenhaut.

Ausfluß aus den Geschlechtsteilen (weißen Fluß) haben viele Frauen aus anderen Ursachen, ohne daß sie tripperkrank sind. Andererseits kann in manchen Fällen von Tripper, besonders bei längerem Bestehen der Krankheit, der Ausfluß sehr gering sein. Nur der Nachweis der Krankheitserreger stellt die Krankheit fest.

Die Tripperkrankheit ist also außerordentlich gefährlich und bedarf sorgfältigster Behandlung und Pflege. Bei der Pflege ist vor allem darauf zu achten, daß kein Eiter in die Augen kommt. Der Kranke muß die Hände sauber halten, darf nicht mit den Händen in die Augen fahren und muß ein besonderes Handtuch für das Gesicht haben. Kinder dürfen nicht mit Kranken in demselben Bett schlafen, namentlich werden kleine Mädchen dabei von der kranken Mutter leicht angesteckt. Tripperkranke kleine Mädchen dürfen nicht mit gesunden zusammen in derselben Wanne baden; darauf ist in Kinderheimen, Solbädern usw. besonders zu achten. Auch durch den Gebrauch desselben Handtuchs zum Abtrocknen nach dem Bade kann die Erkrankung bei kleinen Mädchen übertragen werden.

Syphilis.

Die Syphilis (Lues) kommt dadurch zustande, daß die Syphiliserreger (Spirochäten) in eine wenn auch noch so kleine Wunde und von da in das Blut gelangen. Sie sind in den feuchten Absonderungen syphilitischer Körperstellen, im Blute, in der Milch und in sämtlichen Säften syphilitisch erkrankter Personen vorhanden.

In der Regel wird Syphilis durch den Geschlechtsverkehr übertragen. Einige Wochen nach der Ansteckung bildet sich an den äußeren Geschlechtsteilen ein Knötchen, aus dem ein Geschwür mit scharfem Rande und harter Umgebung wird (harter Schanker). Die Erreger wandern gleichzeitig auf dem Lymphwege weiter, die Lymphknoten der Leistengegend schwellen an. Kennzeichnend ist die Unempfindlichkeit des Geschwürs und der Lymphknotenschwellung. Das Geschwür kann oft ziemlich unscheinbar sein oder an verborgenen Stellen, z. B. bei der Frau am Muttermund, sitzen und daher leicht übersehen werden. Eine Zeitlang später erscheint ein Ausschlag auf der Haut; auch dieser Ausschlag kann geringfügig sein und übersehen werden. Weiterhin bilden sich breite Feigwarzen an den Geschlechtsteilen, um den After, zuweilen unter der Brust oder zwischen den Zehen, überall da, wo sich Haut an Haut legt. Sie sind meist mit einer wässerigen Schmiere bedeckt und sehr ansteckend. Nach Monaten oder Jahren treten plötzlich neue Krankheitserscheinungen auf, Geschwüre im Rachen entstehen, der Kehlkopf wird befallen, die Stimme wird heiser, die Knochen und inneren Organe erkranken. Endlich nach langer Zeit können schwere Krankheiten des Gehirns und Rückenmarks die Folge der Syphilis sein.

Die Krankheit ist heilbar, wenn rechtzeitige und genügende ärztliche Behandlung erfolgt.

Die Syphilis der Frau bewirkt häufig Fehlgeburten und Frühgeburten; sie wird auch in der Schwangerschaft von der kranken Mutter auf die Frucht übertragen. Die lebenden Früchte können äußere Zeichen der Syphilis tragen (angeborene Syphilis); sehr häufig findet sich ein Blasenausschlag, namentlich an Handtellern und Fußsohlen. Manche Kinder, die scheinbar gesund geboren sind, zeigen erst nach kürzerer oder längerer Zeit Krankheitserscheinungen, andere bleiben ohne sichtbare Erkrankung, gedeihen aber schlecht und werden schwachsinnig, epileptisch oder geisteskrank. Nur selten werden solche Kinder dauernd gesund erhalten.

Die Syphilis wird im Gegensatz zum Tripper nur durch Wunden übertragen, die freilich so unbedeutend sein können, daß sie nicht bemerkt werden. Am ansteckendsten sind die Geschwüre und Feigwarzen an den Geschlechtsteilen. Bei der Krankenpflege besteht also eine gewisse Gefahr der Ansteckung.

Die syphilitische Erkrankung kann auch durch Untersuchungen des Blutserums und der Hirn-Rückenmarksflüssigkeit festgestellt werden (Wassermannsche Reaktion u. a.).

Wundinfektionen.

Auch auf Wunden können Infektionskeime übertragen werden. Durch die unversehrte Haut dringen Infektionskeime nicht hindurch, wohl aber kann die allerfeinste, dem Auge nicht einmal sichtbare Verletzung der Haut den Krankheitserregern das Eindringen in den Körper gestatten.

Die gewöhnlichen Erreger gehören den kugelförmigen Spaltpilzen an (Staphylokokken und Streptokokken); doch kann auch durch andere Bakterien eine Wundkrankheit verursacht werden, z. B. durch Diphtheriebazillen, Wundstarrkrampfbazillen, Gasbrandbazillen (vgl. S. 292).

Tierische Parasiten.

Unter den tierischen Parasiten nehmen den wichtigsten Platz ein die

Eingeweidewürmer.

Die Eingeweidewürmer pflanzen sich durch Eier fort, die sie im Darm der befallenen Menschen ablegen; von dort gelangen die Eier mit dem Kot an die Außenwelt, entwickeln sich im feuchten Boden oder Wasser weiter und können nun auf irgendeinem Wege, meist durch Unsauberkeit oder Unachtsamkeit, in andere Menschen eindringen. Die Eingeweidewürmer sind nicht als harmlose Bewohner des Darms aufzufassen, da sie mancherlei Krankheitserscheinungen hervorrufen können. Sobald ihre Anwesenheit im Körper festgestellt ist, muß deshalb für ihre Entfernung gesorgt werden.

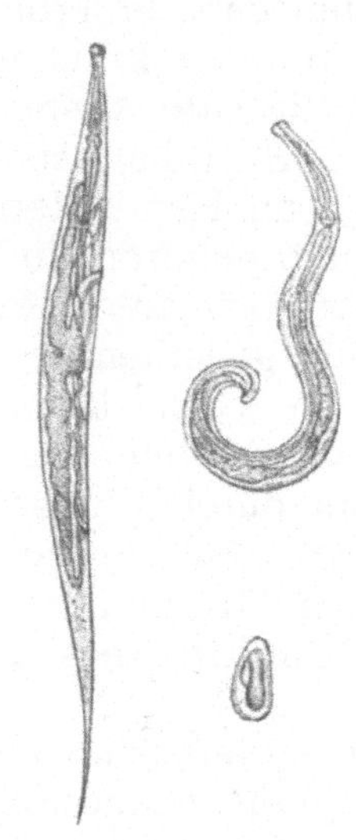

Abb. 80. Madenwurm, links Weibchen, rechts Männchen, Ei.

a) Die Madenwürmer (Oxyuris vermicularis): Etwa 1 cm lang, halten sich im unteren Dünn- oder Dickdarm auf. Die geschlechtsreifen Weibchen wandern, meist nachts, aus dem After aus, um ihre Eier abzulegen. Der starke Juckreiz erzeugt Kratzen, wodurch die Würmer zerquetscht werden. Die Eier gelangen an die Finger, unter die Nägel und können von dort bei ungenügender Sauberkeit wieder in den Mund gelangen. Im Darm bilden sich dann von neuem Würmer. Bei der Suche nach den Würmern und Eiern ist auf die Umgebung des Afters zu achten.

b) Der Peitschenwurm (Trichocephalus dispar): 4—5 cm lang, dünn. Seine Eier gelangen mit verunreinigter Nahrung in den

Mund und von diesem in den Darm, wo sie sich zu Würmern entwickeln. Mit dem peitschenartigen vorderen Ende bohren sie sich in die Darmschleimhaut, meist des Blinddarms, ein, können okkulte Blutungen und Bauchfellentzündungen hervorrufen. Wenn die Eier mit dem Kot ausgeschieden sind, können sie im feuchten Boden als Larven jahrelang leben bleiben. Kinder, die auf solchem Boden spielen, ebenso Erwachsene bei Gartenarbeit oder durch Genuß von nicht genügend gereinigtem Gemüse (Rohkost!) können auf diese Weise die Eier aufnehmen.

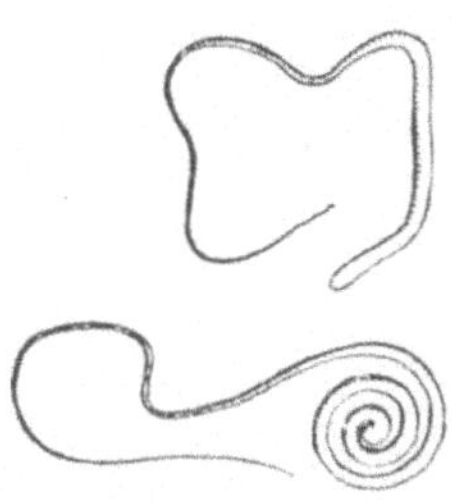
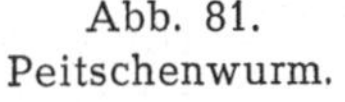

Abb. 81. Peitschenwurm.

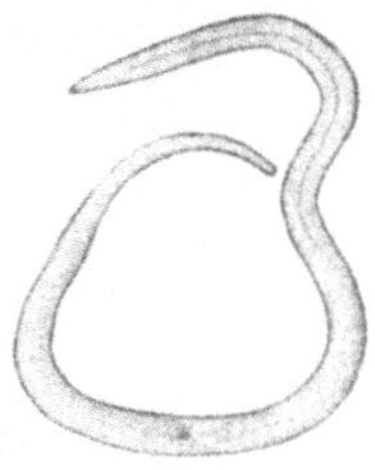

Abb. 82. Spulwurm (⅓ verkleinert).

c) D e r S p u l w u r m (Ascaris lumbricoides): 20—40 cm lang, lebt im Dünndarm und ist häufig so zahlreich, daß er Darmstörungen verursachen kann. Die aus den Eiern sich entwickelnden Larven gelangen durch die Darmwände in die Pfortader und von dort in die Lunge, um über die Speiseröhre wieder in den Magen und Darm zurückzuwandern. Seine Eier und Larven können ebenso wie die des Peitschenwurms im feuchten Boden leben und von dort aus zu neuen Infektionen führen.

d) D e r H a k e n - o d e r P a l i s a d e n w u r m (Ankylostoma duodenale): 10—18 mm lang. Die Mundöffnung hat kräftige Haken, mit denen sich der Wurm in die Darmschleimhaut des Zwölffingerdarms und übrigen Dünndarms einbohrt und sie zerfrißt. Die Eier entleeren sich mit dem Stuhl und entwickeln sich ebenfalls im Wasser und in feuchter Erde. Sie können dann sowohl durch den Mund in den Menschen eindringen wie auch durch die unversehrte Haut, etwa beim Barfußgehen. Diese Art Wurmkrankheit kommt besonders vor in Bergwerken, Tunneln, Ziegeleien u. dgl., wo Menschen in feuchter Erde zu arbeiten haben. Es kann dadurch das Bild schwerster Blutarmut (perniziöser Anämie) entstehen.

e) D i e B a n d w ü r m e r : Die Bandwürmer gelangen nur durch den Zwischenwirt in den Menschen. Ihre Eier werden von einem Tier aufgenommen, in dessen Magen werden die Eihüllen verdaut, die frei werdenden Parasiten wandern durch die Magenwand in die Muskeln und kapseln sich hier ein (Finnen, Zystizerken). Die im ausgewachsenen, geschlechtsreifen Zustande im Dünndarm lebenden Bandwürmer bestehen aus dem Kopf, mit sogenannten Saugnäpfen, zum Teil auch mit Hakenkränzen zum Anhaften an der Darmschleimhaut, und den Gliedern, die aus dem Kopf durch Knospung und Teilung entstehen und nach Form und Größe schwanken.

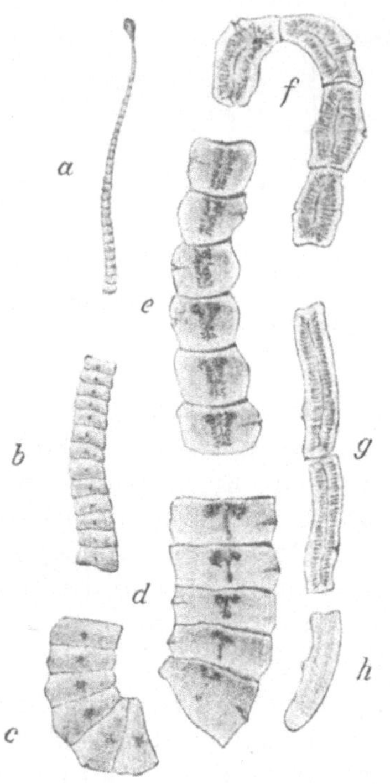

Abb. 83. Rinderbandwurm, a Kopf und Hals, b—h junge bis reife Glieder, Kopf ohne Hakenkranz.

Der Rinderbandwurm (Taenia saginata) ist in Deutschland der häufigste Bandwurm. Er wird 4—8 m lang, seine Glieder 11—14 mm, der Kopf 2 bis 2½ mm. Am Kopf sind vier Saugnäpfe, keine Haken. Er wird durch Genuß rohen, finnigen Rindfleisches übertragen. Seine Glieder können ohne Stuhlgang abgehen.

Der Schweinebandwurm (Taenia solium) wird bis 3½ m lang, seine Glieder bis 8 mm breit. Sein stecknadelkopfgroßer Kopf trägt Saugnäpfe und einen Hakenkranz. Seine Glieder gehen nicht von selbst ab, sondern nur mit dem Stuhlgang. Die Übertragung erfolgt nur durch Genuß rohen, finnigen Schweinefleisches.

Der Fischbandwurm (Botriocephalus latus) wird bis zu 9 m lang, seine Glieder bis 2 cm breit. Der Kopf ist lancettförmig mit zwei seitlichen flachen Sauggruben. Er kommt nicht nur beim Menschen, sondern auch bei einigen Tieren vor, wie Hunden und Katzen. Die Infektion erfolgt, wenn infizierte Fische, besonders Hechte, roh oder nur wenig gesalzen verzehrt werden. Er ist hauptsächlich im Nordosten und Südosten Europas verbreitet, in Deutschland besonders in der Gegend des Kurischen Haffes.

Die Krankheitserscheinungen infolge von Bandwürmern können

harmloser, aber auch, besonders beim Fischbandwurm, sehr schwerer Art sein. Die häufigsten Erscheinungsformen sind Kopfschmerzen, Schwindel, Abgespanntheit, Übelkeit, Aufstoßen, Heißhunger, abwechselnd mit Appetitmangel, mitunter Koliken. Der Fischbandwurm erzeugt oft das Bild schwerster Blutarmut (perniziöser Anämie wie beim Hakenwurm). Bei Bandwurmkuren ist stets darauf zu achten, daß auch der Kopf ausgestoßen wird, da aus diesem sich sonst der ganze Bandwurm wieder bildet.

Ein weiterer Bandwurm ist der H u n d e b a n d w u r m (Taenia echinococcus). Er ist sehr klein (s. Abb. 85), seine Eier werden auf den Menschen durch damit behaftete Hunde über-

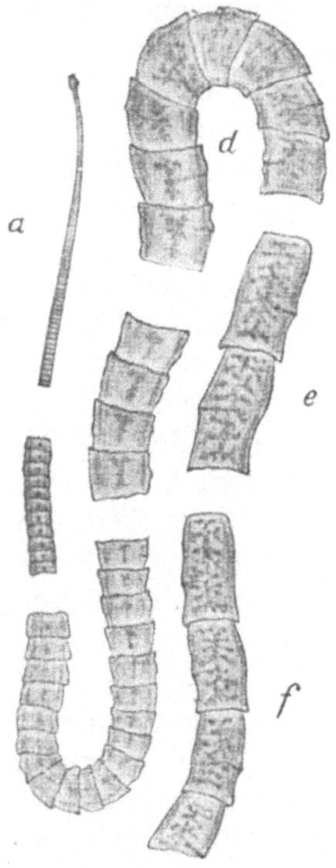

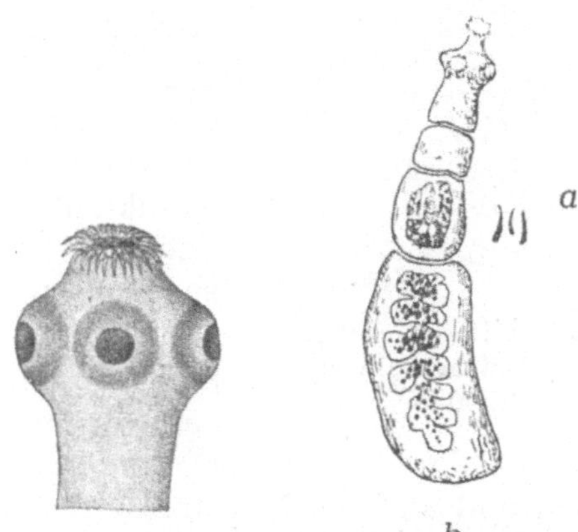

Abb. 84. Schweinebandwurm, a Kopf und Hals, b—f junge bis reife Glieder, Kopf mit Saugnäpfen.

Abb. 85. Hundebandwurm a natürl. Größe, b vergrößert.

tragen. Hunde mit Bandwurm sollen daher in keiner Familie gehalten werden. Aus den in den menschlichen Darm gelangten Eiern entstehen junge Entwicklungsformen, die nach Durchwanderung der Darmwand in die verschiedensten Organe verschleppt und dort bis zu kindskopfgroßen blasenartigen Geschwülsten (Echinokokkus) anwachsen können. An der Innenwand der Blasen haften die sogenannten Skolizes, die späteren Köpfe des Hundebandwurms mit

Saugnäpfen und Hakenkränzen. Die Entfernung von Echinokokken kann nur durch oft sehr eingreifende Operationen erfolgen.

f) T r i c h i n e n : Die Trichine ist ein kleiner Wurm, dessen Larve als Muskeltrichine in den Muskeln des Schweines eingekapselt lebt und sehr widerstandsfähig gegen Räuchern, Kälte, kurze Erhitzung ist. Das Schwein infiziert sich durch das Fressen von Ratten, die Trichinen beherbergen. Drei bis vier Tage nach dem Genuß von trichinösem Schweinefleisch treten als Folge der Ansteckung mit Trichinen im Darm die ersten Störungen auf mit Übelkeit, Erbrechen, Durchfällen, Koliken, Gesichtsschwellungen. In der zweiten Woche — vom neunten Tage ab — beginnt die Einwanderung der Trichinen in die Muskeln unter Fieber und äußerst heftigen Schmerzen der angeschwollenen Muskeln. In leichten Fällen bilden sich die Erscheinungen wieder zurück, in schweren Fällen tritt der Tod ein. Die Krankheit ist seit Einführung der gesetzlichen Fleischbeschau glücklicherweise sehr selten geworden.

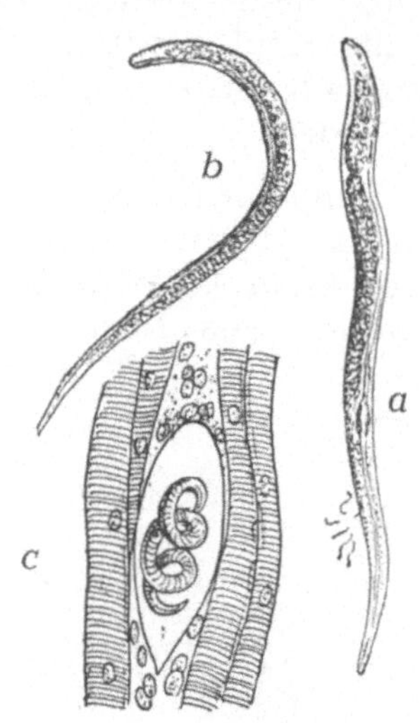

Abb. 86. Trichine, a Weibchen, b Männchen, c Muskeltrichine.

g) K a t z e n l e b e r - E g e l : Etwa 1 cm langer, blattförmiger Wurm, der zu den Saugwürmern gehört. Er bewohnt die Gallengänge von Katzen, Hunden, Seehunden und anderen Fischfressern und gelegentlich auch des Menschen. In Deutschland wird er beim Menschen nur am Kurischen Haff gefunden.

Weitere tierische Parasiten.

L ä u s e : Kopfläuse finden sich nur auf der Kopfhaut, Kleiderläuse am Körper (und in den Kleidern, Nahtstellen), Filzläuse in der Schamgegend, bei großer Verbreitung auch am Körper. Die Eier (Nissen) werden an den Haaren abgelegt. Durch den Juckreiz und das unaufhörliche Kratzen entstehen zahlreiche Schrunden auf der Haut, häufig auch nässende Entzündungen (Ekzeme). Die langen Kopfhaare der Frauen verkleben und verfilzen dabei (Weichselzopf) zuweilen derartig, daß nichts übrigbleibt, als sie dicht über der Haut abzuschneiden.

Die Kleiderlaus ist die Hauptüberträgerin des Fleckfiebers. Bei reichlicher Anwesenheit von Kleider- und Filzläusen zeigen sich zahlreiche Bißstellen als kleine dunkelblaue Flecke auf der Haut und können zu Verwechslungen mit Hautblutungen Veranlassung geben.

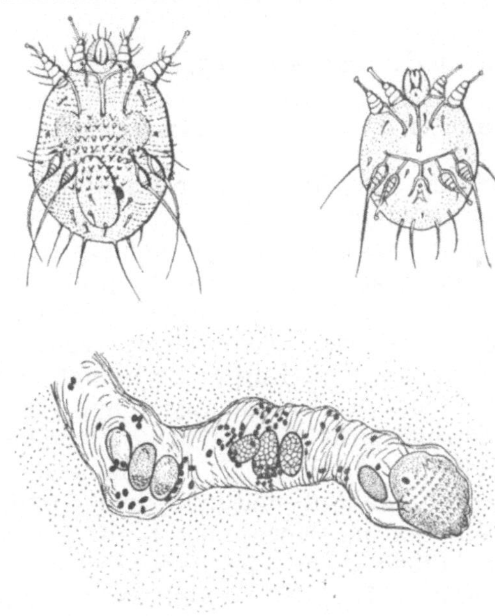

Abb. 87. Krätzmilbe, weibliche groß, männliche klein, Milbengang.

Gegen Kopfläuse gebraucht man Sabadillessig (Kopfwickel), gegen Filzläuse graue Salbe und andere Mittel. Verlauste Kleider kommen in den Desinfektionsapparat.

Flöhe und Wanzen: Bei Kranken aus unsauberen Verhältnissen ist die Haut oft mit Flohstichen übersät

Wanzenbisse bilden rote, stark juckende Quaddeln.

Die Krätze (Skabies) wird durch die Krätzmilbe hervorgerufen. Sie bohrt sich in die Haut ein und legt in den Gängen ihre Eier ab. Der starke Juckreiz veranlaßt Kratzwunden und Ekzeme. Die ersten Krätzestellen finden sich gewöhnlich in der zarten Haut zwischen den Fingergrundgelenken, in der Ellenbeuge und Kniekehle. Später verbreitet sich die Krätze über die ganze Körperhaut mit Ausnahme des Gesichts.

Gegen die Krätze werden Perubalsam und andere Mittel verwandt. Die Kleider müssen desinfiziert werden.

D. Ernährung.

I. Grundlagen der Ernährung.

Nährstoffe und Bestandteile der Nahrung.

Die Nahrung liefert die Stoffe zum Aufbau, zur Erhaltung, zur Wärmebildung und zur Arbeitsleistung unseres Körpers. Je nach dem Lebensalter und nach der körperlichen Beanspruchung ist der Bedarf verschieden. Auch Jahreszeit, Klima, Körpergröße, Geschlechtsunterschied und Konstitution bedingen unterschiedlichen Bedarf. Die mit der Nahrung eingeführten Stoffe werden zum Teil mit Hilfe des eingeatmeten Sauerstoffs im Körper verbrannt (oxydiert) oder zum Aufbau verwendet. Die Verdauungsorgane führen die Zerlegung der mit den Nahrungsmitteln zugeführten Nährstoffe bis zu gewissen Grundbestandteilen durch. Nach Aufnahme durch die Darmwand gelangen diese auf dem Blut- und Lymphwege in den Körper, wobei die Leber besonders den Neuaufbau körpereigener Bestandteile vermittelt. Dem Aufbau dienen im wesentlichen das Eiweiß und die Mineralstoffe, der Wärmebildung und Kraftentfaltung dienen hauptsächlich die Kohlehydrate und Fette. Letztere dienen durch Ablagerung in Geweben und Haut auch als Stütz- und Schutzsubstanz. Eine vermittelnde Rolle spielt das Wasser, und eine wichtige Ergänzung bilden die sogenannten Vitamine.

Wasser.

Wasser ist ein Hauptbestandteil unseres Körpers und auch der meisten Nahrungsmittel. Wir können Wasserverluste und Durst viel weniger ertragen als das Hungern. Erkrankungen mit großem Wasserverlust (z. B. bestimmte Durchfälle) führen schnell zu lebensgefährlichen Zuständen. Der Austausch zwischen den einzelnen Organen, der Transport der Stoffwechselprodukte und die Quellung der einzelnen Zellen leiden unter dem Wasserverlust.

Bei der Kost müssen wir daran denken, daß eine Wasserzufuhr nicht nur durch Getränke und Suppen stattfindet, sondern daß auch

Obst und die meisten Gemüsezubereitungen hauptsächlich Wasser enthalten. Der Wasserhaushalt ist eng verknüpft mit dem Mineralstoffwechsel.

Mineralstoffe.

Das richtige Mischungsverhältnis der Mineralstoffe zueinander sorgt für normale chemische Reaktion der Körpersäfte. Die hauptsächlichsten Mineralstoffe sind: Natrium-, Kalium- und Magnesiumsalze der Chlorwasserstoffsäure, Kohlensäure, Phosphorsäure und Schwefelsäure. Im Körper selbst spielt das Kochsalz (Natriumchlorid) eine besondere Rolle. Es hat wasserbindende Eigenschaften und übt deshalb einen Einfluß auf die Wasserabgabe durch die Nieren aus. Eine kochsalzarme Ernährung wirkt daher wasserausscheidend und wird zur Überwindung von Wassersucht benutzt. Der Kochsalzzusatz zur Nahrung hat vornehmlich einen Genußwert durch seinen würzigen Geschmack. Schon die natürlichen unzubereiteten Nahrungsmittel enthalten für unsere Ernährung ausreichende Mengen von Kochsalz. Die kochsalzärmste Nahrung ist die pflanzliche Rohkost, während die meisten bearbeiteten Nahrungsmittel, wie Wurst, Brot und gesalzene Butter, erhebliche Kochsalzmengen enthalten.

In den Knochen befinden sich vor allem Kalksalze, die uns besonders durch Milch und Käse, kalkhaltiges Wasser und auch Kartoffeln zugeführt werden. Von den grünen Pflanzen versorgt uns z. B. Spinat mit Eisen zur Bildung von Blutfarbstoff. Daneben enthalten der Körper und die Nahrung noch kleine Mengen von Aluminium, Arsen, Bor, Brom, Fluor, Jod, Kupfer, Mangan, Silizium, Zink.

Eiweiß.

Der Körper verbraucht regelmäßig Eiweiß beim Aufbau und Verschleiß der Körperzellen und im Zellstoffwechsel. Deshalb muß durch die Nahrung regelmäßig Eiweiß zugeführt werden. Die notwendige Menge an Nahrungseiweiß ist davon abhängig, ob in den einzelnen Nahrungsmitteln genügend vollwertige Eiweißbausteine vorhanden sind. Nicht alle Nahrungsmittel enthalten gleichwertige Eiweißbausteine. Wir sprechen deshalb von einer verschiedenen biologischen Wertigkeit des körperfremden Eiweißes, je nachdem es imstande ist, körpereigenes Eiweiß zu ersetzen. Setzt man die Wertigkeit des Milcheiweißes mit 100 an, so ergibt sich folgende Tabelle über die biologische Wertigkeit der Eiweißsorten:

Milcheiweiß	100
Fleischeiweiß	90
Kartoffeleiweiß	80
Weizeneiweiß	50
Bohnen- und Erbseneiweiß .	25

Kohlehydrate.

Dem Betriebsstoffwechsel dienen die Kohlehydrate, indem sie durch Verbrennung Wärme und damit Energie spenden. Die Kohlehydrate sind Kohlenwasserstoffverbindungen, die in Stärke und Zucker enthalten sind. Kohlehydratträger unter den Lebensmitteln sind Mehl und sonstige Getreideprodukte, wie Flocken, Grieß, Graupen, Grütze, Brot, Teigwaren, ferner der Zucker; von den Gemüsen besonders die Kartoffeln und schließlich die Hülsenfrüchte. Im Körper ist das Kohlehydrat als Traubenzucker im Blut vorhanden (Blutzuckerspiegel). Soweit ein Überschuß an Traubenzucker vorhanden ist, wird er besonders in Leber und Muskeln als sogenannte tierische Stärke (Glykogen) gespeichert.

Fette.

Wir unterscheiden tierische und pflanzliche Fette der Nahrung (Butter, Tran, Schmalz, Talg, pflanzliche Öle). Letztere werden aus ölhaltigem Samen (Olive, Mohn, Erdnuß, Sonnenblumenkerne, Leinsamen u. a.) ausgepreßt. Die Margarine ist ein Mischfett, das aus Walöl und pflanzlichen Ölen besteht. Chemisch bestehen sie aus den sogenannten Fettsäuren, deren Mischungsverhältnis bei den flüssigen und festen Fetten verschieden ist. Soweit die Fette nicht sofort verbrannt werden, werden sie an besonderen Depotstellen abgelagert. Die fettähnlichen Stoffe (Lipoide, Lezithin, Cholesterin) sind für den Aufbau bestimmter Körperbestandteile, wie Nervensubstanz und Blut, wichtig. Lipoidreiche Nahrungsmittel sind Eigelb und Hirn.

Vitamine.

Ernährt man Versuchstiere nur mit den reinen Grundnährstoffen· Eiweiß, Fett und Kohlehydraten, so stellen sich schwere, sogar tödliche Erkrankungen ein (Mangelkrankheiten, Avitaminosen); hierdurch lernte man die Bedeutung der sogenannten Ergänzungsstoffe (Vitamine) kennen, durch deren Vorhandensein eine Nahrung erst vollwertig wird und durch deren Darreichung derartige Krankheiten verhindert oder geheilt werden. Im einzelnen ist die Wirkungsweise der Vitamine noch nicht bekannt. Wir wissen nur, daß schon sehr kleine Mengen genügen, um uns gesund zu erhalten. Eine Reihe von Vitaminen sind in ihrer chemischen Zusammensetzung erforscht worden.

Wir unterscheiden folgende Vitamine:

Vitamin A. Fettloslich, wird aus dem Pflanzenfarbstoff Karotin gebildet. Es bildet einen Schutz gegen Infektionskrankheiten und spielt deshalb auch bei der Ernährung Infektionskranker eine wichtige Rolle, ferner schützt es gegen Erkrankungen der Haut und Schleimhaut. Bei Mangel an Vitamin A findet sich nicht selten Nachtblindheit. Die Hauptquellen des Vitamin A sind: Lebertran und Leber, ferner Butter, Eigelb und Milch, von den Pflanzen grüner Salat, Spinat, Karotten, Tomaten, Grunkohl.

Vitamin B. Wasserloslich, ist besonders reichlich in der Hefe vorhanden. Infolge seiner Wasserloslichkeit geht das Vitamin B beim Kochen bis zu 50 % in das Kochwasser uber und damit vielfach der menschlichen Ernährung verloren. Wir unterscheiden beim Vitamin B einen Bestandteil, dessen Vorhandensein einen Schutz gegen Nervenentzündungen (Beri-Beri) bildet. Dieses Vitamin B ist außer in der Hefe reichlich enthalten in Fleisch, Eigelb, Hulsenfrüchten, grünem Salat, Schoten, Nüssen und besonders reichlich in dem Vollkorn unserer Getreidearten bzw. im Keimling dieser Körnerfrüchte. Infolgedessen hat Vollkornbrot und Schwarzbrot einen fünffach höheren Gehalt an Vitamin B als Weißbrot.

Vitamin B hat einen entscheidenden Einfluß auf das Wachstum. Es ist hauptsächlich enthalten neben der Hefe im Eiereiweiß, ferner in der Leber, im Fleisch, im Eigelb und geringer in Milch, Kartoffeln, Weißkohl und Spinat. Zum Vitamin B gehört auch eine Substanz, die auf die Regulierung unserer Blutergänzung wirkt. Sie ist in den Leberextrakten, die zur Behandlung von schwerer Blutarmut verwendet werden, ferner im Ei, in den Getreidekeimlingen und natürlich in der Hefe vorhanden.

Vitamin C. Wasserlöslich, sogenannte Askorbinsäure. Ein Verlust der Nahrung an Vitamin C kann deswegen leicht eintreten, weil durch die Wasserlöslichkeit ein Ubergang in das Kochwasser und durch die gleichzeitige Hitzeempfindlichkeit eine vollige Zerstorung des Vitamins erfolgen kann. Auch gegen den Zutritt von Luft ist Vitamin C empfindlich; ferner nimmt bei längerem Lagern während der Wintermonate der Gehalt der Nahrungsmittel an Vitamin C gleichmäßig ab. Wir sind also sehr leicht einer Verarmung an Vitamin C ausgesetzt. Das Vitamin C bildet einen Schutz gegen Skorbut und gegen die sogenannte Moller-Barlowsche Krankheit der Säuglinge, die sich in Hautblutungen, Schleimhaut- und Knochenhautblutungen äußert. Bei vielen Infektionskrankheiten (Typhus, Pneumonie) steigt unser Bedarf an Vitamin C. Hauptquellen sind für uns: Kohlrabi, Meerrettich, Petersilie, Apfelsinen, Zitronen, Hagebutten, schwarze Johannisbeeren, Erdbeeren, Grunkohl, Rosenkohl, Weißkraut, Sauerkraut, Tomaten und Kartoffeln. Mit Rücksicht auf die oben erwähnte Hitzeempfindlichkeit des Vitamin C müssen wir uns regelmäßig kleine Mengen dieser

Nahrungsmittel ungekocht als sogenannte Frischkost zuführen. Konserven enthalten weniger Vitamin C als Frischgemüse, sind aber nicht frei an Vitamin C. Da wir Kartoffeln vielfach in größeren Mengen zu uns nehmen, sind sie auch in gekochtem Zustande noch eine wesentliche Vitamin-C-Quelle fur uns.

Vitamin D. Fettlöslich. Seine Bildung aus einer Vorstufe ist abhängig von der Einwirkung ultravioletter Sonnenstrahlen. Bei ungenugender Zufuhr mit der Nahrung entsteht infolge schlechter Kalkanlagerung im Knochen beim wachsenden Menschen die Rachitis (Englische Krankheit). Als Medikament dient uns der Vitamin-D-haltige Dorschlebertran. Durch den geringen Gehalt von Vitamin D in unseren Nahrungsmitteln erklärt sich das leichte Entstehen von Rachitis bei falscher Ernährung und mangelnder Belichtung des wachsenden Körpers. Die Frauenmilch enthält nicht sehr viel Vitamin D, auch die Kuhmilch nur wenig. Im Vergleich hierzu enthält wesentlich mehr Vitamin D Eidotter, Hering, Bückling und Sprotten. Die grünen Pflanzen sind arm an diesen Vitaminen, nur dadurch, daß der menschliche Körper imstande ist, in seiner Haut Vitamin D unter der Einwirkung von ultravioletten Strahlen zu bilden, sind wir bei gesunder Lebensweise gegen Mangelkrankheit geschützt.

Vitamin E ist in sehr vielen unserer Nahrungsmittel enthalten, besonders in den Keimlingen der Getreidekörner. Es hat eine Einwirkung auf die Fortpflanzung.

Es bestehen vielerlei Anhaltspunkte dafür, daß innige Beziehungen zwischen den Vitaminen und Hormonen bestehen. Die Vitamine nehmen vielfach Einfluß auf die Entwicklung der Hormondrüsen und treten in Wechselwirkungen zu den Hormonen (Vitamin C und Nebenniere, Vitamin A und Schilddrüse, Vitamin D und Nebenschilddrüse).

So wie schon kleine Mengen von Vitaminen zur Gesunderhaltung des Körpers ausreichen, kann ein Überangebot mancher Vitamine zu Erkrankungen führen. Auch eine gegenseitige fördernde und hemmende Wirkung der Vitamine ist bekannt. Aus all diesen Gründen ist es ratsam, jede Kost möglichst abwechslungsreich und gemischt zusammenzusetzen, um Mangelkrankheiten zu vermeiden. Das gilt besonders fur die Krankenkost, wenn aus irgendwelchen Gründen eine Beschränkung einzelner Nahrungsmittel und Nährstoffe durchgeführt werden muß.

Geschmacks- und Aromastoffe.

Sie sind in tierischen und pflanzlichen Nahrungsmitteln enthalten. Wir gewinnen sie durch „Extrahieren" aus dem Fleisch in der Bouillon, aus den Gemüsen in der Gemüsebrühe. Zahlreiche Pflanzen dienen uns durch den Gehalt ihrer Blätter, Wurzeln oder Samen an schmackhaften ätherischen Ölen als Gewürze. Durch Rösten, Braten, Gären entstehen Röstprodukte und andere Geschmacksstoffe. Alle diese Stoffe beeinflussen die Absonderung der Verdauungssäfte und damit des Appetits. Vielfach haben sie auch eine allgemeine belebende Wirkung.

Faserstoffe.

Mit den Nahrungsmitteln werden uns auch Bestandteile zugeführt, die als Zellwände die wertvollen Substanzen der Pflanzen einschließen. Sie sind mit den Kohlehydraten verwandt, aber schwer oder überhaupt nicht verdaulich. Für die normale Darmtätigkeit haben sie aber eine wichtige Aufgabe, nämlich durch mechanischen Reiz die Darmbewegung anzuregen.

Nährwert und Nahrungsmenge.

Wie entsteht nun aus den genannten Stoffen eine ausreichende Nahrung? Die Beurteilung des Nährwertes ausschließlich nach dem Wärmewert, d. h. dem Gehalt der Nahrung an „Kalorien", ist eine einseitige Betrachtung. Entsprechend den Methoden der Physik messen wir die Wärmemenge mit der Kalorie, d. h. derjenigen Wärmemenge, die notwendig ist, um 1 Liter Wasser von 15⁰ C auf 16⁰ C zu erwärmen. Für die Nährstoffe ergeben sich hierbei für 1 g Kohlehydrate und 1 g Eiweiß je 4,1 Kalorien, für 1 g Fett 9,3 Kalorien. Fette und Kohlehydrate können sich als Brennstoffe gegenseitig im gewissen Umfange vertreten, wobei 1 g Fett ebensoviel Wärme bildet wie 2,3 Kohlehydrate. Es ist zwar richtig, daß neben Fett und Kohlehydraten auch Eiweiß wärmespendend wirken kann, doch ist die Eiweißverbrennung im Körper unvollständig. Es werden hierbei Harnstoff und Harnsäure gebildet, die als unverwertbare „Schlacken" durch den Harn ausgeschieden werden müssen, während die Verbrennung der Fette und Kohlehydrate nur Kohlensäure und Wasserstoff übrig läßt. Es ist deshalb unwirtschaftlich, den Baustein „Eiweiß" als „Brennstoff" zu benutzen, wahrscheinlich sogar ungünstig. Nach den neuen Forschungen wissen wir, daß der Wärmewert für die Beurteilung einer Ernährung nicht allein ausreicht. Maßgebend ist vielmehr der richtige Gehalt an allen Nährstoffen, einschließlich Mineralstoffen und Vitaminen. Da wir jedoch Zahlenwerte für Mineralstoffe und Vitamine nicht zuverlässig kennen, bleibt die Kalorienberechnung vorerst noch ein wichtiger Anhaltspunkt.

Den Kalorienbedarf des ruhenden nüchternen Menschen nennt man den Grundumsatz. Er läßt sich durch den Verbrauch an Sauerstoff bestimmen und ist verschieden nach Alter, Geschlecht, Körpergröße und Körpergewicht. Der Kalorienbedarf steigert sich bei höherer Arbeitsleistung, bei größerem Wärmeverlust und bei länger dauerndem Fieber. Auch die Tätigkeit der inneren Drüsen (Hormone), besonders Schilddrüse und Hypophyse, steht im Zusammenhang mit den Verbrennungsvorgängen (Basedowsche Krankheit und Fettsucht). Ferner spielt die Verschiedenheit der Rassen (z. B. Eskimos und Neger) eine Rolle. Für den ruhenden, nicht fiebernden Kranken können wir einen Kalorienbedarf von 25 Kalorien pro Kilogramm Körpergewicht annehmen.

Der Bedarf steigt bei leichter Arbeit auf 35—40 Kalorien pro kg
mittlerer Arbeit auf 40—50 Kalorien pro kg
schwerer Arbeit auf 45—60 Kalorien pro kg

Als richtiges Verhältnis der Aufbau- und Brennstoffe zueinander rechnen wir im übrigen für einen 70 kg schweren Menschen:

für Eiweiß etwa 1 g je Kilogramm = 70—80 g etwa am Tag,
für Fett 50—70 g am Tag und
Kohlehydrate 400—500 g pro Tag.

Es ist wohl möglich, sich mit rein pflanzlicher Kost ausreichend zu ernähren, nur ist hierbei zu berücksichtigen, daß die Zufuhr an hochwertigem pflanzlichem Eiweiß, wie Getreidevollkorn und Nüssen, gewisse Schwierigkeiten bereitet. Andererseits ist es nicht berechtigt, den tierischen Nahrungsmitteln von vornherein schädliche Wirkungen zuzuschreiben. Richtig ist aber sicher, daß für unser Volk und Klima, entsprechend den Produkten unseres Bodens, eine aus pflanzlichen und tierischen Nahrungsmitteln gemischte Kost die zweckmäßigste ist, wobei die tierischen Nahrungsmittel den kleineren Anteil haben sollen. Pflanzliche Rohkost kann als Krankenkost für bestimmte Fälle eine wichtige Rolle spielen!

Ein Überangebot von Nahrung führt zu schlechter Ausnutzung durch die Verdauungsorgane und zu Gesundheitsschädigung. Die Ausnutzung und Verwertbarkeit der zugeführten Nährstoffe ist nicht gleichmäßig. Sie hängt vom Gehalt an unverdaulichen Schlackenstoffen und vom Nahrungsgemisch ab.

Bei der Zusammenstellung von Gerichten und Speiseplänen ist auch der Sättigungswert genügend zu berücksichtigen. Alle Fette haben hohen Sättigungswert, von den Eiweißträgern besonders Fleisch, von den Kohlehydraten Vollkornbrot und Kartoffeln.

Die in den üblichen Nahrungsmitteln enthaltenen Nährstoffe sowie ihren Kalorienwert, nachdem die Marktware vom Abfall befreit ist, zeigt folgende Tabelle:

100 g abfallfreie, rohe Nahrung enthalten:	Eiweiß g	Fett g	Kohlehydrate g	Kalorien, wirklicher Nutzwert	Auf 100 g Marktrohware kommt Abfall g
Rindfleisch, fett	19	25	—	300	26
„ mittelfett	20	8	—	150	20
„ mager	21	4	—	115	16,5
„ geräuchert	27	15	—	237	20
Schweinefleisch, fett	16	34	—	362	20
„ mittelfett	18	21	—	255	18
„ mager	20	7	—	140	16,5
„ geräuchert	24	14	—	220	16,5
„ gepökelt	18	8	—	140	16,5
Kalbfleisch, fett	19	11	—	171	26
„ mager	22	3	—	111	16,5
Hammelfleisch, fett	17	29	—	330	26
„ mittelfett	19	7	—	135	20
„ mager	20	4	—	111	16,5
Fleischkonserven, Rind- und Schweinefleisch gemischt	19	13	—	190	—
Reh	20	2	—	90	16,5
Hase	23	1	—	95	15
Hirsch	21	4	—	110	16,5
Herz	17	12	—	170	5
Hirn	9	9	—	110	—
Kalbsmilch	28	0,4	—	100	—
Knochenmark	3	83	—	780	—
Leber	21	6	—	135	5
Lunge	18	3	—	95	11
Nieren	18	5	—	110	5
Zunge	16	17	—	210	5
Ente	21	4	—	125	16 } ohne Federn
Fasan	23	2		111	12 } ohne Federn
Gans	14	44		445	12 } ohne Federn
Huhn	20	5	—	118	15 } ohne Federn
Taube	22	1	—	97	25 } ohne Federn
Kapaun	24	8	—	174	12 } ohne Federn
Blutwurst	20	12	—	180	3
Leberwurst	14	23	—	250	2
Mettwurst	19	41	—	430	1
Schlackwurst	20	25	—	300	1
Schinken, roh, mager	24	10	—	190	—
„ gekocht	24	16	—	230	—
Sülzwurst	22	22	—	290	3

100 g abfallfreie rohe Nahrung enthalten:	Eiweiß g	Fett g	Kohlehydrate g	Kalorien, wirklicher Nutzwert	Auf 100 g Marktrohware kommt Abfall g
Zervelatwurst (Dauerwurst)	24	46	—	500	1
Fischwurst	19	9	—	150	1
Flunder	17	1	—	66	50
„ geräuchert	23	1	—	100	50
Kabeljau, Schellfisch	16	0,3	—	60	50
Hering, grün	15	7	—	155	50
„ gesalzen	20	17	—	220	50
„ mariniert	19	15	—	200	16
Bückling	20	10	—	150	30
Frische Flußfische	18	2	—	80	49
Fischkonserven	22	2	—	100	5
Eier (1 Ei = 50 g)	14	11	0,6	150	13
Vollmilch	3,4	3,4	4,7	63	—
Handelsmilch	3	2,7	4,5	54	—
Magermilch	3,4	0,1	4	30	—
Käse, fett	26	30	2,1	376	—
„ halbfett	31	14	2,5	250	—
„ mager	38	2	3	167	—
Quark	19	0,6	2,3	85	—
Butter	0,8	84,5	0,5	785	—
Schweineschmalz	0,1	99,5	—	920	—
Räucherspeck	8,8	67,9	—	630	7,4
Rindertalg	0,1	99,5	—	920	—
Margarine	0,5	83	0,5	770	—
Pflanzenfett	—	99,8	—	920	—
Weizenbrot	6,8	0,5	57	240	—
Roggenbrot	6	0,8	54	220	—
Pumpernickel	7,6	1,1	44	207	—
Zwieback	8	2	73	320	—
Eierzwieback	12	4	61	300	—
Keks	7	10,4	73	390	—
Bohnen	26	2	47	310	—
Erbsen	23	2	52	290	—
Linsen	26	2	53	290	—
Weizenmehl, mittelfein	12	1,5	71	305	—
Roggenmehl, 94 %	8,7	1,5	72	300	—
„ 82 %	8	1,5	74	308	—
„ 70 %	6,9	1,1	76	310	—
Hafermehl, Flocken	14	6,7	65	360	—
Maismehl (Mondamin)	9	2,1	75	316	—

100 g abfallfreie, rohe Nahrung enthalten	Eiweiß g	Fett g	Kohle-hydrate g	Kalorien, wirklicher Nutzwert	Auf 100 g Marktrohware kommt Abfall g
Maisstärke (Maizena) . . .	0,8	—	83	330	—
Kartoffelmehl	3,6	0,3	75,2	326	—
Kartoffeln	2,1	0,1	21	80	—
Graupen	10	2,3	73	300	—
Grieß	11,5	0,7	76	300	—
Reis	8	0,5	77	330	—
Nudeln	12	0,7	73	340	—
Blumenkohl	2,5	0,1	4	15	33
Bohnen, grün	3	0,1	6	30	4
Erbsen, grün	5	0,2	10	60	62
Grünkohl	5	0,9	10	30	60
Rotkohl	2	0,1	4	15	10
Weißkohl	1,5	0,1	4	15	20
Sauerkraut	1	0,3	5	15	—
Rosenkohl	5	0,1	7	25	10
Wirsing	3	0,1	4	15	31
Kohlrabi	2,5	0,1	6	20	16
Kohlrüben	1	0,1	7	28	33
Mohrrüben	1	0,1	4	20	20
Karotten	1	0,1	9	25	20
Rote Rüben	1	0,1	7	30	10
Teltower Rüben	3	0,1	12	26	20
Sellerie	1	0,1	9	20	23
Rettich	2	0,1	8	20	8,5
Zwiebeln	1	0,1	9	20	16,5
Meerrettich	3	0,1	15	25	8,5
Spargel	2	0,1	2	15	20
Spinat	2	0,1	2	15	25
Kopfsalat	1	0,1	2	8	30
Brunnenkresse	1,9	0,1	0,5	8	10
Gurken, frisch	0,6	0,1	1	5	22
„ sauer . .	0,4	0,1	1,3	5	—
Dörrgemüse . . .	14	1,6	55	150	—
Steinpilze, frisch . . .	5	0,4	5	36	20
„ getrocknet . .	35	3	36	210	—
Pfifferlinge	2	0,4	5	23	20
Äpfel	0,4	—	14	40	17
„ getrocknet . .	1	0,1	60	200	—
Birnen	0,4	—	14	40	3
„ getrocknet	2	0,1	60	200	5

100 g abfallfreie, rohe Nahrung enthalten:	Eiweiß g	Fett g	Kohlehydrate g	Kalorien, wirklicher Nutzwert	Auf 100 g Marktrohware kommt Abfall g
Pflaumen	0,8	—	17	45	4
„ getrocknet (ohne Steine)	2	0,1	65	170	—
Backobst	1,5	—	60	150	—
Kirschen, frisch	0,8	—	16	45	4,5
Weintrauben	0,7	—	18	61	2
Rosinen	2	0 1	64	230	7,5
Korinthen	1,6	0,1	69	230	4
Johannisbeeren, frisch	1	—	10	20	2
Erdbeeren, frisch	1	—	9	21	—
Stachelbeeren, frisch	0,9	—	10	20	—
Apfelsinen	0,8	—	14	37	28
Bananen	1	—	23	93	32
Apfelmarmelade (1/2 Zucker)	1	—	61	235	—
Preißelbeeren	0,5	—	41	160	—
Erdbeermarmelade	0,5	—	65	240	—
Pflaumenmarmelade	1,5	—	56	220	—
Gemischte Marmelade	0,3	—	65	240	—
Walnuß (ohne Schalen)	17	58	13	650	—
Honig	0,3	—	80	300	—
Kunsthonig	—	—	80	300	—
Rohrzucker	—	—	99,9	390	—
Rübenzucker	—	—	99,9	390	—
Kakao, schwach entölt	22	23	33	410	—
„ stark entölt	26	13	41	360	—
Schokolade (55 % Zucker)	7	22	65	450	—
Zitronensaft	0,1	0,1	9	32	—

Zubereitung der Nahrung.

Die Zubereitung der Nahrungsmittel ist als Vorbereitung für die Verdauung unentbehrlich. Auch die roh genießbaren Nahrungsmittel müssen neben der Säuberung vielfach durch Quellen oder Zerkleinern vorbereitet werden. In den meisten Fällen ist die Anwendung von Wärme unentbehrlich. Zellwände und Bindegewebe werden hierdurch gelockert und gesprengt, wichtige Geschmacksstoffe durch Braten und Rösten erst gebildet. Durch übermäßige Wärmezufuhr kann jedoch viel Schaden angerichtet werden. Eiweiß kann in seinem Wert vermindert werden, Vitamin C kann zerstört werden. Deshalb gilt als Regel: Erhitze so kurz wie möglich.

Man unterscheidet bei der Hitzezubereitung

Kochen: Garmachen in Wasser; ausschließlich nur dort anzuwenden, wo die Brühe vollständig gebraucht wird. Beispiel: Gemüsebrühe, Fleischbrühe.

Dämpfen: Garmachen in Wasserdampf. Die Nahrungsmittel kommen mit der Flüssigkeit nicht unmittelbar in Berührung, ein Auslaugen ist daher unmöglich. Beispiel: Kartoffeln, Gemüse (Blumenkohl), Fisch, Puddings im Wasserbad.

Dünsten: Garmachen im eigenen Saft; evtl. unter Zusatz von wenig Fett. Beispiel: Gemüse (Spinat, Kohl), Fisch.

Schmoren: Garmachen im geschlossenen Topf unter Zusatz von Fett und wenig Wasser. Beispiel: Schmorbraten, Rouladen.

Braten: Garmachen mit wenig Fett bei hoher Temperatur. Beispiel: Gebratenes Fleisch, Bratkartoffeln.

Backen: a) Garmachen im Fettopf. Beispiel: Geröstete rohe Kartoffeln (Strohkartoffeln, Pommes frites).
b) Garmachen durch heiße Luft. Beispiel: Brot, Kuchen, Aufläufe, gegrilltes Fleisch.

Zur Vermeidung der erwähnten Verluste wenden wir deshalb bei der Gemüsezubereitung besser das Dämpfen oder Dünsten mit wenig Fett an. Für die genügende Zufuhr an Vitamin C sorgt eine Beigabe von kleinen Mengen rohen Gemüses zu dem bereits gekochten oder Rohkost als Ergänzungsnahrung.

Aufbewahrung der Nahrungsmittel.

Alle Nahrungsmittel sind in ihrer Haltbarkeit begrenzt. Durch die Einwirkung von Wärme und Feuchtigkeit, Pilzen und Bakterien treten insbesondere bei unsachgemäßer Aufbewahrung Zersetzungen ein, die leicht die Speisen für den menschlichen Genuß wertlos oder gar schädlich machen können (Fleisch-, Fisch- und Wurstvergiftungen). Eine besondere Gefahr liegt dabei darin, daß der Geschmack des verdorbenen Fleisches (z. B. auch bei Hackfleisch) nicht verändert zu sein braucht.

Auch unsachgemäß hergestellte und aufbewahrte Konserven können verderben; der Deckel des Verschlußgefäßes ist in solchem Falle oft ausgebeult. Zu warnen ist auch vor dem Genuß von Kartoffelsalat, der längere Zeit aufbewahrt war.

Beschädigte Emaillegeschirre sowie Gefäße aus Kupfer oder Zink dürfen für die Aufbewahrung besonders säurehaltiger Speisen niemals verwendet werden.

Da durch das Verderben von Nahrungsmitteln nicht nur die Gesundheit gefährdet wird, sondern auch Volksvermögen und Nahrungsgut verlorengehen, ist eine sachgemäße Lagerung von Vorräten erforderlich. Kühle, trockene und gut lüftbare Räume dienen der Frischerhaltung. Für frisch gekochte Speisen ist die Aufbewahrung in einem Kühlschrank oder in Kaltluftkammern zu empfehlen. Auch häufiger Temperaturwechsel ist nicht günstig für die Frischhaltung. Man muß ferner berücksichtigen, daß geruchsempfindliche Nahrungsmittel nicht mit starkriechenden zusammengelagert werden sollen.

Die verschiedenen Konservierungsmethoden sind erforderlich, um uns in der erzeugungsschwachen Jahreszeit mit dem Nötigen zu versehen. Pasteurisieren, Sterilisieren, Trocknen, Pökeln, Räuchern und Einsäuern sind die wichtigsten Verfahren, bei deren richtiger Anwendung keine gesundheitsschädlichen Veränderungen der Nahrungsmittel verursacht werden. Dagegen sind Farbzusätze und ähnliche nur zur Schönung erfolgende Beigaben möglichst zu beschränken.

Nahrungsmittel.

Milch.

Die Kuhmilch enthält Eiweiß, Fett, Milchzucker und, besonders bei Grünfütterung der Kühe, reichlich Vitamin A. Außerdem ist sie eine der wichtigsten Quellen für die Kalkzufuhr. Durch Erkrankung der Kühe oder Verunreinigung der Gefäße kann Milch mit Bakterien infiziert und dadurch zum Krankheitsüberträger werden (Tuberkulose, Bangsche Krankheit, Typhus, Paratyphus). Um diesen Übelständen und der Möglichkeit von Milchfälschungen zu begegnen, ist durch das Reichsmilchgesetz die Beaufsichtigung der Milchkühe, Stallungen, Molkereien und Verkaufsstellen geregelt.

Bei längerem Stehen setzt sich durch die Einwirkung von Milchsäurebazillen das geronnene Milcheiweiß ab, es entsteht die sogenannte Dickmilch, aus der u. a. Quark gewonnen werden kann. Der Quark ist ein leicht verdauliches und in der Krankenkost vielfach verwendbares Produkt von 25 % Eiweißgehalt.

Mit Hilfe von Lab wird ebenfalls durch Eiweißausfällung Käse bereitet, der bei bestimmten Temperaturen dem Reifeprozeß unterworfen wird. Wir unterscheiden je nach dem Ausgangsmaterial vollfette und halbfette Käse, ferner je nach der Festigkeit harte oder streichbare Käse. Durch Zusatz von Gewürzen oder Pilzen werden noch besondere Geschmackswirkungen erreicht. Yoghurt und Kefir entstehen durch Zusatz bestimmter Gärungserreger zur Milch. Butter wird durch Schlagen oder Zentrifugieren des abgeschöpften Rahms erzeugt. Sie enthält 85 % Fett und nur 0,7 % Eiweiß und Kohlehydrate. Meist ist ihr noch Kochsalz zugesetzt. Ungesalzene Butter wird oft unter der Bezeichnung Teebutter in den Verkehr gebracht. Die beim Buttern zurückbleibende Buttermilch wird wegen ihres säuerlichen Geschmacks auch von Kranken gern getrunken und ist wegen ihrer Bekömmlichkeit für viele Formen der Krankenkost verwendbar.

Margarine wird aus Pflanzenfetten und -ölen mit tierischen Fetten gemischt. Sie ist frei von Vitaminen, sonst aber ein vollwertiges Nahrungsfett.

Ei.

Der Nährwert der Eier wird besonders für die Krankenkost oft überschätzt. Das Hühnerei enthält zwar hochwertiges Eiweiß neben Fett und Lipoiden, doch wären 15 Eier am Tag erforderlich, um den Eiweißbedarf zu decken. Der Gehalt an Vitamin D hängt wiederum vom Futter der Hühner ab. Das rohe Ei, besonders mit Wein oder Kognak versetzt, ist keineswegs leicht verdaulich, günstiger ist das weichgekochte Ei zu beurteilen. Die Hauptverwendung findet das Ei zur Geschmackssteigerung der Speisen, ferner als Lockerungs- und Bindemittel.

Fleisch.

Fleisch und Fisch enthalten hochwertiges Eiweiß. Fleischspeisen haben zudem einen besonders starken Sättigungswert, während Fisch wegen seiner leichten Verdaulichkeit den Magen schneller verläßt. Ein Unterschied zwischen Fisch und Fleisch besteht nur in der Hinsicht, daß bei Fischen, den meisten Geflügelarten und Kalbfleisch das Bindegewebe lockerer ist als bei den übrigen Fleischsorten. Viele Fleischarten enthalten außerdem noch erhebliche Mengen Fett. Durch die amtliche Fleischbeschau wird die Übertragung von Krankheiten von Tieren auf den Menschen unterbunden.

Körnerfrüchte.

Die Getreidekörner enthalten in der Kleberschicht Eiweiß und im Mehlkern Stärke. Die äußere Hülle wird von Faserstoff gebildet. Vitamine und Mineralstoffe sind hauptsächlich in der Kleberschicht und in der Schale enthalten. Graupen sind enthülste und abgeschliffene Gersten- und Weizenkörner. Graupen aus unreifem Dinkel heißen Grünkern. Durch Zerquetschen der ganzen Körner entstehen Flocken und Grützen. Durch verschiedene Mahlverfahren entstehen Grieß und die einzelnen Mehlsorten. Die feinen Mehle sind zwar leichter zu lagern und einfacher backtechnisch zu verwerten, sie enthalten aber nur Stärke, während die höher ausgemahlenen Mehle (von 82 % aufwärts) teilweise Kleber und Kleie und damit auch Eiweiß, Vitamine und Mineralstoffe enthalten. Aus ihnen werden die deshalb höher zu bewertenden Kommiß- und Vollkornbrote hergestellt. Für die Bekömmlichkeit des Brotes ist auch entscheidend der Säuregehalt und der Feuchtigkeitsgrad. Knäckebrot ist ein Flachbrot aus Vollkornmehl, das wegen seiner leichten Zerfallbarkeit auch für die Krankenkost vielfach verwertbar ist.

Gemüse.

Als Gemüse bezeichnen wir verschiedene Pflanzenteile wie Wurzeln und Knollen, Stengel, Blätter und Früchte. Die Gemüse sind wasserreich. Sie enthalten zum Teil kleine Mengen Eiweiß, zum Teil größere Mengen Kohlehydrate in Form von Stärke und Zucker (Wurzeln und Knollen). Ihr großer Faserstoffgehalt, der bei den einzelnen Sorten und in den einzelnen Jahreszeiten wechselt, bildet für die Verdaulichkeit unter Umständen eine Erschwerung, dient jedoch andererseits zur Anregung der Darmtätigkeit. Die Gemüse sind die Hauptquellen für die Mineralstoffzufuhr, ebenso ist ihr Vitamingehalt bedeutend. Auf die Würzstoffe der Gemüse wurde schon hingewiesen. Mineralsalze und Vitamine machen die Gemüse zu wichtigen Bestandteilen unserer Ernährung und kommen uns besonders bei rohem Genuß zugute. Durch Kochen und Auslaugen werden sie uns vorenthalten. In der Krankenkost werden deshalb auch frische Preßsäfte von Gemüsen verwendet.

Hülsenfrüchte sind reich an Eiweißstoffen, die aber schlecht ausnutzbar sind, und reich an Kohlehydraten. Die aus den Hülsenfrüchten hergestellten Mehle sind leichter verdaulich.

Eine besondere Erwähnung verdienen noch die Kartoffeln, da sie neben geringen Mengen von hochwertigem Pflanzeneiweiß 20% Stärke und reichlich alkalische Salze sowie Vitamin C enthalten. Infolge ihrer vielfachen Zubereitungsmöglichkeiten sind sie für uns ein billiges Hauptnahrungsmittel.

Obst.

Der Nährwert des Obstes beruht ähnlich wie der der Gemüse auf seinem Gehalt an Mineralstoffen und Vitaminen. Der Eiweiß- und Fettgehalt ist gering, dagegen ist vielfach Kohlehydrat in Form von Zucker vorhanden. Trockenobst enthält besonders viel Zucker. Der saure Geschmack läßt keine Rückschlüsse auf den Zuckergehalt der Früchte zu. Er ist lediglich durch die verschiedenen Fruchtsäuren bedingt. Die Pektinstoffe spielen eine Rolle bei der Geleebildung; bei bestimmten Obstkuren (geschabter Rohapfel) üben sie heilenden Einfluß auf den Darm aus. Durch Auspressen von frischem Obst und anschließendes Filtrieren oder Pasteurisieren entstehen die sogenannten Süßmoste (Apfelsaft). Sie sind wertvolle Erfrischungsgetränke und werden auch in Form von Safttrinktagen in der Krankenkost verwendet. Während die meisten Obstsorten leicht abführend wirken, hat der Genuß von Heidelbeeren durch ihren Tanningehalt eine stopfende Wirkung.

Nüsse.

Nüsse enthalten neben hochwertigem Eiweiß und Kohlehydraten reichlich Fett (Nußöl) und sind deshalb wertvolle pflanzliche Nahrungsmittel, deren verstärkter Neuanbau Förderung verdient. Ohne Nüsse ist pflanzliche Rohkost schlecht vollwertig zu gestalten.

Genußmittel.

Sie vermitteln anregende und belebende Reize für die Tätigkeit der Verdauungsorgane und des Nervensystems. Ihre Gefahr besteht darin, daß leicht eine Gewöhnung und damit eine Schädigung des Körpers eintritt. Bier, Wein und Branntwein können zwar durch Verbrennung im Körper kaloriensparend wirken, sie sind aber trotzdem keine Nahrungsmittel. Kaffee kann durch seinen

Koffeingehalt bei Erschöpften und bestimmten Herzkranken eine erwünschte Anregung bringen. Die Wirkung des Teins im Tee ist nicht so stark. Kakao enthält Theobromin, daneben aber auch Eiweiß und Fett und damit einen gewissen Nährwert, besonders bei der Zubereitung mit Milch. Wasserkakao und Tee wirken hemmend auf die Darmtätigkeit (Tanningehalt). Viel größere Beachtung verdienen unsere einheimischen Tees, besonders Hagebutten, Apfelschalen, Brombeerblätter, Pfefferminz und Kamillen als tägliche Getränke und in der Krankenkost. Mate ist ein südamerikanisches Getränk, das mit dem chinesischen Tee verwandt ist.

II. Krankenkost.

Grundsätze.

Zur Überwindung vieler Krankheitszustände hat sich immer mehr die Regelung der Ernährung, die sogenannte Diät, durchgesetzt. Durch eine Auswahl unter den Nahrungsmitteln, durch eine Beschränkung der Zufuhr überhaupt und durch bestimmte Zubereitungsarten hat sich eine eigene diätetische Küchentechnik entwickelt.

Diät besteht keineswegs immer aus Schleimsuppe oder Weißbrot, sie braucht auch nicht immer fleischfrei oder salzarm zu sein. Im Gegenteil, was dem einen Kranken erlaubt ist, kann für den anderen verboten sein. Es gibt kein Diätschema, dessen Gebrauch ja sehr einfach wäre. Auch in der übrigen Krankenbehandlung müssen wir ja zwischen verschiedenen Möglichkeiten die richtige auswählen. Oft ist eine starke Beschränkung der Nahrungszufuhr nicht zu umgehen, besonders bei akuten Erkrankungen, wo der Körper schon von selbst die Nahrung verweigert. Wir benutzen hierfür gern kurzdauerndes Fasten. Werden Diätkuren über längere Zeit durchgeführt, müssen wir darauf bedacht sein, alle notwendigen Nährstoffe zu verabfolgen, also auch Vitamine und Mineralstoffe. Es gibt Diätformen, welche diesen Ansprüchen nicht immer genügen. Nicht selten ist eine betonte Zufuhr einzelner Nahrungsstoffe geradezu die Grundlage der „Heilkost", etwa in der pflanzlichen Rohkost.

Immer wird bei der Krankenernährung zu berücksichtigen sein, daß Bettlägerige einen geringeren Kalorienbedarf haben als Arbeitende, mit Ausnahme der langdauernd Fieberkranken. Durch schlechten Appetit, allgemeine Unlust und Mattigkeit wird die Durchführung der Diät oft erschwert. Hier gilt es, durch Anregung des Appetits und unter genügender Berücksichtigung von Geruch, Farbe und Geschmack nachzuhelfen. Ein wortlos hingestellter und lieblos gefüllter Teller entspricht nicht diesen Anforderungen. Dagegen wird ein kleiner Bissen, fast in Form einer Kostprobe, in sauberer Aufmachung und mit einem freundlichen Wort viel öfter zum Ziele führen. Ist doch schon beim Gesunden die Tätigkeit der Verdauungssäfte von solchen Dingen abhängig.

So hat sich von selbst für viele Krankenhäuser die Notwendigkeit ergeben, neben einer in der Großküche hergestellten Massenverpflegung in einer besonderen Diätküche Krankenkost herzustellen, die allen Ansprüchen individueller Behandlung gerecht werden kann. Das ist keine Übertreibung, es entspricht vielmehr den gleichen Gesichtspunkten, die bei der Auswahl und Dosierung von Arzneien zu berücksichtigen sind.

Hierzu gehört auch eine geschickte Organisation der Essensausgabe, die dafür zu sorgen hat, daß Wärmeverluste vermieden werden und das Aussehen der Speisen nicht leidet.

Allgemeine Kostformen.

Für diejenigen Kranken, für die eine besondere Ernährungsbehandlung nicht erforderlich ist, z. B. viele chirurgische Kranke, Geschlechtskranke, Augenkranke und andere, genügt eine nach den allgemeinen hygienischen und wissenschaftlichen Forderungen aufgestellte Kostform, die sich möglichst an die landesübliche Hausmannskost anpassen soll. Manche Krankenhäuser haben auch den Versuch unternommen, durch eine Auswahl zwischen zwei oder drei Gerichten den Wünschen der Kranken selbst entgegenzukommen und so durch Einschränkung von Abfällen sparsamer zu wirtschaften. Solche Kostformen sind entweder die häufig als erste Form bezeichnete Vollkost, bei der mit Ausnahme der kompakten Nahrungsmittel wie Hülsenfrüchte u. ä. alles verabfolgt wird, oder die als zweite Form bezeichnete Schonkost für Bettlägerige und Genesende. Sie besteht aus leichtverdaulichen Nahrungsmitteln mit milden Gewürzen und wenig Fett.

Die Schonkost kann sich etwa folgendermaßen zusammensetzen:

Suppen, erlaubt: Brühe mit Einlage, Milch-, Mehl-, Nudel-, Reis-, Grieß-, Sago-, Graupen-, Grünkern-, Haferschleimsuppe. — *Verboten:* Kohl-, Hülsenfruchtsuppe, alle scharfen und gewürzten Suppen (Würfelsuppe).

Fleisch, Fisch, Wurst, erlaubt: Kalbfleisch, Kalbshirn, Kalbsmilch, zartes mageres Rindfleisch, zartes Geflügel (Taube, Huhn), magere Fische gekocht, gekochter Schinken, weiche Mettwurst. — *Verboten:* Schweinefleisch, Hammelfleisch, halbfettes und fettes Rindfleisch, Pökel- und Räucherfleisch, Leber, Nieren, fette Fische (Aal, Karpfen, Lachs), geräucherte und marinierte Fische, harte Würste. Alle fetten und scharfgewürzten Soßen.

Eier, erlaubt: Rohe Eier, evtl. geschlagen, weichgekochte Eier, Rührei, Omelett. — *Verboten:* Hartgekochte Eier, Soleier, Setzeier, Eierkuchen.

Fette, erlaubt: Butter, ebenso gute Margarine; erlaubt auch Öl zum Dünsten. — *Verboten:* Schmalz, Talg.

Käse, erlaubt: Quark ohne Gewürz, Gervais, Butterkäse, milder Camembert. — *Verboten:* Alle festen und scharfen Käse.

Gemüse, erlaubt: Spinat, Blumenkohl, zarte grüne Bohnen und grüne Erbsen (gegebenenfalls durchgeschlagen), Spargel, Karotten, Mohrrüben (gegebenenfalls durchgeschlagen), Kartoffeln als Brei und Salzkartoffeln. — *Verboten:* Alle Kohlarten, Sauerkraut, Kohlrüben, Hülsenfrüchte, Pilze, Sellerie, Rettich, Radieschen, rote Rüben, Bratkartoffeln, Kartoffelsalat.

Obst, erlaubt: Passiert als Apfelmus, Aprikosenmus oder als wenig gesüßtes Kompott von Äpfeln, weichen Birnen, Pfirsichen, Erdbeeren, Heidelbeeren, Himbeeren, ferner Bratapfel oder Rohobst in Form von geschabtem Apfel, frische Erdbeeren, weiche Pfirsiche, weiche Birnen. — *Verboten:* Essigkompotts.

Salate, erlaubt: Kopfsalat, Rapunzel, Endivien, Escarol, Salat von geschälten Tomaten mit Öl und Zitrone.

Breie und *Puddings* von Reis, Grieß, Mondamin, Sago mit wenig gesüßtem Fruchtsaft oder Vanillentunke.

Gebäck: Weißbrot, Röstbrot, Zwieback, Knäckebrot, Grahambrot, Mürbegebäck.

Getränke: Malzkaffee, chinesischer Tee, Mate, Hagebuttentee, Pfefferminztee, Apfelschalentee, Milch, Buttermilch, Yoghurt, Fruchtmilch, Süßmoste.

Statt der noch vielerorts üblichen flüssigen und breiigen Kost, der sogenannten dritten Form, ist es zur Erfüllung der oben aufgestellten Forderungen notwendig, entweder für die wichtigsten Krankheitsgruppen Sonderkostformen bereitzuhalten, oder eine Küchenorganisation zu treffen, die eine Zusammenstellung dieser Sonderkostformen aus gewissen gemeinsamen Grundformen erlaubt. Letztere Möglichkeit wird aber immer nur ein Behelf sein können.

Sonderkostformen.

Fastenkuren.

Beim Vollfasten ist eine Einleitung durch dreitägiges Vorfasten mit rohem Obst, grünen Salaten oder Gemüsefrüchten erforderlich. Während der eigentlichen Fastenkur werden je nach Anordnung entweder frische Fruchtsäfte oder Frucht- und Kräutertees, auch Pflaumenwasser, in Mengen von 200—1000 ccm am Tag gereicht. Gleichzeitig wird eine Darmreinigung erstrebt mit Glaubersalz oder leichten Abführtees oder Einläufen. Das Fastenbrechen muß vorsichtig durchgeführt werden, der Aufbau der Kost kann nur langsam vollzogen werden. Man beginnt entweder mit schwachgesalzener Schleimsuppe, evtl. mit Zusatz von Gemüsesaft oder dicker Kartoffelsuppe, Tomaten-, Apfelsuppe.

Fastenkuren verlangen eine besondere innere Einstellung des Kranken, sie können niemals erzwungen werden. Sie sind auch nicht für alle Menschen ertragbar. Die Durchführung wird durch gesonderte Unterbringung wesentlich erleichtert. Bettruhe ist keineswegs immer erforderlich. Aufenthalt im Freien, vielfach auch gleichzeitig Gymnastik, Luftbäder, Packungen, Duschen oder Teilbäder sind zweckmäßig. Niemals darf auf eigene Faust ohne ärztliche Aufsicht gefastet werden!

Leichter durchführbar ist sogenanntes Saftfasten an einzelnen oder zwei bis drei aufeinanderfolgenden Tagen, an denen 600—1000 ccm ungesüßte Fruchtsäfte oder Süßmoste oder Gemüsesäfte verabfolgt werden.

Rohkost.

Die pflanzliche Rohkost nimmt in der Krankenkost mit Recht eine besondere Stellung ein. Sie ermöglicht eine intensive Zufuhr von Vitaminen und basischen Mineralstoffen, sie ist kochsalzarm und wirkt vielfach harntreibend. Manchen Kranken wird man sie nur in Form von Gemüsesäften verabfolgen können. Wenn Rohkost eine vollwertige Nahrung darstellen, also auch genügend Eiweiß und Kalorien enthalten soll, muß sie neben Gemüse und Obst aus reichlich Nüssen, Haferflocken, Zucker, Milch, Sahne und Öl, evtl. Vollkornbrotzusatz bestehen. Unter diesen Gesichtspunkten verdient besondere Beachtung das Bircher-Benner-Müsli:

Ein gestrichener Eßlöffel voll Haferflocken wird 12 Stunden lang mit 3 Eßlöffel Wasser eingeweicht. Ein roh geriebener Apfel wird zusammen mit einem Eßlöffel Kondensmilch oder Sahne mit einem Teelöffel Zitronensaft, 20 g geriebenen Nüssen oder einem Eßlöffel Bienenhonig daruntergemengt. Statt der Aepfel können auch andere Obstarten der Jahreszeit verwendet werden, statt Hafer-, auch Weizenflocken. 245 g Müsli enthält 232 g Kalorien.

Im übrigen verlangt die Zubereitung der Rohkost eine besondere Sorgfalt. Gemüse und Obst müssen sorgfältig gewaschen werden. Vielfach ist eine Zerkleinerung auf der Reibe erforderlich. Salate werden mit Öl und Zitrone und Gewürzkräutern zubereitet (Zwiebel, Knoblauch, Schnittlauch, Petersilie, Bohnenkraut, Dill, Kümmel, Wacholderbeeren, Estragon, Sauerampfer u. a.). Statt der Nüsse können auch Nußpasten verwendet werden.

Kost bei fieberhaften Erkrankungen.

Kurzdauernd Fiebernde können ohne weiteres fasten, sie brauchen jedoch einen Ersatz des erhöhten Flüssigkeitsverlustes. Hierfür kommen die verschiedenen Tees, Fruchtsäfte, Süßmoste, Gemüsesäfte, gegebenenfalls auch Eis in Frage. Immer muß die Grundkrankheit berücksichtigt werden, denn z. B. Erkrankungen des Magens und Darms oder der Nieren verlangen besondere Rücksicht in der Kost. Bei lang anhaltenden fieberhaften Erkrankungen ist es oft notwendig, den daniederliegenden Appetit zu fördern und gleichzeitig für einen ausreichenden Ersatz der Grundnährstoffe zu sorgen. Genügende Kalorienzufuhr wird besonders durch Zucker, Traubenzucker, Butter, Sahne, Ei in nicht zu großen Mengen erzielt. Appetitanregung erreicht man durch milde Säuren wie Buttermilch oder Gemüseaspik, Obstkaltschalen, Fruchtgelees, auch durch milde Fleischbrühen und Gemüsebrühen oder leicht angebratene und gegrillte Fleischspeisen. Auf die Zufuhr von Vitamin C ist bei vielen fieberhaften Erkrankungen besonderer Wert zu legen (Apfelsinen, Tomaten, Hagebutten, grüner Salat, Beerenobst).

Kost für Magen- und Darmkranke.

Bei Erbrechen und Durchfällen ist oft kurz dauerndes Fasten erforderlich. Ganz sinnlos ist es, das Durstgefühl bei anhaltendem Erbrechen durch Getränke stillen zu wollen, da hierdurch häufig (besonders bei Verengung des Magenausgangs) nur neues Erbrechen ausgelöst wird. Allenfalls kommen kleine „Eispillen" in Frage. Oft wird Ergänzung des Flüssigkeitsverlustes durch Tropfeneinläufe oder Infusion erforderlich sein.

Auch bei frischer Magenblutung ist einige Tage Fasten unvermeidlich, allenfalls „Eispillen" in kleiner Menge und Mundspülen mit Kamillentee oder Salbeitee. Dann langsamer Kostaufbau durch kleine Mengen eisgekühlter Milch oder Milchsahnenmischung oder Buttermilch, später Zulagen von Zwieback, eingeweichtem Weißbrot und Übergang zu schwachgesüßten Breien.

Bei gesteigerter Säure- und Saftbildung des Magens muß die Zufuhr von flüssigen Speisen und Getränken herabgesetzt werden und die sogenannten Säurelocker vermieden werden, z. B. Kaffee, Alkohol, Zigaretten, in Fett Gebratenes, Paniertes, Geräuchertes, Gepökeltes, scharfe Säuren und Gewürze, harte Speisen wie Gurkensalat, hartes Obst u. ä. Oft gelingt es auch, die Brechneigung dadurch zu dämpfen, daß man die flüssigen und festen Speisen nicht gleichzeitig, sondern in zeitlichem Abstand von etwa 1 Stunde voneinander verabfolgt. Dämpfend auf die Säure- und Saftbildung wirken kleine Mengen Butter, Sahne, Öl, lockere Eierspeisen und nicht selten auch fein zubereitete Rohkost.

Zur Ausheilung von Magengeschwüren ist eine längere Zeit durchgeführte Ernährungskur erforderlich, für die vielfach noch sogenannte „Ulkusschemata" verwandt werden. Als Beispiel sei nur die „Sippykur" genannt, deren Prinzip in einer fett- und kohlehydratreichen Kost mit häufigen kleinen Portionen besteht. Sehr oft aber ist es schon frühzeitig möglich, Gemüse gekocht oder feine grüne Salate, ferner Knäckebrot oder auch gekochte Fleischspeisen zu verabfolgen.

Bei Magensaftmangel ist es im Gegensatz hierzu notwendig, durch milde Gewürze und Säuren und leichtes Anbraten die Magentätigkeit anzuregen.

Bei Darmverstopfung überwiegt meist der Darmkrampf als Ursache. Hierfür ist eine Kost erforderlich, die nur zarte Gemüse neben leicht verdaulichem Eiweiß und Kohlehydratträgern, also milde Ballaststoffe für den Dickdarm enthält. Im Gegensatz hierzu muß bei schlaffem Darm zur Anregung der Darmtätigkeit schlackenreiche Kost in Form von grobem Brot und grobem Obst und Sauerkraut, auch Hülsenfrüchte, verabfolgt werden.

Manche mit Durchfällen einhergehenden Darmentzündungen lassen sich durch sogenannte Rohapfelkuren ausheilen. Man gibt etwa 1 bis 2 Pfund mit Schale und Gehäuse roh geriebene Äpfel über den Tag verteilt ohne jeden Zusatz anderer Speisen und Getränke. Auch die Erdbeerkur in Form von 1 bis 2 Pfund frischen Erdbeeren kommt für eine bestimmte Form von Durchfällen (Sprue) in Frage. Sonst wird bei Darmkatarrhen eine vorübergehende Verabfolgung von Schleimsuppen und Breien erforderlich sein. Stopfwirkung kann erreicht werden durch Heidelbeeren, schwarzen Tee und Rotwein.

Kost bei Gallenblasenerkrankung.

Hierbei sind entsprechend den mannigfaltigen Krankheitsbildern recht verschiedene Kostzusammenstellungen möglich. Fast immer wird es sich um die Beschränkung und Auswahl der Fette handeln, von denen am besten frische Butter zuträglich ist. Oft wird es notwendig sein, die Eiweißzufuhr zugunsten der kohlehydratreichen Kost zurückzustellen. Besonders die zarteren stärke- und zuckerhaltigen Nahrungsmittel, wie Grieß, Nudeln, Sago, kommen hierfür in Frage. Vom Gemüse sind stets nur die zarteren Blatt- und Wurzelgemüse brauchbar, ebenso die grünen Salate. In manchen Fällen kann auch eine geeignete Rohkost verabfolgt werden, ebenso passierte Kompotte. Bei akuten, fieberhaften Gallenblasenerkrankungen ist stärkste Nahrungseinschränkung und vorübergehendes Fasten unumgänglich. Eisgekühlte Zubereitungen werden von Gallenkranken meist nicht vertragen.

Kost bei Nieren- und Kreislauferkrankungen.

Bei den für Nierenkranke zweckmäßigen Diätformen unterscheidet man eine flüssigkeitsarme und flüssigkeitsreiche, eine kochsalzarme und ein eiweißarme Kost. Diese Kostformen müssen häufig miteinander verbunden werden. Den Nieren obliegt als Aufgabe die Ausscheidung der stickstoffhaltigen Schlacken und der Salze, vornehmlich des Kochsalzes. Bei einer akuten entzündlichen Erkrankung der Niere wird das geschädigte Organ dadurch geschont, daß man das Kochsalz in der Nahrung aufs äußerste einschränkt; ebenso die Eiweißstoffe. Der Stickstoff der Eiweißkörper, der nicht zum Neuaufbau von Zellen Verwendung findet, wird nämlich im Körper in Harnstoff umgewandelt, dessen Ausscheidung eine bedeutende Leistung der Niere darstellt. Zur sicheren und raschen Ausheilung jener akuten Nierenerkrankungen, die mit Blutdrucksteigerung und Schwellungen (Ödemen) infolge der Zurückhaltung von Wasser und Kochsalz einhergehen, ist es am besten, den Kranken einige Tage lang völlig dursten und hungern zu lassen. Chronische Nierenerkrankungen, die eine mangelhafte Ausscheidung der stickstoffhaltigen Schlackensubstanzen bedingen, erfordern naturgemäß eine eiweißarme, daneben aber oft flüssigkeitsreiche Ernährung. Letztere ist deswegen angezeigt, weil die chronisch kranke Niere häufig die Fähigkeit verliert, einen konzentrierten Harn zu bereiten. Zur Ausscheidung der Schlacken ist deshalb viel Lösungsmittel, d. h. viel Wasser nötig. Andere chronische Nierenerkrankungen zeichnen sich dadurch aus, daß mit dem Urin überaus große Eiweißmengen ausgeschieden werden und gleichzeitig die Gewebe des Körpers Flüssigkeit und Salz festhalten. Diese Formen benötigen zum Ausgleich des großen Eiweißverlustes hinreichend Eiweiß in der Nahrung, jedoch eine weitgehende Beschränkung der Salz- und Flüssigkeitszufuhr. Bei flüssigkeitsarmer Kost gilt es, das Durstgefühl durch Kompotte und Obst zu dämpfen. Bei eiweiß-(d. h. frei von tierischem Eiweiß)armer Kost ist es für den Appetit zweckmäßig, durch Gemüsebratlinge oder ähnliche Zubereitungen „Fleischersatz" zu bieten. Bei der kochsalzarmen Kost muß durch Rösten, Braten und Gewürzkräuter genügend Geschmacksreiz in die Speisen gebracht werden. Nur als Ergänzung darf der sogenannte „Salzersatz" verwendet werden.

Die kochsalzarme Kost findet auch mit Erfolg Anwendung bei erhöhtem Blutdruck. In Verbindung mit der flüssigkeitsarmen Kost bildet sie die Grundlage für die Ernährung Herzkranker. Bei diesen ist außerdem zu beachten, daß die Auftreibung des Magens und Darms durch blähende Gerichte, wie Kohl und Hülsenfrüchte, Gurkensalat, zu lebensbedrohlichen Zuständen führen kann. Eine besondere Form der salzarmen Kost sind die bereits erwähnte Rohkost und die Säftetage.

Tabelle des Kochsalzgehaltes der wichtigsten Speisen (mg $^0/_0$) nach Schall

Rindfleisch	0,11	Blumenkohl	0,04
Kalbfleisch	0,13	Kohlrabi	0,09
Schweinefleisch	0,1	Kohl, sonst	0,06—0,09
Aal	0,021	Sauerkraut	0,73
Flußfische	0,01—0,06	Rüben	0,06
Seefische: Kabeljau	0,16	Rettich	0,12
Seezunge	0,41	Sellerie	0,25
Ölsardinen	0,12	Salate	0,13
Kaviar	3,0	Tomaten	0,1
Ei	0,084	Melone	0,01
Eigelb	0,03	Gurke	0,07
Kuhmilch	0,16	Zwiebel	0,05
Sahne	0,13	Spargel	0,06
Butter, ungesalzen	0,69	Spinat	0,21
Margarine	1,56	Obst: Kernobst	0,002—0,03
ungesalzen	0,1	Steinobst	0,003—0,1
Palmin	0,002	Beeren	0,001—0,02
Quark	0,18	Rosine	0,16
Gervais, ungesalzen	0,13	Backpflaumen	0,08
Rahmkäse, ungesalzen	0,2	Korinthe	0,09
Mehle	—	Nüsse	0,002—0,1
Hafergrütze	0,028	Pilze etwa	0,03
Haferflocken	0,2	getrocknet	0,17
Reis	0,006	Schokolade	0,07
Mais (Mondamin, Maizena)	0,06	Kakao	0,12
Zwieback	0,046	Gewürze: Kapern	0,2
Teigwaren: Nudeln	0,067	Maggi	1,8
Makkaroni	0,067	Senf	2,6
Kartoffeln, geschält	0,082	Zwiebel	0,03
Gelbe Erbsen	0,1	Getränke: Bier	0,016
Weiße Bohnen	0,09	Lagerbier	0,16
Grüne Erbsen	0,05	Weißbier	0,015

Kost bei Gicht.

Bei der Gicht (s. S. 116) spielt für die Entstehung der Krankheitsäußerungen die Erhöhung des Gehalts der Körpersäfte an harnsauren Salzen eine wichtige Rolle. Diese bilden sich im Zusammenhang mit dem Abbau der Zellkerne. Die für Gichtiger zweckmäßige Diät wird deshalb alle Nahrungsmittel ausschalten, die sich durch großen Reichtum an Zellkernen auszeichnen. Hierzu gehören die inneren Organe der Schlachttiere (Leber, Nieren, Kalbsbries, Hirn), daneben aber auch das Muskelfleisch und ganz besonders der Fleischextrakt. Milch, Eier, Käse enthalten keine Zellkerne und sind infolgedessen erlaubt. Eine vorwiegende Pflanzenkost, auch in Form der Rohkost, mit reichlich Flüssigkeitszufuhr, daneben Kartoffeln und Brot ist für Gichtkranke empfehlenswert. Manche Weinsorten führen bei Disponierten häufig zu Gichtanfällen. Bei fettleibigen Gichtigern ist eine allgemeine Beschränkung der Nahrungsmenge zweckdienlich.

Kost bei Fettsucht.

Von dem in der Kost zugeführten Eiweiß können beim gesunden Erwachsenen nur geringe Mengen angesetzt werden. Auch von den Kohlehydraten, soweit sie nicht zur Unterhaltung der Verbrennungsprozesse nötig sind, speichert der Körper bloß wenig als Glykogen in der Leber und in den Muskeln. Überschüssige Kohlehydrate kann aber der Körper in Fett umwandeln und stapeln. Aus überschüssigem Fett in der Nahrung macht er menschliches Fett und setzt dieses zusammen mit den in Fett umgewandelten überschüssigen Kohlehydraten im Unterhautbindegewebe und in den Fettlagern in der Bauchhöhle und um die Nieren herum an. Bei überreichlicher Nahrungsaufnahme kann somit das Bild der Mastfettsucht entstehen. Oft spielen aber auch in der Ausbildung einer Fettsucht Störungen verschiedener Drüsen (Schilddrüse, Keimdrüsen, Hypophyse) eine Rolle. Neben der Behandlung einer etwaigen Drüsenkrankheit ist in jedem Fall von Fettsucht eine Beschränkung und eine gewisse Auswahl der Nahrungsmittel erforderlich. Man wird oft eine Verminderung der Kalorienzufuhr auf 12 bis 15 Kalorien pro Kilogramm Körpergewicht für kurze Zeit durchführen müssen. Die Eiweißmenge muß zur notwendigen Erhaltung der Körpersubstanz jedoch mindestens 1 g pro Kilogramm Körpergewicht betragen. Die Zubereitung geschieht am besten salzarm und flüssigkeitsarm, weil der Fettsüchtige zur Zurückhaltung von Wasser und Salzen neigt. Bei der Beschränkung der Kalorienspender schränkt man vorteilhaft besonders die Fette ein. Bei den Kohlehydratträgern bevorzugt man die sättigenden, wie z. B. Kartoffeln und Wurzelgemüse. Zur Vereinfachung der Entfettungskur und stärkeren Ausschwemmung können Rohkosttage, Safttage (1000 ccm Gemüse- oder Fruchtsaft), Obsttage, 1 kg frisches Obst, Breiobsttage und

Milchtage (viermal täglich 200 ccm Milch oder Buttermilch) verabfolgt werden. Auch zur Erhaltung eines bereits erreichten Mindergewichts können derartige „Schalttage" leicht durchgeführt werden.

Kost bei Zuckerkrankheit.

Bei der Zuckerkrankheit hat der Organismus in verschieden hohem Maße die Fähigkeit verloren, die Kohlehydrate zu verbrennen. Die mit der Nahrung aufgenommenen Kohlehydrate werden zwar mit Hilfe des Mundspeichelferments und des Ferments der Bauchspeicheldrüse in normaler Weise bis zum Traubenzucker gespalten, aber der dann in das Blut aufgesaugte Traubenzucker kann infolge Insulinmangels nicht zu Kohlensäure und Wasser verbrannt werden. In den leichteren Fällen von Zuckerkrankheit steht noch so viel Insulin zur Verfügung, daß wenigstens ein gewisser Teil des Traubenzuckers zur Verbrennung kommt, aber mit zunehmender Schwere der Zuckerkrankheit wird dieser Teil immer geringer. Es häuft sich Traubenzucker im Blut an und die unverbrannte Traubenzuckermenge verläßt unausgenützt durch den Urin den Körper. Da der größte Teil der normalen Nahrung aus Kohlehydraten besteht, diese aber beim Zuckerkranken nur zum Teil oder gar nicht als Wärme- und Energiespender Verwertung finden, ist der Körper gezwungen, Kohlehydrate, Fett und sogar auch Eiweiß aus seinen eigenen Zellen zu verbrennen, um die Körperwärme und die Tätigkeit der Organe aufrecht zu erhalten und körperliche und geistige Leistungen vollbringen zu können. Die Folge ist, daß der zuckerkranke Organismus abmagert. Der gesteigerte Zuckergehalt der Körpersäfte bringt es mit sich, daß der Zuckerkranke unter vermehrtem Durst leidet und daß seine Gewebe für Infektionen besonders disponiert sind. Bei Insulinmangel ist der Organismus auch nicht imstande, menschliches Kohlehydrat, also Glykogen, aus Traubenzucker aufzubauen.

Es ist nun eine Tatsache, daß die Verbrennung der Fette nur dann vollständig vor sich geht, wenn gleichzeitig Kohlehydrate verbrennen. In schweren Fällen von Zuckerkrankheit, in denen Kohlehydrate gar nicht oder kaum zur Verbrennung gelangen, entstehen infolge der gleichzeitigen mangelhaften Fettverbrennung Säuren, die für den Organismus höchst giftig sind (Azeton, Azetessigsäure und eine Oxybuttersäure). Diese Säuren bedingen das diabetische Koma (s. S. 116). Behandlungsmäßig erfordert das diabetische Koma die Zufuhr von reichlich Insulin mit Traubenzucker. Mit Hilfe des Insulins kann der gleichzeitig verabreichte Traubenzucker verbrennen. Sowie aber Kohlehydrate auf diese Weise in dem kranken Organismus verbrennen, verbrennen auch wieder die Fette, wodurch die schädlichen Fettsäuren verschwinden und die Gefahr für den Kranken gebannt wird.

Die Grundlage jeder Diabetikerkost wird immer eine Auswahl und Beschränkung der Kohlehydratträger sein, also vor allen Dingen eine Beschränkung von Zucker, Mehl und Brot. Unter ein gewisses Maß von Kohlehydraten kann aber schon deshalb nicht herunter gegangen werden, weil ja sonst die Gefahr der Azetonbildung entsteht. Liegt also die Verträglichkeitsgrenze für Kohlehydrate sehr niedrig, dann müssen die notwendigen Kohlehydratmengen unter dem Schutz von Insulin gegeben werden. Die Verträglichkeitsgrenze läßt sich mit Hilfe wiederholter Blut- und Harnzuckerbestimmungen ermitteln. Die Insulineinspritzungen dürfen immer nur im zeitlichen Zusammenhang mit der Nahrungsaufnahme, meist eine halbe Stunde vorher, genau nach der ärztlichen Verordnung verabfolgt werden, damit ein Insulinschock vermieden wird (s. S. 116). Die Kost wird hinsichtlich Menge und Zusammensetzung für jeden einzelnen Diabetiker immer ärztlicherseits festgesetzt.

Künstliche Ernährung.

Bei Verlegung des Magenausgangs, bei Magen- und Dünndarmblutungen, vornehmlich aber nach Operationen, muß vorübergehend und ersatzweise eine Ernährung durch den Enddarm erfolgen. Im wesentlichen dient diese Nahrung dem Ersatz des Flüssigkeitsverlustes. An Nährstoffen können Kohlehydrate in Form von Traubenzucker oder allenfalls kleine Mengen Eiweiß in Form von Pepton verwendet werden. Man benutzt hierzu Tropfeinläufe von etwa 300 ccm, 6—7%ige Traubenzuckerlösung oder physiologische Kochsalzlösung. Als N ä h r e i n l a u f (Nährklistier) kommt folgende Zusammensetzung in Betracht:

60 g Dextrin, 3—8 ccm Alkohol,
3 g Kochsalz, 300 ccm Wasser.

Vor jedem Nähreinlauf muß darauf geachtet werden, daß der Enddarm entleert ist. Solche Tropfeinläufe und Klysmen können zwei-, höchstens dreimal innerhalb 24 Stunden verabfolgt werden.

Eine andere Form der künstlichen Ernährung ist die durch die Duodenalsonde. Hierbei wird die Sonde durch den Magen bis in den Zwölffingerdarm vorgeschoben und somit der Magen vorübergehend ausgeschaltet. Eine derartige Ernährung kann mehrere Tage hintereinander durchgeführt werden. Als Nährlösung kommt unter anderen in Frage: 1¼ Liter Milch, 6 Eier, 50 g Butter, 30 g Weizenmehl, 70 g Traubenzucker, Saft einer halben Zitrone, alles verdünnen mit ¾ Liter Wasser. Verabfolgung in fünf Portionen mit 1—2stündlichem Abstand, körperwarm, langsam einlaufen lassen. Zu jedem Teil der Nahrung einige Tropfen verdünnte Salzsäure und evtl. Pankreon hinzusetzen.

E. Krankenpflege.

I. Versorgung der Kranken.

Krankenzimmer und Krankenbett.

Die Krankenpflege in einer Krankenanstalt ist grundsätzlich verschieden von der Einzelpflege im Privathaushalt. In jedem Krankenhaus ist die Krankenpflege planmäßig geordnet. Eine erfolgreiche Krankenpflege kann nur dann durchgeführt werden, wenn die Krankenpflegepersonen alle Anordnungen der ihnen vorgesetzten (Ärzte, Oberschwestern, Stationsschwestern usw.) auf das genaueste befolgen. Die Krankenpflegetätigkeit in einer großen Krankenanstalt erfordert besondere körperliche Leistungsfähigkeit und Widerstandskraft, vor allem auch durch die Nachtwachen, in die sich alle an der Krankenpflege beteiligten Personen in regelmäßigem Wechsel teilen.

In der Einzelpflege von Kranken in deren Wohnung hat unter Umständen die Krankenpflegeperson einen maßgebenden Einfluß auf die Lage desjenigen Raumes, der als Krankenzimmer benutzt wird. Als Krankenzimmer wähle man nach Möglichkeit einen trockenen, hellen und luftigen Raum, der genügend Sonne erhält und vor allem heizbar ist. Man rechnet auf einen Kranken einen Luftraum von mindestens 35 cbm. Man wählt also in einem Privathaushalt nach Möglichkeit ein großes Zimmer. Enge, kleine Räume bedrücken unter Umständen den Kranken, große, freundliche Räume heben die Stimmung. Kleine, enge Räume erschweren unnötig alle Verrichtungen der Krankenpflege, für die z. B. beim Umbetten ein gewisser Raum vorhanden sein muß.

Ungeeignet sind solche Zimmer, deren Fenster aus irgendwelchen Gründen (üble Gerüche der Nachbarschaft, störende Geräusche) dauernd geschlossen bleiben müssen. In der Wohnung selbst stört unter Umständen die Nähe der Küche und des Treppenhauses. In der Wohnung und auch im Hause ist nach Möglichkeit für Ruhe zu sorgen.

Zur Ausstattung des Krankenzimmers gehört das Krankenbett und bei Schwerkranken eine zweite Lagerstätte (Ruhebett), auf die der Kranke während des Umbettens gelegt werden kann, ein Nachttisch, ein Tisch, mehrere Stühle, Waschgeschirr und Eimer, Wasserflasche mit Gläsern und gegebenenfalls ein bequemer Stuhl, in dem die Krankenpflegeperson nachts schlafen kann. Ferner werden gebraucht: Speiglas, Steckbetten, Löffel oder Meßglas für Arzneimittel. Falls keine elektrische Klingelleitung in der Nähe des Bettes vorhanden ist, soll eine Handglocke in Reichweite des Kranken stehen, damit der Kranke sich bemerkbar machen kann, wenn niemand im Zimmer ist und er Hilfe braucht. Erwünscht ist ein Zimmerthermometer.

Alle unnötigen Möbel, Vorhänge, Teppiche usw. sind als Staubfänger aus dem Krankenzimmer zu entfernen. Uhren mit Schlagwerk können sehr störend wirken, sie sollen angehalten oder aus dem Zimmer entfernt werden.

Regelmäßige Lüftung ist wesentlich. Im Krankenzimmer muß immer für gute Luft gesorgt werden, im mangelhaft gelüfteten Zimmer verringert sich der Sauerstoffgehalt der Luft allmählich, die Kohlensäure nimmt durch die Ausatmung zu. Frische Luft regt die Atmung an; sie schadet auch einem Kranken niemals, nur muß verhütet werden, daß er unmittelbar vom Zug getroffen wird, vor allem dann, wenn seine Haut feucht ist (Schweiß, nach dem Bade). Nötigenfalls wird während des Lüftens ein Bettschirm um das Bett gestellt.

Zum Lüften öffnet man am besten bei einem vom Bett entfernten Fenster die obere Scheibe. Dann zieht die warme und verbrauchte Luft nach oben ab, die kühle einströmende Luft sinkt auf den Boden und verteilt sich dort. So entsteht eine zugfreie, verhältnismäßig schnelle Lufterneuerung. Steht ein Nebenzimmer zur Verfügung, so kann man auch bei geöffneter Durchgangstür im Nebenzimmer alle Fenster weit aufmachen und auf diese Weise mittelbar das Krankenzimmer lüften. Man kann schließlich auch die Durchgangstür erst öffnen, nachdem das Nebenzimmer gelüftet und dort das Fenster dann geschlossen ist. Auch Lüften bei Nacht ist unbedenklich. Bei Fliegen- oder Mückenplage im Sommer sind Gaze- oder Drahtfenster erwünscht.

Alle Gerüche, die im Krankenzimmer durch Schweiß, krankhafte Absonderungen oder durch Körperentleerungen entstehen, dürfen niemals durch Räucherungen verdeckt werden. Räucherungen bedeuten nur Luftverschlechterung und eine Belästigung für den Kranken. Die Temperatur des Krankenraums soll etwa 18 Grad betragen. Bei kalter Jahreszeit ist die Heizung entsprechend einzurichten. Vor Öfen, die starke Wärme ausstrahlen, gehört ein Ofenschirm. Die Luft geheizter Räume ist oft trocken und reizt dadurch zum Husten. Man vermehrt den Feuchtigkeitsgehalt der Luft dadurch, daß man mit Wasser gefüllte flache Gefäße auf den Ofen oder auf die Heizkörper stellt oder unter Umständen nasse Laken im Zimmer vorübergehend aufhängt.

Die zweckmäßigste Heizung für die Krankenpflege ist Zentralheizung. Bei Ofenheizung muß bei der Entleerung der Öfen von Asche die Staubentwicklung nach Möglichkeit vermieden werden. Asche anfeuchten!

Übermäßige Wärme im Sommer vermeidet man dadurch, daß man nur in den Morgen-, Abend- oder Nachtstunden lüftet, tagsüber dagegen die Fenster und vor allem die Vorhänge nach Möglichkeit geschlossen hält. Muß am Tage gelüftet werden, so kann man ein nasses Laken vor dem Fenster aufhängen, das verdunstende Wasser bringt etwas Abkühlung.

In jedes Krankenzimmer gehört nach Möglichkeit viel Licht. S o n n e lasse man möglichst viel in das Krankenzimmer scheinen, wenn es im Sommer nicht zu heißt ist. Der Kranke muß dabei vor Blendung geschützt werden. Sonnenlicht belebt den Kranken; nach Norden gelegene Krankenzimmer sind wenig geeignet, weil sie kein Sonnenlicht haben.

Die beste künstliche Beleuchtung ist das elektrische Licht. Es erzeugt nur wenig Wärme, ist sauber und geruchfrei. Matte Birnen vermeiden Blendung. Für die Nacht muß, vor allen Dingen wenn eine Nachtwache vorhanden ist, eine kleine Lampe da sein, die leicht abzublenden ist. Gas, Spiritusglühlicht, Petroleumlampen und Kerzen entwickeln stets Wärme und Kohlensäure, Kerzen und Petroleumlampen qualmen leicht. Müssen letztere verwendet werden, so sind sie peinlich sauber zu halten. An ihren Brennstoffbehältern darf übergegossenes Petroleum nicht haften bleiben. Die Lampen sind außerhalb des Krankenzimmers anzuzünden und auszulöschen.

Im Krankenzimmer ist für t a d e l l o s e R e i n l i c h k e i t zu sorgen. Der Fußboden des Zimmers wird morgens feucht aufgewischt. Der beste Staubentferner ist einer der verschiedenen Staubsaugeapparate, der aber nur verwendbar ist, wenn sein Geräusch den Kranken nicht zu sehr belästigt. Sonst wird der Staub in der üblichen Weise entfernt. Wischtücher, gebrauchte Wäsche, gebrauchter Verbandstoff, Unterlagen, Ausscheidungen und Entleerungen des Kranken dürfen nicht im Krankenzimmer verbleiben.

Das Krankenbett soll bequem und leicht zu reinigen sein. Vom Standpunkt der Krankenpflege ist das geeignetste ein Bettgestell aus Metall, das nicht zu niedrig ist. Ein zu niedriges Bett erschwert die Krankenpflege außerordentlich, weil die Krankenpflegeperson sich zu tief bücken muß. Zweckmäßig sind Betten, die nicht niedriger sind als 60 cm, einschließlich Auflagematratze. Am besten sind Drahtmatratzen mit verstellbarem Kopfteil, das das Aufsitzen des Kranken wesentlich erleichtert. Auf die Matratze gehört ein Matratzenschoner aus grobem Drell. Auf ihn kommt dann die ein- oder mehrteilige Auflegematratze, die mit Roßhaar oder Pflanzenfasern gefüllt ist. Die aus drei Teilen bestehende ist deswegen am vorteilhaftesten, weil dann der mittlere Teil, der am meisten beansprucht wird, gegen die anderen ab und zu ausgewechselt werden kann. Am Kopfende liegt auf der Matratze ein Keilkissen.

Das Laken, möglichst nahtlos, ist so fest einzuspannen und um die Matratzenkante einzuschlagen, daß keine Falten entstehen. Das zweckmäßigste Kopfkissen ist ein lockeres Roßhaarkissen. Federbetten sind auch als Deckbetten nach Möglichkeit zu vermeiden, weil sie Wärme stauen und dadurch stark erhitzen, weil sie stäuben und dadurch schlecht zu reinigen sind. Zum Zudecken ist im Sommer eine leichte, im Winter eine oder zwei schwerere Wolldecken in waschbaren Bezügen zu benutzen.

Bei benommenen oder durch ihre Krankheit unsauberen Kranken, die unter sich lassen, bei solchen mit starken Eiterungen und Ausfluß sind Verunreinigungen des Bettes zu befürchten. In solche Betten gehören Unterlagen! Über die Matratze wird in ganzer Ausdehnung ein Gummituch gelegt, das dauernd unter dem Bettlaken ausgebreitet liegt. Über das Laken kommt noch in der Gegend, in der die Verunreinigung zu erwarten ist, eine Unterlage aus wasserdichtem Stoff (Wachstuch, Gummituch, Billrothbattist, Mosetigbattist). Über diese Unterlage kommt noch eine durchlässige, aufsaugende Schicht aus Zellstoff, evtl. Leinen oder Barchent, in mehrfacher Schicht. Kleine Steppdecken dürfen hierzu nicht benutzt werden, sie sind nicht zu reinigen. Alle Unterlagen aus wasserdichtem Stoff müssen mindestens doppelt vorhanden sein, damit sie ausgewechselt werden können. Nach dem Wechseln sind sie mit lauem Wasser abzuwaschen, abzureiben und zum Trocknen — außerhalb des Krankenzimmers! — aufzuhängen. Unterlagen aus wasserdichtem Stoff, die nicht mehr gebraucht werden, müssen nach dem Abtrocknen mit Speckstein eingepudert, aufgerollt (nicht geknifft) und kühl aufbewahrt werden.

Hilfsgeräte für das Bett sind wünschenswert und oft eine große Erleichterung. Schlummerrollen für das Genick sind dem Kranken vielfach angenehm. Als Behelf kann man sie aus einem glatten, mehrfach zusammengelegten Tuch herstellen, über das ein Handtuch gerollt und an beiden Enden zusammengebunden wird.

Fußrollen sind etwa 20 cm dicke, quer durch das Bett reichende Polsterrollen, die am Fußende des Bettes unter das Laken gelegt werden oder mit einem Überzug am Fußende eingelegt werden, damit die Füße einen Widerhalt finden und der Kranke sich selbst gegen das Herunterrutschen schützen kann. An Stelle der Fußrollen kann man kleine Kisten, auf die Seite gelegte Fußbänke usw. benutzen, die man mit einem reinen Tuch umwickelt.

Krankenselbstheber, mit deren Hilfe sich der Kranke aufrichten kann, bedeuten ebenfalls eine wertvolle Erleichterung für den Kranken selbst und auch für die Krankenpflege. Sie bestehen aus einer an dem Fußende des Bettes befestigten Leine oder starken Schnur, an deren anderes Ende ein hölzerner Knebel geknüpft ist. Die Länge der Schnur soll eine Kleinigkeit größer sein als die halbe Länge des Bettes (Ersatz der Schnur durch aneinandergeknüpfte Handtücher). Handhaben, die von oben herabhängend eine ähnliche Vorrichtung tragen, sind unpraktisch. Sie verlangen eine größere Kraftleistung vom Kranken. Sind sie an der Zimmerdecke befestigt, so kann die Stellung des Bettes nicht verändert werden.

Verstellbare Kopf- und Rückenlehnen erleichtern das Sitzen des Kranken. Wo sie fehlen, kann man sie zur Not durch einen umgekehrt ins Bett hineingesetzten Stuhl ersetzen. Bettfahrer, die im Krankenhausbetrieb eine sehr große Bedeutung haben, kommen bei der Privatpflege nicht in Frage. Muß das Bett verschoben werden, so ist der Kranke vorher auf ein zweites Lager umzubetten.

Krankenwartung.

Lärm muß nach Möglichkeit vom Kranken ferngehalten werden, auch die Pflegeperson soll alle unnötigen Geräusche vermeiden. Sie darf in der Nähe des Bettes nicht hart auftreten, darf aber vor allen

Dingen auch nicht so leise und plötzlich neben dem Krankenbett auftauchen, daß der Kranke sich erschreckt. Man soll so auf den Kranken zugehen, daß er einen kommen sieht und nicht plötzlich von hinten her leise herantreten. Jeder Stoß gegen das Bett, ein Anhalten am Bett wird von dem Kranken als störend empfunden. Beim Heben oder Halten des Kranken darf man sich nicht an das Bett anlehnen oder gar an den Kranken.

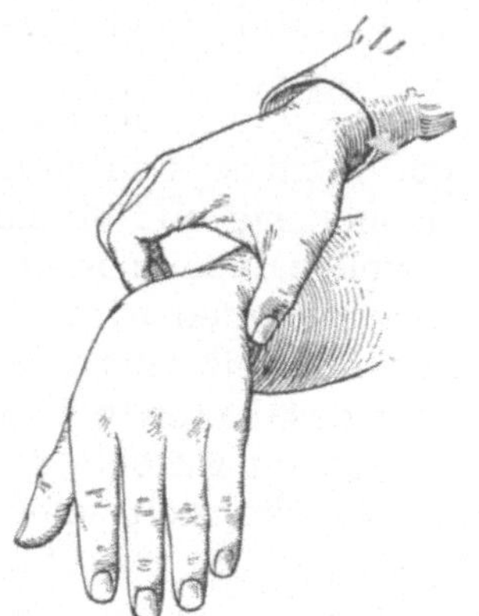

Abb.88. Falscher zangenartiger Obergriff beim Halten.

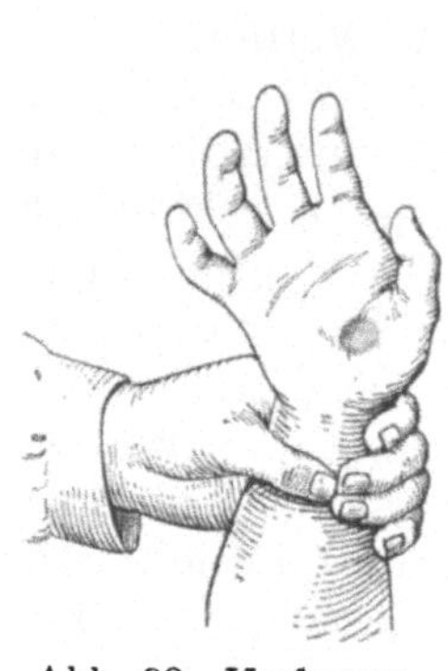

Abb. 89. Umfassen des Gliedes beim Griff von oben.

Wenn man am Körper des Kranken irgend etwas zu verrichten hat, so soll der in Betracht kommende Körperteil vorher leicht zugänglich gemacht werden, so daß er gut beleuchtet und gut zu übersehen ist. Beim Aufdecken muß der Kranke nach Möglichkeit vor Abkühlung bewahrt werden; auf sein Schamgefühl ist weitgehend Rücksicht zu nehmen.

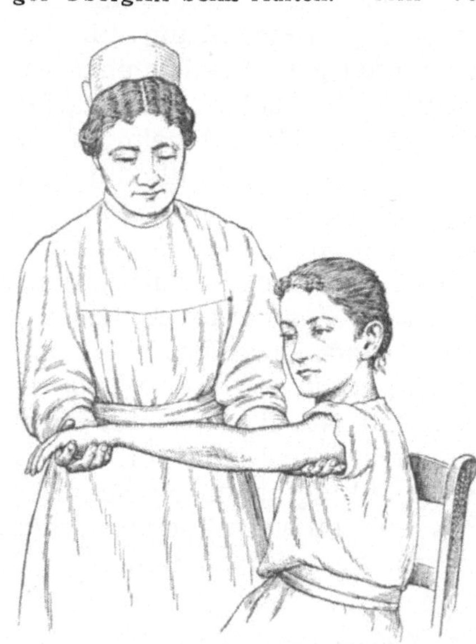

Abb. 90. Halten des Armes mit Untergriff.

Zu jeder Handreichung und Verrichtung am Kranken muß sich die Pflegeperson sicher und bequem hinstellen, so daß sie nicht ausgleitet oder durch Erlahmen ihrer Kräfte, infolge einer unbequemen Zwangshaltung, die Hilfeleistung unterbrechen muß. Beim Halten schmerzender Körperteile ist besondere Vorsicht geboten; unruhiges Halten, Wechseln der Hände vermehrt die Schmerzen des Kranken und stört den Arzt bei seinem Handeln. Wenn man den Kranken anfaßt, soll man vorher auf diejenige Bettseite treten, auf der der anzufassende Körperteil sich befindet. Niemals über den Kranken herübergreifen, vor allem nicht dicht an seinem Gesicht!

Bei allen Hilfeleistungen ruhig und bedachtsam zufassen, niemals plötzlich und rücksichtslos. Alle Bewegungen müssen vorsichtig, aber zügig erfolgen. Die „zarte Hand" bedeutet Geschicklichkeit, nichts anderes. Sie ist die sichere und geübte Hand.

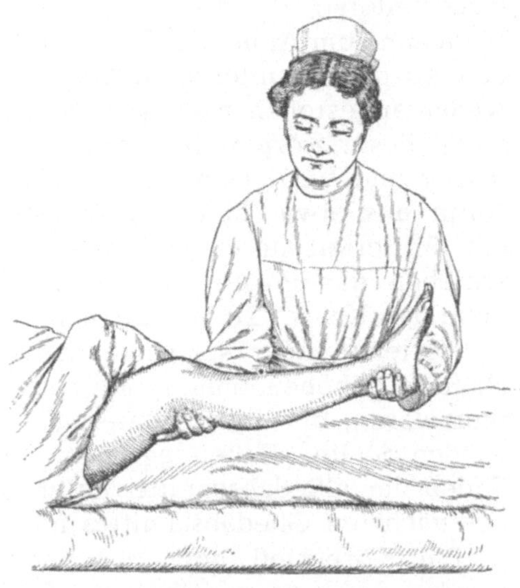

Abb. 91. Halten des Unterschenkels mit Untergriff.

Beim Anfassen von Gliedmaßen soll man nicht von oben her greifen (Obergriff), da hierbei immer ein Druck auf das gefaßte Glied ausgeübt werden muß, wenn es nicht entgleiten soll. Die Hand muß u n t e r dem anzuhebenden Körperteil liegen (Untergriff), so daß er ohne Festhalten wie auf einem Lager liegt. Muß ausnahmsweise ein Körperteil von oben her gefaßt oder festgehalten werden, so muß man mit der Hand möglichst weit herumgreifen, damit das Glied zwischen Daumen und den andern Fingern nicht wie in einer Zange, sondern wie in einem Ring liegt.

Beim Anfassen und Heben gebrochener Gliedmaßen ist besondere Vorsicht notwendig. Die geringste Verschiebung der Bruchenden gegeneinander macht bei frischen Brüchen sehr starke Schmerzen. Hier genügt beim Anheben die bloße Unterstützung des gebrochenen Gliedes von unten her nicht, auch wenn sie noch so vorsichtig durchgeführt wird. Am wenigsten Schmerzen entstehen, wenn beim Heben eines gebrochenen Gliedes die Bruchenden vorsichtig auseinandergezogen und so gehalten werden. Dazu sind zwei Personen nötig, die jede mit beiden Händen oberhalb und unterhalb des Bruches und der gebrochenen Gliedmaße anfassen, z. B. bei einem Unterschenkelbruch dicht unterhalb des Kniegelenks und am Fuß. Während am Fuß kräftig in der Richtung der Unterschenkelachse gezogen wird, wird am Knie der Gegenzug ausgeübt. Dabei muß die natürliche Form des Gliedes bewahrt werden; es darf an der Bruchstelle keine Knickung eintreten. Dies wird dadurch erleichtert, daß der gebrochene Unterschenkel von den Pflegepersonen dicht oberhalb und unterhalb der Bruchstelle mit einer Hand unterstützt wird.

Wenn zum Anheben Hände und Vorderarme unter den zu hebenden Körperteil untergeschoben werden, so darf dabei dieser selbst weder angestoßen noch seitlich aus seiner Lage gedrängt werden. Liegt dieser Körperteil auf einer harten Unterlage, so müssen sich Hände und Vorderarme einen Weg suchen an den Stellen, die von Natur aus etwas hohl liegen (Genick, Kniekehlen, Fersen). Liegt der Körperteil auf einem Polster, so müssen die Hände beim Durchschieben das Polster soweit abdrängen, daß sie hindurchgleiten, ohne den Körper zu verschieben.

Verletzte oder schmerzende Glieder müssen stets mit beiden Händen gehoben oder getragen werden. Die eine Hand oberhalb (herzwärts), die andere unterhalb von der verletzten oder schmerzenden Stelle. Dabei legt man die Hände zweckmäßig unter die Enden der Gliedabschnitte, unter die Gelenke, damit noch ein Teil des nächsten Gliedabschnittes mit gestützt wird.

Ein Körperteil oder der ganze Körper darf erst angehoben werden, wenn er so sicher gefaßt ist, daß ein Abgleiten oder Fallen unmöglich ist.

Wenn mehrere Krankenpflegepersonen zusammen arbeiten, übernimmt eine das Kommando. Sie überzeugt sich durch Frage „Fertig?", ob jeder richtig gefaßt hat, und gibt dann das Zeichen zum gleichzeitigen Anheben. Dabei muß der einzelne darauf achten, daß er seine eigenen Hände gleichmäßig anhebt.

Aufgehobene Gliedmaßen soll der Träger so weit von seinem Körper halten, daß sie frei in der Luft schweben Er darf sie dabei niemals starr und unbeweglich halten, damit er bei unwillkürlichen Bewegungen oder Zuckungen federnd nachgeben kann.

Beim Anheben eines schmerzhaften Gliedes kann der Kranke sich selbst Erleichterung verschaffen, wenn er jede Muskelspannung in dem zu hebenden Glied nach Möglichkeit unterläßt. Das lernen die Kranken meist erst nach einigem Zureden. Je besser der Kranke seine Muskeln in dem anzuhebenden Körperteil entspannt, um so leichter ist es für die Krankenpflegeperson, Schmerzen zu vermeiden. Zweckmäßig ist es, dem Kranken das, was man mit dem kranken Gliede machen will, vorher an der anderen Körperseite zu zeigen oder mit ihm zu üben, damit er weiß, worauf es ankommt und was mit ihm vorgenommen werden soll.

Beim Niederlegen eines gehobenen Gliedes muß ebenso vorsichtig wie beim Aufheben verfahren werden. Der hingelegte Körper oder Körperteil muß sogleich in der richtigen Lage, z. B. in Bettmitte oder Knie in Streckstellung, liegen. Nach dem Hinlegen müssen Vorderarm und Hände ebenso vorsichtig fortgezogen werden, wie dies oben für das Unterschieben geschildert ist.

Lagerung des Kranken.

Bei jedem Kranken stellen sich nach den ersten Tagen des Liegens, auch in einem guten Bett, Schmerzen ein, das Gefühl des „Zerschlagenseins". Diese Schmerzen entstehen vor allem im Rücken, in der Gegend zu beiden Seiten der Lendenwirbelsäule. Ihre

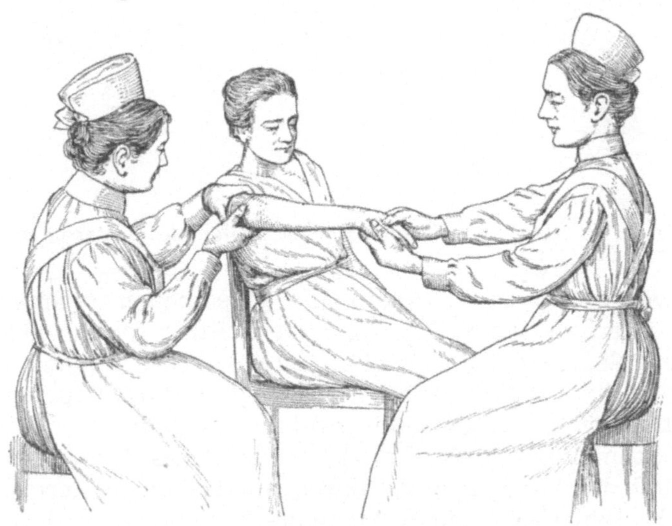

Abb. 92. Zug und Gegenzug beim Halten des Unterarms.

Ursache ist die Spannung der Muskulatur an hohlliegenden Körperteilen. Unterpolsterung dieser Stellen und zweckmäßige Lagerung bringt diese Beschwerden zum Verschwinden. Am zweckmäßigsten sind hierfür kleine Roßhaarkissen. Man nimmt auch andere feste Kissen dazu, Rollen und glatt zusammengelegte Wolldecken. Federkissen sind zu weich und bilden eine unsichere Unterlage. Sehr nützlich sind Häcksel-, Hirse- und Sandkissen, die sich leicht dem

Körper anpassen lassen. Wenigeı zweckmäßig sind Luftkissen von eckiger oder Keilform. Kissen, die mit Häcksel, Hirsespreu oder Sand gefüllt sind, kann man durch eine Längsnaht in der Mitte oder durch zwei in zwei- bis drei querfingerbreit voneinander verlaufende Längsnähte zu rinnenförmigen Lagerungskissen gestalten, die oft

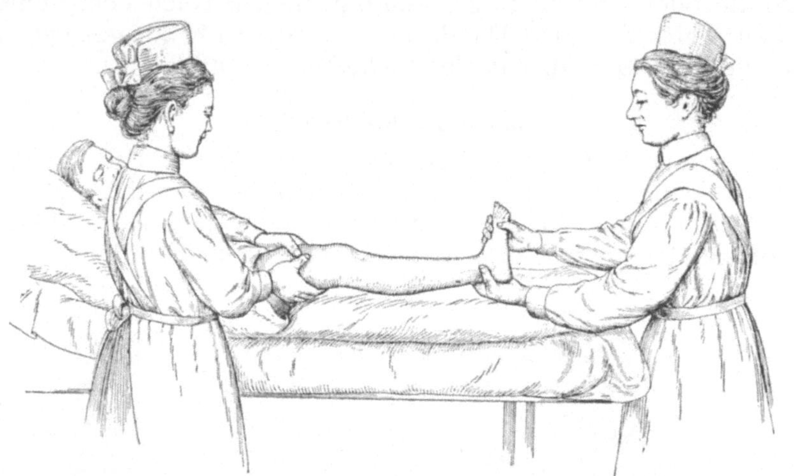

Abb. 93. Zug und Gegenzug beim Halten des Unterschenkels.

sehr zweckmäßig sind. Damit die Gliedmaßen nicht von ihren Polstern heruntergleiten, werden sie seitlich durch dicke, wurstförmige Polster oder Sandsäcke gestützt. Diese können auch z. B. zur Stütze für den Fuß hufeisenförmig um ihn herumgelegt werden; sie verhindern so ein Nachaußenrollen des Beins.

Bei Schmerzen im Rücken stützt man das Genick durch eine Rolle und die Lendengegend durch ein fest gepolstertes, nicht zu dickes Kissen. Unbestimmte ziehende Schmerzen in den Schultern und in der Brust verschwinden, wenn man die Oberarme durch Unterlegen von Polstern fast zur Waagerechten hebt.

Ziehende Schmerzen in den Oberschenkeln verschwinden durch leichte Beugung der Kniegelenke und entsprechendes Unterpolstern der Kniekehle. Dabei muß gleichzeitig für ein sicheres Aufliegen der Mitte des Oberschenkels gesorgt werden.

Liegeschmerzen in den Füßen strahlen in die Unterschenkel aus. Der Fuß kann vor allen Dingen beim Schwerkranken, wenn er keinen Gegenhalt findet, durch seine eigene Schwere und durch den

Druck der Bettdecke in Spitzfußstellung gedrängt werden, die bei längerem Bestehen schwierig wieder zu beseitigen ist. Um dies zu vermeiden, müssen die Füße durch Polster, Klötze, Kisten usw. so gestützt werden, daß das Sprunggelenk etwa in einem rechten Winkel steht. Die Füße sind durch Reifenbahren vor dem Druck der Bettdecke zu schützen. Auch wenn sonst der Druck der Bettdecke Beschwerden macht, z. B. bei Entzündungen am Knie, verschwinden diese sofort, wenn man durch eine Reifenbahre die Last aufnimmt.

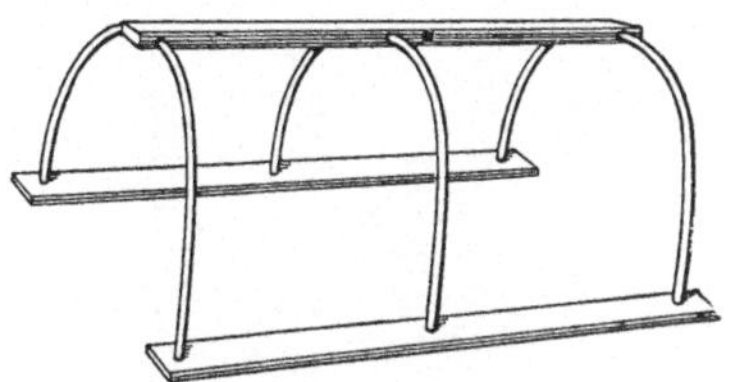

Abb. 94. Reifenbahre.

Wird am Arm, z. B. bei Knochenbrüchen, eine besondere Lagerung nötig, so ist darauf zu achten, daß Vorderarm und Hand so gelagert werden, daß die Hand am höchsten liegt. Dabei muß die Hohlhand etwas unterpolstert werden, oder man gibt dem Kranken ein festes, rollenförmiges Polster in die Hand. Eine derartige Lagerung macht oft Schwierigkeiten, vor allen Dingen bei schmalem Bett. Man kann sich diese Lagerung erleichtern, wenn man neben dem Bett ein zweckmäßiges Gestell herrichtet, z. B. mit einem kleinen Tisch.

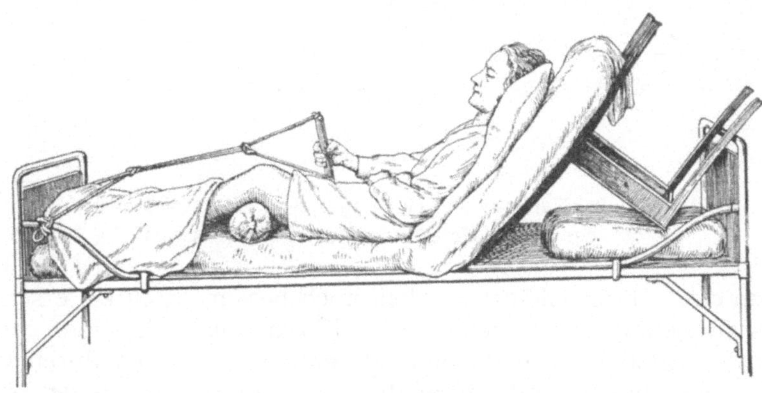

Abb. 95. Hochlagerung des Oberkörpers, Knierolle, Krankenselbstheber.

Bei Lagerung der Beckengegend auf Luft- oder Wasserkissen macht das Liegen bei wenig nachgiebigen Matratzen zuweilen Unbequemlichkeiten, weil das Becken dadurch zu sehr angehoben ist. Es muß entweder die Beckengegend durch Herausnahme von Kissen oder Einlegen niedrigerer Kissen entsprechend erniedrigt werden oder die übrigen Matratzenteile durch Unterlegen von Decken usw. erhöht werden.

Liegeschmerzen werden dadurch vermindert, daß der Kranke von Zeit zu Zeit seine Lage wechselt, besonders durch Hochlagerung des Oberkörpers. Ein Herabrutschen bei erhöhtem Oberkörper läßt sich verhüten, wenn die Oberarme durch beiderseits unterlegte

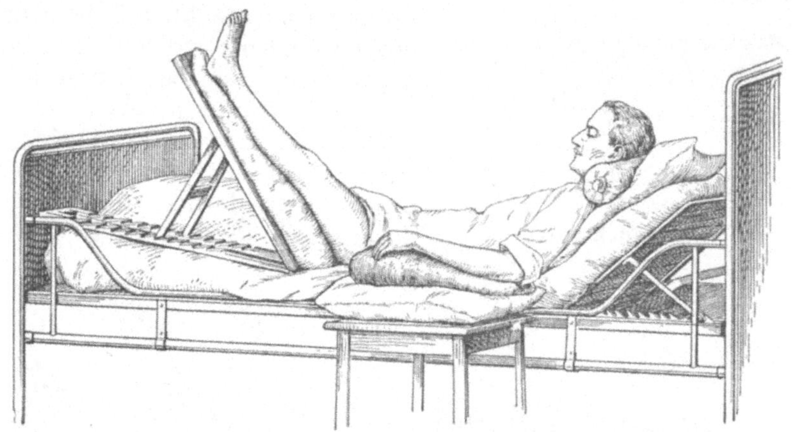

Abb. 96. Nackenrolle, Hochlagerung des Oberkörpers, des linken Unterarmes, des linken Beines.

Kissen stark unterpolstert werden, noch besser durch Unterschieben eines dünnen, aber fest gepolsterten Kissens unter die Oberschenkel, nahe den Sitzbeinhöckern, und schließlich auch noch durch Unterlegen einer dicken Rolle unter die Kniekehlen. Ein Liegen im Bett mit stark erhöhtem Oberkörper und gestreckten Kniegelenken führt schnell zu unerträglichen Schmerzen in der Muskulatur der Oberschenkel. Stets gehört zur Aufrichtung des Oberkörpers eine Kniebeugung und entsprechende Stützung in der Kniekehle.

Rutscht ein Kranker trotz aller Vorsichtsmaßnahmen im Bett gegen das Fußende herunter, so darf man ihn nicht an den Achseln nach oben ziehen, sondern man fasse mit einer Hand unter die Oberschenkel, dicht unter den Sitzbeinhöckern, mit der andern unter den Rücken in der Lendengegend und hebe den Kranken im ganzen hoch.

Kranke in vorgerücktem Alter sollen mit erhöhtem Oberkörper im Bett liegen und täglich mehrmals längere Zeit im Bett sitzen, weil bei flachem Liegen durch Blutanschoppung in den abhängigen

Lungenteilen und mangelhafte Durchlüftung beim Atmen die Gefahr der Lungenentzündung droht.

Kranke mit behinderter Atmung, besonders solche mit aufgetriebenem Leib, können sich oft nur aufsetzen, wenn gleichzeitig die Beine herabhängen (Sitzen auf dem Bettrand). Diese Lageveränderung darf nur mit Zustimmung des Arztes gestattet werden. Dabei muß der Oberkörper des Kranken gut unterstützt werden, die Füße müssen durch Fußbank oder Polster eine Stütze erhalten, die Beine müssen mit einer Decke eingewickelt werden.

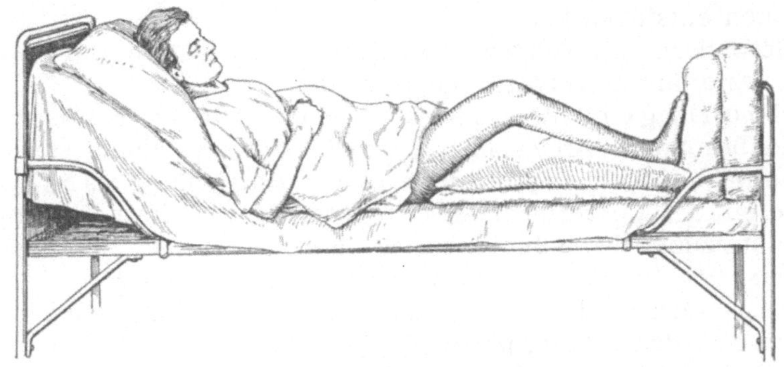

Abb. 97.
Lagerung des rechten Beines in doppelt geneigter Ebene, Fußkissen.

Kranke mit Atemnot atmen leichter bei erhöhter Lage des Oberkörpers oder gar bei aufrechtsitzender Haltung.

Blutarme Kranke, frisch Operierte, Kranke mit großem Blutverlust oder Kranke nach Schädelverletzungen (Gehirnerschütterung) müssen mit dem Kopf tief gelegt werden, weil sonst leicht Ohnmachten eintreten durch mangelhafte Blutzufuhr zum Gehirn.

Kranke, die längere Zeit hindurch gelegen oder großen Blutverlust gehabt haben, besonders nach Operationen oder fieberhaften Erkrankungen, sollen nur allmählich aufsitzen. Plötzliches vollständiges Aufrichten kann Ohnmacht oder gar noch schwerere Schäden zur Folge haben. Zunächst wird das Rückenpolster für einige Stunden etwas erhöht, so daß sich der Genesende allmählich an die Aufrechterhaltung des Kopfes und des Oberkörpers gewöhnt. Erst wenn diese ohne Ermüdungserscheinungen (Blässe, Gähnen, Schwindelgefühl) ertragen wird, kann man den Kranken für einige Zeit bei gut gestütztem Rücken in den Quersitz bringen, mit herabhängenden und unterstützten Beinen als letzte Vorbereitung auf das Aufstehen.

Das erste Aufstehen nach längerem Krankenlager, nach größeren Blutverlusten, nach Operationen oder fieberhaften Erkrankungen soll stets in Gegenwart einer Krankenpflegeperson vor sich gehen, weil sonst durch Ohnmacht und Hinfallen schwerer Schaden für den Kranken entstehen kann.

Besondere Lagerungen von Gliedmaßen dürfen nur auf ärztliche Anordnung vorgenommen werden.

Hochlagerung eines oder beider Beine: wird keine besondere Anweisung über die Höhe gegeben, so soll die Hinterfläche des waagerecht liegenden Unterschenkels in gleicher Höhe mit der Vorderfläche des Rumpfes liegen. Hierbei ist auf gute Unterstützung des Oberschenkels und vor allem des Fußes zu achten.

Lagerung des Beines in doppelt geneigter Ebene: der Oberschenkel liegt schräg aufwärts, der Unterschenkel abwärts geneigt. Das Kniegelenk steht dabei, wenn der Arzt nicht besondere Anordnungen getroffen hat, fast in einem rechten Winkel. Gute Unterpolsterung des Oberschenkels und der Kniekehle, sichere Lagerung des Fußes sind notwendig.

Schräglagerung des gestreckten Beines: wie steil die Lagerung sein soll, bestimmt der Arzt. Das Lager wird behelfsmäßig mit der Lehne eines umgekippten Stuhles, mit Brettern oder mit Matratzenteilen hergerichtet.

Schwebe- und Hängelage wird nur für die Lagerung von Gliedmaßen benutzt. Sie liegen hierfür in gepolsterten Hohlschienen, die an galgenartigen Gerüsten oder an Bügeln mit Schnur oder mit Mullstreifen aufgehängt werden. Eine solche Lagerung gibt dem Schulter- oder dem Hüftgelenk eine gewisse Bewegungsfreiheit. Zuweilen werden auch Glieder in Schwebelage gebracht, die in festen Verbänden liegen, in denen Ringe oder Schlaufen befestigt sind. Bei allen aufgehängten Gliedern kann es durch Druck des Verbandes oder Abschnürung zu Störungen des Blutumlaufs kommen. Diese äußern sich in Schmerzen im ganzen Glied und Verfärbung der Finger- und Zehenspitzen, Kühle der Haut. Auf diese Zeichen muß geachtet werden. Sobald sie beobachtet werden, ist der Arzt sofort zu benachrichtigen. Ist er nicht sofort zu erreichen, so muß die Aufhängung sogleich unterbrochen und das Glied schräg gelagert werden.

Durchliegen (Wundliegen).

Der Körper liegt im Bett nicht überall gleichmäßig auf. Seine Stützpunkte sind die vorspringenden Knochenteile. An diesen Stellen drückt auf die dünne darüberliegende Haut die Hauptlast des Körpers und hier entstehen bei längerem Liegen, vor allen Dingen auf harter Matratze, zunächst schmerzhafte Druckstellen. In Rückenlage sind dies die Gegend des Kreuzbeins, des Schulterblattes und der Ferse. Auch im untern Brustteil der Wirbelsäule und an vorspringenden Stellen des Rippenbogens können bei abgemagerten oder lange bettlägerigen Kranken Druckstellen entstehen. Bei Seitenlage wird die Gegend der Rollhügel besonders stark gedrückt, daneben kommen noch vorspringende Teile der Schulter, die Außenfläche der Ellbogengelenksgegend, die Innenfläche beider Knie, der aufliegende äußere und die beiden inneren Knöchel in Frage. Auch in festen Verbänden, namentlich in Gipsverbänden, die nicht ausreichend gepolstert sind, oder durch Streckverbände können solche Druckstellen entstehen.

Leichtkranke, die bei voller Besinnung sind, suchen sich von selbst durch Lagewechsel dem dauernden Druck auf eine Stelle zu entziehen. Sie machen vor allem durch Klagen frühzeitig auf ihn aufmerksam. Benommene, unbesinnliche oder gelähmte Kranke wechseln ihre Lage nicht, sie geben aber auch kein Zeichen des Schmerzes von sich. Hier kann nur Aufmerksamkeit und Sorgfalt der Pflegeperson das Durchliegen verhüten.

Man kann den Druck dadurch mildern, daß man den Kranken umlagert, d. h. auf die Seite, unter Umständen auch vorübergehend auf den Bauch legt. Eine große Erleichterung bedeutet es, wenn man solche Kranke aufsetzen kann. Das gilt besonders auch für gelähmte Kranke, die bei Bewußtsein sind.

Hautstellen, die längere Zeit unter starkem Druck stehen, werden durch die Schädigung des Blutumlaufs in ihrer Ernährung gestört. Unsauberkeit und Feuchtigkeit der Haut vermehrt die Gefahr des Wundliegens. Diese wird noch größer, wenn es sich um Krankheiten handelt, die an sich schon die Lebenstätigkeit beeinträchtigen, wie z. B. Hirn- und Rückenmarksleiden, schwere fieberhafte Erkrankungen, solche mit Störungen des Blutumlaufs, insbesondere wassersüchtigen Schwellungen.

Man unterscheidet das geschwürige und das brandige Wundliegen (Decubitus). Das geschwürige Wundliegen beginnt mit

Schmerzhaftigkeit und Rötung der Haut an den Druckstellen. Es bilden sich Bläschen oder oberflächige Hautdefekte, die zu flachen, schnell an Ausdehnung und Tiefe zunehmenden Geschwüren werden. Beim brandigen Wundliegen treten zunächst tiefrote, oft ins Bläuliche hinüberschimmernde Flecke auf. Die Haut stirbt ab, wird schließlich fast schwarz und stößt sich ab. Unter ihr hat sich ein tiefes Geschwür entwickelt, das stark, meist übelriechenden, Eiter absondert.

Bei genügender Aufmerksamkeit ist es fast immer möglich, ein Wundliegen zu verhindern, dadurch, daß man den Druck rechtzeitig verhindert und für Reinlichkeit und vor allen Dingen Trockenheit der Haut sorgt. Zur Verhütung des Wundliegens ist das wichtigste die stetige Beaufschtigung der am meisten bedrohten Stellen vom ersten Tage der Pflege ab. Auf jede Schmerzäußerung des Kranken ist dabei genau zu achten, vor allen Dingen bei solchen Kranken, die in festen Verbänden oder in Streckverbänden liegen.

Notwendig ist Reinhaltung und glatte Lage des Bettuches und der Unterlage, Sauber- und Trockenhaltung der gedrückten Stelle durch Abwaschen und sorgfältiges Trocknen, vor allem nach jeder Verunreinigung. Zur Trockenhaltung ist Einpudern mit Zinkpuder oder Talkum zweckmäßig. Niemals stärkehaltige Puder (z. B. Reismehl) nehmen, die durch Feuchtigkeit sich zersetzen.

Zur Belebung der Haut und zur Erhöhung ihrer Widerstandsfähigkeit verwendet man spirituöse Waschungen (Franzbranntwein, Kampferspiritus). Die Mittel zu den Waschungen und zum Einpudern bestimmt im allgemeinen der Arzt.

Der Kranke muß, wenn irgend möglich, öfters die Lage wechseln, wenn nötig mit Unterstützung der Krankenpflegeperson.

Äußert der Kranke Schmerzen oder wird an den Druckstellen Schmerzhaftigkeit bei Berührung oder Rötung bemerkt, so muß der Arzt bei dem nächsten Krankenbesuch benachrichtigt werden. Bis dahin bettet man den Kranken unter Umständen auf ein Kranzkissen, auf Luftkissen oder ein Wasserkissen. Zeigt sich an der gedrückten Stelle schon ein kleines Geschwür oder auch nur eine nässende Blase, so ist sofort ein steriler Verband anzulegen. Die Verwendung einer Salbe bleibt der ausdrücklichen Anordnung des Arztes überlassen.

Kranzkissen sind ringförmige Polster mit einem Überzug von Leinwand oder Nessel. Durch die ringförmige Unterstützung wird die bisher gedrückte Stelle entlastet und der Druck dafür auf die Umgebung verteilt.

Luftkissen bestehen aus Gummi und werden durch ein Ventil aufgeblasen. Sie dürfen nicht so prall sein, daß sie drücken, aber auch nicht so schlaff, daß der zu entlastende Körperteil bis auf die Unterlage durchsinken kann.

Wasserkissen sind meist viereckige Gummisäcke, etwa von der Größe eines Matratzenteils (ein Drittel einer Matratze). Vor ihrer Verwendung ist vor allen Dingen der Verschluß auf Dichtigkeit zu prüfen, da der in ihm befindliche Dichtungsring leicht hart wird oder verloren geht. Das Wasserkissen wird mit lauwarmem Wasser gefüllt, wenn der Arzt nicht andere Anordnungen trifft. Vor dem Schließen des Verschlusses ist nach Möglichkeit alle Luft aus dem gefüllten Wasserkissen herauszudrücken. Um den richtigen Grad der Füllung festzustellen, legt man bei geschlossenen Verschlußteilen beide Vorderarme auf das gefüllte Kissen, bei gleichzeitigem und gleichmäßigem Druck darf man nicht bis zur Unterlage durchdrücken können. Ein gefülltes Wasserkissen ist nicht leicht zu transportieren. Wenn man es nicht erst im Bett füllt, so legt man es leer auf ein starkes Laken und trägt es nach dem Füllen mit dem Tuch ins Bett. Dazu gehören immer zwei Personen. Luft- und Wasserkissen müssen immer mit Unterlagestoff bedeckt sein.

Kranke, die sich häufig verunreinigen, liegen sich besonders häufig durch. Im Krankenhaus lagert man sie deshalb zweckmäßig auf ein Torfmooslager. Das sind Bettkästen, die statt der Matratzen mit einer mindestens fußhohen Schicht Torfmoos gefüllt sind, das alle Feuchtigkeit besonders gut aufsaugt. Das durchfeuchtete Moos muß häufig entfernt und durch neues ersetzt werden. Auch Säuglings- und Kinderbetten sind zuweilen mit Torfmoos oder Holzwolle hergerichtet.

Wundsein entsteht auch zwischen dicht aufeinanderliegenden Hautfalten, besonders bei Wassersüchtigen, bei fetten Menschen, bei Schwerkranken und bei Kindern (Intertrigo). Die am häufigsten befallenen Stellen sind die Hautfalten der Leistenbeuge und bei Frauen am unteren Rand der Brust. Außer dem Druck ist hier die Ansammlung von Feuchtigkeit, die nicht abdunsten kann, Hauptursache für das Wundwerden in den Hautfalten. Mittel zur Verhütung sind neben Pudern vor allen Dingen das Einfügen von Watte-, Zellstoff- oder Mullagen zwischen die sich sonst berührenden Teile.

Reinlichkeitspflege.

Bei Kranken, die außer Bett sind, ist die Reinhaltung des Körpers zu überwachen, bettlägerigen Kranken sind die Mittel zur Reinigung zuzureichen, und die Kranken sind bei der Reinigung zu unterstützen. Kranke, die sich nicht selbst reinhalten können, müssen von der Pflegeperson gewaschen werden. Zum mindesten ist einmal am Tage eine gründliche Körperreinigung vorzunehmen.

Der Mund wird mit lauwarmem Wasser gespült, die Zähne sind, wenn irgend möglich, mit der Zahnbürste vom Kranken oder sehr behutsam von der Pflegeperson zu bürsten. Wo dies nicht geschehen kann, wird der Mund mit einem feuchten Leinen- oder Mulläppchen ausgewischt. Dabei sind auch die Hinterflächen der Zähne und die Wangenschleimhaut zu reinigen. Die Mundspülung ist nach jeder Mahlzeit zu wiederholen. Zahnersatzstücke (künstliche Gebisse) sind sauber zu halten. Bei Kranken, die nicht bei voller Besinnung sind, sind sie nach den Mahlzeiten zu entfernen. Im übrigen werden sie über Nacht nach gründlicher Säuberung mit einer Zahnbürste in einer Schale oder in einem Glas mit reinem Wasser aufbewahrt. Niemals versuche man sogenannte Brücken zu entfernen; sie sind an lebenden Zähnen befestigt. Bei Trockenheit der Lippen oder gar Borkenbildung sind diese mit Boraxglyzerin oder mit Lanolin zu bestreichen. Häufiges Anfeuchten der Lippen verhütet Borkenbildung.

Nach der Reinigung des Gesichts wird das Haar gekämmt. Bei schonungsbedürftigen Frauen wird das Auskämmen und Scheiteln des Haares am aufliegenden, vorsichtig zur Seite gedrehten Kopf, erst auf der einen, dann auf der andern Seite vorgenommen. Lange Haare sind dann in Zöpfe zu flechten.

Reinigung der Hände, insbesondere auch der Fingernägel, ist am Morgen und nach jeder Beschmutzung nötig.

Schwerkranke und noch schwache, in der Genesung befindliche Kranke verhalten sich oft ablehnend, da diese Verrichtungen, auch wenn sie gewandt und schonend ausgeführt werden, für sie immerhin eine gewisse Anstrengung bedeuten. Freundliches Zureden überwindet schnell solchen Widerstand.

Gründliche Reinigung eines Kranken ist am leichtesten und besten durch ein ärztlich verordnetes Vollbad. Im Bett wird die Abwaschung des ganzen Körpers in der Weise ausgeführt, daß ein Körperteil nach dem andern gewaschen und sofort gründlich getrocknet wird. Niemals darf der ganze Körper gleichzeitig entblößt werden. Ist der Kranke beweglich, so kann er während der Reinigung des Rückens und der Kreuzgegend mit Unterstützung der Pflegeperson auf die Seite gedreht werden. Ist dies nicht möglich, so kann er angehoben werden.

Kranke, die sich verunreinigen, sind sofort zu säubern und mit frischer Bett- und Leibwäsche zu versorgen. Auf sorgfältige Reinigung des Afters und seiner Umgebung ist besonders zu achten. Diese Stellen sind einzufetten (Borsalbe).

Nach der Waschung ist die Haut gut abzutrocknen. Feuchtigkeit erweicht die Haut; auf feuchter Haut siedeln sich Krankheitskeime leichter an als auf trockener. Besondere Sorgfalt ist auf die Trocknung derjenigen Hautstellen zu verwenden, die dem Druck durch das Liegen ausgesetzt sind. Tücher zum Abtrocknen sollen zweckmäßig etwas angewärmt sein. Hand- und Badetücher dürfen nicht bei verschiedenen Personen benutzt werden. Waschwasser, Waschgeschirr und Tücher müssen immer sauber sein.

Versorgung mit Wäsche.

Als Leibwäsche tragen die Kranken im Bett nur ein Hemd. Es muß vor dem Anziehen angewärmt sein. Für Schwerkranke, die sich nicht aufrichten können, sind Hemden zweckmäßig, die nach Art der Säuglingshemden hinten offen sind. Kann über einen verletzten oder verbundenen Arm ein Ärmel nicht übergestreift werden, so wird die entsprechende Naht aufgetrennt und mit Bändern zum Zubinden versehen.

Muß bei Schwerkranken ein Hemd von gewöhnlicher Form gewechselt werden, so

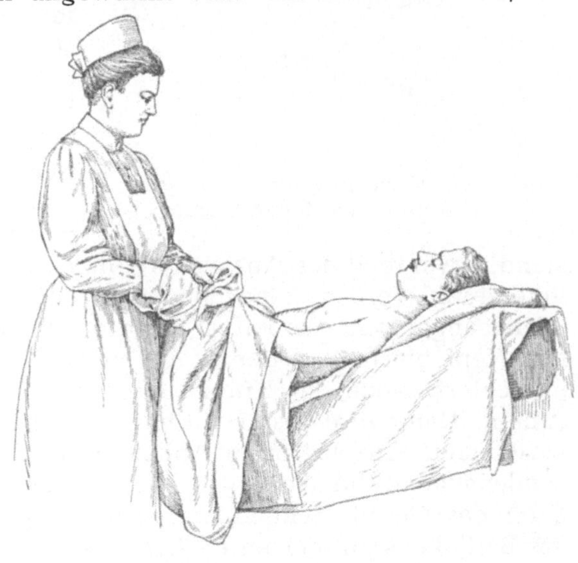

Abb. 98. Hemdenwechsel, Anziehen der Aermel.

wird zunächst das Gesäß angehoben, indem man eine Hand unter das Kreuzbein führt und mit der andern den Hemdsaum bis zur Lendengegend heraufstreift. Darauf wird vorsichtig mit beiden Händen die Gegend der Schulterblätter angehoben und das Hemd bis in das Genick hochgeschoben. Das Überführen über den Kopf wird durch Anheben der Arme erleichtert. Nachdem das über den Kopf geschobene Hemd auf die Brust gelegt ist, werden nacheinander die Arme freigemacht. Hemdbund am Handgelenk vorher aufknöpfen! Wenn ein Arm verletzt ist oder schmerzt, wird zuerst der gesunde freigemacht.

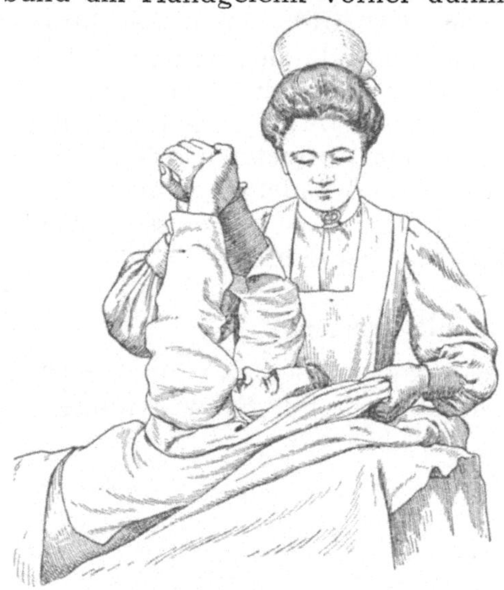

Abb. 99. Hemdenwechsel, das Hemd wird über den Kopf gestreift.

Beim Anziehen wird zunächst ein etwa kranker Arm bekleidet. Man hält das Hemd so, daß dem Kranken der Hemdrücken zugewandt ist, steckt durch den Ärmel die eigene Hand bis zum Rumpf hindurch, umfaßt die Hand des Kranken, so daß seine Fingerspitzen beim Überstreifen des Ärmels vor dem Anstreifen geschützt sind. Darauf wird der Ärmel bis hoch in die Achselhöhle hinaufgeführt. Dabei ist auf die richtige Lage der Innen- und Außennaht zu achten. Schmerzt der Arm, so muß er unter Umständen während des Anziehens vorsichtig von einer dritten Person unterstützt werden. Nachdem auch der zweite Ärmel in gleicher Weise angezogen worden ist, wird der Rückenteil des Hemdes über den Kopf bis in das Genick geschoben. Auch dies wird dadurch erleichtert, wenn der Kranke oder ein Gehilfe beide Arme etwas anhebt. Dann wird das Hemd in umgekehrter Reihenfolge wie beim Auskleiden zunächst unter Anheben der Schulterblattgegend in die Lendengegend hinabgezogen, dann unter Anheben des Beckens unter das Gesäß. Schließlich werden alle Falten des Hemdes und des Bettlakens mit der unter dem Gesäß durchgeführten Hand glattgestrichen. Wird der Kranke umgebettet, so wird Reinigung und

Wäschewechsel noch im alten Bett durchgeführt, nachdem vorher etwa verunreinigte Unterlagen entfernt oder über Schmutzstellen auf dem Laken saubere Zipfel dieses Lakens oder reine Tücher ausgebreitet sind, um eine Wiederbeschmutzung des gereinigten Körpers pers und der reinen Wäsche zu verhüten.

Umbetten.

Zur Auffrischung des Lagers ohne Wechsel des Bettes wird der Kranke leicht angehoben oder hochgehalten und das Lager unter ihm geordnet. Dazu gehört Glattziehen des Bettlakens und der Unterlagen, wenn nötig ihre Erneuerung, Auflockern, Säubern und Glattstreichen der Polster. Wenn erforderlich, werden hierbei Matratzenteile ausgewechselt oder die Bettdecke und das Kopfpolster neu bezogen.

Bei der Erneuerung der Unterlagen ist das schwierigste der Wechsel des Bettlakens. Wenn der Kranke dadurch mithelfen kann, daß er die Lage wechselt, so legt er sich, wenn nötig unterstützt von einer Krankenpflegeperson, möglichst dicht an den Bettrand. Dann wird der Lakensaum auf der andern Seite vorsichtig unter der Matratze hervorgezogen und das Laken bis dicht an den Kranken heran eingerollt. Das neue Laken wird vor Beginn des Umbettens der Länge nach bis zur Hälfte eingerollt. Es wird jetzt so über die Matratze gebreitet, daß sein eingerollter Teil dicht neben dem des alten liegt. Wenn sich jetzt der Kranke auf den ausgebreiteten Teil des neuen Lakens herüber begeben hat, wird das alte Laken abgezogen und der noch aufgerollte Teil des neuen völlig ausgebreitet.

Bewegungsunfähige oder unbeholfene Kranke werden während des Lakenwechsels von Trägern angehoben. Hierzu müssen in der Privatpflege Angehörige mit herangezogen werden. Bevor der Kranke angehoben wird, muß das neue Laken so vorbereitet sein, daß es nur untergeschoben zu werden braucht.

Bei Kranken, die möglichst wenig bewegt werden sollen, wird der Lakenwechsel in folgender Weise vorgenommen: Das neue Laken wird von beiden Schmalseiten her nach der Mitte zu aufgerollt. Dann wird das alte Laken erst vom Fußende, dann vom Kopfende bis an das Becken des Kranken ebenfalls eingerollt. Dabei werden die Beine einerseits, der Oberkörper mit Hilfe des Kopfkissens andererseits sanft angehoben. Darauf wird das Becken des Kranken ein wenig angehoben, das alte Laken schnell herausgezogen; sofort wird das neue untergeschoben und dann nach beiden Seiten auseinandergerollt. Sobald das Laken nach dem Umbetten ausgebreitet ist, wird es gespannt und glattgezogen. Dies wird zweckmäßig von zwei sich gegenüberstehenden Personen ausgeführt.

Die Art und Weise, wie man den Kranken anhebt, richtet sich danach, wie viele Personen als Träger (1 bis 3) zur Verfügung stehen.

Ein einzelner Träger kann einen Kranken nur dann an-

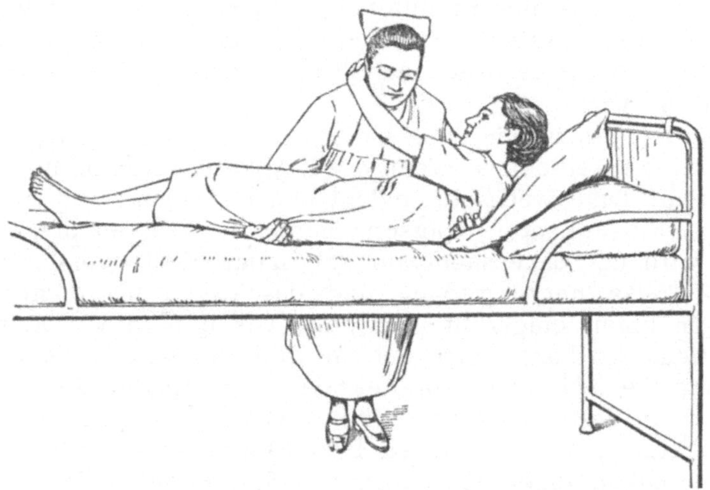

Abb. 100. Umbetten durch eine Pflegeperson.

heben, wenn der Kranke dadurch mithelfen kann, daß er seine Arme um den Hals des Trägers legt und sich so festhält. Der Träger schiebt einen Arm dicht unterhalb der Sitzbeinhöcker unter den Oberschenkeln durch, so daß später der Kranke auf dem tragenden Arm sitzt. Der andere Arm umfaßt in bequemer Höhe, d. h. etwa in der Gegend des unteren Randes der Schulterblätter, den Rücken des Kranken wie eine Lehne.

Wenn zwei Personen zum Anheben zur Verfügung stehen, so stellt sich die erste neben Kopf und Brust des Kranken, die zweite neben das Becken, beide auf der gleichen Seite. Einer von beiden gibt die Kommandos. Bei dem Kommando „Faßt an" legt der erste einen Arm unter den Nacken, den andern unter den Rücken des Kranken, etwa in der Gegend zwischen den Schulterblattwinkeln und dem unteren Ende der Brustwirbelsäule. Der Kranke umfaßt, wenn möglich, mit beiden Armen den Nacken des Trägers. Ist er dazu nicht imstande, so werden die Arme auf die Brust gelegt, z. B. bei Kranken in Narkose. Der zweite Träger legt seine Arme unter das Becken und die Oberschenkel des Kranken. Auf das Kommando „Fertig, hebt auf", heben die Träger den

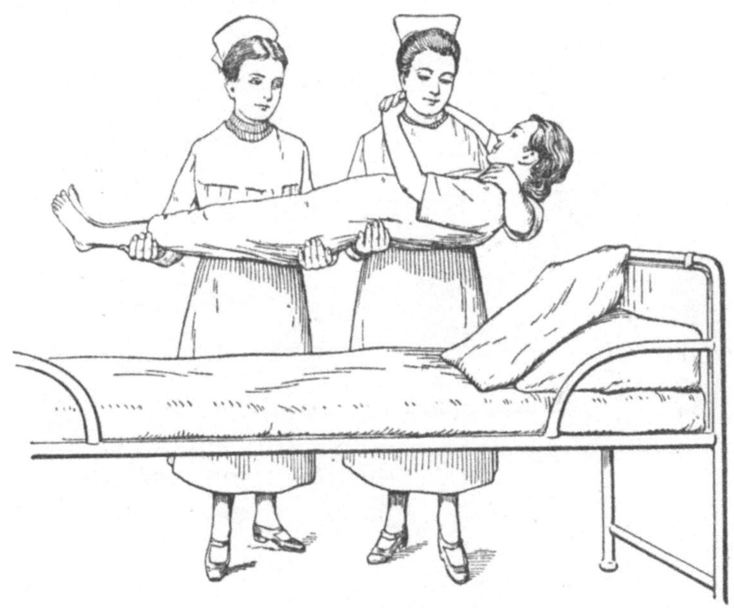

Abb. 101. Umbetten durch zwei Pflegepersonen.

Kranken vorsichtig und gleichmäßig in die Höhe, bis sie gerade aufgerichtet stehen oder ihre Oberkörper sich etwas nach hinten überlehnen; in dieser Körperhaltung läßt sich eine schwere Last auf den Armen leichter tragen. Soll der Kranke wieder niedergelegt werden, so legen die Träger ihn auf das Kommando „Setzt ab" behutsam nieder.

Stehen drei Träger zur Verfügung, so stellen sich alle drei auf der gleichen Seite auf, der erste am Kopf, der zweite (der größte und stärkste) in der Beckengegend und der dritte (der schwächste) an den Beinen. Auf das Kommando „Faßt an" greift der erste mit der einen Hand unter den Nacken, mit der andern unter der Schulter des Kranken hindurch in die abgewandte Achselhöhle, der zweite mit einem Arm oberhalb des Beckens in der Kreuzbeinhöhlung hindurch, mit dem andern unterhalb des Gesäßes, der dritte mit beiden Armen unter den beiden Beinen hindurch. Alles weitere vollzieht sich dann, wie oben bei den zwei Trägern angegeben.

Bettwechsel ist das Herüberbringen des Kranken von einem Lager auf ein anderes. Steht ein zweites Bett nicht zur Verfügung,

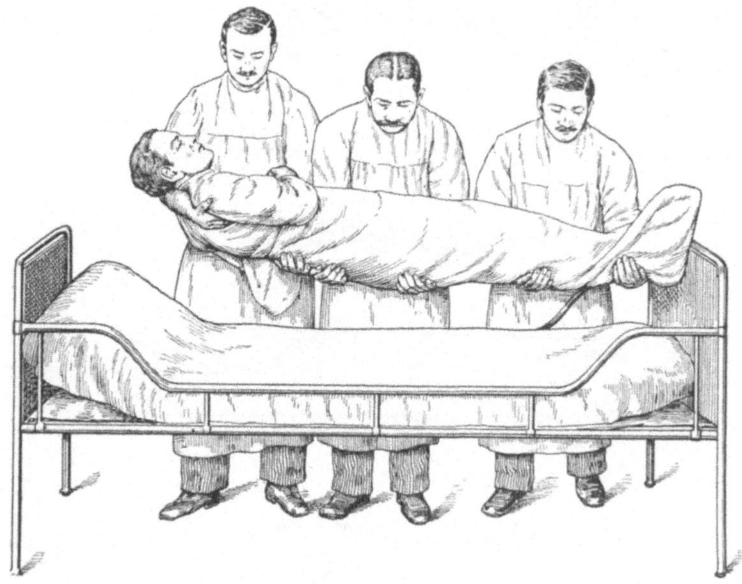

Abb. 102. Umbetten durch drei Pflegepersonen.

so wird der Kranke während der Auffrischung seines Lagers auf ein Ruhebett, eine Krankentrage oder einen Lehnstuhl gebracht.

Bei Schwerkranken ist zur Schonung des Kranken ein zweites Bett wünschenswert. Auf diese Weise wird ihm die Anstrengung einer zweiten Umbettung erspart. Im übrigen wird man, um die Kräfte des Kranken zu schonen, die Auffrischung des Krankenlagers zu einer Zeit vornehmen, in der der Kranke aus anderen Gründen das Bett verlassen muß (Operation, Bad, Stuhlgang).

Mit dem Umbetten ist stets die Reinigung des Körpers und der Wechsel der Leibwäsche zu verbinden.

Stehen sich die beiden Lagerstellen gegenüber, so soll das Kopfende der einen dem Fußende der anderen entsprechen. Auf diese Weise ist das Herumtreten beim Lagerwechsel am einfachsten.

Das neue Bett muß vor dem Herüberheben des Kranken durchgewärmt sein (Wärmflasche, Wärmstein, Thermophor, elektrisches Heizkissen). Kälteempfindliche und schwache Kranke wickelt man beim Umbetten in die alte Bettdecke, wenn sie noch genügend rein ist. Sie wird erst gewechselt, wenn der Kranke im neuen Bett gut durchgewärmt ist. Bei bewußtlosen und gelähmten Kranken dürfen Wärmflaschen nur liegen bleiben, wenn sie sicher und dick umhüllt sind (Fries oder Wolldecken) und ihre Verschlüsse, besonders bei den Wärmkruken, sicher in Ordnung sind, da sonst sehr leicht Verbrennungen eintreten können.

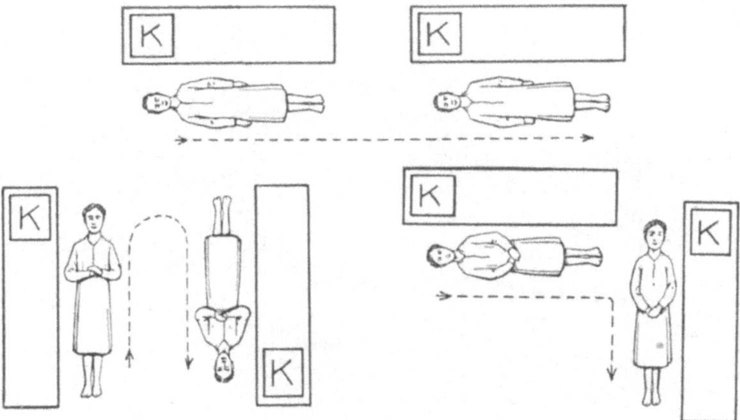

Abb. 103. Stellung der Betten beim Umbetten.

Die vereinzelt im Gebrauch befindlichen Krankenheber stellen Vorrichtungen dar, mit denen man z. B. in Krankenhäusern Kranke anhebt, wenn man ihre Lager zurechtmacht. Sie ersetzen niemals die fühlende Hand eines gut ausgebildeten Pflegepersonals.

Darreichen von Nahrung.

Die Verordnung der Krankenkost, vor allem etwaiger besonderer Diät, ist ausschließlich Sache des Arztes. Wenn nötig, hat das Pflegepersonal um ärztliche Verordnung zu bitten. Der Kranke darf nur diejenige Nahrung erhalten, die der Arzt verordnet hat (vgl. Seite 176 ff.).

Bei vielen Kranken liegt die Eßlust darnieder. Es muß alles getan werden, um die Eßlust nach Möglichkeit anzureizen. Dazu gehört in erster Linie ein entsprechend gefälliges Anrichten der Speisen und das Anbieten in nicht zu großen Mengen, vor allen Dingen bei solchen Kranken, die appetitlos sind. Auch die Art und Weise, in der die Speisen dargeboten werden, wirkt wesentlich auf die Eßlust eines Kranken ein. Es muß alles vermieden werden, was die Eßlust herabsetzt: mangelhafte Zubereitung, unappetitliche Dar-

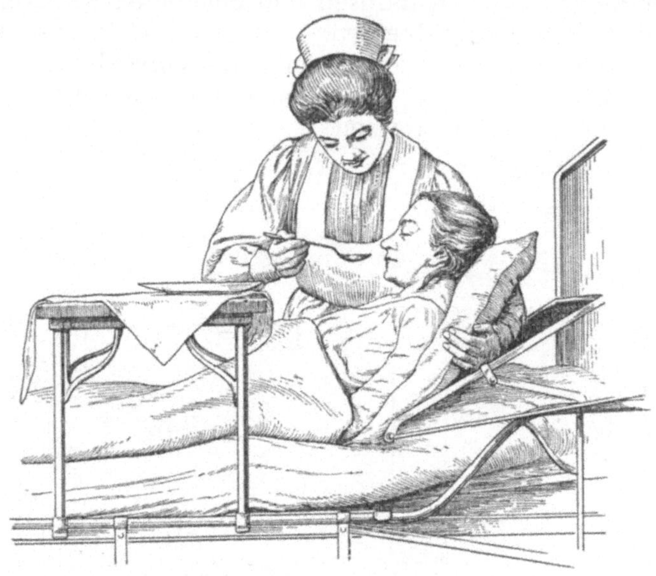

Abb. 104. Unterstützung beim Essen.

reichung, zu kalte oder zu heiße Speisen, unbequeme Haltung des Kranken beim Essen, Hast oder gar Drängen.

Die richtige Lagerung ist von größter Wichtigkeit, vor allem bei Schwachen und Schwerkranken. Sie scheuen teilweise das Essen wegen der damit verbundenen Anstrengung. Können sie sich nicht selbst aufsetzen, oder strengt die aufrechte Haltung mit Hilfe eines Rückenpolsters zu sehr an, so werden sie in halb sitzender Stellung gestützt. Mit dem linken Arm umgreift die Krankenpflegeperson unter dem Kopfkissen den Nacken und den Oberteil der Schulter und richtet mit dem Kopfkissen den Kranken etwas auf, indem sie den Kopf mit Ellbogen- und Unterarmgegend etwas stützt. Der Kopf des Kranken darf unter keinen Umständen dabei auf die Brust gedrückt werden. Langsames Darreichen der nicht zu heißen Speisen mit Gabel oder Löffel ist notwendig. Dem Kranken muß man Zeit zum Essen lassen.

Die Krankenpflegeperson muß vor allem darauf achten, daß alle Speisen gut gekaut werden; auch zerkleinerte Speisen sollen nicht sofort heruntergeschluckt, sondern durch Kaubewegungen mit Speichel vermischt werden. Kranke, denen nur breiige oder flüssige Speisen erlaubt sind, dürfen unter keinen Umständen irgendwie feste Speisen genießen.

Die richtige Wärme der Speisen prüft die Pflegeperson vor der Darreichung durch Kosten oder das Gefühl. Hierzu darf der Löffel des Kranken nicht benutzt werden. Das Kosten soll nach Möglichkeit auch nicht vor dem Kranken geschehen. Ist vom Arzt für Getränke ein bestimmter Wärmegrad vorgeschrieben, so muß er mit einem besonderen Thermometer festgestellt werden.

Zum Warmhalten von Speisen und Getränken benutzt man Wärmeapparate mit Spiritus oder Gasflamme oder elektrischer Erwärmung, doppelwandige, mit warmem Wasser gefüllte Teller und Schüsseln, Thermophorgeschirre, Speiseglocken, Dampfwärmer. Für Speisen in geschlossenen oder überdeckten Gefäßen sind auch saubere, gefütterte Hauben, sogenannte Kaffeemützen, brauchbar. In Krankenhäusern sind verschließbare Speisetragen, Speisewagen und Wärmschränke im Gebrauch. Speiseglocken können durch Deckel und umgekehrte Schüsseln oder Teller, Dampfwärmer durch größere Gefäße mit heißem Wasser ersetzt werden, auf die man die zugedeckten Speiseschüsseln stellt. Abgekühlte Speisen werden im Wasserbad erwärmt. Dies besteht aus zwei ineinandergestellten Kochtöpfen, zwischen deren Wänden und Böden ein Raum frei bleibt, der zu zwei Dritteln mit Wasser gefüllt ist.

Im Krankenhaus ist die festgesetzte Essenszeit einzuhalten, sofern der Arzt nichts Besonderes bestimmt. Ist ein Kranker zur angesetzten Essenszeit aus irgendeinem Grunde nicht imstande, Nahrung zu sich zu nehmen, so wird das Essen aufbewahrt.

Nur bei ausdrücklicher ärztlicher Verordnung soll ein Kranker zum Essen aus dem Schlaf geweckt werden (Schwierigkeit der Ernährung Schlafsüchtiger).

Kann ein Kranker die ihm verordneten Mengen von Speisen nicht auf einmal zu sich nehmen, so werden ihm in kurzer Pause kleinere Mengen gereicht. Verweigert er die Nahrungsaufnahme auch nach Zureden, so darf er niemals gezwungen werden zu essen; dem Arzt ist beim nächsten Krankenbesuch Meldung zu machen. Zeigt ein Kranker Abneigung gegen gewisse Speisen, z. B. gegen Fleisch, so muß auch hiervon dem Arzt bei dem nächsten Besuch Meldung gemacht werden.

Übriggebliebene Speisen werden sofort aus dem Krankenzimmer entfernt. Nach dem Essen soll der Kranke Mund, Zähne und Hände reinigen. Das Krankenzimmer ist nach dem Essen zu lüften.

Besucher sind daraufhin unauffällig zu überwachen, daß sie dem Kranken keine Nahrungsmittel zustecken, deren Genuß ihm verboten ist. Verstöße gegen die vom Arzt gegebenen Vorschriften sind sofort diesem zu melden. Wer aus falsch empfundenem Mitleid einen Kranken Speisen genießen läßt, die vom Arzt verboten sind, gefährdet das Leben des ihm anvertrauten Kranken.

Getränke dürfen niemals in großen Mengen auf einmal gegeben werden. Kindern und Kranken, die hastig trinken, gebe man das Trinkgefäß nicht in die Hand und setze es während des Trinkens öfters ab. Über die Trinkmenge vom Arzt gegebene Vorschriften sind auf das genaueste zu befolgen, sowohl was die zeitliche Darreichung als auch die jedesmalige Menge des Getränkes betrifft. Dies gilt vor allen Dingen bei Kranken nach Operationen in der Bauchhöhle, bei denen der geringste Fehler gegen die ärztlichen Vorschriften unter Umständen den Kranken in schwere Lebensgefahr bringen kann.

Bei Kranken mit Erbrechen, Durchfällen, Bauchfellentzündung, Bauchverletzungen oder Operationen in der Bauchhöhle ist unter Umständen jede Verabreichung von Getränken für mehrere Tage verboten. Das quälende Durstgefühl kann man dadurch lindern, daß man den Mund mit einem sauberen Leinwandläppchen auswischt, das in kaltes Zitronenwasser getaucht ist.

Für die Krankenpflege ist das beste Trinkgeschirr ein etwa einen viertel Liter fassendes Gefäß ohne Fuß aus Emaille, dickwandigem Glas oder Porzellan. Das Trinken wird erleichtert durch Trinkröhrchen (aus Glas). Zweckmäßig sind Schnabeltassen. Die Trinkgefäße dürfen nicht bis an den Rand gefüllt werden, sondern höchstens bis dreiviertel, damit die Flüssigkeit beim Trinken nicht überläuft; bei unruhigen oder unbesinnlichen Kranken werden sie zweckmäßig nur bis zur Hälfte gefüllt. Kranke, die sich nicht selbst aufrichten können, müssen beim Trinken genau so, wie oben für das Essen beschrieben, unterstützt werden.

Eisgekühlte Getränke dürfen nur auf Verordnung des Arztes gereicht werden. Erfrischende, kühle Getränke sind Wasser mit Fruchtsäften, vor allen Dingen sauren, Eiswasser, kohlensaures Wasser, kalter dünner Tee und kalter dünner Kaffee. Bei Magen- und Darmkrankheiten bestimmt der Arzt, was für Getränke gegeben werden dürfen.

Krankenwachen.

In der Krankenpflege unterscheidet man Tagwache und Nachtwache. Die Nachtwache beginnt meist um 9 Uhr abends und endet morgens um 7 Uhr. Nachtwachen sind besonders verantwortungsvoll, da bei Nacht ärztliche Hilfe meist schwerer zu erreichen ist. Nachtwache darf nur von solchen Krankenpflegepersonen gemacht werden, die bereits in der Krankenpflege erfahren genug sind, um diesen verantwortungsvollen Dienst zu übernehmen.

Krankenwachen erfordern von der Krankenpflegeperson volle Kraft und volle Aufmerksamkeit. Die Krankenpflegeperson muß also bei Antritt der Wache voll ausgeruht sein. Der Genuß geistiger Getränke vor und während der Krankenwache ist unter allen Umständen verboten, da sie die Aufmerksamkeit herabsetzen und schnell zur Ermüdung führen. Kaffee und Tee wirken belebend und vertreiben die Müdigkeit.

Während der Nachtwache muß die Krankenpflegeperson vollkommen angekleidet sein, so daß sie sofort zu jeder Hilfe bereit ist. Es ist erlaubt, bequemes Schuhwerk zu tragen, damit der Kranke nicht durch das laute Auftreten gestört wird. Der Krankenraum darf während der Wache nicht verlassen werden, es muß also dafür gesorgt werden, daß jemand in der Nähe ist, der für Bestellungen usw. gerufen werden kann.

Es gibt drei Arten von Nachtwachen. Die Krankenpflegeperson sitzt wach neben dem ihr anvertrauten Kranken (Sitzwache), oder sie geht, wenn sie mehrere Kranke zu versorgen hat, möglichst geräuschlos von einem zum andern.

Die Krankenpflegeperson darf, völlig angekleidet, in einem bequemen Stuhl neben dem Kranken sitzend, schlafen. Sie soll sich dann so hinsetzen, daß sie von ihrem Platz aus das Bett übersehen kann, wenn sie erwacht.

Die Krankenpflegeperson darf angekleidet auf einem Ruhebett im Krankenzimmer liegen und schlafen (Schlafwache). Sie muß dann dafür sorgen, daß sie von dem Kranken leicht geweckt werden kann. Dem ersten Anruf des Kranken muß sie unbedingt Folge leisten.

Wenn die Zeit der Krankenwache vorüber ist, darf die Krankenpflegeperson den Kranken erst dann verlassen, wenn Ablösung da ist.

Nach Beendigung der Nachtwache ist eine ausreichend lange Bettruhe notwendig.

In welcher Weise gewacht werden soll, bestimmt allein der Arzt. Niemals darf eigenmächtig eine Änderung der Art der Wache vorgenommen werden, auch wenn im Zustand des Kranken eine Besserung eingetreten zu sein scheint.

Krankenbeförderung.

Bei der Beförderung von Kranken aus einem Raum in den andern, besonders über Flure und Treppen oder im Freien, muß der Kranke gegen Abkühlung durch warme Kleidung und Decken geschützt werden. Sind unterwegs irgendwelche Zufälle zu befürch-

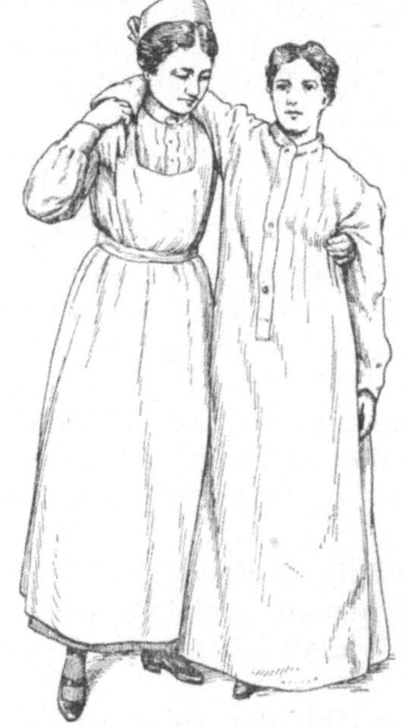

Abb. 105. Führen einer Kranken.

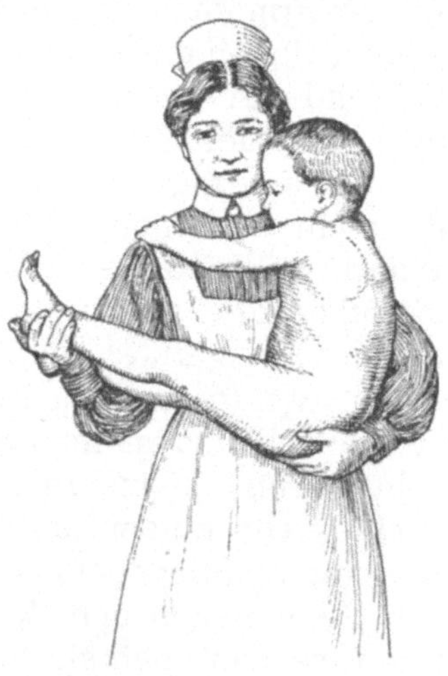

Abb. 106. Tragen eines Kindes mit gestreckten Beinen durch eine Pflegerin.

ten, z. B. bei narkotisiert gewesenen Kranken nach Operationen, so sind für den Transport alle notwendigen Geräte und Instrumente bereitzuhalten (Kiefersperre, Zungenzange, Stieltupfer, Brechschale). Für längeren Transport ist die Mitnahme von Harn- und Speiglas notwendig.

Kranke mit auffälligem Wesen oder auffälligem Aussehen sollen den Blicken der Zuschauer möglichst entzogen werden.

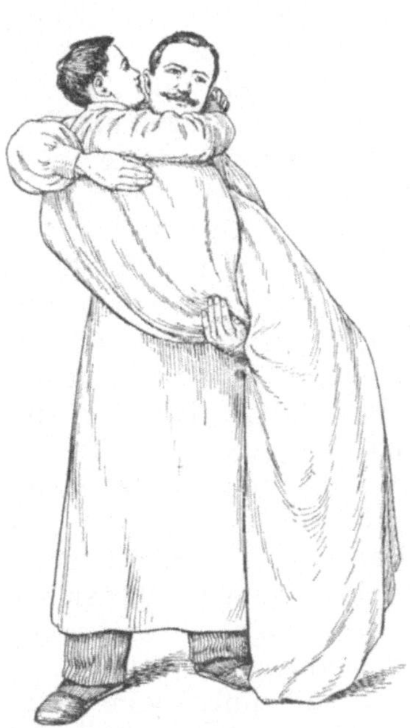

Abb. 107. Tragen eines Kranken durch einen Träger.

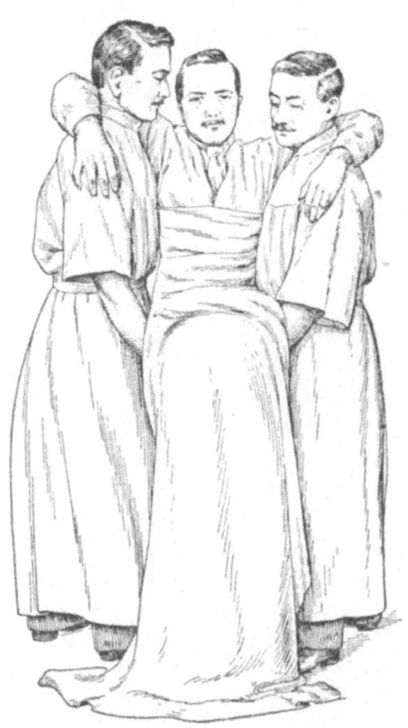

Abb. 108. Tragen eines Kranken durch zwei Träger auf verschränkten Händen.

Führen von Kranken. Der Führende kann neben oder hinter dem Kranken gehen. Beim Führen mit untergefaßtem Arm muß der Führende mit dem Kranken gleichen Schritt halten.

Ist der Führende höchstens ebenso groß wie der zu führende Kranke, oder etwas kleiner, so legt er zweckmäßig einen Arm des Kranken um seinen Nacken und zieht die im Handgelenk fest umfaßte Hand dieses Armes sanft nach abwärts. Den inneren Arm legt der Führende dem Kranken in bequemer Höhe um den Rücken wie eine Lehne. In gleicher Weise können zwei Personen einen Kranken führen.

Geht der Führende hinter dem Kranken, so stützt er den Kranken in den Achseln. Auf diese Weise ist es möglich, auch noch mit sehr schwachen Kranken kurze Gänge durchzuführen, wie zur Badewanne oder zum Nachtstuhl.

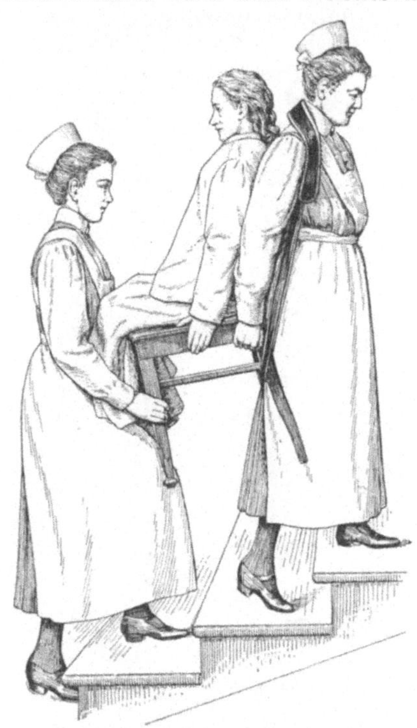

Abb. 109. Tragen einer Kranken auf einem Stuhl.

Für den Geführten bilden Stöcke von richtiger Länge wichtige Unterstützungsmittel, zur Not auch Krücken. Stöcke und Krücken müssen fest sein und eine sichere Stützfläche, möglichst eine Zwinge mit Gummiplatte oder einen Gummischuh besitzen. Der Handgriff an den Stöcken soll möglichst waagerecht, an den Enden etwas geschweift sein. Polsterung ist erwünscht. Als Krücken dürfen nur sogenannte Gabelkrücken benutzt werden, die in ihrem Achselteil weich, aber nicht zu dick gepolstert sind und deren Handgriff verstellbar ist.

Das T r a g e n durch zwei Träger kann bei Kranken, die sich nicht aufsetzen können, so vorgenommen werden, daß je ein Träger rechts und links vom Kranken Aufstellung nimmt. Die Träger legen beide den dem Kranken zugewandten Arm wie eine Lehne um seinen Rücken, die andere Hand bringen sie, indem sie sich gegenseitig am Handgelenk fassen, so unter das Gesäß des Kranken, daß er auf den Händen wie auf einem Stuhl sitzt.

Statt auf die verschränkten Hände kann der Kranke auch auf einen aus einem dicken Tau geformten Ring gesetzt werden, in den die Träger von beiden Seiten mit je einer Hand greifen. Der Tragsitz besteht aus einem festen, zwischen zwei mindestens daumendicken Stäben ausgespannten Tuch (Drell), in dem beiderseits neben den Stäben Öffnungen zum Durchgreifen der Hände vorhanden sind.

Tragestühle. Für die Beförderung von Kranken über enge Gänge, Treppen, Gänge von Eisenbahnwagen usw. ist ein von zwei Trägern zu tragender handfester Stuhl das beste Beförderungsmittel. Die Träger treten vor und hinter den Stuhl; der eine faßt die vorderen, der andere die hinteren Stuhlbeine dicht unter dem Sitz. Zur Erleichterung können Traggurte benutzt werden.

Ferner hat man bequeme Stühle nach Art von Sänften, zu beiden Seiten mit geraden oder geschweiften Tragestöcken versehen. Der Oberkörper des Kranken wird zur Sicherung dabei mit breiten, nicht drückenden Gurten an die Stuhllehne festgeschnallt. Als Ersatz für diese Gurte können breit umgelegte Handtücher dienen. Vielfach finden Krankenfahrstühle Verwendung.

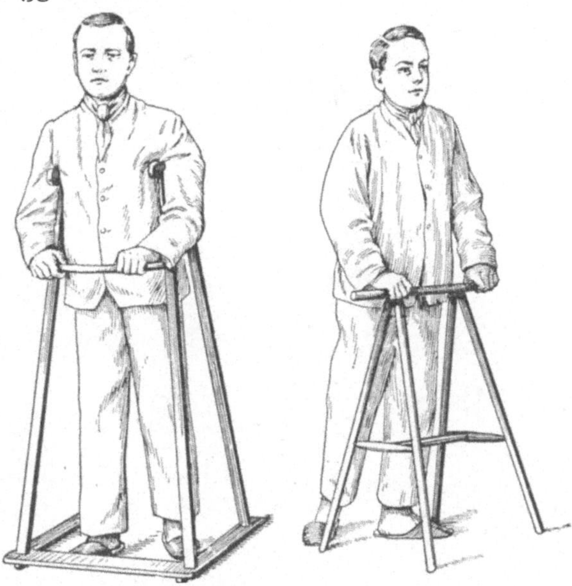

Abb. 110 und 111. Laufgestelle zu Gehübungen.

Krankentragen, Tragbahren oder Tragkörbe erlauben die Beförderung von Kranken in liegender oder halb sitzender Stellung. Für das Tragen über Treppen und enge Gänge sind sie zuweilen mit geschweiften Tragstangen (Bordtragen, Bergwerkstragen) versehen. Krankentragen dürfen nicht im Gleichschritt getragen werden, sondern in dem Schritte, den die Gebirgsbewohner beim Tragen schwerer Lasten benutzen, d. h. mit federnden Knien. Ein solcher Tragentransport muß besonders eingeübt werden, um möglichst erschütterungsfrei Kranke tragen zu können. Es sollen stets drei Füße der beiden Träger auf der Erde sein, während nur einer in der Luft schwebt. Zuerst tritt der vorangehende Träger mit dem rechten, gleich darauf der hintengehende mit dem linken

Fuß an; der vorangehende setzt dann den linken, der hintengehende den rechten Fuß vor. Das Gesicht des Getragenen soll im allgemeinen in die Gangrichtung blicken. Beim Steigen muß das Kopfende der Trage vorangehen. Beim Treppensteigen mit gerader Trage muß der vordere Träger die Arme senken, der hintere sie langsam heben, wenn nötig bis zur Schulterhöhe. Beim Tragen auf langer Strecke bedeuten Tragegurte eine wesentliche

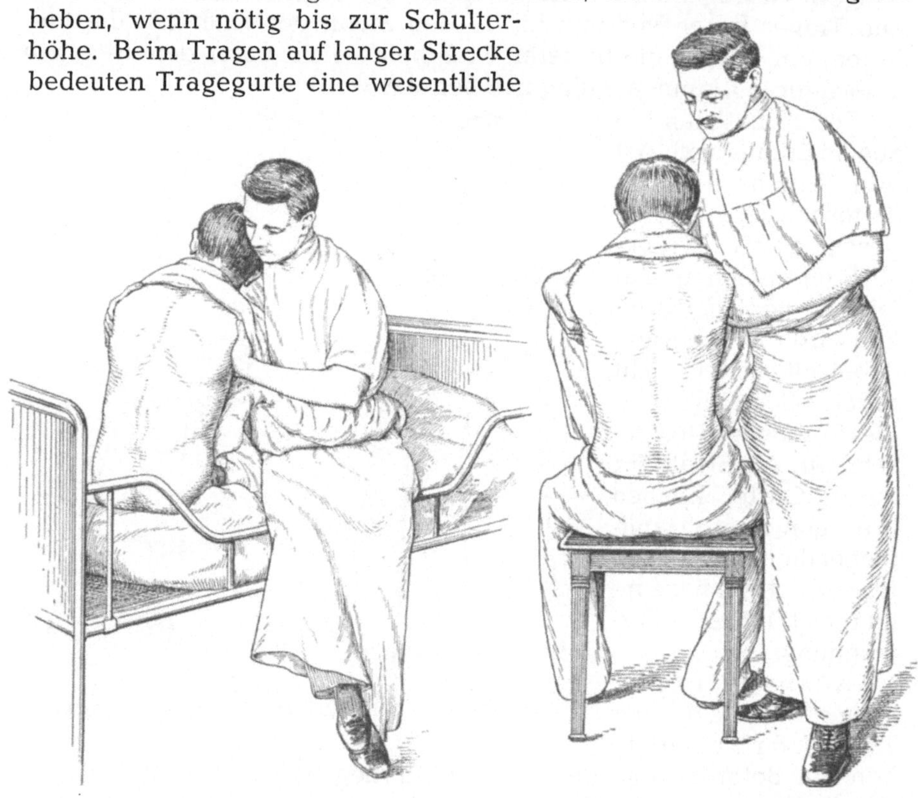

Abb. 112. Haltung eines bettlagerigen Kranken zur Untersuchung des Rückens.

Abb. 113. Haltung eines Kranken außer Bett zur Untersuchung des Rückens (Reitsitz auf einem Stuhl).

Erleichterung, die Tragestangen dürfen aber niemals frei in den Gurten hängen, sondern müssen stets, um Pendelbewegungen zu vermeiden, in den Händen gehalten werden.

Bei längerem Transport sind zwei Reserveträger nötig. Aufheben und Absetzen der Trage soll sanft und gleichmäßig erfolgen, am besten auf Kommando.

Zur Erleichterung der Beförderung werden Tragen mit Rädern versehen (Räderbahren) oder auf ein Fahrgestell gesetzt (fahrbare Krankentragen).

Nottragen lassen sich in geeigneter Weise aus Latten, dünnen Baumstämmen oder Brettern zusammenfügen. Leitern, Türflügel, Strohsackhüllen, Netze und Laken mit Stöcken sind brauchbar. Matratzen und Strohsäcke können durch Schlaufen an den Ecken als Nottragen eingerichtet werden. Mit einigen Brettern und Bindedraht läßt sich mit Hilfe von zwei Schneeschuhen schnell eine einfache Transportvorrichtung schaffen.

Als Polsterung für die Nottrage dient außer Matratzenstroh Reisig, Moos, Kleider; als Kopfpolster Tornister, Gepäcktaschen, Rucksäcke usw.

Zur Beförderung von Kranken und Verletzten über größere Entfernung dienen auf dem Lande und in der Stadt Krankenkraftwagen, die mit allem Nötigen ausgestattet sind. Steht ein solcher für einen Krankentransport über Land ausnahmsweise nicht zur Verfügung, so ist durch reichliche Polsterung mit Betten und Decken für eine möglichst bequeme und gestreckte Lage des Kranken zu sorgen. Harn- und Speiglas nicht vergessen!

II. Hilfeleistung bei der Untersuchung von Kranken.

Alles, was zur Untersuchung erforderlich ist, muß vor dem Eintreffen des Arztes von der Krankenpflegeperson bereitgestellt werden. Dazu gehören, soweit erforderlich, die Untersuchungsgeräte, unter Umständen auch chemische Prüfmittel nebst den dazu gehörigen Hilfsmitteln, Probiergläser usw.

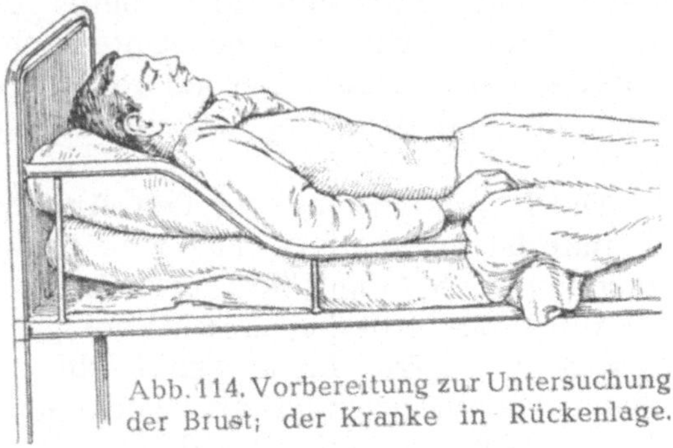

Abb. 114. Vorbereitung zur Untersuchung der Brust; der Kranke in Rückenlage.

Ausscheidungen des Kranken und Abscheidungen, Auswurf, Erbrochenes, Harn, Wund- und andere Absonderungen oder die sie enthaltenen Verbandstoffe werden aufbewahrt, soweit der Arzt nicht ausdrücklich darauf verzichtet. Selbstverständlich werden solche Sachen nicht im Krankenzimmer aufbewahrt. Im

Krankenhaus in einem eigens dafür bestimmten Raum, in der Privatpflege zweckmäßig auf dem Klosett.

Für eine gute und gleichmäßige Beleuchtung des Kranken ist Sorge zu tragen. Bei Tage sind unter Umständen die Vorhänge

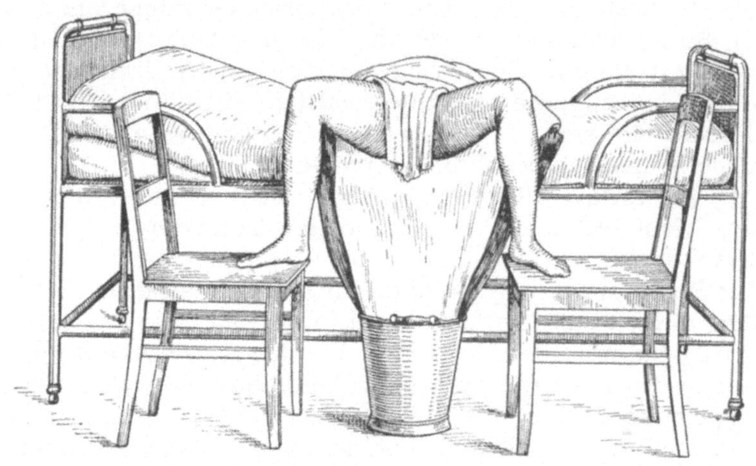

Abb. 115. Querbettlage.

zurückzuziehen und das Bett in eine günstige Stellung zum Fenster zu bringen. Am Abend und bei Nacht ist eine gutleuchtende Lampe erforderlich.

Für den ärztlichen Besuch sind bereitzuhalten: Warmes Wasser, Seife, Nagelbürste und ein sauberes Handtuch. Erregte und furchtsame Kranke sind vor der Untersuchung durch freundlichen Zuspruch zu beruhigen. Besondere Erregungszustände vor der Untersuchung sind dem Arzt mitzuteilen, bevor er an das Krankenbett tritt.

Die Lagerstätte soll für den Arzt bequem zugänglich sein. Der Kranke ist in eine S t e l l u n g zu bringen, die dem Arzt die Untersuchung nach Möglichkeit erleichtert.

Wird der Kranke in Rückenlage untersucht, so soll er ausgestreckt liegen. Beide Schulterblätter müssen gleichmäßig aufliegen. Schulter und Kopf zweckmäßig etwas erhöht (Keilkissen). Soll in Rückenlage der Brustkorb und sein Inhalt untersucht werden, so wird zunächst das Gesäß des Kranken angehoben und das Hemd im Rücken bis in die Lendengegend heraufgezogen. Das Hemd wird dann vorn vom unteren Saum her eingerollt und bis an den Hals zurückgeschoben, bis die Gegend der Schlüsselbeine und die Seitenwand der Brust freiliegen. Die Bettdecke wird etwa bis in die Mitte zwischen Nabel und Schambein herabgeschoben, damit auch die Oberbauchgegend ausreichend übersehen werden kann.

Zur Untersuchung des Rückens wird der Kranke aufgesetzt, oder er wird, wenn er zu schwach oder unbesinnlich ist, aufgerichtet und so gehalten. Man setzt den Kranken mit einem Griff unter Oberschenkel und Nacken und Schultergegend auf. Dann wird das Hemd von hinten vom unteren Saum her eingerollt, bis es auf dem Genick liegt und so Rücken, Schulter und Nacken frei liegen. Damit der Arzt in seinen Bewegungen beim Untersuchen nicht gehindert wird, sind die Kopfkissen und etwa vorhandene Rückenstützen zu entfernen. Kranke, die auf dem Stuhl sitzen können, werden so aufgesetzt, daß sie eine Körperseite der Stuhllehne zukehren. Auf diese Weise ist es möglich, daß Brust und Rücken hintereinander untersucht werden können, ohne daß der Kranke seine Stellung zu wechseln braucht.

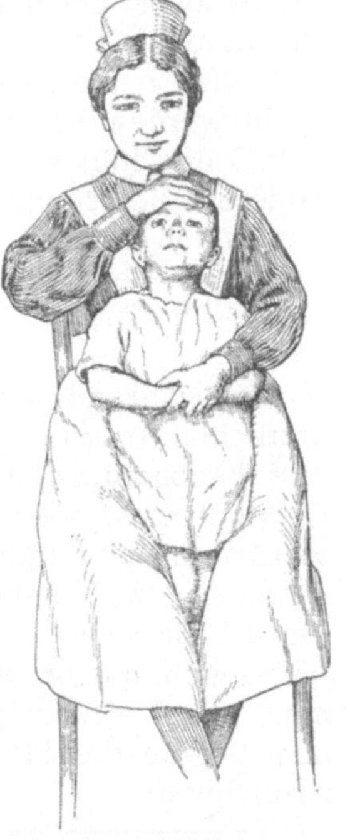

Abb. 116. Festhalten eines Kindes zur Untersuchung am Kopf (Auge, Nase, Mundhöhle, Ohr).

Andere Stellungen, in denen Kranke untersucht werden, sind noch die rechte oder linke Seitenlage, die Querbettlage und die Knieellenbogenlage. Bei der Lagerung auf die Seite soll der Kranke nicht an den Schultern herumgedreht werden. Man führt bei der Lagerung auf die rechte Seite eine Hand, über den Kranken hinweggreifend, von links her unter das Becken des Kranken, umfaßt die rechte Seite und zieht den Kranken so an sich heran. Mit der anderen Hand unterstützt man die Bewegung des Kranken an dessen Schultern. Die Seitenlage wird erleichtert, wenn die Knie leicht angezogen werden.

Zur Untersuchung der Aftergegend beugt sich der Kranke über eine Stuhllehne oder Tischkante. Bequemer ist die Untersuchung im Bett oder auf dem Untersuchungsstuhl. Bei der Untersuchung im Bett wird der Kranke mit dem Gesäß auf ein umgekehrtes sauberes Steckbecken gelegt. Dadurch wird das Becken angehoben und die Untersuchung erleichtert. Die Beine werden dabei aufgestellt. Auf dem Untersuchungsstuhl oder Untersuchungstisch werden die Beine auf Beinstützen gelagert. Bei der Untersuchung im Querbett wird der Kranke so gelagert, daß das Gesäß die Bettkante etwas überragt, die Beine werden hochgehalten oder auf Stühle gestellt. Zur Untersuchung ist bereitzustellen: Gummihandschuh oder Gummifingerling, etwas Öl oder Vaseline, zur Not Borsalbe.

Sollen bei einem Kind Mund, Nase, Ohren oder Augen untersucht werden, so nimmt die Krankenpflegeperson das Kind auf den Schoß und hält mit der einen Hand den Kopf an der Stirn, mit der anderen die Hände fest. Sehr unruhige Kinder kann man so auf den Schoß nehmen, daß die Beine des Kindes zwischen den Oberschenkeln der haltenden Krankenpflegeperson festgehalten werden.

Krankenbericht.

Um während der Krankenpflege nichts zu vergessen, sollen alle ärztlichen Anordnungen schriftlich aufgezeichnet werden und ebenso alle Beobachtungen. Puls, Körperwärme, Atmung, Verordnungen, Gewicht usw. werden auf einer Fiebertafel verzeichnet, oder sie werden mit den anderen Beobachtungen in ein besonderes Heft eingetragen. In Krankenanstalten ist für diese Zwecke, namentlich für die Beobachtungen während der Nachtwache ein Wachtbuch vorhanden, das bei der Ablösung ordnungsmäßig übergeben werden muß. Für die Einzelpflege im Privathaushalt ist es zweckmäßig, bei dem Beginn der Pflege in einem Notizbuch folgendes Schema aufzuzeichnen:

Datum	Stde.	Temperatur	Puls	Atmung	Verordnungen und Diät	Stuhlgang	Weitere Notizen
14. 6. 28	8	38,2	90	24	Aspirin 0,5		
	9				1/2 Liter Milch, Zwieback		
	$11^1/_4$	38,8	92	26	1 Tasse warme Milch		
	13				1 Tasse Fleischbrühe mit Ei		
	15					wenig, dickbreiig	
	18	39,2	108	26	1/2 Liter Milch, Zwieback		
	19				20 Tropfen Digalen		
15. 6. 28	7						Vorübergehendes Nasenbluten

Die Eintragungen dürfen nur Tatsachen enthalten. Es darf nichts vergessen werden, auch nichts anscheinend Unwichtiges. Nähere Erläuterungen sind mündlich zu geben. Aus den Aufzeichnungen muß der Arzt mit einem Blick übersehen können, was sich seit dem letzten Besuch ereignet hat, und vor allem, daß alle Verordnungen rechtzeitig und ordnungsgemäß ausgeführt worden sind.

Ein etwa notwendiger erläuternder mündlicher Bericht soll kurz und bündig sein. Bedenkliche Veränderungen im Zustand des Kranken sind dem Arzt außerhalb des Krankenzimmers mitzuteilen. Es muß sorgfältig vermieden werden, daß der Kranke den Bericht hört, es muß vor allen Dingen auch vermieden werden, daß aus ängstlichem Flüstern oder sonstigen Nebenumständen der Kranke den Verdacht schöpft, daß sein Zustand schlechter geworden ist. Was schriftlich auf der Fiebertafel oder in den Aufzeichnungen niedergelegt ist, bedarf in der Regel keiner mündlichen Erläuterungen.

Bei jeder auffälligen Änderung im Zustand des Kranken muß im Krankenhaus der Stationsarzt benachrichtigt werden. In einzelnen Krankenanstalten ist es üblich, anstatt dessen den wachhabenden Arzt zu benachrichtigen. Alle Hilfeleistungen bis zu dessen Ankunft beschränken sich auf die Herstellung einer besseren Lagerung, Ausführung der vom Arzt vorsorglich gegebenen Verordnungen und tröstendes Zureden, soweit nicht bei unmittelbar drohender Lebensgefahr bestimmte Handgriffe, z. B. zur Blutstillung, erforderlich sind.

In der Privatpflege erfordert das Herbeiholen des Arztes unter Umständen längere Zeit und hängt von der Zustimmung des Kranken oder seiner Angehörigen ab. Hier muß die Krankenpflegeperson unter Umständen selbständiger handeln. Von vorhandenen Arzneimitteln darf nur dann Gebrauch gemacht werden, wenn über ihre Anwendung kein Zweifel besteht. Wo ein Herbeirufen des Arztes durch den Fernsprecher nicht unmittelbar möglich ist, ist unter Umständen an den Arzt eine schriftliche Nachricht zu geben. Aus ihr muß hervorgehen, ob ärztliche Hilfe sofort nötig ist und ob Instrumente oder andere Hilfsmittel mitgebracht werden müssen. Immer sind anzugeben: die genaue Wohnung des Kranken, der Name der Pflegeperson und die Zeit, in der die Nachricht aufgegeben wird. Zum Beispiel:

> Kranker X. X., Müllerstraße 22, pt.
>
> Montag, 14. Juni, 4 Uhr nachmittags: Schüttelfrost; Temperatur: 39,5; heftige Atemnot, lebhafte Brustschmerzen.
>
> N., Krankenpfleger.

Oder:

Kranke Z. Z., Bergstraße 10. Hof, Seitenflügel, 4 Treppen. Mittwoch, 13. Juli, nachts 11½ Uhr: Starke Durchblutung des Verbandes. Aussehen sehr blaß. Schwester O.

Muß der Kranke zum Arzt oder in eine Krankenanstalt gebracht werden, so darf sich die Krankenpflegeperson nicht mit langen Vorbereitungen aufhalten, besonders nicht mit umständlichen Verbänden, die der Arzt doch wieder entfernen muß.

III. Ausführung ärztlicher Verordnungen.

Alle ärztlichen Verordnungen müssen zur angeordneten Zeit und auf das sorgfältigste ausgeführt werden. Unter keinen Umständen darf eine Pflegeperson irgendeine Verordnung, die sie für weniger wichtig hält, unpünktlich oder gar lässig ausführen. Rechtzeitige und sorgfältige Durchführung aller ärztlichen Verordnungen erwirbt ihr das Vertrauen des Kranken und des Arztes.

Bei ärztlichen Anordnungen darf nichts überhört werden. Unter keinen Umständen darf irgendeine Verwechslung vorkommen. Aus diesem Grunde sollen alle ärztlichen Verordnungen in ein Merkbuch eingetragen werden in dem Augenblick, in dem der Arzt diese Anordnungen gibt. Nachdem sie ausgeführt sind, werden sie im Merkbuch gestrichen.

Richtig ausgebildete Pflegepersonen müssen wissen, wie die ärztlichen Anordnungen im einzelnen auszuführen sind. Der Arzt gibt in der Regel nur eine kurze Anordnung. Besteht der geringste Zweifel, so muß eine nähere Anordnung erbeten werden. Verlangt der Arzt Anordnung oder Hilfeleistung in anderer Form, als die Pflegeperson es im Unterricht oder bei anderen Ärzten gelernt hat, so muß sie die Anordnung des Arztes ohne jede Einwendung ausführen. Erörterungen und Einwendungen in Gegenwart des Kranken sind überhaupt verboten. Unter keinen Umständen darf dem Kranken gegenüber auch nur angedeutet werden, daß an anderen Stellen und von anderen Ärzten diese Hilfeleistung anders ausgeführt wird.

Innerliche Mittel.

Aufbewahrung und Eingeben von Arzneien.

Arzneien für äußerlichen Gebrauch werden von der Apotheke mit roten Schildern (Fahnen, Etiketten) versehen, die für *innerlichen* Gebrauch tragen weiße. Arzneiflaschen für äußerlich anzuwendende Mittel sind sechseckig und haben drei glatte und drei geriffelte Flächen. Für innerlich zu verwendende Arzneien sind runde, glattwandige Flaschen vorgeschrieben. Auf diese Weise ist schon durch das Gefühl (im Dunkeln) eine Unterscheidung möglich. Arzneien für innerlichen Gebrauch und für äußeren Gebrauch sind gesondert aufzubewahren. Arzneien, die unter dem Einfluß des Lichtes sich zersetzen (Höllensteinlösungen u. a.) werden in dunklen, blauen oder braunen Flaschen abgegeben. In der Privatpflege steht auf dem Schild jedes Arzneigefäßes der Name des Kranken, der Tag der Anfertigung der Arznei sowie die Art und Weise der Anwendung (Signatur). Außerdem ist auf dem Schild noch die Zusammensetzung der Arznei angegeben. Die Aufschrift ist durchzulesen, bevor die Arznei verabreicht wird, und die in ihr enthaltene Vorschrift genau zu befolgen.

Arzneien, die *Gifte* oder feuergefährliche Mittel enthalten, sind durch besondere Schilder vom Apotheker kenntlich gemacht, und zwar Gifte durch Schilder mit der Aufschrift „Gift" und einen Totenkopf (rot auf weiß oder weiß auf schwarz). Feuergefährliche Mittel tragen ein Schild mit der Aufschrift „Feuergefährlich". Giftige und feuergefährliche Arzneien sind ständig unter *Verschluß* zu halten, ebenso alle, bei denen der Arzt dieses besonders anordnet.

Alle flüssigen Arzneien sind in der Regel kühl und im Dunkeln aufzubewahren. In Krankenanstalten dürfen Arzneien nie auf dem Krankentisch stehenbleiben, sie werden in besonderen verschließbaren Schränken aufbewahrt.

Alle Arzneien sind pünktlich *zur vorgeschriebenen Zeit* einzugeben, denn ihre Wirkung ist für eine bestimmte Zeit berechnet. Jeder Kranke fühlt sich vernachlässigt, wenn er seine Arznei nicht pünktlich erhält.

Schläft der Kranke, so wird mit dem Eingeben der Arznei bis zum Aufwachen gewartet, wenn der Arzt nichts anderes vorschreibt. Arzneien werden in der Regel nach dem Essen gegeben. Nur in besonderen Fällen werden die Arzneien kurz vor dem Essen oder mit dem Essen verabreicht. Hierfür wird stets eine besondere Verordnung getroffen.

Es ist mit allem Nachdruck darauf hinzuwirken, daß die dem Kranken verabreichten Arzneien auch wirklich eingenommen werden.

Der üble Nachgeschmack mancher Arzneimittel wird durch

Mundspülen oder Nachtrinken von Wasser, Kaffee usw. beseitigt. Nach dem Eingeben von eisen- oder säurehaltigen Arzneien ist stets der Mund zu spülen. Man kann auch solche Arzneimittel durch Glasröhrchen oder Strohhalme aufsaugen lassen.

Flüssige Arzneimittel in größerer Menge werden löffelweise verabreicht, z. B. zweistündlich ein Eßlöffel oder dreimal täglich ein Eßlöffel. Ein Eßlöffel enthält etwa 15 ccm Flüssigkeit, ein Kinderlöffel 10 ccm, ein Teelöffel 5 ccm. Ein kleines Likörglas enthält etwa 20 ccm, eine Mokkatasse 50 ccm, ein Portweinglas 60 ccm, ein Weinglas 125 ccm, eine Kaffeetasse etwa 200 ccm, ein Wasserglas etwa 250 ccm. Ein Gramm Flüssigkeit ist der tausendste Teil eines Liters, d. h. 1 dkg entspricht 10 g, 1 dcg = 0,1 g = $^1/_{10}$ g, 1 cg = 0,01 = $^1/_{100}$ g, 1 mg = 0,001 = $^1/_{1000}$ g.

Metallöffel werden unter Umständen von Arzneimitteln angegriffen, sie enthalten auch nicht immer die eben erwähnten Flüssigkeitsmengen. Besser als die im Haushalt vorhandenen Löffel sind Einnehmegläser, die graduiert sind, d. h. nach Kubikzentimetern oder Löffeln eingeteilt sind, oder Einnehmelöffel aus Porzellan. Einnehmelöffel und Einnehmegläser sind vor und nach dem Gebrauch zu spülen und nötigenfalls zu desinfizieren.

Flüssige Arzneimittel in kleineren Mengen, vor allem starkwirkende, werden in einer bestimmten Tropfenzahl verordnet. Die Zahl der Tropfen muß genau abgezählt werden. Die Flüssigkeit wird in einen Löffel getropft. Bestehen Zweifel, ob die gegebene Tropfenzahl stimmt, oder hat sich ein Irrtum im Zählen ereignet, so wird die Arznei weggegossen.

Zum Tropfen bedient man sich entweder eines Tropfgläschens oder eines Tropfenzählers (Pipette). Fehlen solche, so befeuchtet man den Rand der Arzneiflasche mit Hilfe des Korkens, an dem eine Spur Arznei haftet, und tropft über die befeuchtete Stelle. 20 Tropfen einer wässerigen Lösung entsprechen 1 ccm = 1 g Die Arznei kann man auf Zuckerstücke auftropfen oder im Löffel mit etwas Wasser, Milch, Kaffee oder Tee verdünnen.

Manche dieser in Tropfenform zu verabreichenden Arzneien sind in Alkohol oder Äther gelöst. Da diese Lösungsmittel leicht verdunsten, nimmt bei ungenügendem Verschluß der Arzneigläser die Konzentration zu, so daß sie stärker sind als vom Arzt verordnet. Solche Arzneiflaschen müssen mit Glasstopfen fest verschlossen sein, um ein Verdunsten zu verhüten. In Äther aufgelöste Arzneimittel sind feuergefährlich. Sie dürfen nicht in der Nähe einer offenen Flamme aus der Flasche entleert werden.

Pulver. Schachtelpulver (lose Pulver) werden messerspitzenweise oder teelöffelweise gegeben. Pulver mit starkwirkenden Stoffen werden in Einzelgaben zu 1,0 oder 0,5 g verordnet. Jede Dosis ist vom Apotheker in einen gesonderten Papierumschlag verpackt. Zum Einnehmen verrührt man das Pulver in einem Eßlöffel mit etwas Flüssigkeit. Zurückbleibender Satz ist noch einmal mit Flüssigkeit zu mischen und nachzugeben. Am besten schüttet man Pulver, deren Geschmack nicht allzu unangenehm ist, dem Kranken auf die Zunge und läßt Flüssigkeit in kleinen Schlucken nachtrinken. An Stelle der Pulver werden häufig Tabletten verordnet. Man löst die Tabletten in Flüssigkeit auf oder zerdrückt sie in Flüssigkeit und gibt sie dann ein. Kleine Tabletten können mit Flüssigkeit im ganzen heruntergeschluckt werden.

Schlecht schmeckende Pulver werden in Oblaten gegeben. Zu diesem Zweck wird eine Oblate durch ganz kurzes Eintauchen in Wasser angefeuchtet, auf einem Teller oder einem Löffel (nie auf der Handfläche) ausgebreitet. Man schüttet das Pulver dann in die Mitte der Oblate und faltet die Ränder von allen Seiten darüber zusammen. Der Kranke legt das Päckchen auf die Zunge und nimmt es mit einem Schluck Wasser oder Milch. In seltenen Fällen werden Pulver auch in Gelatinekapseln verpackt. Diese Gelatinekapseln werden mit etwas Flüssigkeit heruntergeschluckt.

Pillen werden gleichfalls mit einer Flüssigkeit zusammen heruntergeschluckt. Fällt dem Kranken das Schlucken kleiner Pillen schwer, so kann man sie in etwas Semmel- oder Brotkrume einwickeln oder in einer Oblate eingeben.

Ölige Arzneimittel werden meist ungern eingenommen, weil das Öl länger im Munde haften bleibt. Um dem Kranken das Einnehmen öliger Arzneimittel, z. B. von Rizinusöl, zu erleichtern, erwärmt man die Flasche auf etwa 40^{0} durch Einstellen in warmes Wasser und erwärmt außerdem den Löffel. Dadurch wird das Öl dünnflüssiger und haftet weniger im Munde. Nachessen von gesalzenem Schwarzbrot oder Verabreichung von Pfefferminztabletten nehmen etwas den üblen Geschmack.

Man kann innerliche Mittel auch in Form von Stuhlzäpfchen (Suppositorien) dem Körper einverleiben, besonders wenn der Magen geschont werden soll.

Salze (Bittersalz, Glaubersalz, Brunnensalz) werden in grobgestoßenen Kristallen oder fein pulverisiert verabreicht. Sie werden in Wasser aufgelöst dem Kranken eingegeben. Ihr meist schlechter Geschmack läßt sich nicht verdecken. Man löst daher zweckmäßig das Salz in einer kleinen Menge Wasser auf, so daß es in ein bis zwei Schlucken getrunken werden kann, und gibt dann reines Wasser nach. Kindern kann man das Einnehmen der Salzlösung durch Zusatz von Lakritzensaft erleichtern.

Aufgüsse, Abkochungen. Tees bestehen aus getrockneten Blättern, Blüten, Samen, Wurzeln, Rinden und anderen pflanzlichen Bestandteilen. Von den aromatisch riechenden, meist aus Blättern und Blüten bestehenden Tees dürfen nur Aufgüsse (Infuse) gemacht werden, da durch das Kochen die wirksamen flüchtigen Stoffe verlorengehen. Der Tee wird in ein Gefäß geschüttet und mit kochendem Wasser übergossen. Den aufgegossenen Tee läßt man an warmem Ort 10 Minuten lang ziehen und gießt ihn dann durch ein Sieb. Solche Tees, die als Aufgüsse verabreicht werden, sind z. B. Pfefferminztee, Kamillentee, Salbeitee, Fliedertee usw. Teesorten, die aus Samen und Wurzeln oder harten Blättern bestehen, werden als Abkochungen (Dekokte) zubereitet. Sie werden mit kaltem Wasser angesetzt und 10 Minuten bis ½ Stunde gekocht, dann durch ein Sieb gegossen. Auf eine Tasse rechnet man im allgemeinen einen gehäuften Teelöffel voll Tee. Tees, die als Abkochungen verabreicht werden, sind z. B. Bärentraubenblättertee, Enziantee. Kalte Aufgüsse von Tee bereitet man durch Übergießen der bestimmten Teemenge mit stubenwarmem Wasser. Dieser Aufguß bleibt 8—10 Stunden an einem nicht zu kühlen Ort stehen, ehe er durchgegossen wird. Tees, die als kalte Aufgüsse zubereitet werden, sind z. B. Baldriantee, Sennesschotentee.

Gurgelung, Einatmung (Zerstäubung), Einträufelung.

Zum Mundspülen und Gurgeln werden gewöhnlich Lösungen von ungiftigen desinfizierenden Mitteln, z. B. Wasserstoffsuperoxyd, Essigsauretonerde (ein Eßlöffel auf ein Glas Wasser) genommen. Die Flüssigkeit soll lauwarm sein, sie darf nicht heruntergeschluckt werden.

Um flüchtige Arzneimittel kurze Zeit einatmen zu lassen, gießt man von der Flüssigkeit etwas auf ein Stück Mull (Watte) und hält es dem Kranken vor Nase und Mund.

Zum Inhalieren von Ölen kann man eine Juillardsche Rauschmaske (vgl. S. 282) benutzen. Man kann auch eine Schimmelbuschsche Maske nehmen, über die man Billrothbattist deckt, oder man fertigt aus Draht und Billrothbattist ein dieser Maske ähnliches Gestell an und befestigt in ihm einen Watte- oder Mullbausch, der mit dem einzuatmenden Öl getränkt ist. Dieser Bausch darf niemals so stark mit Flüssigkeit getränkt werden, daß er tropft. Das Ganze wird dann auf das Gesicht des Kranken gelegt, so daß er die sich entwickelnden Dämpfe einatmet.

Man kann auch das Öl in ein mit heißem Wasser gefülltes Gefäß gießen und über das Gefäß einen umgekehrten Trichter stülpen. Die aus der Trichterspitze entweichenden Dämpfe werden entweder direkt oder durch einen Gummischlauch eingeatmet. Ähnlich kann man auch Dampf von aromatischen Tees einatmen lassen. Zur Zerstäubung von Ölen für die Einatmung werden auch besondere Glasapparate mit Gummigebläse verwendet.

Zum Einatmen von Wasserdämpfen oder Salzlösungen benutzt man Inhalationsapparate. Die Benutzung von Apparaten ohne Sicherheitsventil ist verboten. Der Kessel wird nur zur Hälfte mit Wasser gefüllt, damit kein überkochendes Wasser herausspritzt und den Kranken verbrüht. Zum Zusammenhalten des Dampfstrahles wird zwischen der Öffnung des Ausblaserohrs und dem Mund ein trichterförmiges Glasstück angebracht. (vgl. Abb. 117). Die einzuatmende Lösung wird in ein Glasgefäß eingefüllt, aus dem ein zugespitztes Glasröhrchen senkrecht vor die Mündung des Ausblaserohrs führt (Steigrohr). Der darüberstreichende Dampf saugt die Luft aus dem Steigrohr und dann die Flüssigkeit an und versprüht sie. Haare und Hals des Kranken, bei Bettlägerigen auch das Bett, sind durch Leinen oder besser Gummitücher vor Durchfeuchtung zu schützen. Man stellt den Apparat an die Seite des Bettes und läßt den Strahl in Höhe des Mundes und der Nase quer über das Gesicht gehen. Der Kranke soll ruhig und ohne Anstrengung atmen. Kleine Kinder, die nicht ruhig liegen, werden

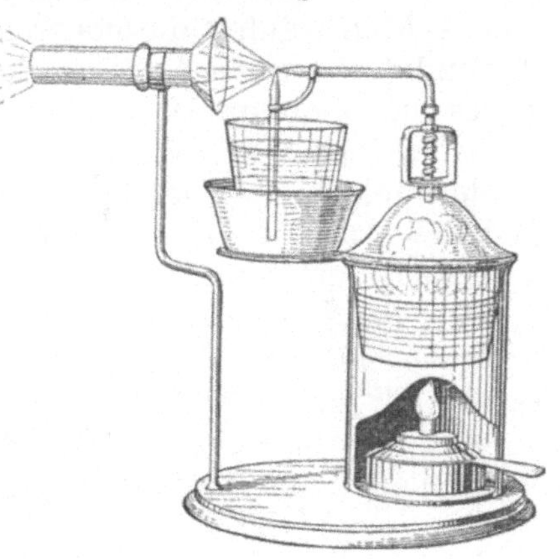

Abb. 117. Inhalationsapparat (der Mantel ist durchsichtig gezeichnet, um den Kessel mit der Wasserfüllung zu zeigen).

auf den Schoß genommen und mit dem Gesicht in den Dampfstrahl gehalten. Sie sind sorgfältig gegen Durchfeuchtung abzudecken.

Flüssigkeiten, die eingeatmet werden sollen, kann man auch mit Hilfe eines besonderen Zerstäubungsapparates versprühen (Spray).

Zur Einatmung von Sauerstoff dienen besondere Apparate. Zwischen Sauerstoffbombe und ihrem Reduzierventil auf der einen Seite und dem Schlauch ist zum Ausgleich des Druckes ein gasdichter Sack eingeschaltet.

Einträufelungen werden aus Tropffläschchen oder Pipetten vorgenommen.

Zum Einträufeln in den Bindehautsack des Auges beugt der Kranke den Kopf leicht nach hinten und richtet den Blick nach oben. Das untere Augenlid wird mit einem Finger zart etwas nach abwärts gezogen. In den so geöffneten unteren Bindehautsack träufelt man die vorgeschriebene Anzahl Tropfen. Die Tropfflüssigkeit muß Stubenwärme haben, da Kälte im Bindehautsack besonders unangenehm empfunden wird. Kinder und unruhige Kranke legt man auf den Rücken und dreht ihren Kopf etwas nach der Seite des gesunden Auges. Man träufelt die vorgeschriebene Anzahl von Tropfen in die Gegend des inneren Augenwinkels, zieht die Lider mit leichter Hand etwas auseinander. Dadurch breitet sich die Flüssigkeit im ganzen Bindehautsack aus. Vorsicht vor Überfließen der Tropfflüssigkeit in das gesunde Auge! Nach dem Einträufeln wird die Bindehaut und die Haut der Umgebung vorsichtig abgetrocknet. Der Kranke darf nach dem Einträufeln das Auge nicht reiben.

Für die Einträufelung in das Ohr benutzte Flüssigkeit muß lauwarm sein. Der Kopf wird so gehalten oder gelagert, daß die Öffnung des Gehörganges nach oben zu gerichtet ist. Nach dem Einträufeln wird die Ohrmuschel abgetrocknet und der Gehörgang mit einem Wattebausch lose verschlossen.

Einspritzungen.

Zu Einspritzungen unter die Haut oder in die Muskulatur oder Blutbahn werden auskochbare Spritzen verwendet. Sie bestehen entweder ganz aus Glas oder haben einen Glaszylinder und einen Metallkolben. Diese Spritzen sind auskochbar. Die Verwendung nichtauskochbarer Spritzen ist verboten, weil nur durch Auskochen eine sichere Sterilisation möglich ist. Glas- und Metallkolben dürfen nicht eingefettet werden.

An der Spritze unterscheidet man den Zylinder, das Mundstück, das Verschlußstück und den Stempel, bestehend aus Stempelkolben, Stange und Griff. Das Mundstück ist konisch; es trägt einen Fortsatz, auf den die Hohlnadel aufgesetzt werden kann. Glasspritzen und Spritzen aus Glas und Metall, sogenannte Rekordspritzen, sind durch 15 Minuten langes Kochen in 1%iger Sodalösung zu sterilisieren, im Krankenhausbetrieb u. U. durch Sterilisation im Autoklaven oder durch Heißluft (Trockensterilisation). Die Spritze ist vor dem Sterilisieren auseinanderzunehmen, d. h. der Kolben muß aus dem Spritzenzylinder herausgenommen werden. Kochwasser und Spritze müssen kalt aufgesetzt werden. Ehe die Spritze zusammengesetzt wird, müssen Glaszylinder und Kolben etwas abgekühlt sein.

Bevor die Spritze keimfrei gemacht wird, muß man sich davon überzeugen, daß sie dicht ist und daß die auszukochende Kanüle durchgängig ist. Um die Dichtigkeit der Spritze zu prüfen, zieht man den Kolben so weit wie möglich heraus und verschließt die Spitze des Mundstücks durch die fest aufgedrückte Kuppe des linken Zeigefingers. Wird nun der Stempel in die Spritze hineingedrückt, so federt der Kolben wieder ungefähr in seine Ausgangsstellung zurück, wenn man mit dem Druck nachläßt.

Die Prüfung der Spritze auf Dichtigkeit dadurch, daß man ansaugt und den Kolben wieder nach vorn schnellen läßt, ist höchst unzweckmäßig, weil durch zu scharfes Zurückschnellen die Spritze unter Umständen zersprengt wird.

Die Kanüle muß durchgängig und rostfrei sein. In ihr ist ein feiner Draht eingeführt (Mandrin). Die Spitze der Kanüle muß scharf und darf nicht verbogen sein. Die Kanüle ist mit dem Mandrin auszukochen. Nach dem Kochen ist die Spritze zusammenzusetzen, wobei peinlichst jede Berührung des Kolbens zu vermeiden ist. Dann wird nach Entfernung des Mandrins vom Ansatzstück aus die Nadel mit der Pinzette oder der sauberen Hand auf die Spritze aufgesetzt. Die Nadel darf nur am Ansatzstück, nicht am Schaft gefaßt werden. Es tritt dabei gewöhnlich etwas Luft mit hinein, die vor der Einspritzung aus Spritze und Kanüle entfernt werden muß. Hierzu hält man die Mündung der Spritze senkrecht nach oben und schiebt den Stempel so weit vor, bis die Luft ausgetreten ist und Flüssigkeit ohne Luftblasen hervorquillt. Einspritzungen unter die Haut (subkutane Einspritzungen) werden mit einer 1—2 ccm Flüssigkeit enthaltenden Spritze ausgeführt, die auf dem Zylinder eine Graduierung trägt. Bei der 1-ccm-Spritze entspricht der Raum zwischen zwei Teilstrichen 0,1 ccm, bei der 2-ccm-Spritze 0,2 ccm.

Wird die einzuspritzende Flüssigkeit aus einer Ampulle entnommen, so ist diese am Hals mit einer Feile einzuritzen, die ausgezogene Glasspitze läßt sich dann leicht abbrechen. Jede Gewalt ist zu vermeiden, da sie zur Zersplitterung des Glases und zu unangenehmen Verletzungen durch die Splitter führen kann. Beim Eintauchen der Nadel in die Ampulle ist darauf zu achten, daß die Nadelspitze nicht mit dem Boden des Gefäßes in Berührung kommt, da sonst die Spitze leicht verbogen werden kann.

Einspritzungen unter die Haut dürfen nur auf ärztliche Anordnung ausgeführt werden. Die verordnete Menge der Arznei muß genau innegehalten werden. Wird die zu verabfolgende Menge des

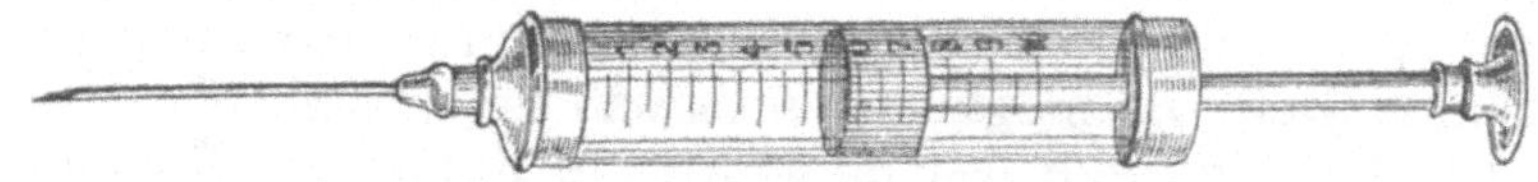

Abb. 118. Pravazsche Spritze.

Arzneimittels in Gramm angegeben, so ist vor dem Aufziehen der Spritze je nach dem Lösungsverhältnis des Arzneimittels in der Flüssigkeit die aufzuziehende Menge zu berechnen. Sollen 0,01 g Morphium in 1 %iger Lösung eingespritzt werden, so wird 1 ccm aufgezogen, da diese Menge 0,01 g Morphium enthält. Werden 0,01 g Morphium von einer 2 %igen Morphiumlösung eingespritzt, so darf nur ½ ccm aufgezogen werden. Ein ganzer Kubikzentimeter entspräche 0,02 g Morphium.

Vor der Einspritzung wird der Stempel genau auf den entsprechenden Teilstrich eingestellt. Die Haut wird an der Stelle, wo die Einspritzung gemacht werden soll, mit einem in 70 %igen Alkohol getauchten Wattebausch oder Mull kräftig abgerieben oder mit Jodtinktur angestrichen. Die Spritze wird dann nach Art einer Schreibfeder mit der rechten Hand gefaßt, mit Daumen und Zeigefinger der linken Hand wird eine Hautfalte aufgehoben und die Nadel mit einem kurzen Ruck etwa 2 cm tief eingestochen. Niemals darf die Nadel bis zum Ansatzstück eingestochen werden. Die Nadel wird beim Einstich so geführt, daß sie der Hautunterlage annähernd parallel ist. Die Spritze wird dann durch langsames Vorschieben des Stempels entleert. Dann zieht man die Kanüle mit einem kurzen

Ruck heraus. Subkutane Einspritzungen werden, wenn nicht anders verordnet, an der Außenseite des Oberarms oder an der Streckseite oder Außenfläche des Oberschenkels gemacht. Einspritzungen in eine Blutader (intravenöse) werden nur vom Arzt vorgenommen.

Nach dem Gebrauch wird die Spritze mit Wasser durchgespritzt und nach dem Auseinandernehmen wieder ausgekocht. In die Kanüle ist vor dem Auskochen ein Mandrin einzuführen. Ausgekochte Spritzen werden in sterilen Glasbehältern, die innen mit Mull ausgelegt sind, verschlossen aufbewahrt.

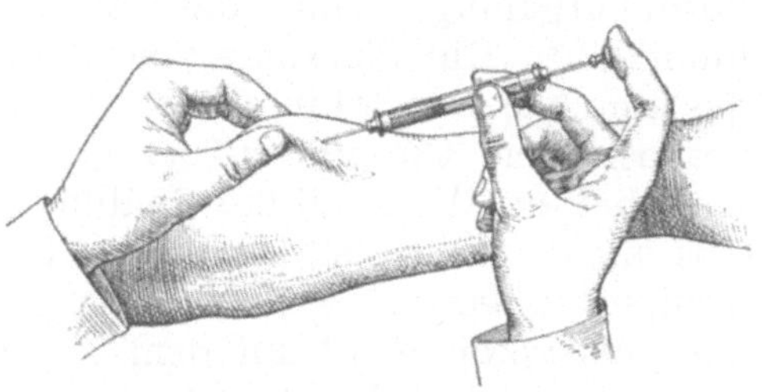

Abb. 119. Einspritzung unter die Haut.

Ist mit der Spritze Blut abgesogen oder Serum eingespritzt worden, so ist sie sofort nach dem Gebrauch auseinanderzunehmen, da sonst der Stempel durch Festhaften des geronnenen Blutes sich nicht mehr herausziehen läßt.

Bei Einspritzungen mit Insulin ist vor dem Füllen der Spritze der Stempel zuerst herauszuziehen, dann die Nadel durch die Gummikappe des Fläschchens zu stoßen und die in der Spritze enthaltene Luft in das Fläschchen einzufüllen. Bei dem so entstehenden Überdruck füllt sich die Spritze von selbst, wenn die Nadel in die Flüssigkeit eingetaucht ist.

Einläufe und Spülungen.

Die Spülkanne (Irrigator) aus Glas oder emailliertem Blech hat einen 1—1,5 m langen Gummischlauch, an dem ein Ansatzrohr befestigt wird. Spülkanne, Schlauch und Ansatzrohr (aus Glas oder Hartgummi) müssen immer sauber gehalten werden. Der Druck der ausfließenden Wassersäule ist um so stärker, je höher die Spülkanne gehoben wird. Wenn kein Abschlußhahn vorhanden ist, kann man das Ausfließen unterbrechen, indem man entweder den Schlauch mit Daumen und Zeigefinger zusammendrückt oder die Spülkanne unter die Höhe des Ansatzrohres senkt.

Spülflüssigkeit zum Abspülen der Körperoberfläche soll mäßig warm sein (25—30°); Spülflüssigkeit für Ausspülungen muß annähernd Körpertemperatur haben (etwa 35°). Die Art der Spülflüssigkeit bestimmt der Arzt.

Ausspülungen der Nase (Nasenduschen) werden im Sitzen gemacht, nicht im Liegen. Der Kranke hält dabei den Kopf nach vornübergeneigt, damit die Spülflüssigkeit nicht in den Kehlkopf hineinläuft. Die Flüssigkeit wird unter ganz schwachem Druck in das eine Nasenloch hineingespritzt; sie muß aus dem anderen wieder herauslaufen. Um sie aufzufangen, ist ein Gefäß oder eine Schale vorzuhalten, Während der Spülung soll der Kranke ruhig atmen. Er darf nicht schlucken, damit die Spülflüssigkeit nicht in die Ohrtrompete gelangt. Nach der Ausspülung darf der Kranke den Rest der Flüssigkeit nicht mit dem Taschentuch ausschnauben, sondern muß ihn dadurch herausbefördern, daß er abwechselnd ein Nasenloch zuhält und durch das andere ausbläst. Zu Nasenduschen verwendet man besondere kleine Gläser mit einem Ablaufrohr, dessen olivenförmiges Ende in ein Nasenloch gesteckt wird. Das zweite Ansatzrohr, an der entgegengesetzten Seite dient zur Öffnung. Es wird mit einer Fingerkuppe verschlossen, wenn der Zulauf unterbrochen werden soll. Für Nasenspülungen kann man auch kahnförmige Löffel, sogenannte Nasenschiffchen, oder gewöhnliche Löffel verwenden.

Spülungen der Augen (Augenduschen) werden aus kleinen gläsernen Spülkannen, sogenannten Undinen, ohne jeden Druck vorgenommen. Der Strahl darf nur sanft von der Seite her über das Auge rieseln. Der Kopf des Kranken wird dabei zum Auffangen der Flüssigkeit über eine Schale geneigt.

Zum Ausspülen der Ohren dient eine 100—200 ccm enthaltende Ohrspritze. Ihr Ansatzrohr darf nicht in den Gehörgang eingeführt werden. Es muß so weit von der Öffnung des äußeren Gehörgangs entfernt bleiben, daß der Abfluß von Flüssigkeit nicht verwehrt wird. Niemals darf mit starkem Druck gespritzt werden. Die Ohrmuschel wird nach hinten und etwas nach oben zu angezogen. Der Strahl wird gegen die hintere Wand des Gehörganges gerichtet, niemals direkt auf das Trommelfell zu. Die Flüssigkeit muß lauwarm sein. Zum Auffangen des ausfließenden Wassers wird ein Becken unter das Ohr gehalten. Spülen mit kalter Flüssigkeit erzeugt Schwindel und Ohnmacht, unter Umständen Erbrechen. Nach der Einspritzung ist das Ohr abzutrocknen und der Gehörgang mit einem sauberen Wattepfropf (weiße Watte) locker zu verschließen. Mit der Ohrspülung entfernte Pfropfen oder Fremdkörper sind dem Arzt vorzuzeigen.

M a g e n s p ü l u n g e n werden vom Arzt ausgeführt. Hierzu sind bereitzustellen ein großer Glastrichter mit Schlauch und Glasansatz, ein Magenschlauch, reichliche Menge von Spülflüssigkeit, ein Eimer und ein Gummituch, um den Patienten und das Bett vor Durchnässung zu schützen.

E i n s p r i t z u n g e n i n d i e H a r n r ö h r e werden mit Spritzen von etwa 10 ccm Inhalt unter gelindem Druck gemacht. Das Ansatzrohr der Spritze ist kurz und stumpf. Vor der Einspritzung in die Harnröhre muß der Kranke Harn lassen.

A u s s p ü l u n g e n d e r S c h e i d e werden mit der Spülkanne gemacht. Als Ansatzrohre verwendet man auskochbare gläserne Rohre, sogenannte Mutterrohre. Nachdem die Spülkanne mit der vorgeschriebenen Flüssigkeit gefüllt ist, wird die Frau im Bett auf ein Steckbecken gelegt. Die Pflegeperson faßt mit der einen Hand die Spülkanne und läßt so lange Spülflüssigkeit in das Steckbecken ablaufen, bis alle Luft aus Schlauch und Mutterrohr entfernt ist. Dann rieselt die Pflegeperson die äußeren Geschlechtsteile ab und führt das Rohr l a u f e n d unter mäßigem Heben der Spülkanne in die Scheide ein. Ist die Flüssigkeit bis auf einen kleinen Rest aus der Spülkanne abgelaufen, zieht sie das Rohr zurück.

D a r m e i n l ä u f e werden mit der Spülkanne bei linker Seitenlage des Kranken gemacht, in dieser Lage ist das Einführen des Darmrohres am leichtesten. Nur bei Kranken, die nicht bewegt werden dürfen, wird das Darmrohr in Rückenlage mit angezogenen Knien eingeführt. Das Bett ist durch eine Gummiunterlage vor der Durchnässung und dem Beschmutztwerden zu schützen.

Als Ansätze nimmt man Rohre aus Weichgummi von 20—30 cm Länge und etwa 1 cm Dicke. Bei Kindern und bei Neugeborenen nimmt man einen Gummikatheter. Das Darmrohr ist vor dem Einführen mit Öl oder Vaseline einzufetten. Es muß vorsichtig eingeführt werden, damit die Schleimhaut des Darmes nicht verletzt wird. Trifft das Rohr beim Einführen auf Widerstand, so ist es etwas zurückzuziehen und dann langsam unter drehender Bewegung wieder vorzuschieben. Das Darmrohr wird etwa 6—8 cm tief eingeführt.

Die Spülkanne darf höchstens 50 cm hoch gehoben werden. Tritt beim Einlauf Drängen auf oder stellen sich Schmerzen ein, so wird er für einige Minuten unterbrochen, indem man das Gefäß etwas senkt, nicht unter die Höhe des Afters, oder den Schlauch abdrückt.

Wenn die Flüssigkeit gar nicht oder zu langsam fließt, so kann die Kanne ein wenig höher gehoben werden. Während des Einlaufs soll der Kranke nicht drängen. Er soll ruhig und mit offenem Mund atmen. Nach Beendigung des Einlaufs und Entfernung des Darmrohrs soll er durch Zusammenkneifen des Gesäßes sich bemühen, den Einlauf möglichst lange zurückzuhalten.

Am häufigsten werden Darmeinläufe verordnet, um Darmentleerungen zu erzielen (eröffnende Darmeinläufe). Die Menge des Einlaufs beträgt für Erwachsene ½—1 Liter, für Kinder, je nach dem Alter, 200—300 ccm, bei Neugeborenen 50—60 ccm. Als Einlaufmittel wird reines, lauwarmes Wasser oder lauwarmer Kamillentee genommen, denen man etwas Seife zusetzen kann. Andere Zusätze verordnet der Arzt. Wird Zusatz von Öl verordnet, so nimmt man 1—2 Eßlöffel; es muß dann die Flüssigkeit in der Spülkanne gründlich umgerührt werden. Für andere Einläufe oder andere Wärmegrade als etwa 22° gibt der Arzt besondere Anweisungen.

Glyzerineinspritzungen in den Mastdarm bewirken gleichfalls Entleerung. Sie dürfen nur auf ärztliche Anordnung gegeben werden. Man benutzt dazu Spritzen von etwa 5 ccm Inhalt, mit gebogener, an der Spitze olivenförmig verdickter Kanüle (Glyzerinspritze).

Um zu häufigen Darmentleerungen entgegenzuwirken, werden stopfende Darmeinläufe gemacht, zu denen Stärke oder Gerbsäure (Tannin) verwendet wird. Es dürfen nur geringe Mengen, 60—100 g, vorsichtig und langsam eingespritzt werden, damit keine abführende Wirkung erzielt wird. Die Temperatur muß etwa 30° betragen.

Ernährende Darmeinläufe dienen dazu, Kranke künstlich zu ernähren, denen Nahrungsmittel durch den Mund nicht zugeführt werden können. Vor einem Nähreinlauf ist der Darm durch einen Wassereinlauf zu reinigen. Die Zusammensetzung der Nährflüssigkeit wird vom Arzt verordnet (vgl. S. 187).

Tropfeinläufe. Um einem Kranken, der nicht trinken kann oder darf, größere Mengen Flüssigkeit vom Darm aus zuzuführen, bedient man sich eines Tropfeinlaufs. Dabei wird die Flüssigkeit (Wasser, 0,9%ige Kochsalzlösung, 5%ige Traubenzuckerlösung u. a.) tropfenweise in den Mastdarm eingeführt. Die Flüssigkeit wird auf diese Weise rasch aufgenommen. Man kann für solche Tropfeinläufe eine gewöhnliche Spülkanne benutzen, die zweckmäßig aus

Glas ist, damit man den Flüssigkeitsinhalt leicht übersehen kann. Es werden auch Glasflaschen benutzt, die eine Auslauföffnung über dem Boden haben. Der abführende Schlauch wird durch eine verstellbare Klammer so zusammengedrückt, daß die Flüssigkeit nur tropfenweise durchfließen kann. Zur Kontrolle wird in den Schlauch unterhalb der Klemme eine Martinsche Tropfkugel eingeschaltet, an der man die Schnelligkeit des Durchtropfens beobachten kann. Die Flüssigkeit soll mit höchstens 60 Tropfen in der Minute durchfließen. Als Rohr in den Mastdarm wird ein Gummikatheter eingeführt, der an den Ablaufschlauch mit einem entsprechend zugespitzten Glaszwischenstück anzuschließen ist. Die einzulaufende Flüssigkeit muß Zimmertemperatur haben. Ein besonderes Warmhalten ist nicht nötig.

Einläufe von Flüssigkeit in das Unterhautzellgewebe oder in die Blutbahn (Infusionen) werden vom Arzt vorgenommen, um nach starkem und plötzlichem Blutverlust die verlorene Flüssigkeit rasch wieder zu ersetzen. Als Infusionsflüssigkeit wird 0,9%ige Kochsalzlösung oder 5%ige Zuckerlösung benutzt. Es sind auch andere Lösungen im Gebrauch, die in großen gebrauchsfertigen sterilen Ampullen vorrätig gehalten werden (Normosal, Tutofusin). Alle für die subkutane oder intravenöse Infusion benutzten Geräte müssen steril gehalten werden. Die Infusionsflüssigkeit muß Blutwärme (38°) haben und steril sein.

Äußerliche Mittel.

Pinselungen, Einstreuungen, Einreibungen.

Zu Pinselungen der Haut werden verschieden geformte Haarpinsel benutzt. Beim Vorhandensein von Wunden dürfen Haarpinsel nicht verwendet werden; sie lassen sich nicht zuverlässig desinfizieren. Man fertigt sich in solchen Fällen die Pinsel selbst an, indem man die Spitze einer Pinzette oder eines Holzstäbchens mit steriler weißer Watte oder mit Mull umwickelt. Pinselungen mit feuergefährlichen Flüssigkeiten, wie mit äthergelöstem Kollodium oder sonstigen spirituösen oder ätherischen Mischungen, dürfen nicht in der Nähe einer offenen Flamme vorgenommen werden.

Zum Aufstreuen von Pulvern (einpudern) benutzt man Streubüchsen, Mullbeutelchen oder kleine Wattebäusche nach Art von Puderquasten. Die Wattebäusche werden sofort nach Gebrauch fortgeworfen. Niemals dürfen Wattebäusche zum Einpudern bei verschiedenen Kranken nacheinander gebraucht werden.

Bei Pulverbläsern findet sich das Pulver in einer Hülse, an der vorn ein entsprechendes Ansatzrohr, hinten ein Gebläse befestigt ist. Das Pulver, das in die Pulverbläser eingefüllt wird, muß fein zerrieben und trocken sein. Es darf nur lose eingeschüttet, nicht hineingepreßt werden.

Einreibungen in die Haut werden mit wässrigen, spirituösen oder öligen Flüssigkeiten oder mit Salben gemacht. Die Haut, auf die die Einreibung gemacht wird, ist vorher mit lauwarmem Wasser abzuwaschen und sorgfältig zu trocknen. Sie kann auch vorher zur Entfettung mit Äther, Benzin oder Tetrachlorkohlenstoff abgerieben werden. Flüssige Mittel müssen in der Regel vorher erwärmt werden. Das geschieht durch Eintauchen der Flasche in ein Gefäß mit heißem Wasser. Manche Einreibungsmittel sind feuergefährlich, dürfen also nicht in der Nähe eines offenen Lichtes oder brennenden Ofens angewandt werden. Die Einreibung macht man durch sanfte kreisförmige Bewegung der Hand unter mäßigem Druck. Schmerzen dürfen auf keinen Fall entstehen. Es kann mit den Fingerspitzen oder mit der ganzen Hand gerieben werden. Beim Reiben mit der ganzen Hand kommen Daumen- und Kleinfingerballen in erster Linie in Betracht.

Zur Vermeidung von Ansteckungen und Reizung der eigenen Haut durch die einzureibenden Arzneistoffe kann man sich auch für die Einreibungen eines Reibelappens oder Reibeballens aus weichem Leder, Flanell usw. bedienen. Die Flüssigkeit oder Salbe wird auf den Lappen aufgegossen oder dick aufgetragen. Der Reibelappen wird zur Herstellung eines Reibeballens über einen dicken, mit Mull überzogenen Wattebausch oder einen pilzförmigen Glas- oder Holzknäuel gewickelt.

Die Einreibung ist beendet, wenn der Stoff in die Haut eingedrungen ist. Dies ist bei Flüssigkeiten dann der Fall, wenn die Haut wieder ganz trocken ist, bei öligen Mitteln und Salben, wenn die Haut nur noch einen schwachen Fettglanz zeigt. Bei Einreibung mit grauer Quecksilbersalbe reibt man, bis die Haut kaum noch eine Spur von Graufärbung aufweist. Zahl und Dauer der Einreibungen sowie die Menge des zu jeder Einreibung zu verwendenden Arzneimittels bestimmt der Arzt. Nach Beendigung der Einreibung mit Salbe oder öligen Flüssigkeiten wickelt man die eingeriebenen Stellen zum Schutz der Leib- und Bettwäsche mit einer Flanellbinde ein.

Bei Einreibungen von reizenden Stoffen, z. B. Chrysarobin, darf der Einreibende nichts von dem stark reizenden Arzneistoff in die Augen bekommen. Auch der Kranke, der leicht seine Finger durch Kratzen mit der Salbe verunreinigt, ist davor zu warnen.

Bei Verwendung von grauer Salbe ist auf besonders peinliche Reinhaltung des Mundes und Pflege der Zähne zu achten.

Alle Einreibungen müssen mit reinen und gewärmten Händen vorgenommen werden. Nach beendigter Einreibung sind die Hände gründlich zu reinigen. Wer Wunden an den Händen hat, darf keine Einreibungen vornehmen!

Einstreichen von Salben in das Auge.

Bei Erkrankungen der Bindehaut und Hornhaut streicht man eine nicht reizende Salbe in den Bindehautsack. Man nimmt von der Salbe etwa die Menge einer kleinen Erbse auf das Ende eines feinen Glasstäbchens, öffnet beide Lider, indem man sie mit Daumen und Zeigefinger leicht auseinanderzieht und bringt die Salbe von der Seite her in den Bindehautsack, schließt dann die Lider über Glasstab und Salbe und zieht den Glasstab zurück. Auf diese Weise bleibt die Salbe im Bindehautsack. Sie wird durch vorsichtiges Massieren von außen her im Bindehautsack verteilt.

Anwendungen von Kälte und Wärme.

Kälte und Wärme können feucht oder trocken auf die ganze Körperoberfläche (allgemein) oder auf einzelne Körperteile (örtlich) zur Einwirkung gebracht werden. Kälte und Wärme werden angewandt in Form von Waschungen, Abreibungen, Bädern, Übergießungen, Duschen, Einschließungen des Körpers oder einzelner Körperteile in heiße Luft oder heißen Dampf, durch Kühl- und Wärmeapparate. Die verschiedenen Behandlungsformen dürfen nur auf Verordnung des Arztes ausgeführt werden, der unter Umständen auch die anzuwendenden Wärmegrade bestimmt. Bei jeder Teilanwendung von Kälte oder feuchter Wärme ist Kleidung und Bett des Kranken vor Durchfeuchtung zu schützen. Ferner ist dafür zu sorgen, daß Kälte und Hitze nicht Erfrierungen oder Verbrühungen erzeugen. Ist zwischen der Anordnung durch den Arzt und der Ausführung bei dem Kranken eine merkliche Änderung des Befindens eingetreten, so ist der Arzt zu benachrichtigen. Einwicklungen, Duschen und Bäder, überhaupt alle eingreifenden Kälte- und Wärmeeinwirkungen sollen bei Leuten, die erhitzt, aufgeregt oder abgespannt sind, erst angewendet werden, wenn sie sich völlig beruhigt und abgekühlt haben. Unmittelbar nach größeren Mahlzeiten oder auf nüchternen Magen sollen solche eingreifenden Verfahren nicht angewendet werden.

Wird die Behandlung nicht im Krankenzimmer, sondern in einem besonderen Raum ausgeführt, so darf dessen Luftwärme nicht wesentlich von der gewöhnlichen Zimmerwärme verschieden sein (Zimmerwärme 18°). Man vermeide die Benutzung zu warmer und zu enger Räume, da leicht Beklemmungen und Beängstigungszustände durch Blutandrang nach dem Kopfe entstehen können. Zugige Räume sind wegen der Erkältungsgefahr zu vermeiden. Nach jeder Behandlung muß der Kranke gut zugedeckt werden.

Wenn größere Teile des Körpers höheren Wärmegraden ausgesetzt werden, besteht die Gefahr, daß durch Blutandrang nach dem Kopf Schwindelgefühl oder gar Ohnmachten auftreten. Vor Beginn solcher Maßnahmen sind kalte Umschläge auf den Kopf zu legen oder zum sofortigen Gebrauch bereitzuhalten.

Übergießungen des ganzen Körpers oder einzelner Körperteile (Güsse) werden aus einem weiten Gefäß (Eimer, Kübel) und aus geringer Höhe vorgenommen. Die Übergießungen des ganzen Körpers durch die Brause einer Gießkanne bezeichnet man als Regenbad. Für die Übergießungen werden die Kranken in eine leere Wanne oder in ein lauwarmes Halbbad gesetzt oder gestellt. Die Übergießungen dauern nur ½—1 Minute. Güsse auf den bloßen Kopf des Kranken ohne besondere ausdrückliche Verordnung sind verboten. Der Kopf muß mit einer Gummi- oder Zeugkappe bedeckt sein. Der Guß von oben darf nur gegen die Nackengegend gerichtet sein. Kalte Übergießungen werden häufig während eines Voll- oder Halbbades gemacht. Beim Knieguß werden die Beine aufsteigend vom Knöchel bis zum Knie herauf an der Vorder- und Rückseite berieselt, beim Schenkelguß vom Knöchel aufsteigend bis zur Hüftgegend; beim Vollguß wird der ganze Körper berieselt. Die Berieselung von oben her bezeichnet man als Oberguß. Wird das Wasser von unten nach oben emporgeschleudert, so spricht man von Untergüssen.

Aus Duschen gelangt das Wasser unter stärkerem Druck auf den Körper. Eine Dusche im geschlossenen Strahl bezeichnet man als Strahldusche, eine durch ein Brausensieb als Regendusche.

Wird der Wasserstrahl durch eine klappenartige Ausflußvorrichtung flächenhaft verbreitert, so spricht man von einer Fächerdusche. Duschen, bei denen in demselben Strahl allmählich kälteres und wärmeres Wasser wechselt, bezeichnet man als schottische Duschen, solche mit sekundenweisem Wechsel von Heiß und Kalt als Wechseldusche. Kalte Duschen für einzelne Gelenke kann man zweckmäßig mit einem gewöhnlichen an die Wasserleitung angeschlossenen Gummischlauch von 2—3 cm Durchmesser geben. Der Kranke muß vor Durchnässung durch das umherspritzende Wasser geschützt werden. Auch mit Dampf werden Duschen aus besonderen Apparaten verabreicht (Dampfduschen).

Bei Einpackungen unterscheidet man die Ganzpackung, wobei die Arme mit eingepackt werden, die Rumpfpackung, wobei die Packung von der Achselhöhle bis zur Hüfte reicht, die Dreiviertelpackung, die, bei der Achselhöhle beginnend, auch die Beine mit einbezieht. Die Packungen können als kalte, als feuchtwarme und als Schwitzpackungen angewendet werden. Gelegentlich finden auch Trockenpackungen Anwendung.

Für die Ausführung einer kalten Einpackung wird über die Matratze oder ein geeignetes Ruhebett eine wollene Decke gebreitet. Dann taucht man ein großes Bettlaken in kaltes Wasser, wringt es gut aus und breitet es über die Decke. Nun legt man den völlig entkleideten Kranken auf das Laken, wickelt ihn, mit Ausnahme des Gesichts, vollkommen ein und umhüllt ihn sorgfältig mit der wollenen Decke. Nach 5—10 Minuten wird der Kranke wieder ausgewickelt. Dieses Verfahren wird je nach ärztlicher Anordnung wiederholt. Um das Reiben der wollenen Decke am Kinn zu vermeiden, kann hier ein großes weiches Leinentuch eingelegt werden.

Nimmt man an Stelle des kalten Wassers solches von 22°, so wirkt eine solche Einwicklung von vornherein wärmend und schweißtreibend. Das gleiche ist der Fall, wenn man eine kalte Packung längere Zeit, mindestens eine halbe Stunde liegen läßt (feuchtwarme Packungen).

Für Schwitzpackungen kann man die schweißtreibende Wirkung der feuchtwarmen Packung durch Eingeben heißen Tees oder heißer Zitronenlimonade vor der Einpackung begünstigen. Die schweißtreibende Wirkung wird noch weiter unterstützt, wenn auf ärztliche Anordnung 1 bis 2 Tabletten Acid. acetylo-salizylicum gegeben werden.

Alle Packungen greifen den Kranken stark an. Während der Dauer der Packung ist er ständig zu überwachen. Nach der Packung wird der Kranke mit einem angewärmten Frottiertuch

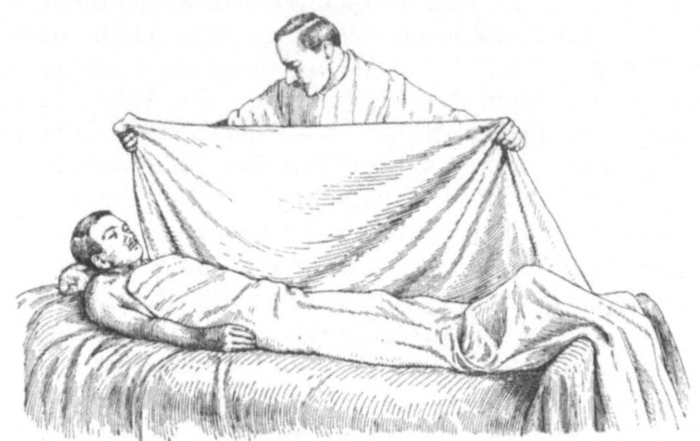

Abb. 120. Nasse Einpackung des gesamten Körpers; 1. das nasse Laken wird über dem Körper zusammengelegt.

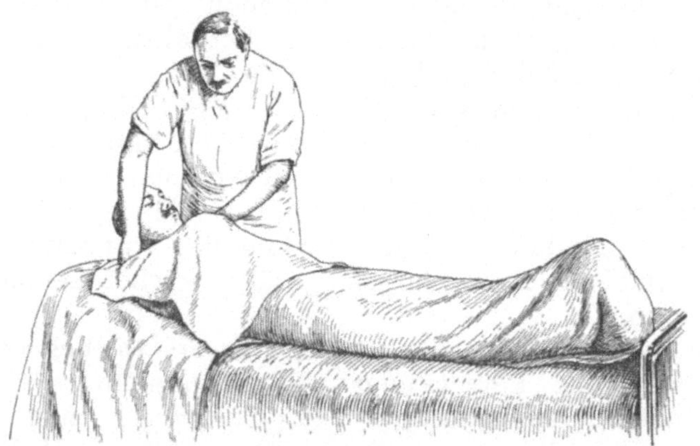

Abb. 121. Nasse Einpackung des ganzen Körpers; 2. die wollene Decke ist über dem Laken zusammengeschlagen, um den Hals wird ein trockenes weiches Tuch gelegt.

trockengerieben; er erhält ein frisches Hemd, das Bett, in das er gebracht wird, ist vorzuwärmen.

Kalte Abreibungen des ganzen Körpers werden im allgemeinen mit Wasser von 15⁰ und einem Laken vorgenommen, das mindestens 1,5 m breit und 2 m lang ist. Die Pflegeperson ordnet einen Längssaum des nassen, gut ausgewrungenen Lakens fächerförmig in einer Hand zu Quetschfalten und behält nur einen Zipfel in der Linken. Sie stellt sich vor den Kranken, der die Arme waagerecht ausbreitet. Sie legt den mit der linken Hand gehaltenen Zipfel in die rechte Achselhöhle des Kranken, der ihn durch Senken des Armes an den Rumpf andrückt und festhält. Das Laken wird dann

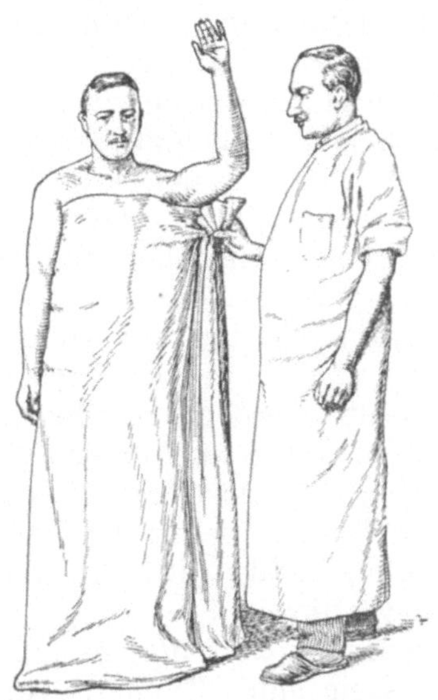

Abb. 122. Kalte Abreibung des ganzen Körpers: 1. Laken unterhalb der Arme festgehalten.

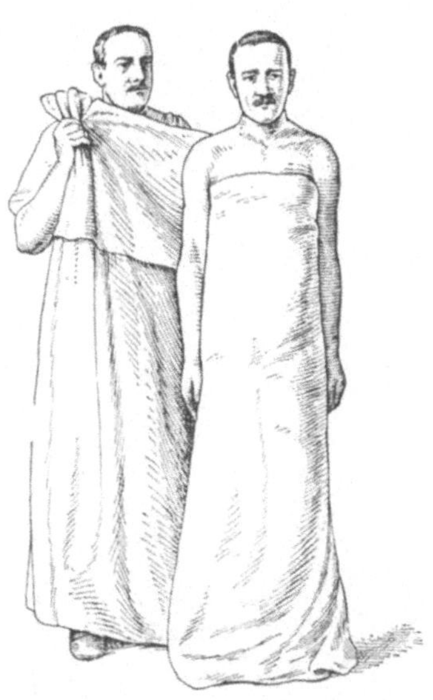

Abb. 123. Kalte Abreibung des ganzen Körpers: 2. Laken über Arme und Schultern gewickelt.

über Brust und Bauch des Kranken bis zur linken Achselhöhle geführt und hier ebenfalls durch Herabsenken des linken Armes vom Kranken festgehalten. Das Laken wird dann über den Armen weiterhin um den Kranken herumgeschlagen. Dann reibt die Krankenpflegeperson die Haut des Kranken, indem sie mit den Händen schnell in langen, auch über die Beine gehenden Zügen allseitig auf- und abwärts streicht. Am Bauch sollen diese Bewegungen kreisförmig sein. Soll der Reiz verstärkt werden, so wird der Kranke mit flachen Händen leicht abgeklatscht. Nach Beendigung der Abreibung wird der Kranke ausgewickelt, mit einem trockenen

Tuch umhüllt und kräftig trockengerieben. In gleicher Weise können einzelne Körperteile behandelt werden.

Umschläge werden im Gegensatz zu Einpackungen nur an einzelnen Körperteilen angewendet, z. B. als Hals-, Brust- oder Leibumschlag. Man unterscheidet kalte Umschläge, feuchte Wickel, feuchte Verbände, feuchtwarme Umschläge und Breiumschläge.

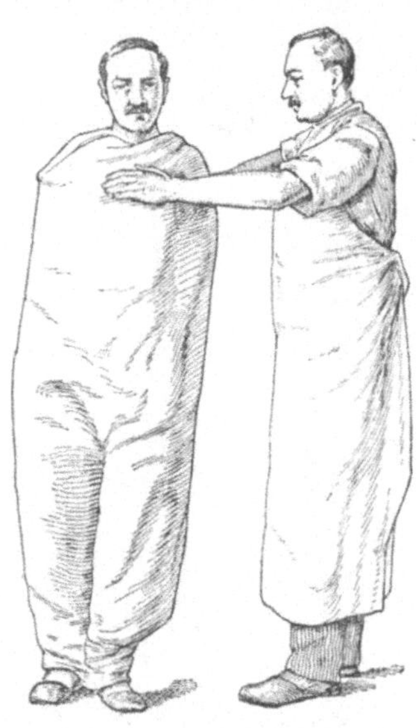

Abb. 124. Kalte Abreibung des ganzen Körpers: 3. Der Körper wird gerieben.

Der kalte Umschlag wird meist als Aufschlag verwendet. Ein mit kaltem Wasser getränktes Tuch wird leicht ausgedrückt und auf den dazu bestimmten Körperteil aufgelegt, aber nicht angewickelt. Die Umgebung ist dabei vor Durchnässung zu schützen.

Sobald der Umschlag die beabsichtigte Temperatur nicht mehr besitzt, so muß, besonders bei der stetigen Einwirkung von Kälte, der Umschlag oft gewechselt werden, mindestens alle 5 Minuten. Man nimmt also für kalte und für heiße Umschläge zweckmäßig mehrere Kompressen in Gebrauch, von denen eine auf dem Körper, die zweite im Wasser liegt.

Zu warmen Umschlägen sind dicke Kompressen und Tücher, für kalte dünnere vorzuziehen. Dünne drücken weniger auf die schmerzenden Teile und bleiben länger kühl, weil sie die ausstrahlende Wärme schnell wieder durch Verdunstung an ihrer Oberfläche abgeben. Kalte Kompressen dürfen nicht mit Woll- oder Gummistoff zugedeckt werden.

Feuchte Wickel (Prießnitzumschläge). Man taucht ein Stück Nesselstoff oder Leinwand, das je nach Größe und Beschaffenheit des zu bedeckenden Körperteils verschieden zusammengelegt wird, in Wasser von Stubenwärme und drückt es so weit aus, daß es nicht mehr tropft, und legt es glatt auf den erkrankten Körperteil. Darüber deckt man ein Stück wollenen Stoff, das den feuchten Umschlag nach allen Seiten und mindestens zwei bis drei Querfinger breit überragt. Das Ganze wird dann durch umgelegte breite

Tücher oder durch Flanell befestigt. Der feuchte Wickel bleibt so lange liegen, wie der Arzt dies anordnet. In der Regel wird er nach 2—4 Stunden gewechselt. Falls der Umschlag nicht erneuert werden soll, ist der betreffende Körperteil gut abzutrocknen und dann gut trocken einzuhüllen.

Bei einem Brustwickel kann man das Verschieben des Wickels dadurch verhüten, daß man zwei Bindenstreifen nach Art von Hosenträgern über das Wolltuch des fertigen Umschlags befestigt.

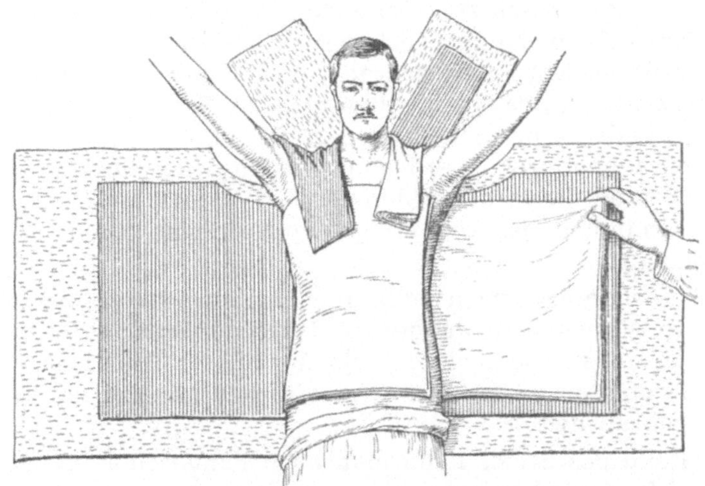

Abb. 125. Feuchtwarmer Umschlag um den Rumpf; von innen nach außen: Leinentuch, Billrothbattist, Flanell.

F e u c h t w a r m e U m s c h l ä g e unterscheiden sich von den feuchten Wickeln dadurch, daß durch wasserdichten Stoff (Gummituch, Billroth-Battist usw.) die Verdunstung der Feuchtigkeit verhindert wird. Der feuchtwarme Umschlag besteht danach aus drei Schichten, die von innen nach außen immer größer werden, so daß die eine die andere gut überdeckt, dem feuchten Tuch, dem wasserdichten Stoff und dem äußeren Wolltuch. Feuchtwarme Umschläge bleiben je nach Anordnung des Arztes 2—3 Stunden liegen. Die Wirkung des feuchtwarmen Umschlags kann durch Auflegen eines elektrischen Heizkissens auf den Verband erhöht werden. Das Heizkissen und seine Kabel dürfen niemals mit Feuchtigkeit in Berührung kommen, wegen Gefahr des Kurzschlusses und der elektrischen Verbrennung.

Feuchte Verbände. Hierzu werden kalte Arzneilösungen, Borwasser, Essigsaure Tonerde usw. verwendet. Über die feuchten Kompressen kommt wasserdichter Stoff, dann eine Binde. Bei den Dunstverbänden wird der wasserdichte Stoff durchlöchert, damit die Feuchtigkeit abdunsten kann, z. B. beim Alkoholdunstverband.

Heiße Breiumschläge (Kataplasmen) werden aus Leinsamen, Hafergrütze, Roggenkleie usw. bereitet. Die betreffende Substanz ist mit Wasser zu einem dicken Brei anzurühren, der gekocht wird. Diese stets frisch zu bereitende Masse wird warm, mindestens fingerdick auf ein dünnes Tuch gestrichen und der Stoff dann auf den erkrankten Körperteil gebracht, nachdem man sich vorher davon überzeugt hat, daß er nicht zu heiß ist. Er wird mit wasserdichtem Stoff bedeckt und mit Binden abgewickelt. Der Umschlag darf nicht eher abgenommen werden, als bis ein neuer zur Hand ist. Beim Wechseln muß die Haut mit lauwarmem Wasser gereinigt werden. Nach Beendigung der Umschläge wird sie mit einem erwärmten Tuch bedeckt.

Zum Wiedererwärmen erkalteter Breiumschläge benutzt man besondere Wärmevorrichtungen, in denen der Brei mit Dampf erhitzt wird. Ausnahmsweise kann man einen größeren Topf, in dem Wasser kochend gehalten wird und in den ein Sieb gesenkt ist, für diesen Zweck gebrauchen.

An Stelle des Breies kann man auch Fangoschlamm oder einen Brei aus Moorerde benutzen.

Heiße Luft oder heißen Dampf läßt man auf den ganzen Körper oder einzelne Teile einwirken. Auf den ganzen Körper wirkt heiße Luft in den römisch-irischen Bädern.

Heißluftbäder können im Krankenzimmer, wenn der Kranke sitzen darf, behelfsmäßig hergerichtet werden. Der Kranke sitzt auf einem Holzstuhl und wird mit einem Gummituch oder dicken Wolldecken bis zum Hals zugedeckt. Die Decke muß am Hals gut anschließen und überall bis auf den Boden reichen. Durch einen in Schulterhöhe eingefügten Reifen wird das Gummituch oder die Decke zweckmäßig etwas vom Körper ferngehalten. Unter den Stuhl wird eine brennende Spirituslampe gestellt. Damit der Kranke nicht in Gefahr kommt, sich die Füße zu verbrennen, werden vor die vorderen Stuhlbeine Bretter gelegt. Ständige Aufsicht ist nötig. Zweckmäßiger als diese Behelfsvorrichtung ist die Anwendung elektrischer Lichtbäder, bei denen der Kranke in einem

Kasten sitzt, aus dem nur der Kopf heraussieht, und die durch Kohlenfadenglühlampen erhitzt werden.

Zur örtlichen Heißluftbehandlung verwendet man Heißluftkästen, die elektrisch betrieben oder mit Spiritusflammen geheizt werden. Diese Heißluftkästen gibt es in verschiedenen Größen für die Behandlung von einzelnen Körperteilen und auch für den ganzen Körper für liegende Kranke. Die Wand des Heizraumes bildet ein Gestell, das außen mit Wollstoff überzogen ist und innen das Heiznetz trägt, das vom Behandlungsraum durch Asbest isoliert ist. Eine verschließbare Öffnung an der Decke des Heizraumes läßt die vom Schwitzen feuchte Luft ausströmen. Ein Thermometer an der Decke zeigt die Wärme an. Die Glühlichtkästen bestehen aus Holzreifengestellen oder Holzkästen, an deren Innenwand eine große Anzahl von Kohlenfadenglühlampen angebracht sind. Diese Kohlenfadenglühlampen sind besonders empfindlich gegen Erschütterung.

Heißluftbehandlung wird nur vom Arzt verordnet. Der erkrankte Körperteil wird entblößt, bei empfindlichen Kranken mit einem dünnen Baumwollstoff bedeckt. Er wird sorgfältig in dem Heizkasten gelagert. Der Kasten wird mit Wolldecken abgedichtet. Wegen der Gefahr der Verbrennung darf ein Lagewechsel nicht mehr vorgenommen werden, sobald die Lampen brennen. Besondere Vorsicht ist bei solchen Kranken notwendig, deren Körperoberfläche teilweise unempfindlich ist (Sensibilitätsstörungen). Bei elektrisch heizbaren Kästen wird die Wärme durch Serienschaltung geregelt, bei den durch Spiritus heizbaren durch Höherstellen oder Senken des Brenners. Das örtliche Heißluftbad dauert etwa 20 Minuten. Es soll im allgemeinen eine Wärme von 80^0 haben. Höhere Wärmegrade oder längere Verweildauer bestimmt der Arzt gesondert.

Mit Hilfe solcher Glühlichtkästen läßt sich auch bei entsprechender Länge der Reifengestelle für bettlägerige Kranke ein Heißluftbad für den ganzen Körper mit Ausnahme des Kopfes herstellen. Der Kopf wird dabei durch kalte Umschläge kühl gehalten. Nach Beendigung des Heißluftganzbades wird meist ein warmes, allmählich abzukühlendes Bad mit nachfolgender Abreibung verordnet. Ist dies nicht der Fall, so wird der Kranke sorgfältig mit erwärmten Tüchern abgetrocknet und in ein erwärmtes Bett gepackt. Bei Heißluftganzbädern im Bett oder im Sitzen darf der Kranke niemals ohne Aufsicht sein.

Bei trockenen Einwicklungen zum Schwitzen wird der Kranke ebenso wie zu einer nassen Einwicklung eingepackt, nur wird das Leintuch nicht angefeuchtet. Die in der Decke eingeschlossene Luft muß nun durch die eigene Körperwärme erhitzt werden. Aus diesem Grunde muß die Decke am Hals gut anschließen und müssen die Füße gut eingepackt werden. Nach der Einwicklung des Kranken wird er mit einer Wolldecke zugedeckt. Er erhält dann reichlich warme Getränke (Fliedertee, Lindenblütentee, heißes Zitronenwasser). Nach etwa $\frac{1}{2}$ bis 1 Stunde kommt es zum Schweißausbruch. Das Schwitzen wird etwa 1 Stunde durchgeführt. Nach Beendigung wird die Bedeckung entfernt, die Einwicklung geöffnet und die Haut unter der Decke mit erwärmten Tüchern gut abgetrocknet. Meist schwitzen die Kranken noch nach, darum läßt man sie noch einige Zeit unter der lockeren Decke liegen und trocknet sie dann noch einmal ab. Schließlich wird der Kranke in ein erwärmtes Bett gelegt.

Dampfbäder (russische Bäder) werden in Anstalten verabreicht. Sie können auch als Kastendampfbäder im Haus des Kranken gegeben werden. Nachdem dem Kranken eine kühle Kompresse um Hals und Schulter gelegt wird, wird er in den Dampfkasten oder in eine ähnliche Vorrichtung wie zur Erzeugung eines Heißluftbades gesetzt. Der in einem besonderen Dampferzeuger entwickelte Dampf wird eingelassen. Aus dem Halsausschnitt dürfen keine Dämpfe entweichen. Man legt hier nasse Tücher um. Bei Blutandrang zum Kopfe wird eine nasse Kompresse auf diesen gelegt. Dauert der Blutandrang an oder tritt Herzklopfen ein, so wird das Bad abgebrochen. Nach dem Kastenbad muß ein warmes Bad bereitstehen, das allmählich abgekühlt wird.

Die Einwirkung heißer Dämpfe auf einzelne Körperteile nennt man Bähungen. Über ein Gefäß mit heißem Wasser oder Kamillentee werden Bindenstreifen gespannt, auf denen das Glied ruht, ohne in das Wasser einzutauchen und verbrüht zu werden. Über das Glied und das Gefäß mit heißem Wasser werden Tücher gedeckt, damit der Dampf nicht entweichen kann.

Sollen die Dämpfe in die Nase oder in den Gehörgang geleitet werden, so stellt man einen Trichter umgekehrt über ein Gefäß mit heißem Wasser und hält den Gehörgang oder das Nasenloch über die Trichteröffnung.

Zur trockenen Hitzeeinwirkung auf einzelne Körperteile kann man auch erwärmte Kissen verwenden, die mit Spreu,

Kleie, Mehl oder trockenen Kräutern gefüllt werden. Die Überzüge müssen dünn, aber staubdicht sein. Zu gleichem Zweck benutzt man auch erhitzte Wolldecken und erwärmte flache Dachziegel oder Topfdeckel, die in wollene Tücher eingeschlagen sind. Diese Gegenstände eignen sich, da sie verhältnismäßig leicht sind, zum Auflegen auf Körperteile. Schwerere Gegenstände, wie erhitzte Sandsäcke, Ziegelsteine oder mit heißem Wasser oder Luft gefüllte Kruken, kann man nur neben die kranken Körperteile legen. Um Verbrühungen zu vermeiden, müssen sie in Decken gehüllt werden. Flaschen und Kruken dürfen nur mit heißem und nie mit kochendem Wasser und auch nur zur Hälfte gefüllt werden, damit sie nicht springen. Pfropfen müssen fest zugebunden, Metallschraubverschlüsse durch Umkippen der Gefäße auf ihre Dichtigkeit geprüft werden. Auch Gummiblasen, die mit heißem Wasser gefüllt sind, können zur örtlichen Wärmebehandlung benutzt werden.

T h e r m o p h o r e sind Gummikissen, die mit einer Salzmischung gefüllt sind, die einmal aufgekocht oder über heißem Wasser gewärmt, sehr lange ihre Wärme behalten. Durch das Kochen löst sich das Salz und kristallisiert allmählich wieder. Die auf den Thermophoren angegebenen Erhitzungs- oder Kochzeiten sind genau innezuhalten, da sie durch längeres Erhitzen unbrauchbar werden. Elektrische Heizkissen werden an die Lichtleitung angeschlossen. Sie besitzen Etappenschalter, die auf einen bestimmten Wärmegrad eingestellt werden oder die sich automatisch auf etwa 60° einstellen.

Kälte- und Wärmeschlangen, Kälteschläuche sind Schlauch- oder Röhrensysteme, durch die man kaltes oder warmes Wasser laufen läßt. Um die Kälte oder Wärme auf einer größeren Fläche zur Wirkung zu bringen, ist der Schlauch oder das Rohr in eng aneinanderliegenden Spiralen oder schlangenförmigen Windungen angeordnet. Je schneller das Wasser durchfließt, um so stärker ist die Abkühlung oder Erwärmung.

Zur K ä l t e e i n w i r k u n g dienen Eisblasen, Eisbeutel und Eisflaschen, die meist aus Gummistoff, selten aus Blech angefertigt sind und Schraubverschlüsse tragen, die durch Gummiringe abgedichtet sind. Für einzelne Körperteile gibt es besonders geformte Eisbeutel, so für Herz, Hals, Auge und Ohr.

Im Notfall kann man Eis in ein Stück Gummistoff einschlagen, dessen zu Falten geordnete Ränder fest um einen dicken, in der Mitte eingeschnittenen Pfropfen aus Kork oder Holz geschnürt werden, so daß ein Beutel entsteht.

Das Eis wird vor dem Einfüllen auf einem sauberen Tuch mit einer Nadel oder einem Pfriem zerkleinert. Benutzt man Hammer und Nagel zum Zerkleinern, so muß das Tuch so übergeschlagen werden, daß das Eis nicht herumspritzt.

Eine Gummieisblase darf nur etwa zur Hälfte mit Eis gefüllt werden, damit sie sich dem Körper gut anschmiegen kann. Nach dem Einfüllen des Eises drückt man alle überflüssige Luft heraus und schließt den Schraubverschluß. Bei der Anwendung ist der Eisbeutel in eine Leinwandkompresse einzuwickeln, damit die Haut nicht erfriert. Die Eisblase darf nicht auf den kranken Körperteil drücken, weil in dem entzündeten Gewebe auch leichter Druck starke Schmerzen hervorruft. Unter Umständen ist die Eisblase deshalb an einer Schnur, die über das Bett gespannt wird, oder an einer zweckmäßig aufgestellten Reifenbahre so aufzuhängen, daß sie die kranke Stelle eben berührt, jedoch nicht mit dem ganzen Gewicht auf ihr lastet.

Das Eis ist zu erneuern, bevor es ganz geschmolzen ist. Ist angeordnet, daß die Eisblase nur zeitweilig aufgelegt werden soll, so muß pünktlich gewechselt werden. Klagt der Kranke über Schmerz, so ist die Eisblase sofort zu entfernen.

Vor dem Auflegen jeder Eisblase ist zu prüfen, ob der Verschluß dicht ist und ob die Eisblase nicht läuft. Auch dichte Blasen beschlagen nach kurzer Zeit, sobald sie sich in einem warmen Raum befinden, deshalb ist die Eisblase von Zeit zu Zeit abzutrocknen.

Hautreizende Mittel.

Als hautreizendes Mittel dient in erster Linie der Senf. Zu einem Senfteig wird frisch gestoßener Senfsamen in warmem Wasser zu einem dicken Brei gerührt. Der Brei wird auf Leinwand doppelt messerrückendick aufgestrichen und mit einem Stück Mull bedeckt. Mit dieser Seite wird das Pflaster noch warm auf die kranke Stelle gelegt. Sobald lebhafte Reizung und Brennen auf der Haut eintritt, wird der Senfteig wieder entfernt und die Stelle lauwarm abgewaschen. Hat man nur älteres Senfmehl zur Verfügung, so wird dem Brei etwas Essig zugesetzt. Niemals sollen durch Senfbrei Blasen entstehen. Kommt es doch dazu, so wird die Stelle mit einem Salbenverband bedeckt. Heftiges Brennen der Haut wird durch Auflegen feuchter Kompressen gemildert.

Statt des Senfteigs kann man auch Senfpapier benutzen. Es wird vor der Benutzung mit warmem Wasser befeuchtet. In gleicher Weise kann man auch in Senfspiritus getränktes Fließpapier benutzen. Senfspiritus ist feuergefährlich.

Spanischfliegenpflaster (Kanthariden) wird entweder als gewöhnliches Spanischfliegenpflaster, eine dicke, schwarzgrünliche Pflastermasse, gebraucht, oder als immerwährendes Spanischfliegenpflaster auf Leinwand gestrichen, oder als Spanischfliegenkollodium. Das Pflaster bleibt liegen, bis sich eine Blase gebildet hat. Es wird dann entfernt und die Blase dicht am unteren Rand eingeschnitten. Die auslaufende Flüssigkeit ist sofort mit weißer Watte aufzufangen, da die auslaufende Flüssigkeit selbst häufig blasenziehende Eigenschaften besitzt. Auf die Hautstelle, auf der das Pflaster gelegen hat, wird dann ein Läppchen mit Borsalbe aufgelegt.

Das fertige immerwährende Spanischfliegenpflaster zieht meist erst nach längerer Zeit Blasen, bei derber Haut oft gar keine.

Spanischfliegenkollodium ist feuergefährlich!

Hautreize können auch durch Bestrahlungen (Röntgen, siehe S. 367, Sonne, siehe S. 6, künstliche Höhensonne und andere Strahlen) erzeugt werden; Anwendung nur auf ärztliche Verordnung.

Schröpfen.

Zum Schröpfen gehört ein Schröpfschnepper, Schröpfköpfe aus Messing oder Glas und eine Spirituslampe. Zum Schröpfen sind 70%iger Alkohol, eine Schüssel mit lauwarmem Wasser und mehrere sterile Tupfer bereitzuhalten.

Man unterscheidet das trockene und das blutige Schröpfen. Beim trockenen Schröpfen wirkt nur der starke Reiz des Ansaugens von Blut nach der Schröpfstelle. Die vom Arzt bezeichnete Schröpfstelle wird mit lauwarmem Wasser und Seife abgewaschen, mit sterilen Tupfern getrocknet und mit Spiritus abgerieben. Die Schröpfköpfe sind mit Spiritus abzureiben. Jeder Schröpfkopf wird mit der Öffnung nach unten über einer Spiritusflamme stark erwärmt. Der Rand darf dabei nicht so heiß werden, daß er die Haut verbrennt. Der erwärmte Schröpfkopf wird auf die Haut gedrückt. Da die Luft in ihm durch die Wärme stark verdünnt ist, saugt er beim Erkalten die Haut stark an. Schröpfköpfe werden nach kurzer Zeit, etwa 10 Minuten, mit einer leichten Drehung abgenommen.

Zum blutigen Schröpfen dient der Schröpfschnepper. Er besteht aus einem Messingkasten, in welchem auf zwei Walzen je zweimal drei Messerchen (Flieten) befestigt sind. Mit einer Schraubvorrichtung läßt man die Flieten mehr oder weniger weit heraustreten. Der Schröpfschnepper wird durch eine Hebelvorrichtung gespannt, die einem Gewehrabzug ähnelt. Beim ersten Anspannen des Abzugs treten die Messerchen heraus, beim zweiten verschwinden sie im Messingkasten. Den so aufgezogenen Schnepper setzt man an der Schröpfstelle fest auf die Haut, drückt dann auf einen seitlich angebrachten Knopf; die Walzen, an denen die Messerchen befestigt sind, schlagen schnell zurück. Die Flieten machen während des Durchschlagens kleine Einschnitte in die Haut.

Zum blutigen Schröpfen wird an einer Stelle mit dem Schnepper einmal, oder nach besonderer Anordnung zweimal, dann kreuzweise geschlagen, dann werden die vorher erwärmten Schröpfköpfe aufgesetzt, um das Blut aus den kleinen Wunden zu saugen. Die Schröpfköpfe, die mit Blut gefüllt sind, werden abgenommen, entleert und wieder aufgesetzt, bis die vom Arzt bestimmte Blutmenge abgenommen ist. Während des Wechselns der Schröpfköpfe wird das Blut mit sterilen Tupfern von der Haut abgetupft.

Nach dem Schröpfen wird die Haut mit steriler Mullkompresse bedeckt. Schröpfköpfe und Schnepper werden sorgfältig gereinigt, die Messerchen gründlich abgebürstet, gut getrocknet. Damit sie nicht rosten, fettet man sie mit Vaseline oder Paraffin ein. Die Flieten müssen scharf gehalten werden.

Örtliche Blutentziehungen werden auch durch **Blutegel** vorgenommen. Blutegel werden in einem mit Mull überspannten Gefäß in Leitungswasser aufbewahrt, das zweimal täglich gewechselt werden muß. Man setzt die Blutegel in der Weise an, daß man sie mit einer anatomischen Pinzette vorsichtig in ein Reagenzglas überführt, den Kopf des Blutegels nach der Mündung des Reagenzglases. Dann stülpt man das Reagenzglas über diejenige Stelle, an der der Blutegel beißen soll. Ausgehungerte Blutegel beißen häufig sofort. Das Anbeißen kann erleichtert werden, wenn man an die Ansaugstelle ein Tröpfchen einer 40%igen Traubenzuckerlösung bringt. Blutegel bleiben so lange sitzen, bis sie sich vollgesaugt haben. Sie werden vorsichtig mit einer anatomischen Pinzette abgenommen. Blutegelbisse bluten leicht nach, darum sind die Stellen mit einem sterilen Verband zu versehen, nachdem der Blutegel abgenommen ist.

Bei wiederholter Benutzung der gleichen Blutegel werden diese mit etwas Kochsalz bestreut. Sie geben dann das aufgenommene Blut wieder von sich.

Blutentziehung durch Aderlaß wird nur vom Arzt ausgeführt. Bereitzustellen sind ein oder zwei Straussche Kanülen, ein graduiertes Standglas für 500 ccm, sterile Tupfer, Heftpflaster und Verbandschere, eine Gummiunterlage, eine Gummischürze für den Arzt, ein Handtuch oder einen Schlauch mit Klemmen zum Stauen. Spiritus oder Jodtinktur zur Desinfektion der Haut.

Abnehmen des Harns, Katheterisieren.

Kann ein Kranker den Harn nicht lassen (Harnverhaltung), so muß die Blase mit einem Katheter entleert werden.

Beim Mann dürfen von einer Krankenpflegeperson nur weiche Gummikatheter verwendet werden, entweder solche mit konischer Spitze (Nélaton) oder in besonderen Fällen solche, bei denen die Spitze mit einem leichten Knick abgebogen ist (Thiemann-Katheter). Der Verwendung von elastischen Kathetern und Metallkathetern beim Mann ist unbedingt dem Arzt vorbehalten.

Der Ausführende steht an der linken Seite des Kranken. Vor der Einführung des Katheters wird die mit zwei Fingern auseinandergehaltene Harnröhrenmündung des auf dem Rücken liegenden Kranken mit einem Tupfer abgewischt, der mit einer Desinfektionslösung angefeuchtet ist (Sublimat, Sublamin, Quecksilber-Oxyzyanat, Zephirol, Bazillol usw.). Das Glied wird mit der linken Hand umfaßt und senkrecht in die Höhe gehalten. Es wird dann der sterile Katheter, den man mit einem sterilen Gleitmittel versehen hat, mit steriler rechter Hand oder mit steriler Pinzette in die Harnröhre eingeführt. Der Katheter wird vorsichtig und langsam eingeschoben, bis er in die Blase gelangt ist und sich der Urin entleert. Niemals darf Gewalt angewendet werden, da sonst die zarte Schleimhaut der Harnröhre verletzt wird. Findet sich ein Widerstand, so wird der Katheter ein kleines Stück zurückgezogen und der Versuch unter vorsichtig drehender Bewegung des Katheters wiederholt. Gelingt die Einführung nicht, so muß der Arzt benachrichtigt werden, der in allen schwierigen Fällen den Katheterismus sowieso selbst ausführen wird.

Zum Katheterismus ist ein dicker Gummikatheter zu nehmen. Er findet seinen Weg besser als ein dünner. Man kann mit einem dicken weniger leicht Verletzungen machen als mit einem dünnen.

Alle Katheter tragen an ihrem Ausflußende eine Zahl. Diese Zahl gibt einen Anhalt für die Dicke des Katheters. Bei den Zahlen handelt es sich um sogenannte Charrière-Grade. Ein Grad entspricht $^1/_3$ mm Durchmesser oder 1 mm Umfang. Ein Katheter Nr. 18 hat also einen Durchmesser von 6 mm und einen Umfang von 18 mm. Man nimmt zweckmäßig zum Katheterismus einen Katheter von 18—24^0 Charrière.

Zum Katheterismus bei der Frau werden vielfach kurze Katheter aus Glas benutzt. Sie sind unzweckmäßig, da sie leicht zerbrechen. Besser sind kurze Metallkatheter oder Gummikatheter. Ausführung des Katheterismus vgl. S. 375.

Bäder.

Auf ein Vollbad rechnet man für Erwachsene 20—30 Eimer, für Kinder 3—15 Eimer zu je 10 Litern. Beim Vollbad soll das Wasser dem im Bade Sitzenden bis an die Schulter reichen. Will man dies bei geringerem Wasservorrat erreichen, so wird unter Umständen das Fußende der Wanne etwas hochgestellt. Bei Halbbädern (12 bis 15 Eimer) reicht das Wasser bis zur Nabelhöhe des Badenden. Bei Teilbädern muß der entsprechende Körperteil in der entsprechenden Wanne völlig unter Wasser liegen.

Den Wärmegrad des Bades gibt der Arzt an, er wird mit einem Badethermometer bestimmt. Ein kaltes Bad hat 15—25^0 C, ein lauwarmes 25—30^0, ein warmes 30—37^0, ein heißes über 37^0. Da sich kaltes und warmes Wasser nur langsam mischen, muß das Badewasser immer wieder kräftig durchgerührt werden, bis der vorgeschriebene Wärmegrad genau eingestellt ist.

In einzelnen Haushaltungen findet sich unter Umständen noch ein Badethermometer nach Réaumur. Auf diesem Thermometer entspricht der Siedegrad des Wassers, der auf dem Celsiusthermometer bei 100^0 liegt, 80^0 R. 1^0 C entspricht $^4/_5{}^0$ R. Ein 35^0 warmes Bad ist daher auf $35 \times {}^4/_5 = 28^0$ R einzustellen.

Muß das Bad im Krankenzimmer hergerichtet werden, so darf der Kranke durch die Vorbereitung möglichst wenig belästigt werden. Man stelle einen Bettschirm vor das Bett. Das Wasser soll möglichst ohne Geräusch eingegossen werden; die Umgebung der Badewanne ist durch Decken vor Nässe zu schützen. Unnötige Dampfbildung wird dadurch vermieden, daß man zuerst kaltes Wasser einfüllt und dann heißes nachgießt. Nach Beendigung des Bades wird die Wanne sofort aus dem Krankenzimmer geschafft.

Bei Zurichtung des Bades in einem Badezimmer müssen alle Vorbereitungen beendet sein, bevor der Kranke den Baderaum betritt. Das Badezimmer muß hinreichend erwärmt sein (19—20°). Nach Auswischen und Ausspülen der Badewanne ist das Badewasser einzulassen und seine Wärme auf die ärztlich verordnete Höhe einzustellen. Fenster und Türen müssen geschlossen sein, damit kein Zug

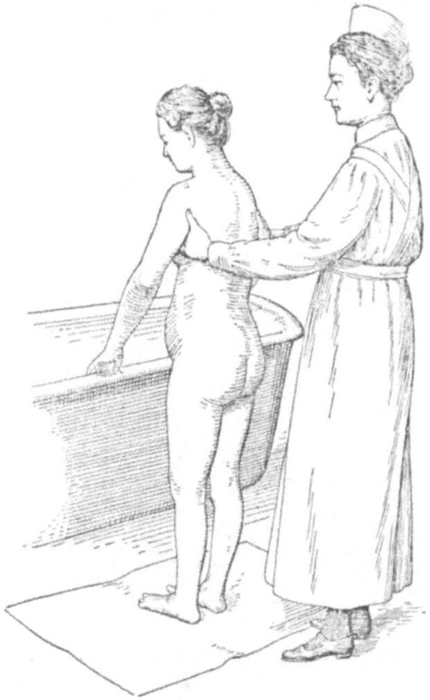

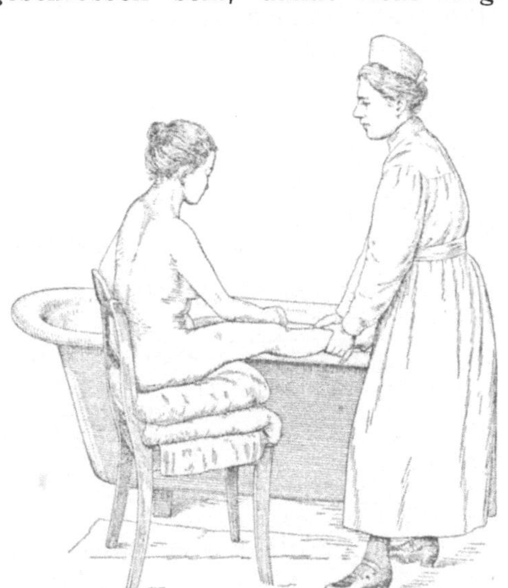

Abb. 126. Unterstützung beim Einsteigen in das Bad.

Abb. 127. Heben in das Bad mit Hilfe eines gepolsterten Stuhles.

entsteht. Immer sind bereitzustellen: ein Stuhl, frisches Trinkwasser und eine Schale mit kaltem Wasser und Kompressen für Kopfumschläge. Ferner Seife und etwa sonstige Desinfektionsmittel, die erwärmte Badewäsche und reine Wäsche für den Kranken. An Badewäsche sind mindestens ein dünnes und zwei dicke Handtücher erforderlich, von denen eines zunächst als Badeteppich vor die Wanne ausgebreitet und später zum Abtrocknen der Füße benutzt wird. Wenn irgend möglich, soll das eine Handtuch ein großes Badetuch sein, das nötigenfalls durch ein Bettlaken zu ersetzen ist (Bademantel). Erwünscht ist, wenn der nötige Raum vorhanden ist, noch ein Ruhebett.

Die Zeit während des Bades wird zur Reinigung und Lüftung des Krankenzimmers und zur Erneuerung des Krankenbettes benutzt. Die Krankenpflegeperson darf den Badenden aber nur mit Erlaubnis des Arztes während des Bades verlassen. Unter Umständen muß Reinigung und Lüftung des Krankenzimmers durch Angehörige des Kranken durchgeführt werden. Nach der Ordnung des Krankenlagers und Lüftung des Zimmers sind die Fenster zu schließen. Bett und Zimmer müssen erwärmt sein, damit sich der Kranke bei der Rückkehr nicht erkältet.

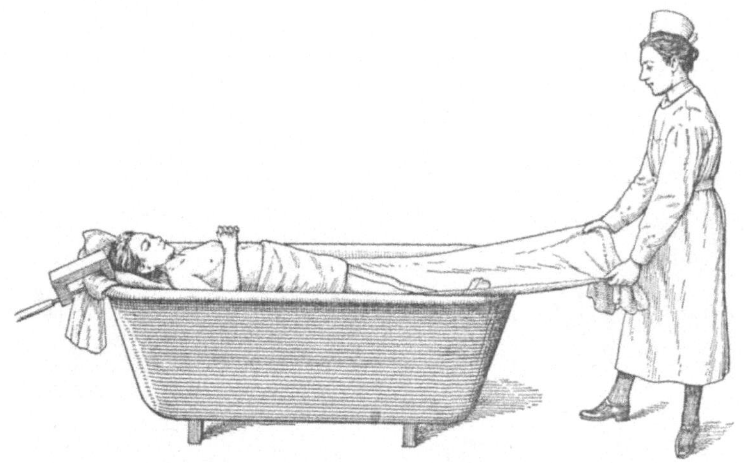

Abb. 128. Bad auf einem an der Wanne befestigten Laken.

Schwache Kranke werden in das Badezimmer getragen. Alle Kranken müssen beim Einsteigen in die Wanne unterstützt und vor Ausgleiten behütet werden. Eine einfache Methode, um schwächliche Kranke sicher und schnell in die Badewanne zu bringen, besteht darin, daß der Kranke neben der Wanne auf einen durch Polster erhöhten Stuhl gesetzt wird, dann werden die Beine über den Wannenrand gelegt und der Kranke vorsichtig nachgehoben und dann in die Wanne gelegt. Eine noch schonendere Art ist die folgende: Ein auf die Breite der Badewanne zusammengelegtes Badelaken wird am Kopfende durch Schraubzwingen oder mit Stricken befestigt und am Fußende von einem Pfleger gespannt gehalten. Auf dieses Laken wird der Kranke wie beim Umbetten gelegt und langsam so tief wie beabsichtigt ins Wasser gesenkt, durch Nachlassen des Zuges am Fußende. Soll er nicht bis auf den Boden der Wanne herabgelassen werden, so kann auch das Fußende des Lakens an geeigneter Stelle mit Schraubzwingen befestigt werden (Lakenbad). Durch Anziehen des Tuches am Fußende wird der Kranke später wieder aus der Wanne emporgehoben. Braucht der Kranke eine Unterstützung, so kann auf dem Tuche oder zwischen den Wänden der Wanne eine starke Rolle oder ein Luftkissen in Höhe der Oberschenkel quer befestigt werden. Zur bequemen Lage des Kopfes dient ein mit Gummistoff bezogenes Kissen oder ein gut gesäuberter Gummisitzring.

Auf Zwischenfälle verschiedener Art, Ohnmachten, Blutandrang zum Kopf, Herzklopfen, muß gleich vom Beginn des Bades ab geachtet werden. Das erste Zeichen einer nahenden Ohnmacht ist wiederholtes Gähnen. Man lege dem Kranken einen kalten Umschlag um den Kopf und gebe ihm frisches Wasser zu trinken. Erholt der Kranke sich nicht schnell, wird er sofort aus dem Bad gehoben und flach auf das Ruhebett gelegt.

In kühlen und in Halbbädern wird der Kranke fleißig gerieben, am besten mit einem Frottiertuch oder Frottierhandschuh, besonders an den Gliedmaßen und an denjenigen Stellen, wo Kältegefühl eintritt. Unruhige Kranke dürfen im Bad nicht mit roher Gewalt gehalten werden.

Tragbare elektrische Lampen dürfen sich nicht im Badezimmer befinden. Der Lichtstrom ist stark genug, tödliche Unfälle zu erzeugen, wenn Lampen, Anschlußteile oder das Kabel mit nassen Händen berührt werden oder das Kabel in das Badewasser hineinhängt.

Während und nach dem Bad werden nach ärztlicher Anordnung bisweilen Übergießungen, Duschen und Waschungen vorgenommen. Nach heißen Bädern wird auch wohl ein zweites, etwas kühleres Bad gegeben, um den Körper wieder an die niedrigere Temperatur zu gewöhnen. Das Badewasser wird dabei durch Zugießen kalten Wassers abgekühlt, das aber niemals unmittelbar auf den Körper des Kranken gegossen werden darf.

Die Dauer des Bades verordnet der Arzt. Ein Reinigungsbad dauert etwa 10 Minuten, seine Wärme beträgt etwa 34°. Die vom Arzt verordnete Dauer des Bades muß genau eingehalten werden, wenn keine Zwischenfälle eintreten.

D a u e r b ä d e r sind solche, in denen Kranke längere Zeit, manchmal auch über Nacht, verbleiben. Hier ist ständige Überwachung erforderlich, damit der Kranke beim Einschlafen nicht ertrinkt. Zur bequemen Lagerung spannt man in den Wannen Laken aus. Ein Zusammensinken wird durch Unterschieben von Rollen unter die Knie verhindert. Ab und zu muß der Kranke an den Schultern in die Höhe gezogen werden. Abkühlung des Bades wird durch Überlegen von Decken über die Wanne, die man auf Brettern oder Stäben über der Wanne ausbreitet und durch Zugießen von warmem Wasser verhindert. Niemals darf man heißes Wasser aus dem Hahn in die Wanne zulaufen lassen, da hierbei leicht Verbrühungen entstehen können.

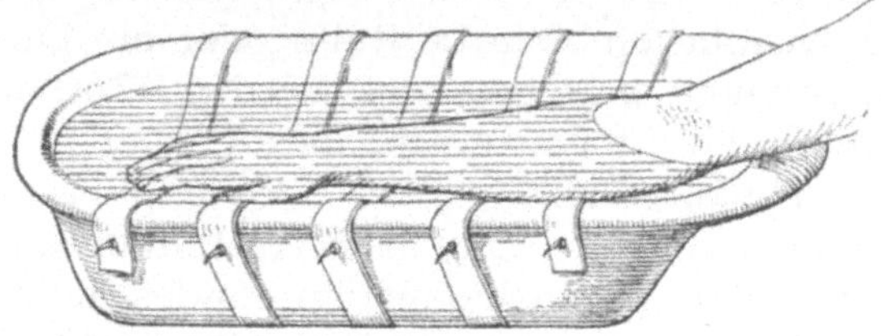

Abb. 129. Armbad auf Binden, die an der Wanne befestigt sind.

Nach dem Bade muß der Kranke gut abgetrocknet werden. Besonders sorgfältig am Damm, an der Hinterfläche der Oberschenkel, am Rücken und an den Füßen. Bei schwachen Kranken oder nach kalten Bädern breitet man über das Bett zunächst eine Wolldecke, darauf das erwärmte Badetuch. Auf dieses legt man den Kranken, schlägt ihn in Tücher und Decken ein und reibt ihn in dieser Umhüllung trocken. Dann zieht man das Badetuch heraus und läßt den Kranken in der wollenen Decke, bis er wieder völlig durchwärmt ist. Erst dann wird er mit dem angewärmten Hemd bekleidet.

Bei Sitzbädern tauchen das Becken und der oberste Teil der Oberschenkel in die Wanne ein. Die Wannen haben Armlehnen und einen Wulst für die Unterstützung der Kniekehlen. Der Kranke ist völlig entkleidet und wird in Decken eingehüllt.

Fußbäder werden in besonderen Fußbadewannen, häufig mit Zusatz von besonderen Arzneimitteln gegeben. Warme Fußbäder haben eine Temperatur von 35—40 ^{0}. Dauer 5—30 Minuten. Zur Vermeidung von Erkältungen wird zum Schluß erst der eine Fuß aus der Wanne herausgenommen, gut getrocknet und eingewickelt, dann der andere. Nach warmen Fußbädern sollen die Kranken zu Bett gehen.

Zu anderen örtlichen Bädern, z. B. Hand- und Armbädern, dienen Zinkwannen von besonderer Form. An seitlich angebrachten Haken werden Bindenstreifen so eingehängt, daß sie ein bequemes

Lager für das zu badende Glied bilden. Sie sollen nicht auf dem Boden aufliegen.

Zusätze zu den Bädern werden vom Arzt verordnet. Gibt dieser keine bestimmten Anweisungen über die Menge der Zusätze, so können die folgenden Angaben als Richtlinien dienen. Sie sind auf ein Vollbad von 200 Litern = 20 Eimern Wasser berechnet.

Solbäder. Stärkere dreiprozentig mit 6 kg Salz, schwache zweiprozentig mit 4 kg Salz Das Salz wird in einem Gefäß mit heißem Wasser gelost, die Losung ist dann dem Bade zuzusetzen. Als Salz wird im allgemeinen das billige Staßfurter Badesalz verwendet. Mutterlauge darf nur auf Anordnung des Arztes zugesetzt werden.

Moorbäder. 1—2 kg Moorlauge werden in heißem Wasser aufgelöst und dem Bad zugesetzt. Wäsche, die mit der Moorlauge in Berührung kommt, leidet!

Seifenbäder. 60—300 g gute Stückseife wird in feine Scheiben geschnitzelt und mit reichlich Wasser zerkocht, dem Badewasser zugesetzt.

Fichtennadelbäder. ¼—½ Liter Fichtennadelextrakt fur ein Vollbad. Der Inhalt der in den Apotheken käuflichen Gläser ist gewohnlich fur ein Vollbad berechnet.

Kleiebäder. Dem Bad wird eine Abkochung von 1—3 kg Weizenkleie in 4—8 Liter Wasser zugesetzt.

Schwefelbäder. 100 g Schwefelleber werden unter Umrühren dem Bade zugesetzt, dann werden 15 g Schwefelsäure unter Umruhren langsam zugesetzt. Schwefelbäder dürfen nur in Holzwannen bereitet werden, da andere Wannen durch die Schwefelsäure zerstört werden. Gold, Silber und blanke Metallgegenstände dürfen nicht in den Baderaum gebracht werden (Uhren, Ringe usw.), weil sie sonst schwarz anlaufen.

Senfbäder. Ein Aufguß von 100—500 g frischgestoßenem Senf. Senfzusatz wird meist für Fußbäder verordnet.

Von anderen Arzneistoffen werden solche, die sich auflösen, vorher in einem Gefäß mit heißem Wasser gelöst und dann dem Bade zugesetzt Zusätze, die sich nicht auflösen, werden in dünne, gut zugebundene Leinen- oder Mullbeutel gefüllt, damit sie nicht durch Umherschwimmen im Bade und Ankleben an der Haut den Kranken belästigen.

Tees zum Abkochen werden in Beutel gefüllt und eine halbe Stunde in reichlich Wasser gekocht. Die Abkochung wird dem Badewasser zugesetzt. Zu Aufgussen wird der Beutel mit dem Tee 10 Minuten in heißes Wasser gehängt, also nicht gekocht. Die Abkochung oder der Aufguß wird dem Badewasser zugesetzt. Der Beutel mit dem Rest des Tees bleibt im Bade hängen.

Weitere Bäder, die nur auf ärztliche Anordnung gegeben werden, sind Kohlensäurebäder, elektrische Bäder, Darmbäder.

Massagen.

Massage ist die äußerliche mechanische Behandlung der Muskeln und Gelenke des menschlichen Körpers durch bestimmte Handgriffe. Die Heilmassage wird im allgemeinen durch besonders dazu vorgebildete Personen durchgeführt. Es ist aber notwendig, daß jede Krankenpflegeperson die einfachsten und gebräuchlichsten Handgriffe der Massagebehandlung kennt und sie selbst ausführen kann, damit sie durch deren Anwendung auf Anordnung des Arztes die Heilbestrebungen des menschlichen Körpers unterstützen kann.

Massage wird nur mit den Händen ohne besondere Hilfsmittel ausgeführt. Tiefenmassage durch Erschütterungen kann auch mit besonderen Apparaten ausgeführt werden, die an einen Pantostaten oder an einen Elektromotor angeschlossen werden können Es gibt auch solche Apparate, die durch Handkurbel zu betreiben sind (Vibrationsmassage). Eine wirklich gute Handmassage kann aber niemals durch eine maschinelle auch nur annähernd ersetzt werden.

Die zur Ausübung einer schulgerechten Massage notwendigen Handgriffe müssen sehr sorgfältig geübt werden. Hierzu ist unbedingte Voraussetzung eine gute Kenntnis des Baues des menschlichen Körpers und der einzelnen Körperteile, insbesondere eine genaue Kenntnis vom Verlauf der einzelnen Muskeln. Ohne eine solche Kenntnis kann eine Massage eher Unheil als Gutes bringen.

Massage darf nur auf ausdrückliche Anordnung des Arztes angewendet werden.

Der Zweck der Massage ist die Besserung des gestörten Blutumlaufs bei Flüssigkeitsansammlungen und Verdickungen im Gewebe, vor allem in der Muskulatur, die Lösung von Verwachsungen und Verklebungen von Muskeln untereinander oder mit Narben und drittens eine Kräftigung der Muskulatur, die durch Massage zum Zusammenziehen gebracht wird. Die durch die Massage beabsichtigte Wirkung tritt nur dann ein, wenn die massierende Hand sich dem Körperteil richtig anpaßt und die auszuführenden Handgriffe in der richtigen Reihenfolge und richtigen Richtung ausgeführt werden. Im allgemeinen darf die Massage nur in der Richtung herzwärts durchgeführt werden. Von besonderer Bedeutung ist die Kenntnis der Muskelgruppen und Muskelfurchen. Eine Muskelgruppe ist eine Anzahl von Muskeln, die nach Lage und Verrichtung zusammengehören, z. B. die Beugemuskeln oder die Streckmuskeln.

Niemals darf Haut massiert werden, die unmittelbar dem Knochen aufliegt. Massage von Gelenken ohne ausdrückliche Anordnung des Arztes ist verboten!

Die Hände des Massierenden müssen peinlich sauber und gut gepflegt sein. Die Fingernägel müssen so kurz abgeschnitten sein, daß sie die Fingerkuppen nicht überragen. Sie dürfen keine scharfen Kanten haben. Vor Beginn der Massage sind die Hände gründlich mit Wasser und Seife zu reinigen und sorgfältig abzutrocknen. Auch die Haut des zu massierenden Kranken muß rein und trocken sein. Bei starker Behaarung ist es unter Umständen notwendig, die betreffenden Körperteile vorher zu rasieren. Die zu massierenden Körperteile müssen vollkommen entkleidet werden. Der Kranke wird zur Massage auf ein Bett gelegt oder auf eine Ruhebank. Die Muskeln des zu massierenden Körperteils müssen weich und vollkommen erschlafft sein. Bei Massage der Arme kann der Kranke unter Umständen sitzen.

Vorbedingung für eine sachgemäße Massage ist eine gewisse Geschicklichkeit der Hand, ein gutes Einfühlungsvermögen, Kraft, Ausdauer und Geduld. Alle Handgriffe sollen leicht, elastisch und gewandt ausgeführt werden. Der Massierende selbst muß seine Muskeln vollkommen in der Gewalt haben. Alle Gelenke der Hand und des Armes des Massierenden müssen ganz locker gehalten werden. Niemals darf bei der Massage Gewalt angewendet werden. Die Stellung des Massierenden muß bequem sein, sonst tritt vorzeitige Ermüdung ein, und die Handgriffe werden ungleichmäßig und ungeschickt. Die linke Hand muß durch Übung so weit gebracht werden, daß sie ebensogut arbeitet wie die rechte Gebrauchshand.

Von den Handgriffen der Massage werden unterschieden: Vorbereitungs- oder Einleitungsgriffe, Überleitungsgriffe, Hauptmassagegriffe, Ergänzungsgriffe.

Die Vorbereitungsgriffe werden in der Hauptsache als Streichgriffe zusammengefaßt. Durch das Streichen soll das Abfließen des Blutes und der Lymphe aus den Weichteilen erleichtert werden. Diese Art von Massage bewirkt eine bessere Durchblutung der Haut und des darunterliegenden Gewebes.

Zum Streichen mit der Hand legt man den Daumen mit der Beugeseite des Nagelgliedes in eine Furche zur Seite einer Muskelgruppe, die anderen vier Finger, nebeneinander liegend, in die gegenüberliegende Furche. Die Handfläche greift um die Muskelgruppe herum und schließt sich ihr eng an. Die Massage beginnt an der herzfernsten Stelle. Unter langsam anschwellendem Druck streicht dann die Hand mit immer stärker werdendem Druck dem Herzen zu. Da wo die Muskelgruppe am stärksten ist, muß auch der stärkste Druck sein, um dann allmählich wieder abzunehmen. Während des Streichens bleiben die Finger stets in den Muskelfurchen, die Hohlhand fest an den Muskel angeschmiegt. Niemals darf die Hohlhand sich brückenartig über dem Muskel aufwölben. Auch der am meisten herznah gelegene Abschnitt einer Muskelgruppe muß gut durchgestrichen werden. Das wird dadurch erreicht, daß sich Daumen und Kleinfinger allmählich einander nähern und so den schmäler werdenden Muskel zwischen sich fassen. Wird das Streichen richtig ausgeführt, so sieht man die Weichteile sich vor der massierenden Hand aufwölben.

Beim Streichen mit beiden Händen, z. B. bei umfangreichen Muskelgruppen oder der Massage eines ganzen Gliedes, streichen die beiden Daumen gemeinsam in einer Muskelfurche, die übrigen vier Finger in denjenigen Furchen, welche an die nach beiden Seiten gelegenen Muskelgruppen angrenzen. Es faßt somit jede Hand eine Muskelgruppe. Im übrigen wird verfahren wie bei dem Streichen mit einer Hand beschrieben.

Das Streichen mit gestreckten Fingern oder mit den Knöcheln der gekrümmten Finger wird hauptsächlich am Rücken angewendet. Man legt die beiden Hände mit der Hohlhand auf den Rücken des Kranken und streicht bis zum Ende einer Muskelgruppe. Dann dreht man die Hand auf den Handrücken und streicht mit gekrümmten Fingern auf den Ausgangspunkt der Massage zurück. Für kleinere Teilmassage schwer faßbarer Weichteile, z. B. am Finger, verwendet man den sogenannten Daumenstrich. Beide Daumen werden auf den zu massierenden Teil dicht hintereinandergesetzt, während die übrigen Finger diesen Teil breit unterstützen. Es wird dann abwechselnd mit den Daumen gestrichen. Ist der eine Daumen am Endpunkt angekommen, so wird er durch die Luft zurückgeführt. Unterdessen gleitet der andere den vorgeschriebenen Weg entlang.

Der Fauststrich wird dort angewendet, wo unter der Haut straffes, sehniges Gewebe liegt. Er wird in der Weise ausgeführt, daß die Enden des Daumens und Kleinfingerballen nahe dem Handgelenk unter starker Rückwärtsbeugung der zur Faust geballten Hand das Streichen unter kräftigem Druck ausüben.

Überleitungsgriffe sind die verschiedenen Arten der Reibegriffe. Durch das Reiben soll eine möglichst feine Verteilung abgelagerter krankhafter Stoffe bewirkt werden. Es sollen dadurch möglichst viel Blut und Lympfbahnen zum Abtransport geöffnet werden. Gerieben wird mit der ganzen Hand oder mit den Fingerspitzen in kräftigen, kreisförmigen Zügen. Dabei darf die Haut nicht allein gerieben werden, da sie sonst bald wund würde, sondern sie wird mit den unter ihr liegenden Weichteilen verschoben; begonnen wird stets am Rande einer krankhaften Ansammlung. Die Reibegriffe werden geführt in Richtung auf das gesunde Gewebe. Das Reiben wird hauptsächlich bei Gelenkmassage angewendet.

Die Hauptmassagegriffe sind Knet-, Roll- und Walkgriffe. Bei dem Kneten sollen die Weichteile kräftig ausgepreßt werden. Der Massierende sitzt oder steht senkrecht zur Längsachse des zu massierenden Gliedes. Der Daumen und die übrigen vier Finger fassen quer über die betreffende Muskelgruppe und liegen wie beim Streichen in den Muskelfurchen. Man versucht, den Muskel dabei von der Unterlage abzuheben, die Hohlhand liegt dabei der Oberfläche fest an. Beide Hände versuchen nun die abgehobene Muskelgruppe nach außen und innen, d. h. also quer zur Längsachse des Gliedes, hin und her zu drängen. Nun schreiten die Hände zickzackförmig in der Richtung nach dem Herzen zu fort, ohne daß sich jemals die Hohlhand von dem Glied entfernt. Eine ähnliche Wirkung wie der Knetgriff haben die Roll- und Walkgriffe.

Unter Ergänzungsgriffen versteht man Schlag- und Hackgriffe (Petrissage), die zu rhythmischen Erschütterungen führen. Diese Art der Massage bewirkt einen starken Blutzufluß.

Die Ausführung dieser Klopfmassage erfordert große Sorgfalt. Sie darf dem Kranken niemals Schmerzen zufügen. Der Schlag soll beim Klopfen zwar kräftig sein, er soll aber stets aus federndem Handgelenk und in schneller Folge ausgeführt werden. Niemals darf der Schlag mit Wucht unter Fallenlassen des ganzen Armes ausgeführt werden, es muß vielmehr die Hand in demselben Augenblick, in dem sie den Körper berührt, mit Zusammenziehung aller Beugemuskeln wie eine Feder wieder in die Höhe schnellen.

Bei der Hackung wird die Klopfmassage mit der Kleinfingerseite der Hand ausgeführt. Die vollständig gestreckte Hand wird mit etwas gespreizten Fingern, losen Hand- und Fingergelenken so gehalten, daß sie mit dem Unterarm eine gerade Linie bildet. Geschlagen wird mit der Ellenkante der Hand. Es trifft zunächst der Schlag mit dem Kleinfinger auf, die anderen Finger fallen einer nach dem andern nach und verstärken so die Wirkung des Schlages ganz allmählich, ohne daß es schmerzhaft wird. Die Hand muß sofort wieder zurückfedern. Die Hackung erfolgt stets senkrecht zum Verlauf der Muskelfasern. Nur bei sehr starken Muskelschichten muß man gelegentlich einmal an Stelle der Klopfung mit der gestreckten Hand die mit der Faust verwenden. Auch hier ist Lockerhaltung des Handgelenks unbedingte Notwendigkeit.

Die Klatschung ist Klopfen mit breitgehaltener Hohlhand. Der Schlag erfolgt aus dem Handgelenk. Die Hand wird dabei hohl gehalten wie zum Schöpfen des Wassers. So bildet die in der Höhlung enthaltene Luft eine Art Polster, das das Klatschen etwas mildert. Bei der Klatschung darf nur sehr wenig Kraft verwendet werden. Sie reizt vor allen Dingen die Hautgefäße und ist geeignet für die Klopfmassage breitflächiger Muskeln.

Rhythmische Erschütterungen werden durch zitternden Druck bewirkt. Sie wirken anregend auf die Muskeltätigkeit, indirekt herabsetzend auf die Erregbarkeit der Nerven. Diese rhythmischen Erschütterungen werden bei kleineren Körperpartien mit den zusammengelegten Fingerkuppen der Hand ausgeführt, bei größeren Körpepartien mit der flachen Hand. Das Ellbogengelenk des Massierenden ist fast zum rechten Winkel gebeugt. Hand- und Fingergelenke werden dabei steif gehalten. Die aus dem Ellenbogengelenk kommenden feinen und gleichmäßigen Zitterbewegungen pflanzen sich auf den Unterarm und die Fingerspitzen fort, der Oberarm bleibt dabei völlig ruhig.

Selten wird bei einer Massagebehandlung nur ein Handgriff allein gebraucht. Meist werden mehrere hintereinander verwendet. Jede Massage beginnt als Streichmassage, es folgen dann die übrigen Griffe in der Reihenfolge Reiben, Kneten, Klopfen, je nach Bedarf. Zur Verbindung der einzelnen Handgriffe werden zweckmäßig zwischendurch einige Streichgriffe eingeschaltet. Den Schluß bildet immer eine ausgedehnte Streichmassage des ganzen massierten Körperteils.

Unmittelbar nach der Massage werden zweckmäßig mit dem massierten Körperteil aktive und passive B e w e g u n g e n vorgenommen. Aktive Bewegungen sind solche, die vom Kranken selbst in der natürlichen Bewegungsrichtung der Gelenke gemacht werden. Sie haben den Zweck, die Kraft der Muskeln zu üben. Die aktiven Bewegungen werden auch als Widerstandsbewegungen ausgeführt. Während der Kranke aktive Bewegungen auf Kommando ausführt, sucht der Massierende ihm die Bewegungen durch Widerstand, Festhalten des Gliedes, zu erschweren, um so die Arbeit der Muskeln zu steigern. Der Widerstand darf niemals so stark sein, daß er die Ausführung der aktiven Bewegung völlig verhindert.

Passive Bewegungen tragen zur Lösung von Verwachsungen bei und bessern die verminderte Beweglichkeit von Gelenken. Bei unrichtiger Ausführung kann schwerer Schaden angerichtet werden, deshalb sind vom Arzt stets genaue Anweisungen zu erbitten. Niemals dürfen passive Bewegungsübungen ohne ausdrückliche ärztliche Anordnung ausgeführt werden.

IV. Hilfeleistung bei Operationen.

Im Vordergrund aller Überlegungen steht bei der Vorbereitung zur Operation und bei der Hilfeleistung die Sorge um die Wunde, sei es, daß es sich um Verletzungen irgendwelcher Art handelt, die operativ behandelt werden, oder sei es, daß zur Heilung von Krankheiten Operationen ausgeführt und dabei Wunden gesetzt werden. Die Hauptsorge ist die Verhütung einer Wundinfektion und ihre Bekämpfung, wenn sie eingetreten ist.

Antisepsis und Asepsis. Solange man die Ursachen der Wundinfektion noch nicht kannte, waren schwere Eiterungen nach blutigen Verletzungen (septische Erkrankungen) an der Tagesordnung. Es gab kaum eine Operation, bei der nicht bei der späteren Wundheilung eine mehr oder weniger schwere Eiterung eintrat. Die Erkenntnis, daß besondere Krankheitserreger hier eine Rolle spielten, und die Entdeckung von Mitteln, welche diese Erreger abtöten konnten, führte eine grundlegende Änderung herbei. Man erdachte zur Bekämpfung und Vorbeugung der Wundkrankheiten die antiseptische Wundbehandlung (Antisepsis), bei der durch keimtötende (antiseptische) Mittel die Krankheitserreger nach Möglichkeit vernichtet wurden. Die Antisepsis gab der Entwicklung der Chirurgie starken Aufschwung. Die Zahl der Wundkrankheiten und insbesondere ihre Übertragung von Mensch zu Mensch in den Krankenanstalten ging außerordentlich zurück.

Den nächsten und wichtigsten Schritt in der Entwicklung brachte die sogenannte Asepsis. Wenn man mit keimfreien (sterilen) Händen und Instrumenten in keimfrei gemachte Haut eine Wunde setzt und in gesundem Gewebe, das immer keimfrei ist, operiert, so braucht man keine keimtötenden Mittel mehr. Zur glatten Heilung nach Schluß der Wunde bedarf es dann nur noch eines Verbandes mit keimfreien Stoffen, um nach der Operation ein Eindringen von Keimen, eine Infektion der Wunde, zu vermeiden. So entwickelte sich an Stelle der keimwidrigen Behandlung (Antisepsis) die keimfreie Behandlung (Asepsis).

Die Asepsis ist die wesentliche Grundlage für den Aufschwung, den die Chirurgie zu ihrer heutigen Höhe genommen hat. Die Möglichkeit, aseptisch zu operieren, hat die letzten Schranken aus dem Wege geräumt, um alle Organe des menschlichen Körpers, soweit es überhaupt mit dem Leben verträglich ist, dem Chirurgen zugänglich zu machen. Mit der Wahrung der Asepsis hat das Pflegepersonal die schwersten Anforderungen zu bestehen, die an seine Gewissenhaftigkeit, an sein Verständnis und an seine Kenntnisse gestellt werden. Von der peinlichsten Befolgung aller Vorschriften für die Keimfreimachung der Verbandstoffe, der Instrumente, des Nahtmaterials, der verwendeten Arzneilösungen, in der sicheren Durchführung der Händedesinfektion und in der Wahrung der Keimfreiheit der eigenen Hand während der Hilfeleistung bei der Operation hängt der Erfolg der Operation und die Wundheilung in allererster Linie ab, und damit mehr als irgendwo anders sonst Gesundheit und Leben des Kranken.

Die Arbeiten des im Operationssal beschäftigten Pflegepersonals sind im allgemeinen folgende:

Reinhalten und Desinfektion des Operationsraums.

Bereitstellen der notwendigen Geräte (Operationstisch, Tische zur Bereitstellung der Instrumente und des Verbandmaterials).

Bereitstellung der notwendigen Desinfektionsmittel.

Reinigung. Aufbewahrung und Sterilisierung der Instrumente.

Zubereitung, Sterilisierung und Aufbewahrung des Naht- und Unterbindungsmaterials, der Tupfer und Kompressen, der Verbandmittel, der Operationsmäntel und der gesamten Operationswäsche usw.

Vorbereitung des Kranken für die Operation durch Reinigung des Kranken und Hilfeleistung bei der Desinfektion des Operationsgebiets.

Vorbereitung des Kranken für die Schmerzbetäubung und Hilfeleistung dabei.

Umbettung des Kranken auf den Operationstisch, Lagerung und Befestigung auf dem Tisch, Lagerung des zu operierenden Körperteils.

Zureichen der sterilen Instrumente und der bei der Operation gebrauchten Tupfer usw.

Zureichen der Verbandmittel.

Vorbereitung des Bettes für den Operierten nach der Operation.

Umlagerung vom Operationstisch ins Bett und Abbeförderung des Operierten in den Krankenraum.

Überwachen des Operierten bei allgemeiner Betäubung bis zum vollständigen Aufwachen aus der Narkose.
Aufräumen und Säubern des Operationsraums.

Vorbereitung der Operationen.

In den Operationssälen der Krankenhäuser sind die Operationstische aus Metall hergestellt, die Instrumentenschränke und Instrumententische aus Glas und Metall, Waschgelegenheiten aus Steingut und Porzellan, damit sie leicht sauber zu halten sind. Decken und Wände des Operationssaals und der notwendigen Vorbereitungsräume sind glatt verputzt und mit Emaille- oder Ölfarbe gestrichen, die Wände unter Umständen auch mit Kacheln belegt. Der Fußboden besteht aus Fliesen, Terrazzo oder anderem wasserdichten Material. Ein Abfluß nimmt das Wasser auf, das zur täglichen Reinigung und Spülung verwendet wird.

In größeren Krankenanstalten sind getrennte Operationsräume für aseptische und septische Operationen vorhanden. Jeder hat seine eigenen Geräte, die niemals miteinander vertauscht werden dürfen.

Der Operationssaal und die notwendigen Vorbereitungsräume müssen stärker erwärmt sein als Krankenzimmer. Eine Temperatur von etwa 22° ist notwendig, da die Kranken bei einer länger dauernden Operation sonst der Gefahr zu starker Abkühlung ausgesetzt sind, vor allen Dingen, wenn sie in Narkose operiert werden. In Narkose ist die Fähigkeit des Menschen, seine Eigenwärme auf etwa 37° zu erhalten, erloschen. Der Mensch, der sonst ein Warmblüter ist, ist in tiefer Narkose ein Kaltblüter, d. h. seine Körpertemperatur ist wesentlich von der ihn umgebenden Temperatur abhängig.

Sterilisierung der Operationskleidung usw.

Operationskleidung. Die bei einer Operation beteiligten Ärzte und Pflegepersonen tragen Leinwandmäntel, die hinten zu schließen sind, am Hals durch Knöpfe, in der Gürtelgegend durch Bänder; Operateur und Assistent häufig Leinwandkappen, Gesichtsmasken, Gummi- oder Zwirnhandschuhe, zuweilen auch beides. Die Operationsschwester muß ihre Haare in einem Leintuch oder in einer besonderen Kappe so eingebunden tragen (ohne Haube), daß die Haare vollständig bedeckt sind. Die Operationskleidung wird vor jeder Operation in Dampf sterilisiert. Sie wird unmittelbar vor der Operation nach Abschluß der Händedesinfektion aus den sterilen

Behältern entnommen und zugereicht. Unter dem Leinwandmantel tragen Operateur und Assistent noch Schürzen aus Gummistoff oder Billroth-Battist, die stets sauber zu halten und nötigenfalls mit einer Desinfektionslösung abzureiben sind.

Verbandstoffe. Zur Operation werden große und kleine Kompressen aus zusammengelegtem Mull, große und kleine Mulltupfer zum Abtupfen des Blutes, Mull in Rollen oder Streifen zum Tamponieren, zum Verband nach der Operation Zellstoff, weiße Watte und Binden verschiedener Breite aus Mull oder Kambrik gebraucht. Die Verbandstoffe werden im Dampf nach besonderer Vorschrift keimfrei gemacht, die Behälter werden erst unmittelbar vor der Operation im Operationssaal geöffnet. Während der Operation wird immer nur das herausgenommen, was gerade gebraucht wird.

Operationstücher und Laken zum Abdecken des Instrumententisches und des Kranken. Einzelne Tücher sind mit Schlitzen versehen. Ein solches Schlitztuch wird so auf das vorbereitete Operationsfeld gelegt, daß der Schlitz die für die Schnittführung in Betracht kommende Hautstelle frei läßt. Die gesamte Operationswäsche wird in Dampf sterilisiert.

Für die Sterilisierung der oben bezeichneten Gegenstände dienen besondere Apparate: Dampfsterilisiergeräte (Autoklaven), die die Wäsche usw. in strömendem Dampf keimfrei machen. Der von einem eisernen Mantel umgebene zylindrische Kessel besitzt eine doppelte Wandung. Der Hohlraum zwischen Boden und Wänden nimmt das zum Verdampfen bestimmte Wasser auf. Ein außen im Mantel angebrachtes Steigrohr zeigt durch eine Marke an, bis zu welcher Höhe vor Beginn der Sterilisierung Wasser eingefüllt werden muß. Der durch die Erwärmung (Gas, Elektrizität) entwickelte Dampf steigt in dem äußeren Hohlraum empor und bedingt dadurch eine Vorwärmung der im Kesselinnenraum befindlichen Gegenstände. Er tritt durch Öffnungen, die sich oben in der inneren Kesselwand befinden, in das Kesselinnere. Der Dampf dringt also von oben her in den Innenraum ein. Die Vorwärmung ist notwendig, weil sich sonst der Dampf an den kalten Gegenständen im Kessel nie-

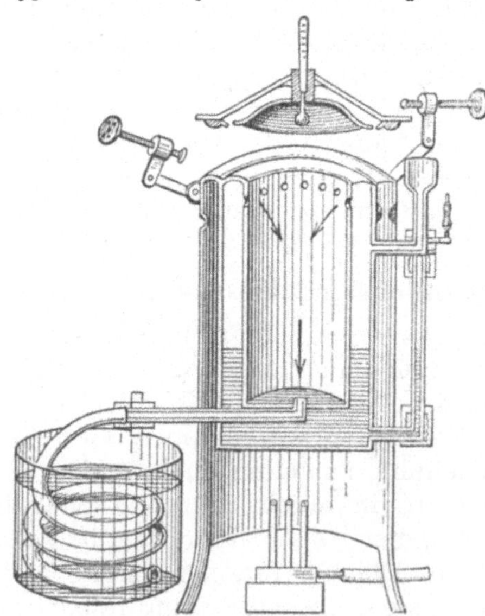

Abb. 130. Dampfsterilisiergerät.

derschlägt und sie stark durchfeuchten würde. Der in den Kessel eintretende Dampf verdrängt die Luft von oben nach unten. Die Luft und später der Dampf strömen am Boden des Kessels durch ein Rohr in ein Kondensationsgefäß mit Kühlschlange Die modernen Apparate arbeiten mit gespanntem Dampf von 120°.

Die Wärme des kochenden Wassers und des Wasserdampfes beträgt 100°. Die Wärme des Wasserdampfes kann auf 120° dadurch erhöht werden, daß man verhindert, daß der Wasserdampf aus dem Apparat entweicht, infolgedessen wird bei weitergehender Dampfentwicklung sein Druck erhöht, gleichzeitig steigt seine Wärme. Ein Ansteigen der Wärme über 120° wird dadurch verhindert, daß ein Ventil sich bei zwei Atmosphären Druck selbsttätig öffnet und so eine Überhitzung oder gar eine Sprengung des Apparates durch zu starken Überdruck verhindert.

Das zu sterilisierende Material wird nicht unmittelbar in den Apparat gebracht, sondern in besondere Metalltrommeln verpackt, deren Seitenwände für den Durchtritt des Wasserdampfes mit Löchern versehen sind, die nach der Sterilisierung durch Schieber geschlossen werden. Beim Einbringen der Trommeln in das Sterilisiergerät ist die äußere Wand der doppelwandigen Trommeln so zu verschieben, daß die Öffnungen übereinanderliegen. Nach der Herausnahme am Schluß der Sterilisierung werden die Schieber so verschoben, daß die Öffnungen verschlossen sind. Auf diese Weise können die sterilisierten Verbandstoffe keimfrei bis zur Benutzung aufbewahrt werden. Die Dauer der Sterilisierung beträgt bei strömendem Dampf 30 Minuten, bei gespanntem Dampf 20 Minuten, vom Zeitpunkt des ersten Dampfaustritts am unteren Ende des Apparates an gerechnet.

Die verschlossenen Trommeln werden in besonderen Schränken aufbewahrt, bis sie gebraucht werden. Sie dürfen erst im Augenblick des Gebrauchs geöffnet werden. Die sterilen Sachen werden dann mit desinfizierten Händen oder Instrumenten herausgenommen.

In jedem Krankenhaus muß immer ein Vorrat von sterilen Mänteln, Operationswäsche, Verbandzeug usw. vorhanden sein, damit jederzeit operiert werden kann.

Die Instrumente bestehen entweder aus vernickeltem oder verchromtem Stahl oder aus rostfreiem Stahl. Nur wenige chirurgische Instrumente bestehen aus Glas oder aus Holz. Die Instrumente werden in besonderen Instrumentenkochern mit herausnehmbarem Einsatz gekocht, und zwar ¼ Stunde lang. Zur Verhütung von Rostbildung wird dem Kochwasser 1 % Soda zugesetzt. Instrumente (Spritzen und Kanülen) für örtliche Betäubung werden gesondert in sodafreiem Wasser gekocht, weil die Arzneimittel, die für die örtliche Betäubung benutzt werden, sich durch den geringsten Sodagehalt der Instrumente zersetzen und dadurch unwirksam werden. Die Dampfentwicklung der Instrumentenkocher ist trotz aller Kondensationsvorrichtungen meist beträchtlich, so daß die Instrumentenkocher in der Regel außerhalb des Operationssaales oder unter einem besonderen Abzug aufgestellt sind.

Seide und Zwirn werden in 1 %iger Sublimatlösung gekocht und dann in Alkohol oder trocken aufbewahrt. Katgut zur Naht oder zur Unterbindung wird nicht gekocht, es wird nach besonderem Verfahren sterilisiert, meist mit Jod, und in sterilen Gläsern in 80 %igem Alkohol oder trocken aufbewahrt. Stahl-, Silber-, Bronzedraht für Knochennähte werden mit Instrumenten zusammen ausgekocht. Gummikatheter, Drains werden gleichfalls ausgekocht. Sie sind gesondert von den Metallinstrumenten zu kochen, da die letzteren sonst schwarze Flecke bekommen. Die Operationsmesser sind ebenfalls auszukochen. Sie sind gesondert von den anderen Instrumenten zu kochen. Die Schneiden der Messer werden dabei mit Watte umwickelt. Zweckmäßig lagert man auch die Messer auf besondere Messerbänkchen, damit die Schärfe der Schneide nicht dadurch leidet, daß die Messer im kochenden Wasser gegeneinander schlagen. Nach dem Kochen werden die Messer entweder trocken aufbewahrt oder zuweilen in Schalen mit irgendeiner antiseptischen Lösung.

Zu jeder Operation muß sterile Kochsalzlösung, 0,9 %ig, in größerer Menge bereitgestellt werden, die entweder zu Spülungen oder zu einer Infusion nach der Operation gebraucht wird. Man stellt die Lösung in großen, etwa 2 Liter enthaltenden Glaskolben her, sterilisiert sie im kochenden Wasserbad oder im Dampfapparat. Verschluß durch einen Gummi- oder Mullpfropfen, der mit sterilisiert wird. Kochsalzlösungen für Spülungen und vor allem für die Infusionen müssen zum Gebrauch im Wasserbad auf 40^0 erwärmt sein.

Händedesinfektion.

Von besonderer Bedeutung für die Sicherung der Keimfreiheit ist die Händedesinfektion vor der Operation. Sie unterscheidet sich grundsätzlich von der Händedesinfektion bei der Pflege übertragbarer Krankheiten. Bei der Händedesinfektion vor der Operation kommt es darauf an, die Hände keimfrei zu machen. Was mit den Keimen, die etwa an den Händen haften, geschieht, ist gleichgültig. Bei der Pflege übertragbarer Krankheiten kommt es darauf an, die an den Händen befindlichen Keime unter allen Umständen abzutöten. Darum wird hier zuerst die Hand in Desinfektionslösung gebracht und dann mit Wasser, Seife und Bürste gereinigt. Die Desinfektion vor der Operation beginnt mit der mechanischen Reinigung der Hände und der Vorderarme; sie muß besonders gründlich sein.

In Krankenhäusern sind an Waschtischen besondere Hebel angebracht, die mit dem Fuß oder mit den Armen bedient werden, mit denen der Zufluß von warmem und kaltem Wasser an- und abgestellt und geregelt werden kann. Nach Beginn der Waschung brauchen die Finger nicht mehr zum Schrauben und Stellen von Leitungshähnen benutzt zu werden. Die Hände werden unter fließendem, möglichst warmem Wasser, unter reichlicher Verwendung von Seife, mit steriler Bürste gereinigt. Dabei ist insbesondere auf die Fingergelenke auf der Streck- und Beugeseite und vor allem auf die Nägel und Unternagelräume zu achten. Auch die Innen- und Außenkanten der Finger dürfen nicht vergessen werden. Handgelenke und Unterarme bis zum Ellbogen sind mitzuwaschen. Diese Waschung dauert nach der Uhr 5 Minuten.

Es werden dann die Nägel und Unternagelräume mit einem sterilen Nagelreiniger gereinigt, unter Umständen die Nägel mit steriler Nagelschere gekürzt. Darauf folgt eine neue Waschung mit Seife und steriler Bürste unter fließendem warmem Wasser, abermals 5 Minuten. Nunmehr werden die Hände mit sterilem Handtuch abgetrocknet und abgerieben. Es ist dabei peinlich darauf zu achten, daß das sterile Handtuch nicht am Körper oder an den Gegenständen der Umgebung anstreift und somit unsteril wird.

Es folgt die Desinfektion mit 70%igem Alkohol. Dieser befindet sich entweder in einer großen Glasflasche, deren Abfluß mit Hilfe eines Fußhebels reguliert wird, oder er wird in eine vorher in Dampf sterilisierte Schale gegossen. Hände und Unterarme werden im Alkohol mit einer besonderen sterilen Bürste abgebürstet oder mit einem Bausch steriler Gaze oder einem Stück sterilen Gummischwamms gründlich abgerieben. Dauer der Alkoholdesinfektion 5 Minuten.

Vereinzelt ist es noch gebräuchlich, an die Alkoholdesinfektion, die völlig ausreicht, eine Waschung mit einer Desinfektionslösung anzuschließen. Es werden die Hände mit einer Desinfektionslösung 3—5 Minuten lang abgebürstet oder mit sterilem Mulltupfer abgerieben.

Die oben beschriebene Desinfektion der Hände macht die Hände zuverlässig keimfrei, wenn sie gewissenhaft in allen Einzelheiten durchgeführt wird. Das Überziehen steriler Gummi- oder Zwirnhandschuhe gewährt noch einen besonderen Schutz.

Sind die Hände desinfiziert, so muß jede Berührung mit nicht keimfreien Gegenständen vermieden werden. Wenn die Hand an einen solchen Gegenstand nur anstreift, so ist die ganze Desinfektion nutzlos gewesen und muß sorgfältig wiederholt werden. Desinfizierte Hände werden zum Schutz vor nicht steriler Umgebung bei halb erhobenen Armen vor der Brust gehalten. Sie dürfen niemals nach unten unter Nabelhöhe und nach hinten zu über eine durch die vordere Brustfläche gelegte Ebene geführt werden.

Alle regelmäßig bei Operationen beschäftigten Personen müssen dauernd auf die Pflege ihrer Hände achten. Dazu gehört in allererster Linie, daß jede Berührung mit infektiösem Material, mit Eiter, mit Verbänden, die mit Eiter oder Blut durchtränkt sind, vermieden wird. Wer mit solchen Dingen in Berührung kommt, soll immer vorher Gummihandschuhe anziehen und alle sicher infektiösen und auch alle infektionsverdächtigen Sachen außerdem nur mit Instrumenten anfassen, um so die eigene Hand vor der Beladung mit Infektionskeimen zu schützen.

Vorbereitung des Kranken.

Der Kranke wird zu einer Operation, wenn irgend möglich, durch ein Vollbad vorbereitet. Nach dem Bade erhält er reine Wäsche. Vor der Operation wird er in ein guterwärmtes Vorbereitungszimmer gebracht. Hier wird das Operationsgebiet, d. h. die Stelle, wo die Operation ausgeführt werden soll, vorbereitet. Die Haare sind mit Wasser, Seife und Rasiermesser zu entfernen. Zuweilen ist es noch gebräuchlich, das Operationsfeld und seine weitere Umgebung durch eine Waschung mit warmem Wasser und Seife in 5 Minuten vorzubereiten und dann die Desinfektion durch Abreiben mit 70 %igem Alkohol durchzuführen. Im allgemeinen ist diese Methode verlassen. Nach dem Rasieren wird die Haut getrocknet, unter Umständen mit Benzin entfettet. Die Hautdesinfektion wird dann unmittelbar vor der Operation vorgenommen, dadurch, daß sie vom Operateur oder seinem Assistenten mit Jodtinktur angestrichen wird.

Besteht bei dem Kranken, der operiert werden soll, bereits eine Wunde, so ist diese vor dem Rasieren und vor dem Reinigen der Haut mit sterilem Mull zu bedecken. Beim Rasieren darf kein Wasser und keine Seife in die Wunde hineingelangen. Die Haut wird, wenn sie verschmutzt ist, mit Benzin gereinigt. Joddesinfektion dann wie oben. Die eigentliche Desinfektion der Haut wird in der Regel erst vorgenommen, wenn der Patient in Narkose ist.

Der Gang einer Operation gestaltet sich im allgemeinen

etwa folgendermaßen: Die bei der Operation selbst beschäftigte Pflegeperson (Operationsschwester) schafft die geschlossenen Trommeln mit sterilen Mänteln, Tüchern, Verbandstoffen in den Operationssaal und stellt sie auf einen sauberen Tisch oder auf besonderen Gestellen so auf, daß während der Operation alles bequem zur Hand ist.

Sie hat die zur Operation notwendigen Instrumente, Spritzen, das Nahtmaterial bereits herausgesucht und legt sie in den Instrumentenkocher und bringt den Kocher zum Sieden. (Die notwendigen Kenntnisse der gebräuchlichsten Instrumente müssen während des Unterrichts gewonnen werden.) Sterile Kochsalzlösung, mindestens 2 Kolben zu je 2 Litern, ist einem Wasserbad von 40^0 bereitzustellen.

Sie beginnt dann erst mit der Händedesinfektion.

Die Gehilfen bereiten inzwischen den Operationstisch vor, legen Kissen und Rollen zurecht und bedecken sie mit einem sauberen Laken.

Hat die Operationsschwester die Händedesinfektion beendet, so öffnet eine Gehilfin die Trommel, aus der die Operationsschwester ihren Operationsmantel entnimmt und ihn anzieht. Die Hilfe knüpft ihn hinten zu.

Nachdem die Operationsschwester unter Umständen noch sterile Handschuhe angezogen hat, entnimmt sie der entsprechenden Trommel ein steriles Tuch zum Abdecken des Instrumententisches. Inzwischen haben die Instrumente 15 Minuten gekocht. Die Operationsschwester nimmt aus dem Kocher mit sterilen Haken den Einsatz mit den Instrumenten und stellt ihn auf den steril abgedeckten Instrumententisch. Sie ordnet ihre Instrumente auf dem Tisch so, daß sie gut zu übersehen sind, und setzt den Einsatz wieder in den Kocher zurück.

Sie entnimmt dann einer Trommel die für die Operation erforderlichen Tupfer und Kompressen und legt sie auf dem Instrumententisch zurecht. Bis zum Beginn der Operation wird alles mit einem sterilen Tuch bedeckt. Inzwischen haben auch Operateur und Assistent die Händedesinfektion begonnen. Im Vorbereitungszimmer hat die Narkose begonnen. Sobald der Patient schläft, wird er in den Operationssaal gefahren und auf den Operationstisch gelegt. Arme und Beine werden am Tisch befestigt; die Beine durch einen Gurt, der dicht oberhalb der Knie um den Tisch herumgeführt wird, die Hände an der Seitenkante des Tisches durch Mullschlaufen oder mit Hilfe einer besonderen Lagerungsschelle. Dabei ist darauf zu achten, daß die Oberarme nicht auf den Tischkanten aufliegen, weil der Druck der Kante eine Lähmung des Speichennervs hervorrufen kann. Der Körper des Kranken wird bis auf die Operationsgegend mit Tüchern und Decken zugedeckt, um unnötige Abkühlung zu vermeiden. Die Ärzte haben die Händedesinfektion beendet. Die Schwester reicht ihnen sterile Mäntel und Kappen, oder die Ärzte entnehmen sie selbst den Trommeln. Operateur oder Assistent desinfiziert das Operationsgebiet durch Anstreichen mit Jodtinktur. Darauf wird ein Schlitzlaken über das Operationsfeld gebreitet, so daß die Operationsstelle freiliegt, oder mit mehreren Tüchern die Umgebung des ganzen Operationsgebiets abgedeckt. Die Tücher werden mit Klemmen an der Haut befestigt, so daß nur die Schnittstelle freiliegt. Der gesamte Körper muß mit sterilen Tüchern bedeckt sein.

Ist die Narkose tief genug, so reicht die Operationsschwester dem Operateur das Messer, Schneide nach unten, Griff zum Operateur, so daß er bequem zufassen kann. Die Operation beginnt. Während der Operation müssen alle Instrumente auf Verlangen des Arztes sofort so gereicht werden, daß der Arzt sie mit einem Griff richtig fassen kann. Tupfer, Kompressen und Verbandmaterial werden niemals mit der Hand, sondern mit einer Kornzange gefaßt und gereicht. Bei Operationen in der Bauchhöhle oder sonst in der Tiefe werden keine gewöhnlichen Kompressen verwendet, sondern solche, die gegen das Verschwinden in irgendeiner Form gesichert sind, z. B. sogenannte Perltücher. Niemals dürfen bei Operationen in der Bauchhöhle lose Tupfer herumliegen, damit nicht ein Tupfer unbemerkt in der Bauchhöhle verschwinden kann. Vielfach ist ist gebräuchlich, bei Bauchoperationen die bei der Operation verwendeten Kompressen usw. nachzuzählen, damit nicht eine von ihnen in der Bauchhöhle zurückbleibt.

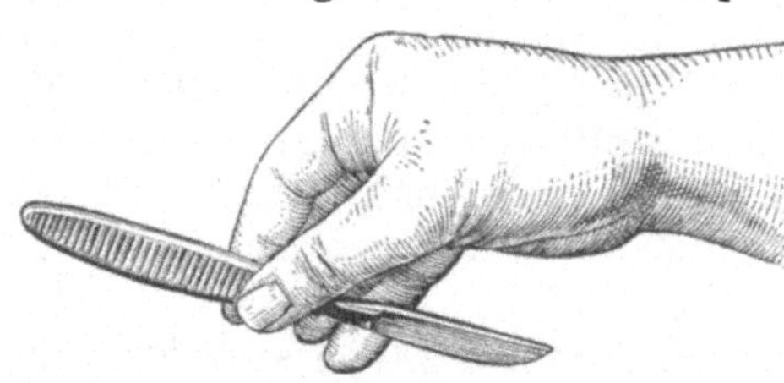

Abb. 131. Zureichung des Messers.

Ist die Operation beendet, so wird ein steriler Verband angelegt. Der Kranke wird dann in ein gut durchwärmtes Bett gebracht und in den Krankenraum befördert. Eine Wache beobachtet Puls und Atmung und leistet die nötige Hilfe, falls der Kranke nach der

Narkose noch erbricht. Der Kranke darf niemals allein gelassen werden, bis er so weit aus der Narkose erwacht ist, daß er auf Reize reagiert (vgl. später). Operierte bekommen erst dann zu essen und zu trinken, wenn der Brechreiz vorüber ist und der Arzt es ausdrücklich erlaubt hat.

Aufräumen des Operationssaals.

Nach Beendigung einer Operation werden die gebrauchten Tupfer gesammelt und in einen Eimer oder einen Wäschebeutel gelegt. Sie werden später entweder wieder gewaschen oder auch verbrannt. Ebenso ist alle gebrauchte Operationswäsche in einem Beutel zu sammeln, der später in die Waschanstalt kommt.

Gebrauchtes Tupfermaterial soll auch im aseptischen Operationssaal nicht mit bloßen Händen aufgesammelt werden, sondern mit Tupferzangen. Das gilt unter allen Umständen für den nicht aseptischen Operationssaal, wo das Verbandmaterial mit Eiter in Berührung gekommen ist.

Die Instrumente werden auseinandergenommen und in kaltem Wasser abgebürstet, abgetrocknet und in den Instrumentenschrank zurückgelegt. Instrumente, die nicht täglich gebraucht werden, sind vor dem Weglegen leicht einzufetten.

Die gebrauchten Gummihandschuhe sind in lauwarmem, niemals heißem Wasser zu waschen, sie werden dann getrocknet und danach innen und außen mit Talkum eingepudert, damit sie nicht zusammenkleben.

Bei nichtaseptischen Operationen wird die Operationswäsche, die mit Eiter verunreinigt ist, zunächst in eine Desinfektionslösung gelegt und 2 Stunden darin gelassen. Sie wird dann ausgewrungen und mit der übrigen Wäsche in die Waschanstalt geschickt. Instrumente und Handschuhe, die bei eitrigen Operationen gebraucht sind, werden ebenfalls in eine Desinfektionslösung gelegt, dann damit abgebürstet. Die Instrumente werden erneut ausgekocht, bevor sie dann gereinigt werden.

Operationstisch, Fußboden des Operationssaales werden nach septischen Operationen mit einer Desinfektionslösung abgespült und aufgewischt.

Operationen im Privathaushalt.

Wenn in der Privatpflege im Ausnahmefall einmal eine größere Operation ausgeführt werden soll, so muß ein Zimmer als Operationsraum hergerichtet werden. Dies soll möglichst hell und geräumig sein, dabei gut heizbar. Am Tage vor der Operation wird es gründlich gereinigt und gelüftet. Als Operationstisch ist ein Tisch zu nehmen, der nach seiner Breite und Länge möglichst der Körpergröße des zu operierenden Kranken entspricht. Ein solcher Tisch ist im Privathaushalt kaum je zu finden. Man nimmt dann zwei, mit den Schmalseiten aneinandergestellte, nicht zu breite Tische, auf die eine Matratze gelegt wird. Über die Matratze kommt dann eine Unterlage aus wasserdichtem Stoff und darüber ein frischgeplättetes Laken.

Der Operationstisch ist so zu stellen, daß er von allen Seiten gut zugänglich und gut beleuchtet ist.

Als künstliche Beleuchtung bringt man, falls kein elektrisches Licht vorhanden ist, mindestens eine hellbrennende Hängelampe an, oder man stellt mehrere gutleuchtende, mit Scheinwerfern versehene Lampen an erhöhten Orten auf (Küchenlampen).

Zum Ausbreiten der Instrumente ist ein zweiter Tisch bereitzustellen, der mit einem Gummituch zu bedecken ist; darüber kommt ein steriles Tuch. Zwei große Waschbecken sind erforderlich für Wasser und Desinfektionslösung, ein kleineres für die Desinfektion mit Alkohol. Ferner ist immer reichlich kaltes und warmes Wasser in sauberen Kannen bereitzustellen. Für sterile Verbandstoffe, Instrumente usw. sorgt der Arzt.

Schmerzbetäubung.

Um die Schmerzen bei operativen Eingriffen auszuschalten, kann man die Nerven des Operationsgebietes vorübergehend durch Einspritzung von geeigneten Mitteln unempfindlich machen oder aber den Kranken allgemein betäuben.

Allgemeine Betäubung.

Eine allgemeine Betäubung (Narkose) wird im allgemeinen von einem Arzt ausgeführt. Alle Krankenpflegepersonen müssen aber die dabei zu beobachtenden Vorschriften und Handgriffe kennen und auch üben, damit sie den Arzt bei der Narkose unterstützen und nötigenfalls auch die Narkose unter ärztlicher Aufsicht selbst ausführen können.

Die allgemeine Betäubung (Narkose) erfolgt durch Einatmen gasförmiger (Lachgas) oder vergasender Mittel (z. B. Chloräthyl,

Äther, Chloroform) entweder als kurzer Rausch oder als Vollnarkose. Sie erfolgt auch durch Einspritzen eines narkotischen Mittels in die Blutbahn und schließlich durch Einlauf des betäubenden Mittels in den Darm. Die gasförmigen oder vergasenden Mittel werden entweder rein angewendet oder auch gemischt mit Sauerstoff. Zu diesen Mischnarkosen dienen besondere Apparate.

Vor Beginn einer allgemeinen Betäubung muß die Blase des Kranken entleert werden. Wenn er nicht allein Harn lassen kann, ist dem Arzt Mitteilung zu machen, der den Kranken unter Umständen katheterisiert. Da bei der Narkose und nach ihr häufig Erbrechen auftritt, läßt man den Kranken am Morgen vor der Operation nichts mehr essen und nur ganz wenig trinken. Müssen Kranke oder Verletzte sofort operiert werden, so spült man den Magen vorher aus.

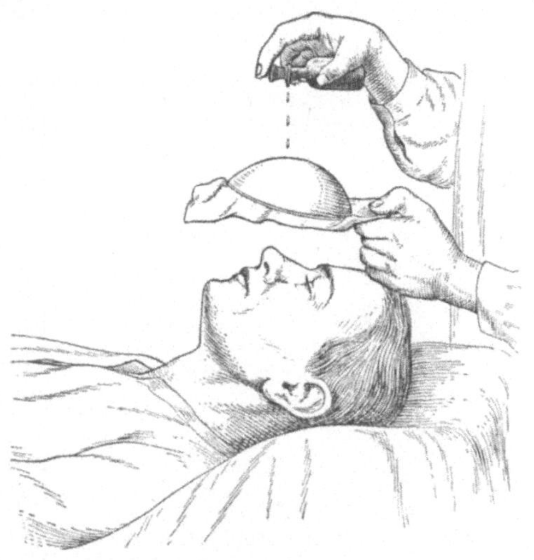

Abb. 132. Chloroformmaske, Beginn der Chloroformnarkose; Abstand der Maske vom Gesicht.

Vor Beginn einer Narkose sind alle für die Narkose selbst und etwaige Zwischenfälle notwendigen Instrumente und Geräte in Griffnähe zurechtzulegen. Dazu gehören eine Narkosenmaske und die dazu notwendigen Mulltücher, eine Zungenzange, ein Mundsperrer, mehrere Stieltupfer, eine Brechschale. Außerdem muß das Narkosemittel in ausreichender Menge bereitstehen. Ferner ist auf dem Narkosetisch bereitzulegen eine Rekordspritze zu 2 ccm mit den entsprechenden Kanülen (steril), verschiedene Arzneimittel zur Wiederbelebung in Fläschchen oder in Ampullen (Cardiazol, Lobelin, Coramin, Strophanthin, Suprarenin).

Niemals darf die Narkose begonnen werden, bevor nicht alle Vorbereitungen vollständig getroffen sind, denn es ist ein unverantwortlicher Leichtsinn, einen Narkotisierten auch nur für einen Augenblick allein zu lassen. Ist eine Narkose einmal begonnen, darf sich der Narkotiseur bis zum Wiederaufwachen des Kranken unter keinen Umständen von ihm entfernen.

Das gebräuchlichste Narkosemittel für die Einatmungsnarkose und zugleich auch das ungefährlichste ist der Äther. Er darf nur in reinem Zustand und aus besonderen Packungen (Narkoseäther) verwandt werden. Äther ist feuergefährlich! Angebrochene Flaschen mit Narkoseäther dürfen nicht weiter für Narkosezwecke aufbewahrt werden. Dieser Äther ist anderweitig zu verwenden, für Reinigungszwecke usw.

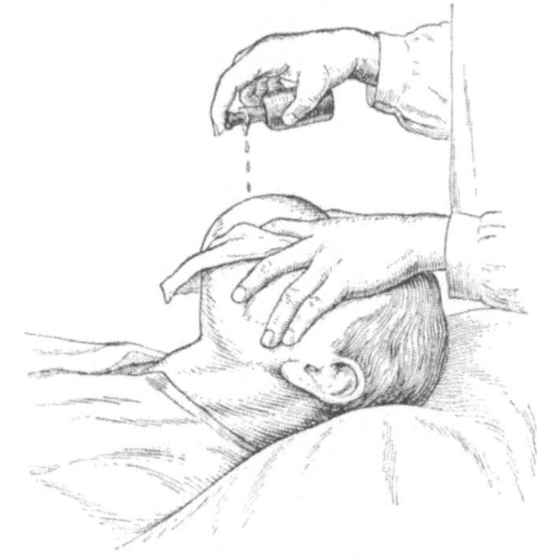

Abb. 133. Chloroform-Narkose: die Maske liegt auf Nase und Mund.

Narkoseäther ist in gut verschlossenen Flaschen und besonderen Packungen (dunkle Flaschen) kühl und im Dunkeln aufzubewahren.

Das Chloroform ist eine süßlich riechende Flüssigkeit. Für Narkosezwecke darf nur besonders reines Chloroform (Narkosechloroform) verwendet werden. Auch das Chloroform wird in besonderen Flaschen abgegeben; es muß ebenfalls kühl und im Dunkeln aufbewahrt werden. Angebrochene Flaschen dürfen zur Narkose nicht weiterverwendet werden.

Für einen kurzdauernden Rausch und zur Einleitung von Vollnarkosen wird das Chloräthyl benutzt. Chloräthyl wird in Glastuben abgegeben, die mit einem Schraubenverschluß oder mit einem aufklappbaren federnden Deckel versehen sind.

Chloräthyl, Äther und Chloroform werden für die Verdunstung und für die Einatmung auf Masken aufgeträufelt. Die beste und für alle Zwecke verwendbare ist die Drahtmaske nach Schimmelbusch. Sie besteht aus einem Metallrahmen, in dem mehrfache Lagen Mull eingeklemmt sind. Äther und Chloroform verätzen die Haut, darum ist die Gesichtshaut durch Einfetten mit Vaseline oder Borsalbe zu schützen. Die Augen schützt man am besten durch Überlegen eines Mulltuchs.

Für den Ätherrausch ist häufig noch eine besondere Maske im Gebrauch (Rauschmaske nach Juillard). Sie besteht aus einem größeren Drahtgestell, das über das ganze Gesicht gedeckt werden kann. Sie ist außen mit Billrothbattist überzogen, damit die Ätherdämpfe nicht entweichen können. Unter dem Billrothbattist liegen mehrere Lagen Mull. Unter der Kuppel der Maske ist ein größerer Mullbausch befestigt, der eine größere Menge Äther aufnehmen kann.

Vor Beginn jeder Narkose überzeugt man sich, ob der Kranke nicht Fremdkörper im Munde hat (Zahnersatzstücke, Kautabak). Diese Fremdkörper können lebensgefährlich werden, wenn sie während der Narkose in den Kehlkopf oder die Luftröhre geraten. Es genügt nicht, danach zu fragen, sondern der Narkotiseur muß sich durch Augenschein davon überzeugen, daß keine Fremdkörper im Munde sind.

Das Narkotisieren ist eine Kunst, die niemals nach einer gedruckten Vorschrift zu lernen ist, sondern die nur unter sachkundiger Anleitung bei angespanntester Aufmerksamkeit in immer wiederholter Übung allmählich erlernt werden kann. Derjenige, der eine Narkose macht, trägt eine große Verantwortung. Die geringste Unachtsamkeit kann den Kranken in Lebensgefahr bringen. Im folgenden soll auch keine Anweisung für die Ausführung einer Narkose gegeben, sondern lediglich nur kurz ihr Verlauf beschrieben werden.

Das Betäubungsmittel wird je nach seiner Wirksamkeit in schnellerer oder langsamerer Folge auf die Maske aufgetropft. Chloräthyl mit etwa 80 bis 100 Tropfen, Äther mit 60—70 Tropfen, Chloroform 15—20 Tropfen je Minute. Gewöhnlich stellt sich zu Beginn, bald nach den ersten Atemzügen, ein Rauschzustand ein. Diesen Rauschzustand kann man feststellen, wenn man den Patienten vom Beginn ab zählen läßt. Sowie er sich das erstemal verzählt, ist der Rausch erreicht. In diesem Rausch sind kurzdauernde Eingriffe möglich, ohne daß der Kranke später von dem Eingriff etwas weiß, und auch ohne daß er Schmerzen empfindet. Durch Übung gelingt es, diesen Rauschzustand eine gewisse Zeit durch vorsichtiges Nachträufeln des Narkosemittels zu erhalten.

Ist eine Vollnarkose beabsichtigt, so wird über den Rauschzustand hinaus ohne Pause weitergeträufelt. Wenn bei der Äthernarkose die Maske zu naß wird, muß die Maske gewechselt werden, weil sie sonst vereist.

Dem allerersten Rauschzustand folgt ein Erregungszustand. Der Kranke beginnt häufig laut und heftig zu reden, unter Umständen zu schreien, zu singen, zu schimpfen und macht Abwehrbewegungen. Besonders schlimm ist dieser Erregungszustand bei Alkoholikern. Dieser Erregungszustand ist nur dadurch zu beseitigen, daß die Narkose vertieft wird. Es ist also, auch wenn der Kranke den Atem anhält, ruhig weiterzutropfen.

Auf das Stadium der Erregung folgt das dritte Stadium, die Erschlaffung. Bei tiefer Bewußtlosigkeit sind alle Muskeln entspannt. Dieses dritte Stadium muß für die ganze Dauer einer Operation erhalten werden. Dies gelingt meist durch ganz geringe Gaben des Betäubungsmittels. Mit der Geschwindigkeit des Auftropfens des Äthers und des Chloroforms ist also sofort weitgehend nachzulassen, sobald der Erschlaffungszustand eingetreten ist. Chloräthyl darf zu Vollnarkosen nicht benutzt werden, sondern nur zum Einleitungsrausch. Die Vollnarkose selbst ist mit Äther bzw. Chloroform durchzuführen.

Die Atmung muß gleichmäßig sein und tief bleiben. Beschleunigung der Atmung, Verlangsamung oder Röcheln zeigen an, daß irgend etwas nicht in Ordnung ist. Erschwerung der Atmung kann bedingt sein dadurch, daß die Luftwege verlegt sind, durch Zurücksinken des Unterkiefers und der Zunge. Um diese wieder nach vorn zu bringen und so den Kehlkopfeingang frei zu machen, reicht es meistens aus, den nach rückwärts gesunkenen Unterkiefer nach vorn zu schieben. Es geschieht dies mit den Daumenkanten der Zeigefinger, die hinter die aufsteigenden Unterkieferäste gelegt werden (Unterkiefergriff). Der Kiefer ist dann richtig nach vorn geschoben, wenn die Schneidezähne des Unterkiefers vor denen des Oberkiefers stehen.

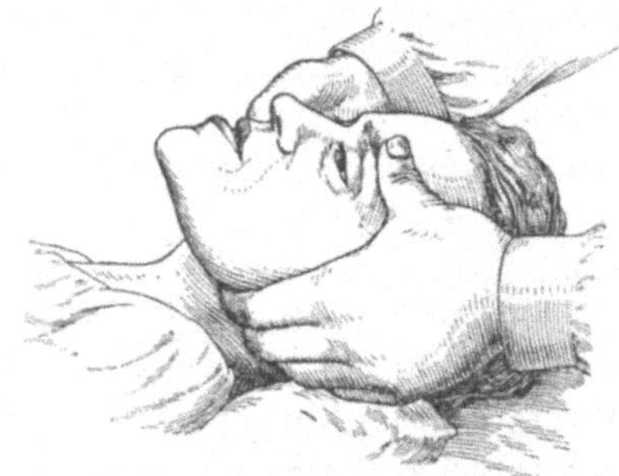

Abb. 134. Unterkiefergriff.

Gelingt dies nicht, weil der Unterkiefer krampfhaft festgehalten wird, so wird der Mund mit dem Mundsperrer geöffnet. Dieser darf nur zwischen den Backzähnen eingeführt werden, nicht zwischen den Schneidezähnen. Der Kiefersperrer wird dann geöffnet und die Zunge mit der Zungenzange vorsichtig vorgezogen. Hat sich im Schlund und über dem Kehlkopf Schleim angesammelt (röchelnde Atmung), so wird dieser mit dem Stieltupfer ausgewischt.

Häufig genügt ein starkes Seitwärtsdrehen des Kopfes, um die Atmung wieder frei zu machen, weil durch diese Seitendrehung der Unterkiefer nach vorn geschoben wird.

Der Puls soll sich bei einer guten Narkose in Schnelligkeit und Beschaffenheit nicht ändern. Wird der Puls schnell oder klein, so ist sofort der Arzt zu unterrichten.

Die Sehlöcher sind zu Beginn der Narkose mittelweit und verengern sich auf Lichteinfall. Sie werden im Laufe der Narkose kleiner, verengern sich aber noch. In tiefster Narkose sind sie nur stecknadelkopfgroß und verengern sich auf Lichteinfall kaum. Werden die Pupillen plötzlich weit und verengern sich auf Lichteinfall nicht, so besteht unmittelbare Lebensgefahr. Die Ursache ist meist eine Überdosierung des Narkosemittels. Die Maske ist sofort zu entfernen und dem operierenden Arzt sofort Mitteilung zu machen. Die etwa notwendige künstliche Atmung wird vom Arzt durchgeführt. Der Narkotiseur muß dafür sorgen, daß die Atemwege frei sind.

Das Gesicht ist bei ungestörter Narkose leicht gerötet. Wird es plötzlich blaß, so ist Gefahr im Verzug und dem Arzt sofort Mitteilung zu machen.

Tritt Erbrechen während der Narkose ein, so muß der Kopf auf die Seite gedreht werden, damit das Erbrochene beim Einatmen nicht in die Luftwege gelangt. Mund und Rachen sind mit gut befestigten Stieltupfern auszuwischen. Die Narkose wird nicht unterbrochen, da das Erbrechen ein Zeichen dafür ist, daß die Narkose nicht tief genug ist.

Gasnarkosen (Lachgas, Narzylen) werden nur vom Arzt ausgeführt.

Die narkotischen Mittel, die zur allgemeinen Betäubung in die Blutbahn eingespritzt werden, dürfen nur vom Arzt verwendet werden. Diese Mittel werden zur Rauschnarkose bei kleineren Operationen benutzt und als Grundnarkose (Basisnarkose) für länger dauernde Eingriffe. Nach Einspritzung der Mittel wird Äther als Tropfnarkose zugegeben.

Als Einlauf in den Mastdarm (Rektalnarkose) wird Avertin benutzt. Dosierung und Zeitmaß des Einlaufs bestimmt der Arzt.

Örtliche Betäubung.

Örtliche Betäubung kann vorgenommen werden durch Vereisung der Haut, durch Einspritzen einer Flüssigkeit, die schmerzunempfindlich macht, in das Operationsgebiet selbst (Lokalanästhesie) oder durch Einspritzung in größere Nervenstränge (Leitungsanästhesie) und schließlich durch Einspritzung in den Wirbelkanal als Rückenmarksbetäubung (Lumbalanästhesie). Zur Vereisung der Haut dient das Chloräthyl, das auch zum Rausch benutzt wird. Man richtet den Strahl aus der Glastube auf die Hautstelle, die vereisen soll, aus etwa 20 cm Entfernung, so daß der Strahl sich dicht über der Haut schon leicht zerstreut. Die genügende Unempfindlichkeit der Haut für den Eingriff erkennt man daran, daß diese weiß wird. Für Lokal-, Leitungs- und Lumbalanästhesie wird meist eine Novokainlösung oder eines seiner Ersatzpräparate benutzt, mit Zusatz von Suprarenin. Diese Lösung ist jedesmal frisch zuzubereiten, entweder mit Hilfe von steriler Kochsalzlösung und entsprechenden Tabletten, oder mit steriler Kochsalzlösung und einer stärker konzentrierten Stammlösung. Für kleinere Eingriffe gibt es auch Ampullen von 2—10 ccm Inhalt mit einer entsprechenden Suprarenin-Novokainlösung. Alle Mittel, die zur örtlichen usw. Betäubung in das Gewebe eingespritzt werden, werden durch Sodalösung sofort zersetzt. Alle Geräte, die mit diesen Lösungen in Berührung kommen, müssen daher in sodafreiem Wasser ausgekocht werden. Spritzen und Kanülen, die in Sodawasser ausgekocht waren, müssen vor dem Gebrauch mehrfach mit steriler Kochsalzlösung durchgespült werden.

Zur Unempfindlichmachung von Schleimhäuten (Mundschleimhaut, Augenbindehaut, Nase) werden Kokainlösungen benutzt. Meist ist das sehr giftige Kokain durch eines der modernen Ersatzpräparate abgelöst (Pantokain, Tutokain usw.)

Wunden, Wundbehandlung und Wundkrankheiten.

Unter Wunde versteht man jede Verletzung mit Durchtrennung der Haut. Nach ihren Ursachen unterscheiden wir solche durch scharfe Gegenstände — Stich-, Schnitt-, Hieb- und Schußwunden — und solche durch stumpfe Gegenstände — Quetsch-, Biß-, Rißwunden —, Wunden durch chemische Mittel (Ätzwunden), durch Hitze oder Strahlen (Brandwunden), durch Kälte (Frostschäden).

An einer Wunde unterscheiden wir die Wundöffnung, die Wundränder, die Wundfläche und den Wundkanal.

Die Wund*öffnung* ist nach ihrer Größe und Form abhängig von der Art des einwirkenden Gegenstandes. Die Wundränder sind je nach der Entstehung der Wunde glatt oder zackig und eingerissen. Manchmal ist die Haut lappenförmig von dem darunterliegenden Gewebe abgelöst. Ein solcher Hautlappen kann gelegentlich ganz abgerissen sein oder nur durch eine schmale Platte mit der übrigen Haut zusammenhängen.

Die Wundfläche kann flach oder tief sein. Sie stellt entweder eine glatte Aushöhlung dar, oder einen Hohlraum mit Buchten und Nischen, in denen abgerissene Gewebsfetzen, Knochensplitter, von außen eingedrungene Fremdkörper und Verunreinigungen liegen können. Geht die Wunde röhrenförmig in die Tiefe, so spricht man von einem Wundkanal. Dieser kann blind enden oder zu einer zweiten Wundöffnung führen.

Bei jeder Wunde sind außer der Haut oder anderen Geweben immer Blutgefäße und Nerven durchtrennt; daher sind bei jeder Wunde Blutung und Schmerz vorhanden.

Hieb- und Schnittwunden werden durch scharfe, schneidende Gegenstände erzeugt; sie stellen in der Regel längliche, oft klaffende Durchtrennungen der Haut dar. Sie bluten meist stark, ihre Ränder sind scharf und glatt.

Stichwunden entstehen durch spitze Gegenstände. Die Stichwunde ist meist ein kurzer feiner, bei kantigen Instrumenten etwas breiterer Spalt. Bei kleineren Wunden ist die Blutung oft gering. Eine stärkere Blutung weist darauf hin, daß in der Tiefe ein größeres Gefäß verletzt ist. Bei der Stichwunde läßt sich für gewöhnlich von außen nicht sogleich erkennen, wie tief der Stich eingedrungen ist und welche tiefer gelegenen Gewebe oder Organe getroffen worden sind. Die Schwere einer Stichwunde läßt sich also nicht nach der Größe der Wundöffnung beurteilen.

Schußwunden sind in der Regel rund, je nach dem Durchmesser des Geschosses von größerem oder kleinerem Durchmesser. Bei Nahschüssen findet sich häufig um den Einschuß herum ein dunkler 1—2 mm breiter Brandring, verursacht durch die heißen Pulvergase und eingesprengte schwarze Pulverkörnchen. Die Ausschußöffnung ist für gewöhnlich größer als der Einschuß.

Quetschwunden entstehen durch einen Druck oder stumpfe Gewalt. Ihre Ränder sind meist unregelmäßig. Geht die Verletzung in die Tiefe, so können Muskeln und Sehnen zerrissen sein.

Bißwunden zeigen nicht selten die Eindrücke der einzelnen Zähne. Sie gehen immer mit einer starken Quetschung des Gewebes einher. Bei Pferdebissen können ganze Weichteillappen herausgerissen sein. Alle Bißwunden sind durch den eingedrungenen Speichel verunreinigt und darum besonders gefährlich.

Rißwunden entstehen durch Zerrung und Zerreißung der Gewebe, am häufigsten dadurch, daß spitze oder halbscharfe Gegenstände die Haut und unter Umständen die darunterliegenden Weichteile aufreißen.

Ätzwunden werden durch chemische Mittel hervorgerufen. Sie sind meist flächenhaft und dringen in der Regel nur wenig in die Tiefe. Haut und Unterhautzellgewebe sind verschorft, erst nach Abstoßung dieses Ätzschorfes bildet sich eine echte Wunde.

Auch durch Hitze und Kälte können infolge der Zerstörung der Haut Wunden entstehen (vgl. S. 326, 327).

Licht, Höhensonne, Diathermie, Röntgen- und Radiumstrahlen und der elektrische Strom (Blitz, Starkstrom) können Wunden verursachen, die entweder einer Verbrennung oder einer Verätzung ähneln.

Je nach Größe und Sitz der Wunde ist die Blutung aus den durchtrennten Blutgefäßen verschieden stark. Quetschungen bluten meist wenig. Die Blutung aus den Haargefäßen und den kleineren Gefäßen entsteht durch Gerinnung. Bei Zerreißungen, bei denen große Blutgefäße mitverletzt werden, ist die Blutung oft auffallend gering. Die zerrissenen Blutgefäße ziehen sich zusammen. Über die Blutstillung siehe S. 316 ff.

Wundverlauf.

Der Vorgang bis zur völligen Heilung und Vernarbung einer Wunde ist der sogenannte Wundverlauf. Eine Wunde heilt am schnellsten, wenn sich ihre Ränder wieder aneinanderlegen, wie es am vollkommensten erreicht wird bei der Naht von Operationswunden, die keimfrei gesetzt sind. Die Ränder verkleben miteinander. Die feine Lücke wird rasch durch neues Gewebe ausgefüllt, so daß selbst eine große Wunde schon innerhalb von 8 Tagen als feste, strichförmige Narbe verheilt ist.

Wenn die Wundränder klaffen oder größere Weichteil- oder Hautverluste bestehen, so heilt die Wunde allmählich durch Bildung von Fleischwärzchen, welche vom Grund der Wunde aus mit der Zeit die ganze Wundhöhle ausfüllen. Die Wundränder und das zarte, leicht blutende neugebildete Gewebe (Granulationsgewebe) sondern eine anfangs gelegentlich rötliche, später mehr eitrige Flüssigkeit ab (Wundsekret). Ist die Wundlücke durch das Granulationsgewebe ausgefüllt, so beginnt vom Wundrand her die Überhäutung, bis die ganze Wunde durch Bildung einer breiten Narbe geschlossen ist.

Unter der Haut bildet sich das weiche Granulationsgewebe allmählich in festes Bindegewebe um.

Wundkrankheiten.

Wundkrankheiten entstehen durch Krankheitskeime, die in die Wunde hineingelangen und je nach ihrer Eigenart Wundkrankheiten verschiedener Art hervorrufen (vgl. S. 153 und 291).

Die Krankheitskeime können in die Wunde gelangen durch den verletzenden Gegenstand oder die in die Wunde hineingetriebenen Fremdkörper, Kleiderfetzen, Erde, Holzsplitter. Die Keime können auf der unverletzten Haut schon vorhanden sein und bei der Verletzung in die Wunde hineingebracht werden. Auch können nachträglich, z. B. durch Berührung mit schmutzigen Kleidern oder dem Erdboden, Keime in die Wunde gelangen.

Beim Anlegen eines Verbandes kann die Wunde dadurch verunreinigt werden, daß entweder die Hand des Verbindenden Krankheitskeime an sich trägt, oder daß die Instrumente und die Verbandstoffe nicht keimfrei sind.

Für die Übertragung der Erreger von Wundkrankheiten sind am gefährlichsten andere Kranke mit eiternden Wunden, ferner Kranke, die an Diphtherie, Scharlach oder Wundrose leiden. Auch die gewöhnlichen Mandelentzündungen werden durch Eitererreger verursacht. Eitererreger haben eine lange Lebensdauer, auch wenn sie eintrocknen. Sie können, mit dem Staub des Fußbodens aufgewirbelt, in der Luft des Zimmers vorhanden sein. Die menschliche Hand, die alle möglichen Dinge anfaßt, trägt sehr oft Eitererreger. Am gefährlichsten ist die Infektion mit solchen Eitererregern, die unmittelbar oder mittelbar von anderen Menschen stammen. Besonders gefährlich ist die mit Eitererregern infizierte Hand der Krankenpflegeperson, die nicht alle Vorschriften über die Asepsis auf das genaueste beachtet.

Gelangen Eitererreger (Staphylokokken, Streptokokken) in eine Wunde, so vermehren sie sich rasch und sondern Gift ab. Gegen diese fremden und schadlichen Reize wehrt sich das Gewebe durch die „Entzündung" Diese Entzündung ist eine Abwehr des Körpers. Bei der Entzündung erweitern sich die Blutgefäße der

Wundränder und ihre Umgebung nach außen hin sichtbar durch die Rötung. Durch den erhöhten Blutumlauf erhöht sich die Wärme des Gewebes (Hitze). Aus den prall gefüllten Blutgefäßen tritt reichlich Blutflüssigkeit in das Gewebe über. Weiße Blutkörperchen wandern massenhaft aus und bilden einen Abwehrwall um die eingedrungenen Keime. Durch diese vermehrte Flüssigkeitsdurchdringung der Gewebe tritt eine Schwellung auf. Diese Schwellung erhöht die Spannung im Gewebe und führt durch den Reiz auf die Empfindungsnerven zum Schmerz.

Die vier Hauptmerkmale der Entzündung sind: Rötung, Hitze, Schwellung und Schmerz (vgl. S. 102).

Die vermehrte Gewebsflüssigkeit sickert in die Wunde und wird hier mit den weißen Blutkörperchen zusammen als Eiter abgesondert.

Wie bei allen ansteckenden Krankheiten, so hängt auch bei den Wundkrankheiten der Verlauf und der schließliche Ausgang von der Zahl und der Lebenskraft wie Giftigkeit der eingedrungenen Keime, von der Widerstandskraft des menschlichen Körpers, insbesondere von seiner Fähigkeit, Schutzstoffe zu bilden, und schließlich auch von der Beschaffenheit der Wunde ab.

Besonders bösartige Erreger können unter Umständen von einer ganz geringfügigen Wunde aus schwere und schnell tödlich verlaufende Krankheiten verursachen. Im allgemeinen ist die Gefahr aber bei tiefen und zerrissenen Wunden größer als bei oberflächlichen. In diesen tiefen und zerrissenen Wunden finden eingedrungene Krankheitserreger durch absterbendes Gewebe und Blutgerinnsel besonders günstige Ernährungsbedingungen. Wundinfektionen bei offenen Knochenbrüchen und bei Wunden, die in Gelenke und Körperhöhlen eindringen, sind besonders gefürchtet, weil hier die eitrige Entzündung sich rasch auf das Knochenmark oder die Innenflächen der Gelenke und der Körperhöhlen ausbreiten kann. Ebenso gefährlich sind alle Infektionen während der Geburt oder im Wochenbett, weil hier die innere Oberfläche der vergrößerten Gebärmutter eine einzige große Wundfläche darstellt.

In gutartigen Fällen bleibt die Eiterung auf die Wunde beschränkt. Entzündung und Eiterung lassen schnell nach, unter Absonderung von Eiter reinigt sich die Wunde und heilt unter Granulationsbildung.

Kann der Eiter aus der Wunde nicht abfließen, weil die Wundöffnung zu klein ist oder sich schon verschlossen hat, so sammelt sich Eiter in der Tiefe an und es entsteht ein Eiterherd

(A b s z e ß). Wird er nicht rechtzeitig entleert, so kann er sich in der Tiefe weiterverbreiten und Eitergänge verursachen. Bricht dann der Eiter an einer Stelle der Haut durch, so entsteht eine F i s t e l. Die Entleerung des Eiters aus einer Fistel ist meist ungenügend, so daß der Eiterherd nicht ausheilen kann, er muß vom Arzt eröffnet werden.

Reichen die Abwehrkräfte des Körpers nicht aus, so verbreitet sich die Entzündung von der Wunde aus auf das benachbarte Gewebe (Z e l l g e w e b s e n t z ü n d u n g, P h l e g m o n e); hierbei bestehen meist starke Schmerzen, Fieber, Rötung und Schwellung in der Umgebung der Wunde.

Bei Wundinfektionen schwellen nicht selten die von der Wunde in der Richtung zum Herzen laufenden Lymphgefäße und Lymphdrüsen an. Die Lymphgefäße scheinen dann als rote, druckempfindliche Stränge durch die Haut. Die entzündeten Lymphdrüsen stellen schmerzhaft geschwollene Knoten dar.

Kommt es zum Einbruch des Krankheitserregers in die Blutbahn, so werden die eitererregenden Keime durch den ganzen Körper verbreitet (B l u t v e r g i f t u n g). Der Einbruch in die Blutbahn erfolgt entweder auf dem Wege über die Lymphgefäße oder unmittelbar von der Wunde aus in ein Blutgefäß. Der Beginn der Blutvergiftung wird meist durch einen Schüttelfrost eingeleitet.

Der F u r u n k e l ist eine eitrige Entzündung einer Talgdrüse in der Haut. Die Entzündung klingt ab, sobald der Eiterpfropf abgestoßen ist. Vereitern mehrere benachbarte Talgdrüsen, so entsteht ein K a r b u n k e l, der über Faustgröße erreichen kann und immer operativer Behandlung bedarf.

P a r o n y c h i e ist die eitrige Entzündung des Nagelfalzes. Sie geht häufig auf das Nagelbett über und führt zu einer Abstoßung des Nagels.

P a n a r i t i u m ist die Zellgewebsentzündung an den Beugeflächen der Finger und der Zehen.

Die W u n d r o s e entsteht durch Streptokokken. Sie nimmt häufig ihren Ursprung von kleinsten Verletzungen der Haut. Sie beginnt oft mit Schüttelfrost und ist stets von hohem Fieber begleitet. Die Haut schwillt an, wird lebhaft rot. Anschwellung und Röte können unter starkem Fieber weiterwandern. Die verhältnismäßig häufige Gesichtsrose geht meist von einer unscheinbaren Wunde am Naseneingang aus.

Der Wundstarrkrampf (Tetanus) entsteht durch einen besonderen Erreger, der sich mit Vorliebe in gedüngter Erde oder Gartenerde befindet, vor allen Dingen im Pferdemist. Die Wunde zeigt häufig nur geringe Entzündungserscheinungen. Das von den Krankheitserregern abgesonderte Gift gelangt über die Nervenbahnen zum Gehirn und verursacht Krämpfe und Starre der Muskulatur. Die Krämpfe treten anfallweise auf und können schon durch den leisesten äußeren Reiz ausgelöst werden. Die ersten Anzeichen treten erst einige Tage nach der Verletzung auf. In der Regel beginnt die Krankheit mit Steifheit des Nackens und Schwierigkeiten, den Mund zu öffnen und zu kauen. Beim Fortschreiten der Krankheit verkrampft sich die gesamte Gesichtsmuskulatur zu maskenartiger Starre. Schließlich treten heftige und sehr schmerzhafte Krampfanfälle der gesamten Muskulatur auf. Der Ausbruch des Wundstarrkrampfes muß durch rechtzeitige vorherige Einspritzung von Wundstarrkrampfserum verhindert werden. Es wird vom Arzt bei allen Verletzungen eingespritzt, bei denen die Möglichkeit besteht, daß die Wunde mit Wundstarrkrampferregern infiziert ist.

Der Gasbrand (Gasödem, Gasphlegmone) hat seinen Namen von dem Auftreten von Gas, das sich in Form kleiner Bläschen in den Spalten der erkrankten Gewebe entwickelt. Der Gasbranderreger kommt mit Erde und Staub in die Wunde. Der Gasbrand greift sehr schnell um sich und führt, wenn ärztliche Behandlung nicht rasch genug erfolgt, in vielen Fällen zum Tode.

Zu den Wundkrankheiten gehören auch solche, die von kranken Tieren auf den Menschen übertragen werden, sie werden erzeugt durch Biß oder durch Krankheitsstoffe, die in eine Wunde kommen. Die wichtigsten sind Milzbrand (häufig bei Schafen), Rotz (bei Pferden), Rotlauf (bei Schweinen) und Tollwut (bei Hunden, aber auch bei anderen Haustieren). Baldige Schutzimpfung ist häufig bei diesen Krankheiten lebensrettend (vgl. S. 129).

Verbände.

Wundverband.

Alle bei der Operation oder zum Verbandwechsel gebrauchten Verbandstoffe und Instrumente müssen stets steril sein. Das gilt auch für die Versorgung infizierter Wunden. Eine bereits bestehende Infektion verhindert nicht, daß eine zweite durch nichtaseptische

Instrumente oder Verbandstoffe hinzukommt. Dadurch wird der Verlauf der bestehenden Wundinfektion noch verschlimmert. Nichtsterilisierte Verbandstoffe und Instrumente, auch wenn sie noch so sauber sind, sind mit Keimen behaftet und im Sinne der Wundbehandlung unsauber.

Beim Verbandwechsel darf die Wunde niemals mit den Fingern berührt werden. Nur ausgekochte Instrumente und der sterile Verbandstoff sind zuverlässig keimfrei. Eiternde Wunden, mit Eiter verunreinigte Verbandstoffe dürfen niemals mit bloßen Händen berührt werden, schon um die eigene Hand vor der Verunreinigung mit Krankheitserregern zu schützen. Zu einem solchen Verbandwechsel sind Gummihandschuhe anzuziehen. Der eitrige Verbandstoff wird außerdem nur mit Instrumenten berührt.

In Krankenhäusern sind häufig auf den chirurgischen Stationen zum Verbandwechsel bei bettlägerigen Kranken fahrbare kleine Verbandtische vorhanden. Auf ihnen liegen die notwendigen sterilen Instrumente und die Verbandmittel, Äther, Alkohol, Benzin, Tetrachlorkohlenstoff zum Reinigen der Haut, Jodtinktur, Ätzstifte, die zur Wundbehandlung notwendigen Salben, Pflaster, Binden usw.

Beim Verbandwechsel reicht die Krankenpflegeperson dem Arzt die gewünschten Sachen mit einer sterilen Kornzange zu. Die gebrauchten Kompressen, Tupfer, Zellstoff, Watte usw. werden in eine Schale oder in ein nierenförmiges Eiterbecken gelegt. Sie sind dann später in einen Eimer oder Kasten zu werfen, der am besten mit Deckel versehen ist. Auf eine Wunde kommt stets Mull in mehrfacher Lage, niemals Watte. Die Wattefasern verfilzen mit dem Wundsekret. Bei dem Verbandwechsel lassen sich die Fasern nur schwierig entfernen. Auf alle Fälle wird die Wundheilung durch das Abreißen dieser verfilzten Wattefasern gestört. Auf den Mull kommt Zellstoff oder weiße Watte zur Aufnahme der Wundabsonderung und zur Polsterung. Bei stark absondernden eiternden Wunden muß die Polsterschicht ziemlich dick sein.

Verbandstoffe.

Mull ist ein weiches, lockeres Gewebe aus Baumwollfasern. Für Verbandkompressen wird er in mehrfachen Lagen in verschiedenen Größen und Formen (quadratisch, rechteckig) übereinandergelegt, sogenannte Kompressen. Die Lagen werden auch einzeln unregelmäßig zusammengefaltet (Tupfer). In dieser Form eignen sie sich gut zum Abtupfen des Blutes und des Eiters während der Operation und beim Verbandwechsel. Zum Füllen von Wundhöhlen verwendet man entweder große glatte Kompressen oder Rolltampons (schlauchförmig zusammengelegte lange Mullstücke). Die Ränder der großen Kompressen und Rolltampons sind nach innen umgeschlagen und vernäht, damit nicht Mullfasern beim Verbandwechsel in der Wunde zurückbleiben. Binden bestehen entweder aus Mull oder Kambrik, einem Baumwollstoff mit dickeren weichen Fäden; oder aus Kaliko, einem dünneren festgewebten Baumwollstoff. Gestärkte Gaze: Die Gazebinden werden vor dem Anlegen in warmes Wasser gelegt und ausgedrückt. Sie werden beim Trocknen hart und geben dem Verband eine gewisse Festigkeit. Stärkegazebinden dürfen mit dem Rand niemals auf der ungeschützten Haut aufliegen, weil sie sonst reiben.

Flanell-, Trikotschlauch-, Gummi- und Gipsbinden kommen für den Wundverband nicht in Frage. Sie sind für besondere Zwecke bestimmt.

In der Privatpflege, wenn nur kleinere Mengen von Verbandstoffen gebraucht werden, bezieht man Mull und Watte in sterilen Packungen aus der Apotheke. Zum Gebrauch öffnet man die Packung und zieht mit steriler Pinzette nur soviel Verbandmaterial heraus, wie man braucht, schneidet dann das Stück mit einer sterilen Schere ab und verschließt die Packung wieder. In gleicher Weise wird die notwendige Wattemenge entnommen. Zuviel herausgezogener Mull darf niemals wieder in die sterile Packung zurückgestopft werden. Das gleiche gilt für die sterile Watte.

Für feuchte Verbände bei Entzündungen und eiternden Wunden wird der Mull mit sterilem Wasser oder steriler Kochsalzlösung angefeuchtet, oder mit einer schwachdesinfizierenden, nichtgiftigen Lösung, z. B. Essigsauretonerdelösung, verdünntem Alkohol. Der Verbandstoff muß vor dem Auflegen gut ausgedrückt werden. Er wird nach Anweisung des Arztes noch mit Billrothbattist oder Guttaperchapapier oder einem anderen wasserdichten Stoff bedeckt.

Salbenverbände werden in der Wundbehandlung als einfache Schutzverbände granulierender Wunden benutzt oder auch zur Anregung der Granulationsbildung oder Überhäutung. Salben sind stets nur nach Anweisung des Arztes zu verwenden. Die Salbe wird aus dem Salbentopf mit einem sterilen Spatel (Metall oder Holz) entnommen und auf eine Mullkompresse etwa messerrückendick glatt aufgestrichen.

Anlegen von Verbänden.

Bei kleineren Verbänden befestigt man das Verbandmaterial mit Heftpflaster. Heftpflaster besteht aus Schirting, der auf der Innenseite mit einer klebenden Pflastermasse bestrichen ist; es wird in Rollen von verschiedener Breite hergestellt.

Pflasterstreifen dürfen niemals ganz um ein Glied herumgeführt werden, weil sonst leicht Stauungen entstehen können. An Stelle des gewöhnlichen Heftpflasters gibt es noch eine besondere Art, bei der die Pflastermasse auf ein weiches, dünnes, poröses Gewebe gestrichen ist, das sich der Haut gut anschmiegt.

Eine zweckmäßige Vereinigung von Verbandstoff und Heftpflaster stellt der sogenannte Schnellverband dar. Er besteht aus einem Heftpflasterstreifen, auf dessen Mitte ein mehrfach zusammengelegter Mullstreifen geklebt ist. Die Klebeseite des Heftpflasters ist mit grobmaschigem, leichtgestärktem Mull zum Schutze gegen das Zusammenkleben bedeckt. Man schneidet je nach Bedarf ein entsprechend großes Stück ab und entfernt die Schutzgaze. Dabei ist sorgfältig darauf zu achten, daß der Mullstreifen nicht berührt wird. Man legt dann den Mullstreifen auf die Wunde und klebt das Pflaster an.

Bevor man einen Heftpflasterverband anlegt, ist der betreffende Körperteil gut zu rasieren und abzutrocknen. Die Haut ist mit Äther, Benzin oder Tetrachlorkohlenstoff zu entfetten, damit das Pflaster gut hält.

Heftpflaster muß mit großer Vorsicht und ohne Zerren am Verband schnell abgenommen werden. Hierzu drückt man die Haut, von der das Pflaster abgenommen werden soll, mit dem Finger oder einem Tupfer vom Pflaster ab, oder man feuchtet das Pflaster mit etwas Benzin oder Tetrachlorkohlenstoff an. Das Pflaster löst sich dann leicht von der Haut ab. Pflastermasse, die an der Haut angeklebt ist, wird mit einem in Benzin oder Tetrachlorkohlenstoff angefeuchteten Tupfer abgerieben.

Kleinere Verbände kann man außerdem noch mit Mastixlösung befestigen. Es ist die Lösung eines Harzes in Benzol oder Chloroform oder Tetrachlorkohlenstoff. Die Lösung soll dünnflüssig sein. Da das Lösungsmittel leicht verdunstet, muß unter Unständen, wenn die Flüssigkeit zu sehr eingedickt ist, eine entsprechende Menge von dem Lösungsmittel hinzugefügt werden. Die Mastixlösung wird mit einem Pinsel oder einem Wattebäuschchen auf die

Haut gestrichen, in einer Breite von 2—3 cm rund um das zu befestigende Verbandstück herum. Nach dem Aufbringen der Mastixlösung muß man 1 Minute warten, dann wird ein Mullgazeschleier herübergespannt und festgeklebt Durch Aufdrücken mit einem Tupfer kann man das Festkleben befördern. Je dünnflüssiger die Lösung ist, um so besser klebt der Mullgazeschleier fest, wenn man so lange gewartet hat, daß die aufgestrichene Mastixlösung auf der Haut fast eingetrocknet war.

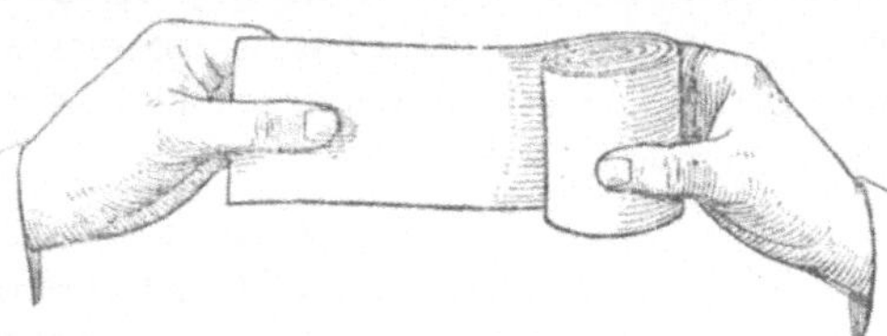

Abb. 135. Halten der Binde zum Anlegen.

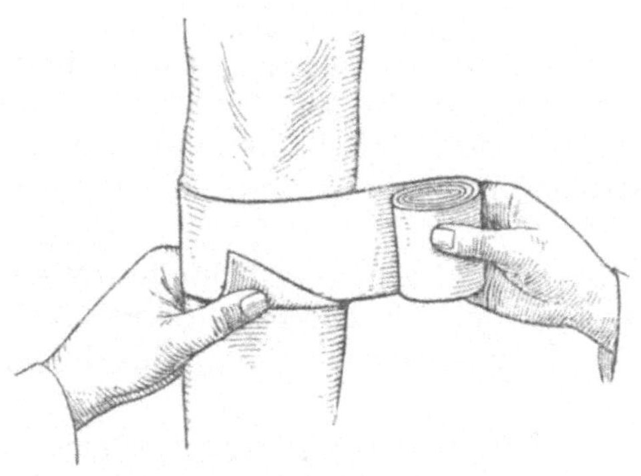

Abb. 136.
Der erste und zweite Kreisgang (die Befestigung) der Binde bei jedem Verbande.

Die wichtigste Art, Verbandstoffe am Körper zu befestigen, ist der regelrechte Verband, d.h. das Befestigen des Wundverbandes am Körper durch Umwickeln von Binden um den Körper oder um Körperteile. Damit eine Binde gut umgelegt werden kann, muß sie fest und glatt aufgerollt sein. Außer den gebrauchsfertigen Binden kann man Binden selbst herstellen durch Aufwickeln von Mull aus Mullrollen, oder gebrauchte Binden wieder verwenden. Binden stellt man aus Rollen von Verbandstoff, z. B. Mullrollen, selbst her, indem man die gebrauchte Breite mit sägendem Schnitt von großen Rollen abschneidet oder von Mullagen mit der Schere abschneidet. Gebrauchte Binden werden in einer keimtötenden Flüssigkeit gesammelt, gewaschen, getrocknet und nach dem Trocknen aufgewickelt. Die zur Herstellung der Verbandstoffe erforderlichen Rohstoffe sind in Deutschland gar nicht oder nur in geringem Maße vorhanden, darum ist äußerste Sparsamkeit bei der Verwendung der Verbandstoffe notwendig. Verbandstoffe, insbesondere Mullbinden, sollen deshalb beim Abnehmen möglichst nicht zerschnitten, sondern abgewickelt werden, um nach Waschen und Sterilisieren wieder verwendbar zu sein.

Mullbinden sind gewöhnlich 5 m lang und 2—15 cm breit. Für Rumpfverbände kann man noch breitere (bis zu 30 cm) verwenden. Mullbinden sind am Rande nicht gesäumt. Den aufgewickelten Teil einer Binde nennt man Bindenkopf, das freie Ende Bindenende. Ist die ganze Binde zu einer Rolle aufgewickelt, so ist sie einköpfig, wird jedes Ende nach der Mitte zu aufgewickelt, so daß zwei Rollen entstehen, so nennt man sie zweiköpfig. Zweiköpfige Binden werden nur selten verwendet, ihr Gebrauch ist aber manchmal sehr zweckmäßig. Damit eine Binde gut angelegt werden kann, muß sie vorher gut und fest gewickelt sein. Das geschieht am besten mit einer sogenannten Bindenwickelmaschine. Ist eine solche nicht vorhanden, so muß mit der Hand aufgewickelt werden. Das geschieht in der Weise, daß man das eine Ende der Binde einige Male zusammenfaltet und es zwischen den Fingerspitzen wickelt, bis eine kleine Rolle entstanden ist. Diese legt man, den Bindenkopf nach unten, so in die linke Hand, daß der aufzuwickelnde Teil zwischen Daumen und Zeigefinger oder zwischen Zeige- und Mittelfinger über den Handrücken fällt. Dann dreht man die Binde mit den Eingerspitzen der rechten Hand von links nach rechts, so daß sie sich allmählich ganz aufrollt. Dabei müssen die Finger der linken Hand den aufzuwickelnden Teil straff anspannen, damit die Binde nicht zu locker wird. Zwei Personen wickeln die Binde am besten über eine größere, etwas rauhe Fläche, z. B. über eine Stuhllehne, gemeinsam auf.

Beim Anlegen der einköpfigen Binde faßt die rechte Hand den Bindenkopf, das herabhängende Bindenende wird an der zu verbindenden Körperstelle aufgelegt und mit dem linken Daumen festgehalten, bis es durch die erste Umwicklung (erster Bindengang) festgelegt ist. Um den Anfang sicher zu befestigen, kann man beim ersten Gang einen kleinen Zipfel des Bindenendes herausziehen und über diesen umschlagen. Man bindet ihn dann mit dem zweiten Bindengang ein. Die Binde muß unter gleichmäßigem Zug angelegt werden. Dabei darf das abgewickelte Stück nicht zu lang sein, im allgemeinen nicht länger als die Binde breit ist. Der einzuwickelnde Körperteil darf durch den Zug der Binde nicht erschüttert und von der Hand des Verbindenden nicht gedrückt werden. Die Binde ist so fest anzulegen, daß sie sich nicht leicht verschiebt, ihre Ränder dürfen jedoch niemals schnüren. Jeder Verband beginnt mit einem ringförmigen Umgang (Kreisgang). Dann wird der Bindenkopf in sanft ansteigender Richtung um den Körperteil weitergeführt. Dabei schreitet die Binde in der Weise fort, daß jedesmal der vorhergehende Gang von dem nachfolgenden zur Hälfte oder zu zwei Dritteln bedeckt ist (Hobelspanumgang, Schraubenumgang). Damit die Binde fest und gleichmäßig anliegt, ist an den Stellen, wo das Glied stärker oder schwächer wird, ein sogenannter Umschlag notwendig. An der Stelle, wo der Umschlag beginnen soll, wird der obere Bindenrand mit der linken Daumenspitze festgehalten, hierauf mit der rechten Hand der Bindenkopf etwas abgewickelt und die Binde nach vorn zu umgeschlagen und durch Andrücken der rechten Zeigefingerspitze am Glied festgehalten. Dadurch wird die linke Hand frei und kann unter dem Glied herumgreifen und den Bindenkopf aus der rechten Hand abnehmen, um den aufsteigenden Schenkel des nächsten Ganges anzulegen. Dann übernimmt die rechte Hand wieder den Bindenkopf. Die Bindenumschläge dürfen nicht auf vorspringenden Knochen angelegt werden und nicht über der verletzten Stelle, da sie sonst drücken können. Es ist besonders darauf zu achten, daß beim Umschlagen die Binde nicht zu fest angezogen wird, um eine Schnürung zu vermeiden. Wo das Glied wieder eine gleichmäßige Stärke hat, werden wieder einfache Hobelspangänge angelegt.

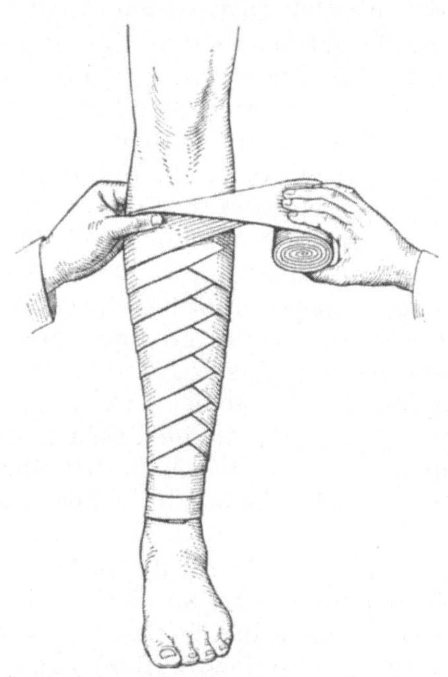

Abb. 137. Unterschenkelverband, Kreisvorgänge und Renversés.

Der kriechende oder Schlangengang unterscheidet sich vom Hobelspangang dadurch, daß die einzelnen Umgänge einander nicht decken, sondern den Körperteil mehr oder weniger weit voneinander entfernt schlangenartig umlaufen. Diese Gänge dürfen nur unter sehr geringem Zug angelegt werden, man verwendet sie, wenn man an einem Glied Verbandstücke vorläufig schnell befestigen will.

Kreuz- oder Achtergänge dienen zum Einwickeln von Gelenken. Die Kreuzungsstelle der Acht liegt auf der einen Seite des Gliedes, der Bogen auf der entgegengesetzten Seite. Legt man die Kreuzungen an die Beugeseiten, so entsteht der Schildkröten-, liegt dagegen die Kreuzungsstelle auf der Streckseite, dann ent-

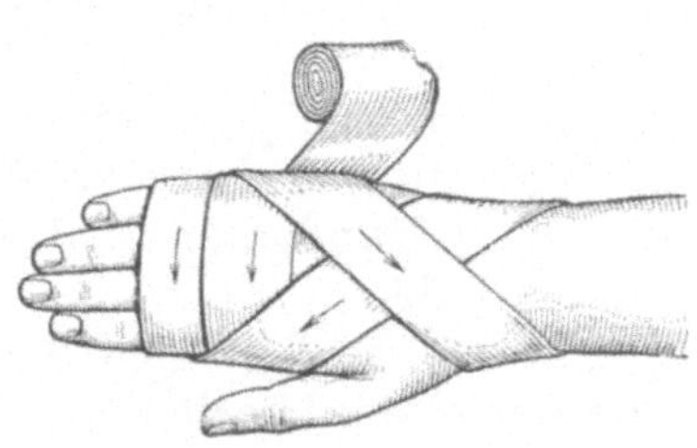

Abb. 138. Aufsteigender Kornahrenverband der rechten Hand.

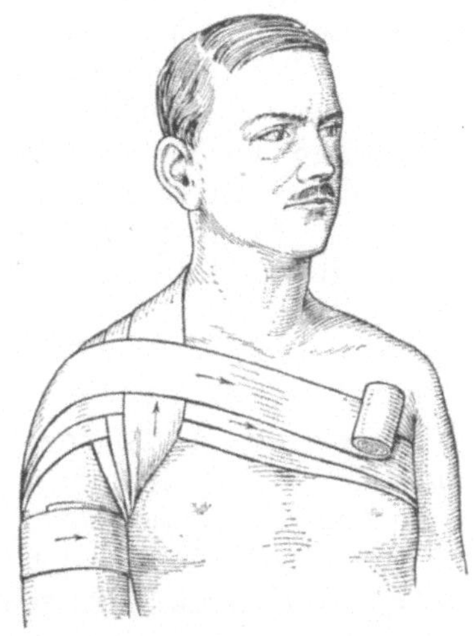

Abb. 141. Kornährenverband der rechten Schulter, aufsteigend.

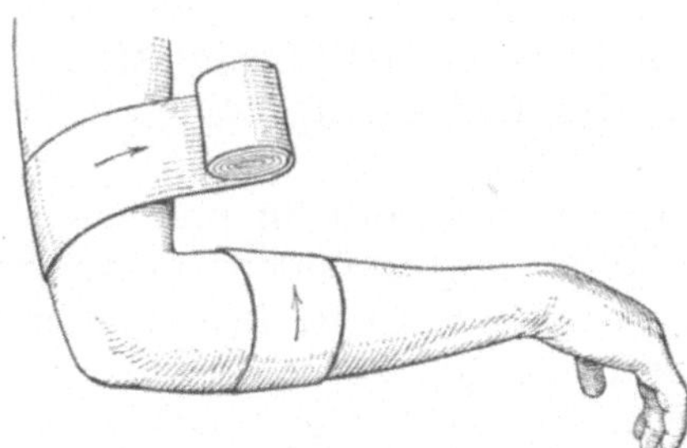

Abb. 139. Schildkrötenverband des Ellbogengelenks 1.

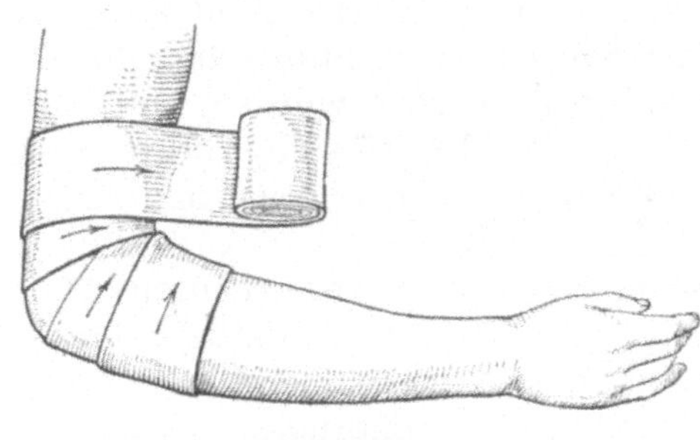

Abb. 140. Schildkrötenverband des Ellbogengelenks 2.

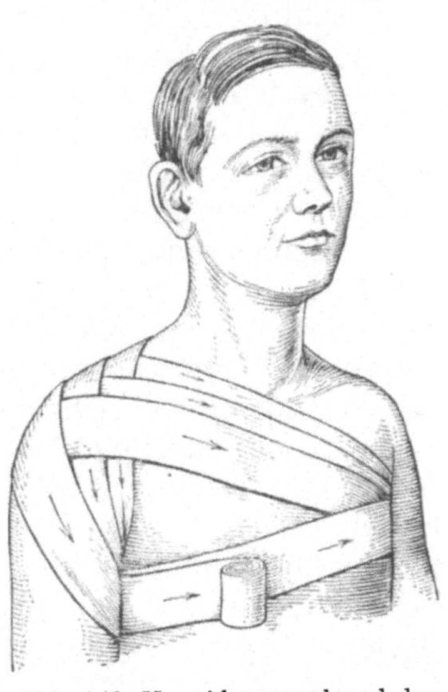

Abb. 142. Kornährenverband der rechten Schulter, absteigend.

stehen die sogenannten Kornährengänge. Der Schildkrötenverband wird hauptsächlich an Knie- und Ellbogengelenk, der Kornährenverband am Schultergelenk, an der Hand, an den Fingern, an Fuß- und Hüftgelenk verwendet. Am Hüftgelenk wird dabei das Becken, am Schultergelenk die Brust in die Achtergänge mit hineingezogen. Die Achselhöhle muß hier gut gepolstert sein.

An den Gliedmaßen werden alle Bindengänge von unten nach oben zu in der Richtung auf das Herz zu angelegt, nur bei Hand- und Fingerverbänden geht man auch vom Handgelenk, also von oben aus, ebenso bei Fuß- und Zehenverbänden.

Reicht eine Binde zum Verband nicht aus, so legt man den Anfang der zweiten Binde unter das Ende der alten. Hierbei wird beim Abwickeln des Verbandes das zeitraubende Aufsuchen des zweiten Bindenendes vermieden.

So wie der Anfang des Verbandes ein Kreisgang ist, so bildet auch den Abschluß jeder Bindeneinwicklung ein Kreisgang. Nach Beendigung des Verbandes wird das Ende der Binde entweder mit einer Sicherheitsnadel oder mit einem Heftpflasterstreifen befestigt oder durch Unterschieben des Endes unter einen früheren Bindengang.

Man kann auch das Bindenende in der Mitte in der Längsrichtung schlitzen und beide so gewonnenen Enden umeinanderschlingen oder knoten und dann um den Verband in einander entgegengesetzter Richtung legen und miteinander verknoten.

Beim Abnehmen des Verbandes wird zuerst das Ende der Binde aufgesucht. Beim Abnehmen der Binde reichen sich dann die Hände abwechselnd den locker zusammengefaßten Teil zu, so daß dieser nicht herumschleift. Alle Zerrungen und Erschütterungen sind dabei zu vermeiden. Beide Hände dürfen sich nicht zu weit von dem verbundenen Körperteil entfernen. Sind die Binden an den übrigen Verbandstücken oder am Körper durch Eiter oder Blut festgeklebt, dürfen sie nicht mit Gewalt abgerissen werden. Durch Anfeuchten mit sterilem Wasser oder Kochsalzlösung, noch besser durch Aufträufeln von Wasserstoffsuperoxydlösung werden sie vorsichtig gelöst.

Musterverbände. Kornährenverband der rechten Hand: Kreisgang um das Handgelenk. Schräg über den Handrücken zum Grundglied des Zeigefingers. Quer über die Hohlhand zum Grundglied des kleinen Fingers. Schräg über den Handrücken zurück zum Handgelenk. Wiederholung in etwa drei sich verlaufend deckenden

Gängen. Abschluß am Handgelenk. Dies ist der „absteigende Kornährenverband" der Hand. Beginnt man mit einem Kreisgang um die Hand und legt die Achtergänge nach dem Handgelenk zu, so spricht man von dem „aufsteigenden" Kornährenverband (Abb. 138).

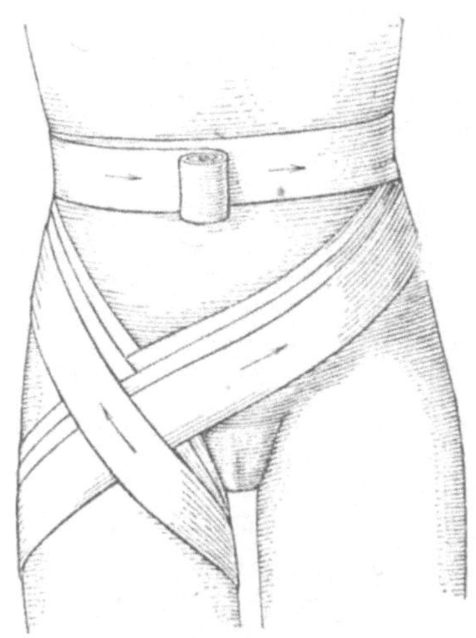

Abb. 143.
Kornährenverband der rechten Hüfte, absteigend.

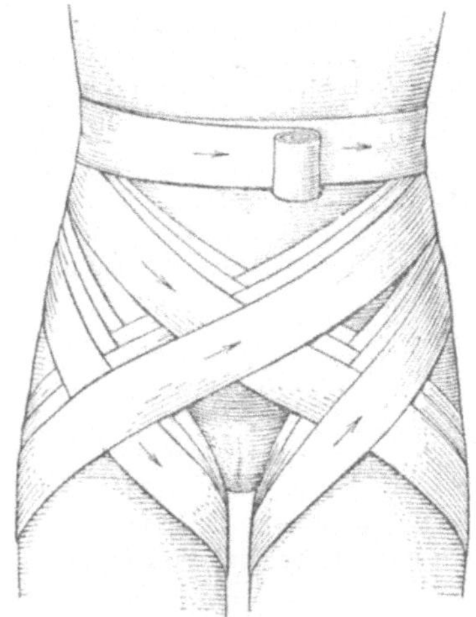

Abb. 144.
Absteigender Kornährenverband beider Hüften.

Verband des Daumens: Kreisgang um das Handgelenk. Schräg zum Grundgelenk des Daumens. Hobelspangänge um den Daumen bis zur Spitze und zurück zum Grundgelenk. Schräg zurück zum Handgelenk. Abschluß hier. In derselben Weise werden auch die Verbände der anderen Finger angelegt. Muß die Fingerkuppe mit verbunden werden, so führt man die Binde über Streckseite, Kuppe und Beugeseite des Fingers zum Grundgelenk zurück und schließt nun die Schräggänge um den Finger herum an. Zu Fingerverbänden nimmt man 2 cm breite Binden. Bei Fingerverbänden dürfen die Verbindungsgänge zum Handgelenk niemals über die Beugefläche der Hand geführt werden, sondern immer nur über die Streckseite, damit der Verband unter allen Umständen auch bei gebeugter Hand fest sitzt.

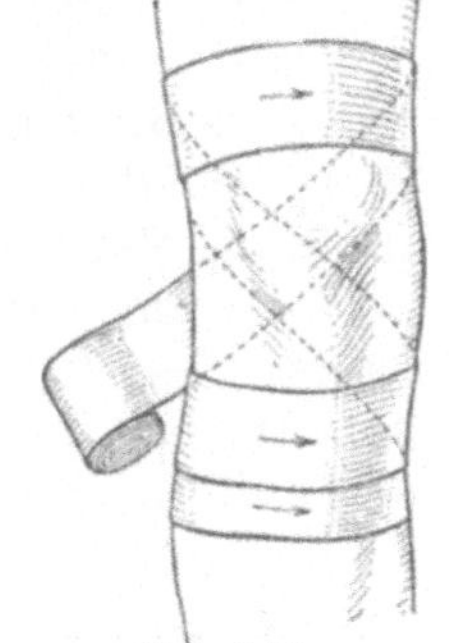

Abb. 145.
Schildkrotenverband des Kniegelenks.

Für die übrigen Verbände sei auf die beigegebenen Abbildungen als Beispiel verwiesen (Abb. 139—152).

Eine T-Binde entsteht, wenn in der Mitte eines Bindenstreifens eine zweite rechtwinklig dazu befestigt wird. Die T-Binde wird dann

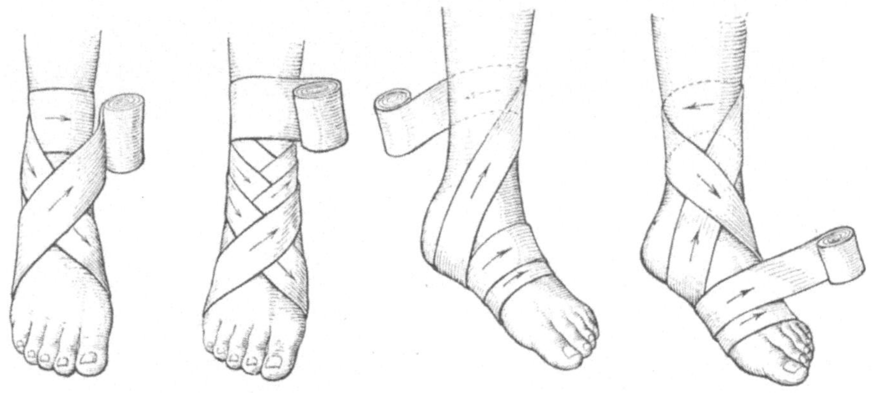

Abb. 146 u. 147. Absteigender Kornährenverband des Fußes.

Abb. 148 u. 149. Aufsteigender Kornährenverband des Fußes.

in der Weise angelegt, daß man zunächst den einen horizontalen Teil um das Becken herumführt, dann führt man die von diesem herabhängenden beiden Teile zwischen den beiden Beinen über die am Damm festzuhaltenden Verbandstücke hinweg und schlingt sie auf der vorderen Seite des Körpers um den horizontalen Teil der Binde herum und befestigt sie hier mit einem Knoten oder mit Sicherheitsnadel.

Werden bei einem nicht zu langen Bindenstück beide Enden in der Mitte eingeschnitten, so bleibt ein je nach Bedarf kleineres oder größeres Bindenstück in der Mitte stehen, das vier Enden hat. Diese „Schleuder" ist am Kopf als Verband besonders geeignet, vor allem an Nase und Kinn (Abb. 153).

Statt der Binden benutzt man auch Verbandtücher aus Baumwollstoff oder Leinwand. Solche Tuchverbände eignen sich zur Befestigung von Schienen, und vor allem zur Anlegung von Notverbänden. Sie sind am besten dreieckig. Man unterscheidet an einem solchen dreieckigen Tuch die rechtwinklige Spitze, die beiden langen Zipfel und die Tuchbreite. Die Tücher werden entweder nach Art eines Halstuches zusammengefaltet als Tuchbinde, oder als Dreieck ausgebreitet gebraucht.

Die häufigste Verwendung findet das dreieckige Tuch als **Armtragetuch** (Mitella). Hierzu wird das Tuch so an die Vorderseite

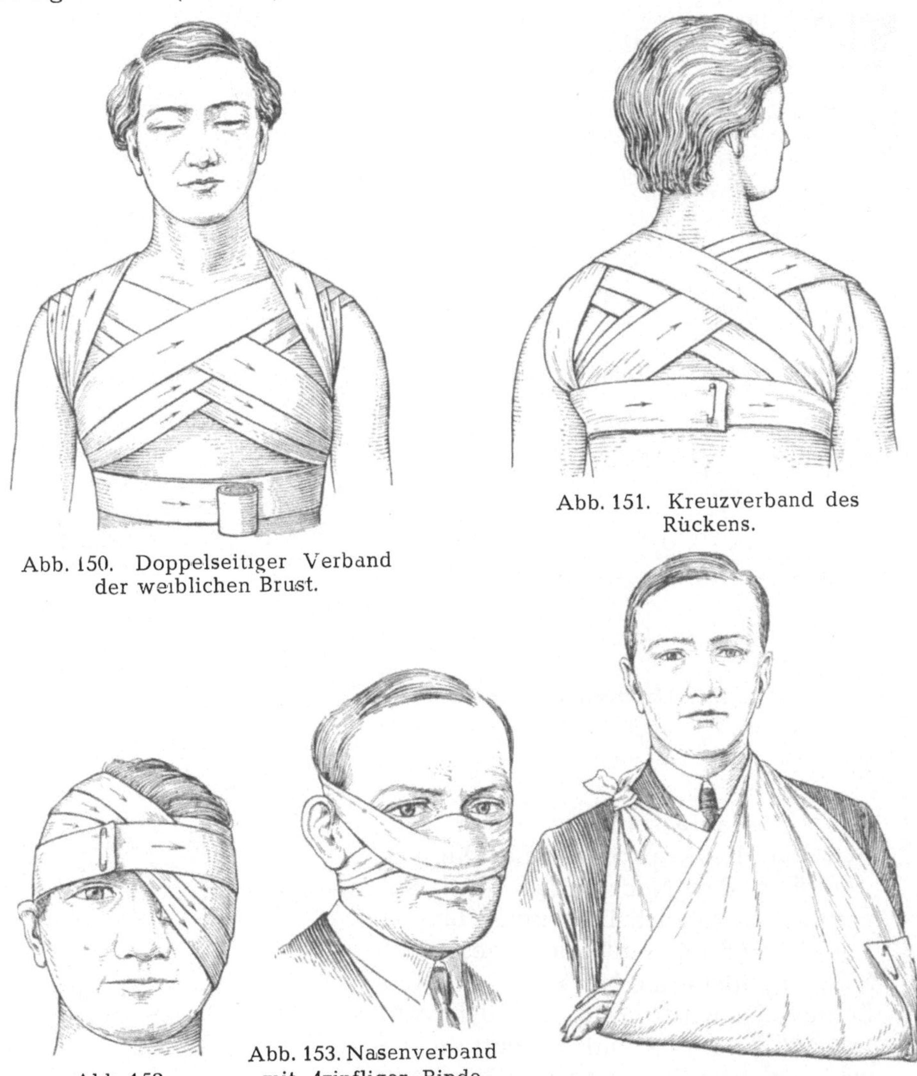

Abb. 150. Doppelseitiger Verband der weiblichen Brust.

Abb. 151. Kreuzverband des Rückens.

Abb. 152. Augenverband.

Abb. 153. Nasenverband mit 4zipfliger Binde (Schleuder).

Abb. 154. Armverband mit Tuch

des Rumpfes gelegt, daß der eine lange Zipfel über die Schulter der gesunden Seite fällt, während die Spitze hinter dem Ellbogen des kranken Armes liegt. Das Ellbogengelenk wird in einem rechten Winkel in Beugestellung gebracht und der herabhängende lange

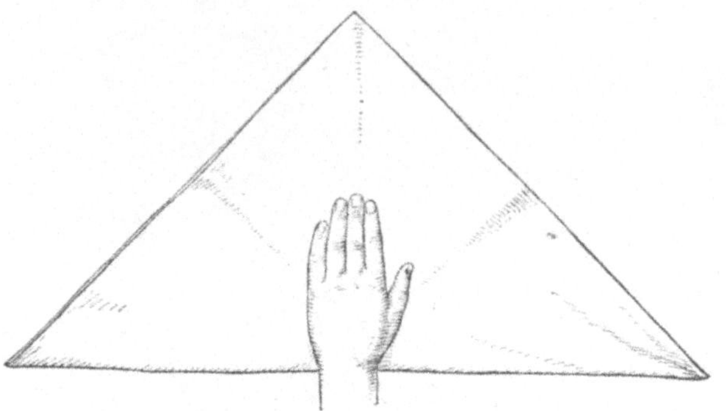

Abb. 155. Handverband mit Tuch, 1.

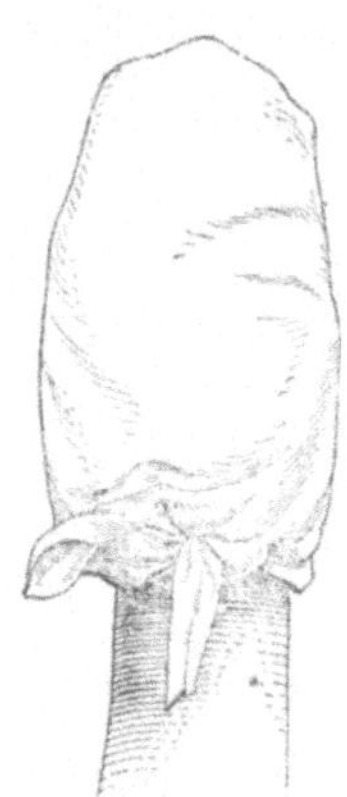

Abb. 157. Handverband mit Tuch, 3.

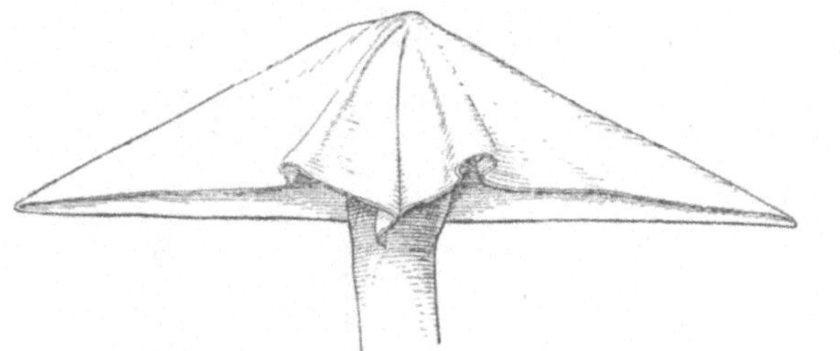

Abb. 156. Handverband mit Tuch, 2.

Zipfel heraufgeschlagen, über die Schulter des kranken Armes hinweg und über den Nacken der gesunden Schulter zugeführt. Die beiden langen Zipfel werden auf der gesunden Schulter, nicht im Nacken, geknotet. Schließlich wird die Spitze nach vorn um den Ellbogen und Vorderarm geschlagen und festgesteckt. Die Hand muß ganz im Tragetuch liegen.

Beispiele für Verbände mit dreieckigen Tüchern vgl. Abb. 154—158.

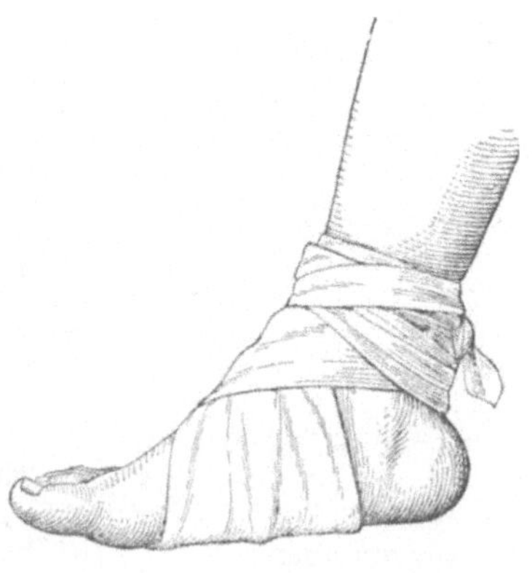

Abb. 158. Fußverband mit zusammengelegtem Tuch.

Ruhigstellende Verbände.

Zur Ruhigstellung von Gliedmaßen und Gelenken bei Weichteilverletzungen und Knochenbrüchen dienen Schienen-, Gips- und Zugverbände.

Zu Schienenverbänden werden am häufigsten die biegsamen Drahtleiterschienen nach Cramer verwendet, für die untere Extremität auch Volkmannsche T-Schienen. Außerdem kann man noch Holz- und Pappschienen benutzen. Die Drahtleiterschienen werden entsprechend der Stellung, die das verletzte Glied einnehmen soll, aus der freien Hand zurechtgebogen, überstehende Stücke mit der Drahtschere abgeschnitten. Die scharfen Enden, die so entstehen, werden durch Heftpflasterumwicklung unschädlich gemacht. Die Volkmannsche T-Schiene besteht aus einer Blechrinne, an deren unterem Ende, entsprechend der Fußsohle, ein Blechstück im rechten Winkel befestigt ist. An der Außenseite dieses Blechstückes ist ein T-förmiges Eisen angebracht, auf dessen unterem waagerechtem Balken das Fußende fest aufruht. In der Gegend der Ferse hat die Rinne einen Ausschnitt.

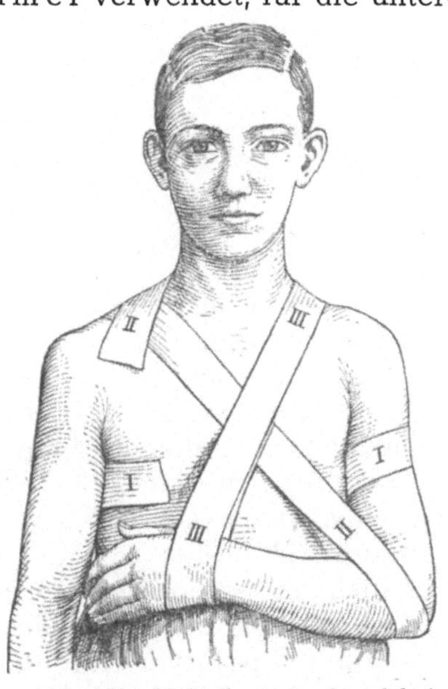

Abb. 159. Heftpflasterverband bei linksseitigem Schlüsselbeinbruch.

Alle Schienen müssen die richtige Länge haben, d. h. sie müssen das Gelenk oberhalb und unterhalb des verletzten Gliedmaßenteils überragen und ruhigstellen, z. B. am Unterarm Hand- und Ellbogengelenk, am Unterschenkel Fuß- und Kniegelenk. Bei Oberarm- und Oberschenkelverletzungen wird der ganze Arm bzw. das ganze Bein ruhiggestellt. Die Schienen müssen reichlich ge-

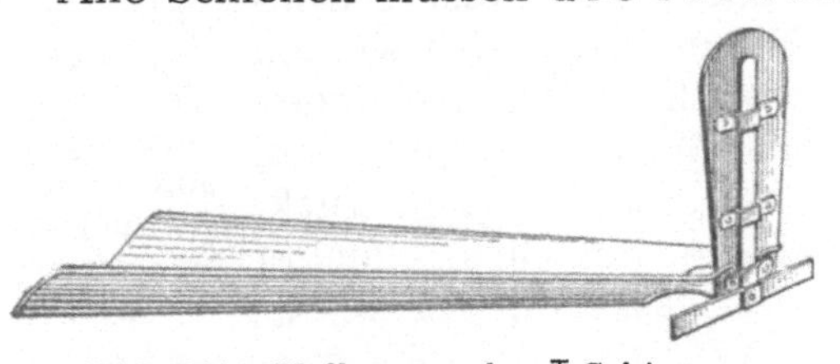
Abb. 160. Volkmannsche T-Schiene.

polstert sein, so daß auch bei längerer Belastung kein Druck entsteht. Besonders gut gepolstert müssen die Stellen sein, wo vorspringende Knochen aufliegen. Bei der Volkmannschen T-Schiene muß die Achillessehne durch mehrfache Polsterlagen so gehoben werden, daß die Ferse frei schwebt. Zur Polsterung der Schiene verwendet man graue Watte oder Zellstoff. Die Polsterung wird mit einer Mullbinde umwickelt, damit sie sich nicht verschiebt.

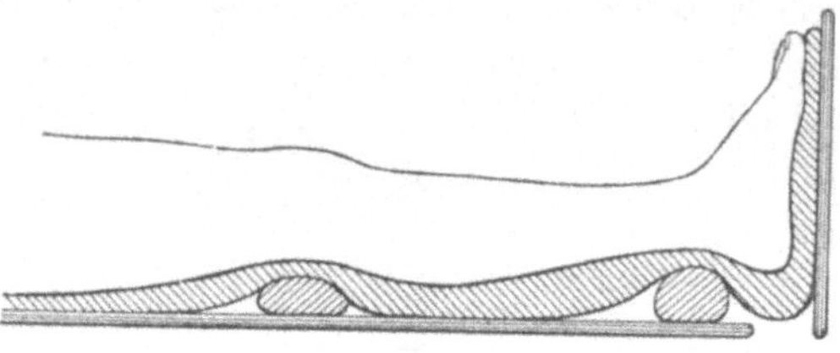

Abb. 161.
Polsterung der T-Schiene, schematisch.

Bei der Verwendung von Schienen muß Halten und Lagern des verletzten Gliedes mit der nötigen Vorsicht ausgeführt werden. Das gilt vor allen Dingen beim Schienen von Knochenbrüchen. Über das Halten dabei vgl. S. 195 u. 313.

Gipsverbände werden stets von einem Arzt angelegt. Den Krankenpflegepersonen fällt lediglich die Vorbereitung und die Hilfeleistung beim Gipsverband zu. Gipsbinden können aus der Apotheke bezogen werden. Am besten sind die selbsthergestellten. Dies geschieht in der Weise, daß man eine trockene Gaze- oder Mullbinde auf dem Tische ausbreitet und gleichmäßig mit Gipspulver einreibt. Die Binden müssen vorsichtig aufgewickelt werden, damit der Gips in den Mull- und Gazemaschen haften bleibt. Die Binden dürfen nur lose aufgewickelt werden, damit das Wasser beim Einweichen bis in die Mitte dringen kann. Gipsbinden werden in dichtschließenden Blechkästen trokken aufbewahrt. Feucht gewordene Gipsbinden werden nicht mehr hart. Vor dem Gebrauch werden die Binden in eine Schüssel mit lauwarmem Wasser gelegt. Wenn sie völlig durchtränkt sind, werden sie ausgedrückt und dann vom Arzt benutzt. Damit der Gips schneller hart wird, wird dem Einweichwasser etwas Alaun zugesetzt. Je wärmer das Wasser und je mehr Alaun es enthält, um so schneller wird der Gipsverband starr. Vor dem Anlegen des Gipsverbandes wird das verletzte Glied mit Watte oder Zellstoff umpolstert, die durch eine Mullbinde festge-

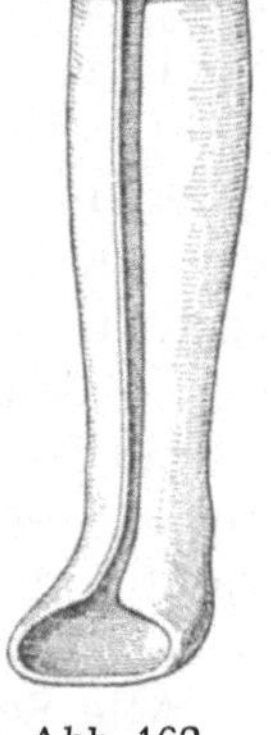

Abb. 162.
Gipsverband des Unterschenkels, aufgeschnitten und abgenommen.

halten werden. Über die Stellung des Gliedes gibt der Arzt Anweisungen. Die vom Arzt gegebene Stellung ist mit aller Sorgfalt festzuhalten, weil hiervon die richtige Heilung des Gliedes abhängt. Zur Verstärkung des Gipsverbandes werden unter Umständen

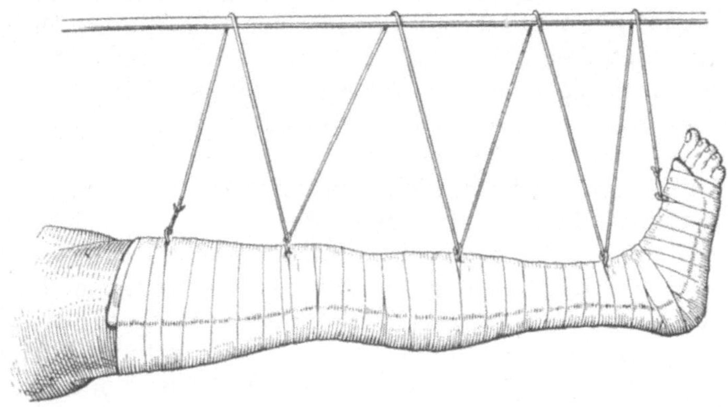

Abb. 163.
Gipsschienenverband des Beines, in Schwebelage aufgehängt.

schmale Metallbänder (Aluminium oder Eisen), Schusterspan, Eisendraht miteingegipst.

Nach Anlegen des Verbandes wird das Glied noch so lange in der gleichen Lage gehalten wie beim Anlegen selbst, bis der Gipsverband erstarrt ist. Das Hartwerden des Gipsverbandes läßt sich durch Erwärmen in Heißluftkästen oder mit dem Föhn beschleunigen. Bis zur völligen Austrocknung bleibt der Gipsverband noch etwa 24 Stunden unbedeckt. Befindet sich an dem mit einem Gipsverband versehenen Glied eine Wunde, so wird über ihr aus dem Verband ein Stück herausgeschnitten, damit man die Wunde behandeln kann (gefensterter Gipsverband). Auf den Gipsverband wird das Datum der Anlegung mit Tintenstift geschrieben.

Äußert der Kranke nach dem Erstarren des Verbandes heftige Schmerzen oder ist an dem herzfern gelegenen Teil des Gliedes eine bläuliche Verfärbung sichtbar, tritt dort ein Kältegefühl ein oder Gefühllosigkeit, so ist der Arzt sofort zu benachrichtigen. Ist er nicht zu erreichen, so ist in dringenden Fällen der Verband durch Aufschneiden zu lockern.

Zum Abnehmen des Gipsverbandes benutzt man ein kurzes, starkes Messer, am besten ein sogenanntes Schustermesser oder eine besonders kräftige Schere, deren eines Blatt an der Spitze einen Knopf trägt, damit es ohne Verletzung des Kranken unter den Verband geschoben werden kann (Gipsschere). Auch Gipssägen werden benutzt, sind aber unpraktisch.

Das Glied darf nicht aus dem Verband genommen werden, bis er nicht so weit geöffnet ist, daß das Herausnehmen ohne Drücken und Zwängen geschehen kann. Unter Umständen ist der Gipsverband an zwei Stellen aufzuschneiden, so daß der eine Teil wie ein Deckel abgehoben werden kann. Die Gipsschalen können als Lagerungsschiene weiterbenutzt werden.

Will man den Verband nicht weiter benutzen, so kann man sich das Abnehmen durch Aufweichen des Gipses erleichtern. Hierzu wird die Stelle, an der er durchtrennt werden soll, mit einem wiederholt in starkes Salzwasser getauchten Wattestreifen bedeckt.

Die beim Anlegen eines Gipsverbandes beschäftigten Krankenpflegepersonen reinigen ihre Hände am leichtesten sofort nach der Fertigstellung des Verbandes mit kaltem Wasser oder in starkem Salzwasser.

Gipsverbände kann man auch beim Baden des Kranken trocken halten, wenn man sie mit einer Lösung von Kautschuk oder Dammaralack dicht bestreicht und die Enden des Gipsverbandes mit Gummibinden umwickelt.

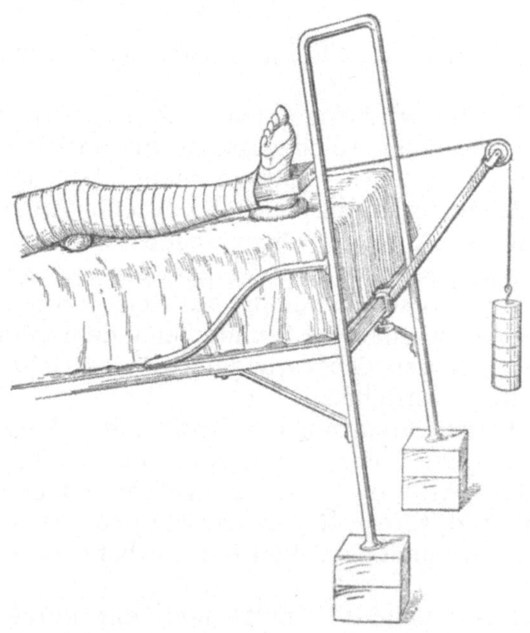

Abb. 164. Streckverband des Beines.

Kleisterverbände, Verbände mit Wasserglas, Leim und Zinkleim werden in der Weise angelegt, daß man die Haut mit der betreffenden Flüssigkeit (Leim und Zinkleim erwärmt) mit dickem Borstenpinsel anstreicht, darüber eine Schicht Mullbinden legt, in diesen

Mull wieder den Zinkleim usw. hineinstreicht, erneut einen Mull darüber wickelt usw. Im ganzen etwa vier- bis sechsmal. Leim und Zinkleim dürfen nicht zu heiß sein, damit keine Verbrennung auftritt.

Zugverbände (Extensionsverband, Streckverband) werden nur vom Arzt angelegt. Die Krankenpflegepersonen bereiten den Verband vor und leisten bei der Anlegung nach Anordnung des Arztes Hilfe. Für den Heftpflasterstreckverband dient ein 5—10 cm breites Pflaster, dessen Pflastermasse nicht auf Schirting, sondern

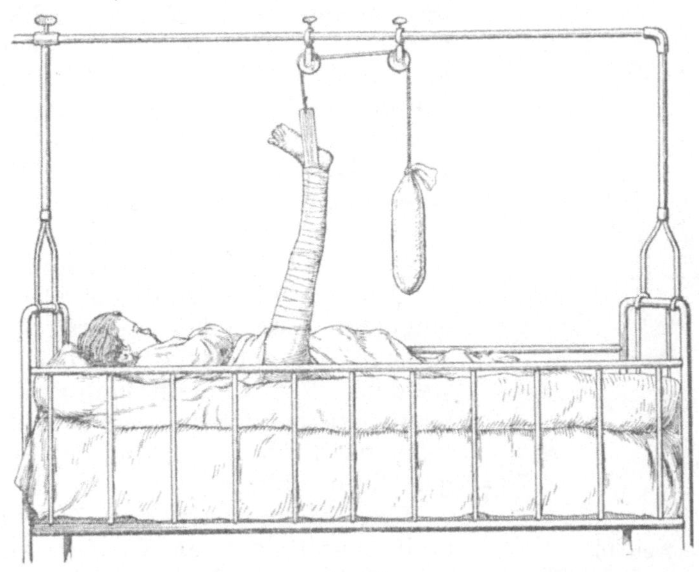

Abb. 165.
Streckverband des senkrecht gestellten Beines eines Kindes.

auf Segeltuch gestrichen ist. Der Streifen muß doppelt so lang sein wie das kranke Glied. Ferner gehört dazu noch ein dünnes Brettchen, das so breit sein soll wie das Heftpflaster und etwa 12 cm lang, in seiner Mitte durchbohrt. Das Brettchen wird auf die Mitte des Heftpflasterstreifens gelegt. Es wird dann eine Schnur oder geflochtener Draht durch das Loch im Spreizbrettchen durchgeführt und hier über einem Knebel geknotet. An dieser Schnur oder an dem Draht wird später das Gewicht befestigt. Die Haut des Kranken wird vor dem Anlegen des Zugverbandes rasiert. Der Pflasterstreifen wird am Bein dann so angelegt, daß das quer vor der Fußsohle liegende Spreizbrettchen etwa handbreit von der Sohle entfernt bleibt. Die Knöchel werden durch Wattebäusche vor dem Druck durch das Pflaster geschützt. Der Zugverband wird dann durch eine Mullbinde oder durch Heftpflaster straff gegen die Haut gedrückt. Über Lagerung des Beines, etwaige Verwendung einer Volkmannschen Schiene, Verwendung eines Gleitbrettes usw. gibt der Arzt Anweisung. Die Schnur wird über Rollen am Fußende des Bettes geführt und mit einem Gewicht belastet. Die erste Rolle ist dabei so angebracht, daß die Schnur die gerade Verlängerung des Beines bildet. Das Gewicht, dessen Größe vom Arzt angegeben wird, darf erst dann angebracht werden, wenn das Heftpflaster sicher klebt. Das Gegengewicht gegen den mitunter starken Zug bildet die Schwere des Körpers. Um diese zu erhöhen, müssen die Füße am Fußende des Bettes hochgestellt werden. In das Bett wird an die Seite des gesunden Fußes ein Klotz oder Polster zum Gegentreten eingelegt. Geben die Pflasterstreifen nach, so muß mit der Belastung nachgelassen werden. Bei Kindern unter 5 Jahren kann man beim Bein auch den Zug vertikal nach oben richten, bei senkrecht gestelltem Bein.

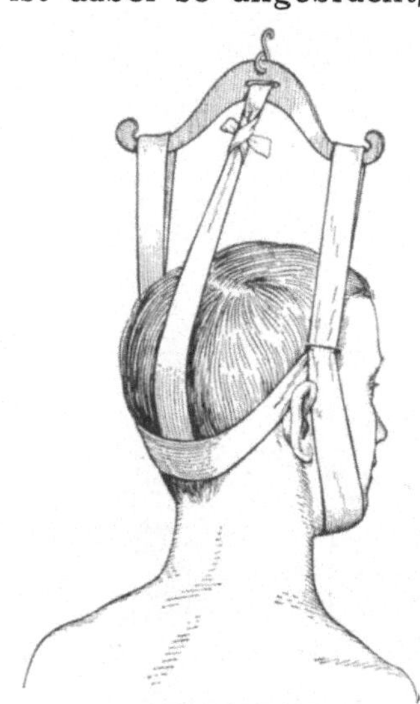

Abb. 166.
Glissonsche Schlinge

Eine andere Art des Zugverbandes greift unmittelbar am Knochen an. Hierbei wird ein Draht durch den Knochen hindurchgeführt, oder ein Nagel hindurchgeschlagen, an dem ein Bügel befestigt wird. An diesem Bügel greift dann der Zug an.

Sind Zugverbände an den unteren Gliedmaßen angelegt, so wird für die Auffrischung des Lagers, beim Wechseln der Bettwäsche und beim Unterschieben von Steckbecken oder Luftkissen der Zug nicht abgehängt. Ist durch den Zug der Kranke zu weit nach dem Fußende des Bettes geglitten, so muß er wieder nach dem Kopfende zurückgelagert werden, soweit er dies nicht selbst durch Treten mit dem gesunden Bein gegen den Bettklotz tun kann. Hierbei muß unter Umständen der Gewichtszug leicht nachgelassen werden.

Für Zugverbände, die auf die Wirbelsäule wirken sollen, wird unter Umständen der Zug mit Hilfe der sogenannten Glissonschen

Schlinge angebracht, die um Kinn und Genick geschlungen wird. Die Wirkung dieses Zuges wird verstärkt, wenn man die Füße am Kopfende des Bettes hochstellt.

Durch das Anbringen von Rollen an Holzbetten in der Privatpflege werden unter Umständen die Betten beschädigt. Abb. 164 gibt ein Verfahren an, wie man das Anbringen von Rollen vermeiden kann, unter Verwendung einer Schnur, am besten Gardinenschnur und einer Garnrolle. Es wird dabei der notwendige Längszug in einen Querzug verwandelt, der aber in seiner Wirkung auf das zu extendierende Glied wie ein Längszug wirkt.

V. Erste Hilfeleistung bei Unglücksfällen, Vergiftungen und plötzlichen Erkrankungen.

In größeren Städten bestehen in der Regel Rettungswachen, die bei Unglücksfällen usw. die erste Hilfe leisten. In kleineren Orten und auf dem Lande wird häufig, wenn ein Arzt nicht sofort zu erreichen ist, zur ersten Hilfe bei Unglücksfällen die in der Gemeinde tätige Krankenschwester gerufen werden. Das Wichtigste bei der ersten Hilfeleistung ist Ruhe und Geistesgegenwart. Alle Anweisungen, die notwendig sind, müssen kurz und bestimmt gegeben werden. Alles unnötige Fragen ist zu vermeiden, ausführliche Erklärungen sind überflüssig.

Bei allen Unglücksfällen ist die erste Sorge, den Verunglückten möglichst schnell von der Unfallstelle fortzubringen, in einen geschlossenen ruhigen Raum. Dort wird der Verunglückte auf ein Bett, eine Ruhebank oder auf Decken auf den Fußboden gelegt. Alle beengenden Teile der Kleidung sind zu öffnen, zu lockern oder zu entfernen, damit die Atmung nicht behindert wird. Sind Zeichen einer Blutung vorhanden, Anzeichen von Knochenbrüchen usw., so ist zunächst die blutende Stelle oder das verletzte Glied freizumachen. Stiefel müssen bei Verletzungen an den unteren Gliedmaßen mit größter Vorsicht ausgezogen werden. Bei starker Schwellung oder bei ausgedehnten Verletzungen des Fußes sind sie aufzutrennen oder aufzuschneiden. Die Beinkleider werden erst auf der gesunden, dann auf der verletzten Seite abgezogen Entstehen dabei Schwierigkeiten, so muß unter Umständen das Beinkleid in der Naht aufgetrennt werden. In gleicher Weise wird verfahren bei Verletzungen der oberen Gliedmaßen. Die verletzten Glieder sind dabei von unten zu unterstützen, bei Knochenbrüchen oder Verdacht darauf unter Zug und Gegenzug zu halten (vgl. S. 198). Niemals darf der Versuch gemacht werden, einem Bewußtlosen etwas zu trinken zu geben. Ist der Verletzte bei Bewußtsein und hat er Durst, so kann man ihn durch kaltes Wasser, Kaffee oder Tee erfrischen.

Niemals darf versucht werden, einen Bewußtlosen durch Bewegungen, Aufrichten des Kopfes, Reiben des Kopfes usw. wieder zu erwecken. Alle unnötige Bewegung schadet nur, wenn die Bewußtlosigkeit durch schwere innere Verletzungen bedingt ist. Hat sie eine harmlose Ursache (Schreckwirkung) oder ist sie durch eine Übererregung des Nervensystems (Schock) bedingt, so geht sie von allein vorüber. Ruhe schadet nie!

Einwirkungen durch äußere Gewalt.

Schläge mit einem stumpfen Gegenstand, Quetschungen usw. können auch ohne äußere Verletzungen zu schweren Schädigungen innerer Organe führen. Bei starker Gewalteinwirkung auf den Kopf durch Schlag oder Stoß tritt häufig eine Gehirnerschütterung ein. Bei den leichteren Graden verliert der Verletzte vorübergehend das Bewußtsein, kommt aber schon nach wenigen Minuten wieder zu sich. Häufig besteht Brechreiz oder Erbrechen. Bei schwerer Gehirnerschütterung liegt der Kranke regungslos, der Puls ist verlangsamt, schwach, selten unregelmäßig. Auch die Atmung ist verlangsamt und oberflächlich. Die Haut ist blaß, oft mit kühlem Schweiß bedeckt. Stuhl und Harn werden unter Umständen unwillkürlich entleert. Bei schwerer Gehirnerschütterung dauert die Bewußtlosigkeit oft stunden- bis tagelang. Eine Gehirnerschütterung kann mit Blutungen innerhalb der Schädelkapsel verbunden sein. Bei jeder Gehirnerschütterung besteht der Verdacht auf einen Schädelbruch.

Bei starken Gewalteinwirkungen auf den Brustkorb können die in ihm befindlichen inneren Organe zerreißen. Zerreißungen des Herzens und der großen Gefäße führen unmittelbar zum Tode. Bei Zerreißungen der Lunge wird helles, rotes, schaumiges Blut ausgehustet. Auch ohne innere Verletzung kann starke Erschütterung des Brustkorbes zu schweren Erscheinungen führen (Erbrechen, kleiner Puls, Atemnot, Bewußtlosigkeit).

Gewalteinwirkungen und Quetschungen am Bauch können innere Zerreißungen herbeiführen (Leber, Milz, Nieren, Magen, Darm). Bewußtlosigkeit, kleiner Puls, mit kühlem Schweiß bedeckte Haut sind häufig Begleiterscheinungen, wenn eine innere Blutung besteht. Diese äußeren Zeichen können aber auch fehlen. Nach Bauchquetschungen darf der Verletzte niemals trinken oder essen.

In allen Fällen einer schweren Gewalteinwirkung auf den menschlichen Körper ohne äußere Verletzung hat die Krankenpflegeperson nur für unbedingte Ruhiglagerung des Verletzten zu sorgen und sofort ärztliche Hilfe herbeizuführen oder für die Überführung in eine Krankenanstalt zu sorgen.

Knochenbrüche.

Bei allen Knochenbrüchen oder Verdacht auf Knochenbrüche muß das verletzte Glied durch Lagerung oder durch einen Notverband ruhiggestellt werden. Handelt es sich nicht um einfache, gedeckte Knochenbrüche, sondern um offene (komplizierte), so ist zunächst die Wunde zu versorgen. Niemals darf von einer Krankenpflegeperson der Versuch gemacht werden, einen Knochenbruch einzurichten, weder bei einfachen noch erst recht bei komplizierten Knochenbrüchen. Dies ist stets dem Arzt zu überlassen.

Bei Schädelbrüchen ist ein Verband nicht nötig. Im Vordergrund stehen die oben beschriebenen Zeichen der Gehirnerschütterung. Bei Brüchen des Schädelgrundes können Blutungen aus Nase oder Ohren auftreten. Die Blutung ist meist nicht stark. Jede Reinigung des äußeren Gehörganges ist zu unterlassen. Die Gefahr liegt nicht in der Blutung, sondern darin, daß eine Infektion der Bruchstelle eintritt. Deshalb ist der äußere Gehörgang durch lose in die Ohrmuschel gelegte sterile Watte oder, besser, sterilen Mull zu schließen und dieser durch einen Verband zu sichern.

Bei Unterkieferbrüchen kann als Notverband eine Kinnschleuder angelegt oder der Unterkiefer mit einem Tuch gegen den Oberkiefer hochgebunden werden.

Bei Schlüsselbeinbrüchen schmerzt jede Bewegung des Armes der verletzten Seite. Der Schmerz wird ausgeschaltet dadurch, daß man den Arm ruhigstellt, indem man ihn in ein dreieckiges Tuch lagert oder ihn mit einem Bindenverband an den Körper wickelt; faustgroßes Polster in die Achselhöhle.

Bei Rippenbrüchen bringt die Umwicklung des Brustkorbes mit einer breiten Binde oft eine große Erleichterung.

Brüche der Wirbelsäule sind wahrscheinlich, wenn nach Schlag oder Stoß auf die Wirbelsäule oder nach einem Fall auf das Gesäß

Schmerzen in der Wirbelsäulengegend auftreten, und erst recht, wenn unterhalb dieser schmerzhaften Stelle Gefühllosigkeit, Taubheit, Lähmung der Beine, Blasen- und Mastdarmstörungen auftreten. Ruhige Rückenlage ist das Wichtigste.

Bei Beckenbrüchen bestehen außer innerer Schmerzhaftigkeit auch Schmerzen beim Wasserlassen oder gar Harnverhaltung oder blutiger Harn. Für die erste Hilfe kommt nur Ruhiglagerung in Frage.

Brüche des Armes zeigen Bewegungsunfähigkeit oder Bewegungsbeschränkung, Schmerzhaftigkeit, Schwellung, veränderte Form und Haltung des Gliedes. Zum Notverband dienen gepolsterte Schienen (Pappe, Schusterspan, Kistenbretter, Drahtleiterschienen). Bei Oberarmbrüchen kommt eine Schiene auf die Streckseite von der Schulter bis zur Hand, eine zweite auf die Beugeseite von der Achselhöhle bis zur Hand. Das Ellbogengelenk wird dabei, wenn irgendmöglich, im rechten Winkel gebeugt. Der Arm kommt in ein Tuch oder wird mit Binden am Rumpf befestigt. Unterarmbrüche schient man von der Oberarmmitte bis zur Hand, das Ellbogengelenk im rechten Winkel gebeugt. Der Arm wird in ein dreieckiges Tuch gelagert.

Sind bei Armbrüchen keine Schienen zu beschaffen, so verschafft es eine große Erleichterung, wenn man den Arm rechtwinklig gebeugt in ein Tuch lagert oder mit Binden am Rumpf festbindet.

Bei Oberschenkelbrüchen dienen zum Notverband Drahtleiterschienen, Holzlatten, Stöcke, Besenstiele, Pappstreifen. Eine äußere Schiene reicht von der Fußsohle nach oben mindestens bis zum Rippenbogen, besser noch bis zur Achselhöhle, eine innere Schiene reicht vom Damm bis zur Fußsohle. Man kann auch noch eine hintere Schiene anlegen, die vom Fuß bis zum Beckenkamm reicht; ihr Anlegen ist meist sehr schwierig. Die Schienen werden zweckmäßig durch umgewickelte Tücher befestigt (Handtücher). Sind keine Schienen erreichbar, so kann man das gesunde Bein mit Tüchern an das gebrochene festbinden. Dabei liegt bei Oberschenkelschaftbrüchen das Bein am ruhigsten, wenn man den Unterschenkel der verletzten Seite über den der gesunden hinweglegt, um auf diese Weise die Knie einander möglichst zu nähern.

Unterschenkelbrüche schient man von Oberschenkelmitte bis zur Fußsohle durch eine äußere und innere Schiene, oder man lagert das Bein bei schwach gebeugtem Knie zwischen Kissen. Der Fuß muß dabei rechtwinklig gebeugt sein und gestützt werden.

Verrenkungen.

Bei Verrenkungen ist das verletzte Gelenk ruhigzustellen, bis es vom Arzt eingerenkt wird. Hierzu genügt an den oberen Gliedmaßen ein Verband mit einem dreieckigen Tuch oder ein Bindenverband, der den Arm in seiner Lage am Rumpf hält (Achselkissen!). Bei Verrenkungen an den unteren Gliedmaßen ist der Verletzte so zu lagern, daß das Bein und der Fuß gestützt sind.

Wunden.

Bei der ersten Versorgung einer Wunde ist auf strengste Asepsis zu achten. Wunden, die durch Unglücksfälle entstehen, sind in der Regel nicht keimfrei; aber die Keime, die mit den nicht desinfizierten Fingern und Instrumenten einer Krankenpflegeperson in eine Wunde eindringen, sind stets gefährlicher als Erde, Staub, Maschinenöl usw. Es dürfen nur sterile Pinzetten und Scheren und steriler Verbandstoff benutzt werden. Die Hände sind zu desinfizieren (vgl. Vorschrift S. 274). und auch dann muß noch jede Berührung der Wunde mit den Fingern peinlichst vermieden werden.

Verunreinigte Wunden dürfen niemals mit einer Desinfektionslösung ausgespült werden. Grobe Verunreinigungen dürfen vorsichtig mit Pinzette oder mit Mulltupfern entfernt werden. Die Wundränder und ihre Umgebung dürfen mit sterilem Mull, mit Benzin, Äther, Alkohol, Tetrachlorkohlenstoff gereinigt und möglichst mit Jodtinktur desinfiziert werden. Auf die Wunde kommt steriler Mull, darüber steriler Zellstoff oder sterile weiße Watte, das Ganze wird mit einer Binde befestigt. Stets darf es sich bei den Verbänden durch eine Krankenpflegeperson nur um eine erste Hilfe handeln, deren Zweck es ist, eine Verunreinigung von Wunden zu verhüten, bis diese endgültig vom Arzt versorgt werden.

Sind Eingeweideteile, Darmschlingen, Hirnsubstanz in die Wunde vorgefallen, so müssen sie unter allen Umständen in ihrer Lage belassen werden. Sie werden mit sterilem Mull bedeckt, der durch einen breiten Verband zu sichern ist. Bei offenen Knochenbrüchen darf niemals der Versuch gemacht werden, das vorstehende Bruchende durch Zug am gebrochenen Glied zurückzubringen. Je gefährlicher die Verletzung ist, um so weniger darf die Krankenpflegeperson sich aufhalten. Wenn Eile nottut und eine gründliche Händedesinfektion nicht möglich ist, so werden Pinzette und Schere mit

Spiritus abgerieben. Mit ihnen wird der sterile Verbandstoff gefaßt und abgeschnitten. Die Wunde wird mit Verbandstoff bedeckt und ein Verband angelegt, der Verletzte möglichst schnell zum Arzt gebracht.

Blutstillung.

Jede Wunde blutet, weil bei der Verletzung Blutgefäße durchtrennt werden. Hierbei kann die sichtbare Blutung groß oder klein sein. Man unterscheidet Blutungen aus Blutadern (Venen) und Blutungen aus Schlagadern (Arterien). Wenn das Blut in gleichbleibender Menge oder auch in schwachem Strahl gleichmäßig aus einer Wunde hervorquillt und eine dunkelrote oder blaurote Farbe hat, so handelt es sich um eine Blutaderblutung. Spritzt dagegen Blut von hellroter Farbe stoßweise, dem Puls entsprechend, aus der Wunde hervor, so ist eine Schlagader verletzt. Liegt eine verletzte Schlagader in der Tiefe der Wunde, so wird das hellrote Blut zwar nicht herausspritzen, aber es fließt auch dann in einem starken Strom, in welchem häufig das Pulsieren zu erkennen ist.

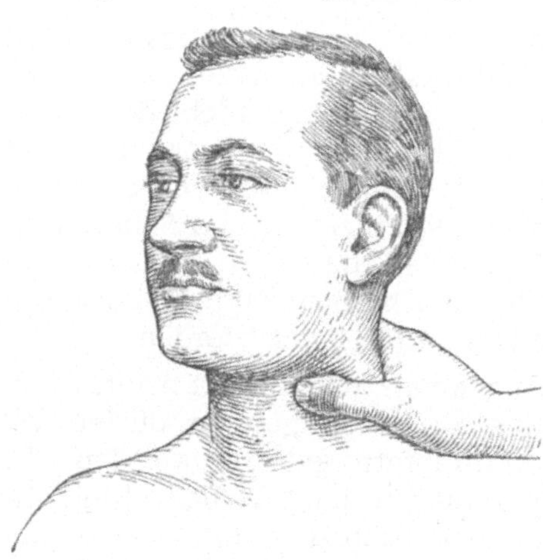

Abb. 167.
Zudrücken der Halsschlagader.

Die Blutaderblutung hört in der Regel auf, wenn das verletzte Glied senkrecht in die Höhe gehalten wird. Die Blutung aus einer Schlagader besteht aber fort.

Um geringe Blutungen oder Blutungen aus Blutadern zu stillen, genügt es gewöhnlich, das verletzte Glied senkrecht in die Höhe zu halten. Dann wird in dieser Stellung auf die Wunde ein Druckverband angelegt. Hierbei wird der auf die Wunde gelegte sterile Verbandstoff mit einer Binde befestigt, die etwas fester angezogen wird als sonst. Hierdurch werden die Blutadern zusammengedrückt. Niemals darf die Binde so fest angezogen werden, daß der Puls verschwindet. Blutungen aus kleinen Schlagadern kann man auf die gleiche Weise stillen.

Blutungen aus größeren Schlagadern können endgültig nur durch einen Arzt gestillt werden. Dieser muß in solchen Fällen sofort benachrichtigt werden. Da aber derartige Schlagaderblutungen schon in ganz kurzer Zeit zum Tode durch Verbluten führen können, muß die Blutung vorübergehend gestillt werden. Dies kann durch Fingerdruck oder durch elastische Binden geschehen.

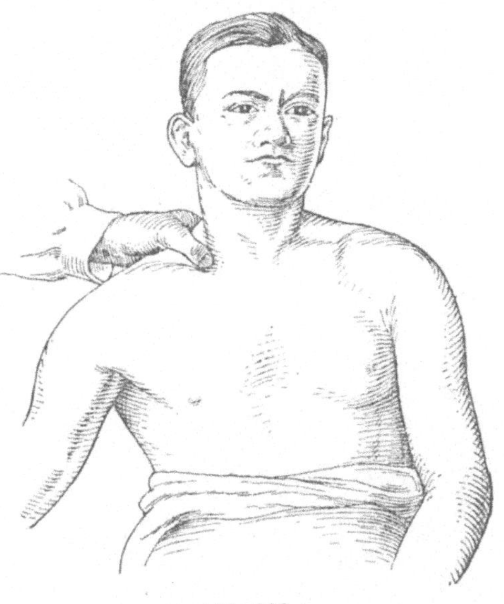

Abb. 168.
Zudrücken der Schlüsselbeinschlagader.

Durch Fingerdruck wird die Blutung gestillt, indem man die großen Arterienstämme oberhalb der blutenden Stelle (nach dem Herzen zu) zusammendrückt. Man drückt dabei die Schlagader gegen einen darunter liegenden Knochen, so daß der Blutstrom vom Herzen zur Wunde unterbrochen ist. Wenn bei Übungen der Fingerdruck an einem gesunden Glied richtig ausgeübt wird, darf an den entfernten Enden des Gliedes der Puls nicht mehr zu fühlen sein. Bei schweren Schlagaderblutungen am Kopf drückt man die Halsschlagader der verletzten Seite am vorderen Rande des Kopfnickers, dicht unterhalb des Kehlkopfes, von vorn nach hinten mit dem Daumen gegen die Halswirbelsäule.

Bei Blutungen am Arm wird die Oberarmschlagader an der Innenseite des Oberarms in der hier verlaufenden Längsfurche gegen den Oberarmknochen gedrückt. Der verletzte Arm wird dabei erhoben. Den Zufluß von Schlagaderblut zum ganzen Arm kann man dadurch absperren, daß man die Achselschlagader in der Achselhöhle gegen den Oberarmkopf abdrückt. Besser und leichter verschließt man die Schlüsselbeinschlagader. Zu diesem Zweck wird die Schulter durch einen Zug am Oberarm stark abwärts gezogen, gleichzeitig drückt man mit dem flachen Daumen oder den Kuppen des zweiten bis vierten Fingers oberhalb der Mitte des Schlüsselbeins stark nach unten und preßt auf diese Weise die Schlüsselbeinschlagader gegen die erste Rippe, über die sie hinwegläuft.

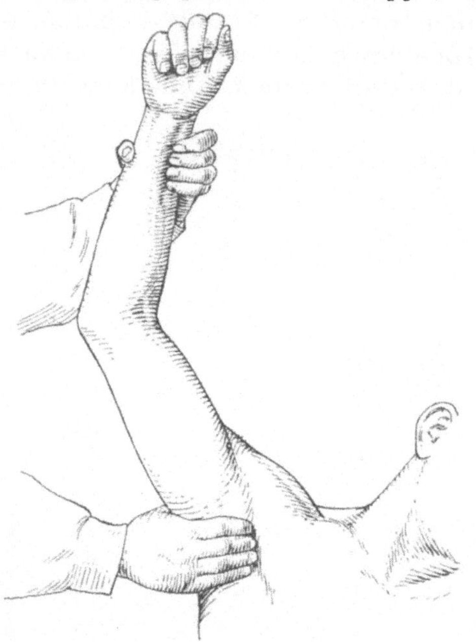

Abb. 169. Zudrucken der Achselschlagader.

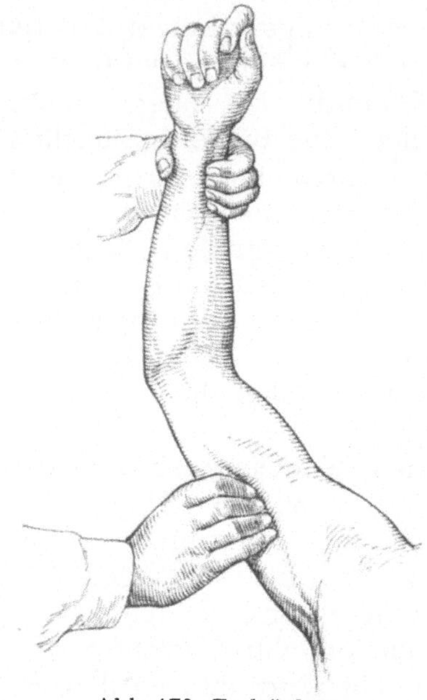

Abb 170. Zudrücken der Oberarmschlagader.

Bei Blutungen am Bein wird die Oberschenkelschlagader dicht unterhalb der Leistenbeuge etwas einwärts der Mitte gegen den Oberschenkelkopf bzw. gegen das Schambein gedrückt.

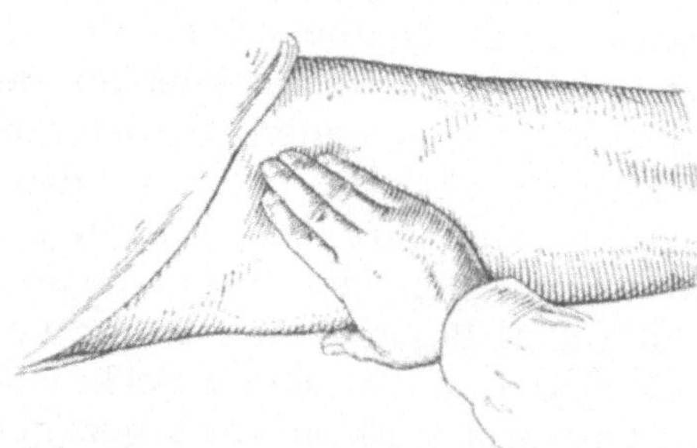

Abb. 171. Zudrücken der Oberschenkelschlagader mit einer Hand.

Die Stillung von Schlagaderblutungen durch Fingerdruck kann nur für kurze Zeit durchgeführt werden, da die notwendige Kraft hierfür ziemlich beträchtlich ist und die drückende Hand bald ermüdet. Der Fingerdruck wird deshalb durch eine fest angezogene elastische Binde oder einen Gummischlauch (Esmarchscher Schlauch) ersetzt. Vor jeder

Umschnürung muß das Glied durch senkrechtes Halten möglichst blutleer gemacht werden. Wird dann die elastische Binde richtig angelegt, so bleibt danach das betreffende Glied blaß und wird kalt. Die Blutleere darf nicht zu lange ausgedehnt werden, da sonst der abgeschnürte Körperteil abstirbt, sie darf höchstens 2 Stunden dauern. Die elastische Binde wird am Oberarm oberhalb der Mitte, am Oberschenkel dicht unterhalb der Leistenbeuge angelegt. Am Oberarm darf niemals ein Esmarchscher Schlauch benutzt werden.

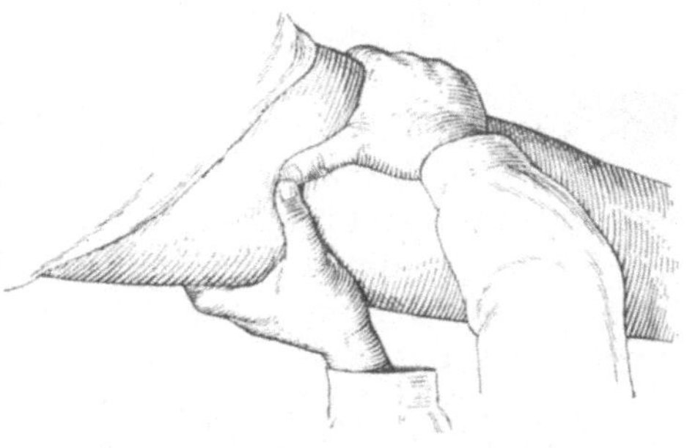

Abb. 172. Zudrücken der Oberschenkelschlagader mit beiden Händen.

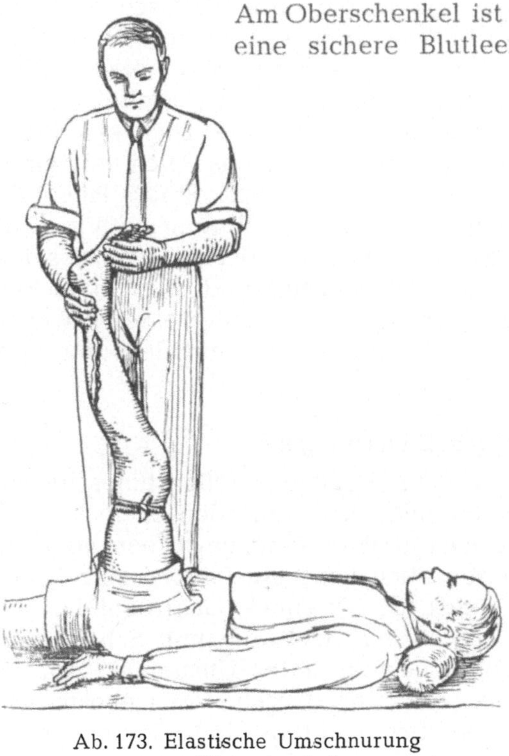

Am Oberschenkel ist es leichter, mit dem Schlauch eine sichere Blutleere zu erzielen als mit der

Ab. 173. Elastische Umschnurung am Oberschenkel.

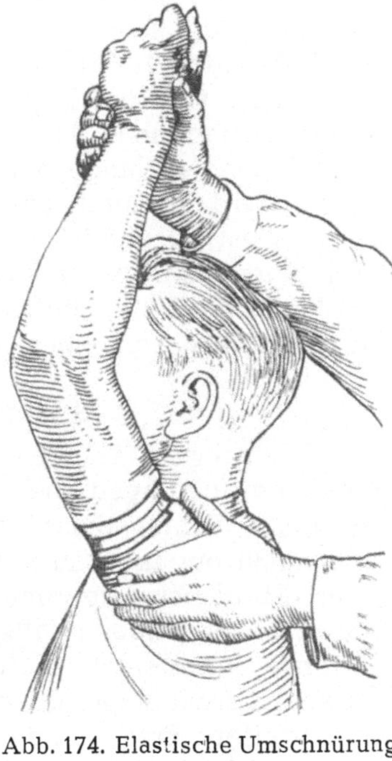

Abb. 174. Elastische Umschnürung am Oberarm.

Binde. Bei Schlagaderblutungen an der Hand und am unteren Teil des Vorderarms kann die Blutleerebinde auch erfolgreich am oberen Ende des Unterarms angelegt werden.

Elastische Binden müssen sehr sorgfältig angelegt werden. Ihre Hauptwirkung muß schon durch die ersten Umwicklungen erreicht werden. Man legt den Anfang der Binde etwas schräg an und hält ihn mit der linken Hand fest, während der Bindenkopf mit der rechten Hand scharf angezogen wird und den Anfang beim Weiterwickeln deckt und damit festhält. Während des Anlegens der elastischen Binde darf die starke Spannung niemals nachlassen. Ist die Binde vollständig umgewickelt, so wird ihr Ende durch den Verschluß gesichert. Der Zeitpunkt der Anlegung ist genau zu vermerken.

Als Notbehelf kann an Stelle der elastischen Binde ein elastischer Hosenträger dienen. Ist auch dieser nicht erreichbar, so kann man mit einer breiten Binde und einem derb elastischen Gegenstand, z. B. einer gewickelten Mullbinde, eine Aderpresse herstellen. Dort, wo man mit dem Finger das Gefäß abdrückt (Oberarm, Oberschenkel), legt man die gerollte Mullbinde auf die Stelle, wo man den Pulsschlag feststellt, legt darüber mit einem Tuch einen Verband unter starkem Zug an und dreht dann das Tuch mit einem Knebel zusammen. Als Knebel dient irgendein Stück Holz. Der Knebel wird so lange herumgedreht, bis die Blutung aufhört. Zum Schluß wird er durch eine Binde oder ein anderes Tuch in seiner Lage befestigt, damit er nicht zurückspringt und sich so lockern kann. Niemals dürfen Bänder oder Schnur als Aderpresse verwendet werden, weil sie zu tief in die Weichteile einschneiden und sogar die Haut durchschneiden können.

Sonstige Blutungen.

Blutungen in das Gehirn kommen, außer bei schweren Schädelverletzungen, bei alten oder kranken Menschen vor, bei denen die Schlagaderwände hart und brüchig geworden sind. Bei einer Anstrengung und mitunter auch ohne eine solche zerreißt bei einer Blutdrucksteigerung eines der kleinen Gehirngefäße. Die Schwere des Schlaganfalls richtet sich nach Sitz und Schwere der Blutung. Bei kleinen Blutungen besteht unter Umständen nur ein starkes Schwindelgefühl oder eine vorübergehende Unbesinnlichkeit. Weitere Erscheinungen des Schlaganfalls sind Lähmungen der Sprache, einer Gesichtshälfte und der Gliedmaßen einer Seite. Das

Gesicht ist gerötet. Häufig ist der Schlaganfall von Erbrechen begleitet. Wiederholt sich die Blutung nicht bald, so kann Besserung oft für lange Zeit eintreten. Mit einer Wiederholung des Schlaganfalls ist immer zu rechnen. Häufig führt schon der erste Anfall zum Tode. Die Krankenpflegeperson sorgt für ruhige Lage im Bett. Ein kalter Umschlag auf den Kopf oder eine Eisblase schafft Erleichterung.

N a s e n b l u t e n kommt vor bei jungen, im Wachstum begriffenen Menschen, bei starken körperlichen Anstrengungen oder im Verlauf von verschiedenen Herz- und Nierenkrankheiten. Die Blutung kommt aus einem kleinen Gefäß an der Nasenscheidewand, dicht am Naseneingang. Die Blutung wird zum Stehen gebracht dadurch, daß man bei leicht nach vorn geneigtem Kopf den Nasenflügel der betreffenden Seite etwa 5—10 Minuten gegen die Nasenscheidewand drückt. Bei stärkeren Blutungen kann auch das Blut nach dem Rachen zu ablaufen und verschluckt werden. Steht die Blutung nicht mit Hilfe des oben angegebenen Handgriffs, so wird eine Tamponade der Nase notwendig. Sie ist vom Arzt auszuführen. Die Benutzung von Eisenchloridwatte oder ähnlichen blutstillenden Mitteln ist verboten.

B l u t u n g e n a u s d e m O h r entstehen bei Schädelbrüchen (vgl. S. 313).

B l u t u n g e n n a c h Z a h n z i e h e n werden nur dann bedrohlich, wenn es sich um einen Bluter handelt. Auf die blutende Zahnlücke wird ein dicker steriler Tupfer gelegt und mit dem Finger so lange ein fester Druck ausgeübt, bis die Blutung steht. Besser noch legt man auf den Tupfer ein Stück Kork und läßt die Zähne dann fest zusammenbeißen. Unter allen Umständen ist sofort ein Arzt zu benachrichtigen.

L u n g e n b l u t u n g e n. Die Lunge als Quelle einer Blutung ist erkennbar an dem hellroten, schaumigen Blut, das ausgehustet wird. Das kommt bei Lungentuberkulose dadurch zustande, daß ein tuberkulöser Herd auf die Wand eines Blutgefäßes übergegangen ist und diese zerstört hat. Zuweilen handelt es sich nur um geringe Mengen, die längere Zeit hindurch dem Auswurf beigemengt sind. Zuweilen wird der Kranke aber von einer schweren Blutung überrascht (Blutsturz). Lungenblutungen kommen auch bei Lungeneiterungen und bei Lungenbrand vor. Bei jeder Lungenblutung muß der Kranke mit erhöhtem Oberkörper ruhig auf dem Rücken im Bett liegen. Er darf sich nicht aufrichten, jede Anstrengung ist zu vermeiden. Sprechverbot! Ein kalter Umschlag oder eine Eisblase auf die Brust geben eine gewisse Erleichterung. Der Durst wird mit kleinen Mengen kalten Wassers oder kalter Milch gestillt. Zuweilen wird das aus der Lunge stammende Blut nicht ausgehustet, sondern heruntergeschluckt und später erbrochen. Dann kann zunächst ein Zweifel entstehen, ob es sich um eine Lungen- oder um eine Magenblutung handelt.

Magenblutungen. Die Ursache ist fast immer ein Magengeschwür. Bei einer stärkeren Blutung wird frisches, dunkelrotes Blut erbrochen. Bei Magenkrebs werden zuweilen braunrot verfärbte Mengen Blut erbrochen, die fast wie Kaffeesatz aussehen. Bei jeder Magenblutung ist unbedingte Ruhelage des Kranken notwendig. Jede Zufuhr von Nahrung, auch von Flüssigkeit, ist verboten. Kalter Umschlag, Eisblase auf den Magen legen.

Darmblutungen. Sie entstehen aus Geschwüren im Zwölffingerdarm, vor allen Dingen aber aus Geschwüren im Dünndarm beim Typhus. Die Blutung läßt sich, bevor sie im Stuhl erkennbar wird, aus der Änderung im Befinden des Kranken schließen, insbesondere aus der Beschaffenheit des Pulses, der klein und schnell wird, und aus dem verfallenen Gesicht. Größere Blutungen führen schnell zu schwerem Kollaps. Der Arzt ist sofort zu benachrichtigen. Bis zu seiner Ankunft wird ein kalter Umschlag oder ein Eisbeutel auf den Leib gelegt.

Blutungen aus Hämorrhoidalknoten sind in der Regel nicht gefährlich. Man macht kalte Umschläge.

Blutungen aus der Scheide können außerhalb der Menstruation bei entzündlichen Vorgängen in der Gebärmutter zustande kommen, bei Geschwulstbildungen oder auch in der Schwangerschaft und im Wochenbett. Besonders häufig sind sie Zeichen einer beginnenden Fehlgeburt. Die Krankenpflegeperson muß für Bettruhe sorgen und sofort auf Zuziehung eines Arztes bzw. einer Hebamme dringen. Niemals darf eine Scheidenspülung gemacht werden.

Blutungen aus der Harnröhre (Harnröhren-, Blasen-, Nierenblutung) erfordern ärztliche Hilfe, ohne daß von der Krankenpflegeperson vorher irgend etwas zu veranlassen ist.

Krampfanfälle.

Dies sind Anfälle von Bewußtlosigkeit, die mit starken Muskelzusammenziehungen (Krämpfen) einhergehen. Ihre Ursache ist verschieden. Aus ihrem Verlauf kann der Arzt wichtige Schlüsse über die Ursache ziehen. Da solche Anfälle häufig nur sehr kurze Zeit andauern, müssen alle Erscheinungen genau beobachtet und dem sofort herbeizurufenden Arzt genau geschildert werden. Wer einen Krampfanfall beobachtet, hat sofort einen Arzt zu benachrichtigen. Er selbst muß bei dem Kranken bleiben und alle Erscheinungen beobachten. Er muß verhindern, daß der Kranke sich verletzt. Er muß zunächst durch Anruf feststellen, ob der Kranke bei Bewußtsein ist und die Reaktion der Sehlöcher auf Lichteindrücke prüfen. Neugierige Zuschauer sind fernzuhalten.

Manchen Krämpfen gehen gewisse Vorboten voraus, die die Kranken meist kennen, Unruhe, Übelbefinden und Kopfdruck. Andere Arten von Krampfanfällen werden durch seelische Erregungen, Zorn, Ärger, Streit und dergleichen ausgelöst. Kennt man solche Kranke, so hält man alle Aufregungen von ihnen fern und sorgt durch sorgfältige Lagerung dafür, daß sie beim Hinfallen sich nicht schaden. Die beiden wichtigsten Arten von Krampfanfällen sind der epileptische (Fallsucht) und der hysterische Anfall. Die wichtigsten Unterscheidungsmerkmale muß jede Krankenpflegeperson kennen, da sie von besonderer Wichtigkeit für die Erkennung des Grundleidens und die Behandlung sind.

Der epileptische Krampfanfall dauert meist nur kurze Zeit und ist mit tiefer Bewußtlosigkeit verbunden. Die Reflexe (Verengerung der Sehlöcher auf Lichteindrücke) sind erloschen. Die Erinnerung ist nach dem Anfall ausgelöscht. Meist treten Verletzungen (Zungenbiß) auf. Beim Krampfanfall stürzt der Kranke plötzlich, oft mit lautem Aufschrei, hin. Schon hierbei zieht er sich oft Verletzungen zu. Der Körper ist zunächst ganz steif, dann treten schwere Zuckungen auf, durch die der Rumpf und besonders die Gliedmaßen mit großer Gewalt abwechselnd gebeugt, gestreckt und hin und her geworfen werden. Die Finger sind häufig mit eingeschlagenem Daumen zur Faust geballt. Das Gesicht ist blaurot und erscheint gedunsen. Die Kiefer sind fest aufeinandergepreßt. Zähneknirschen. Der Kranke atmet oberflächlich, röchelnd, dabei tritt Schaum vor die Lippen, der oft infolge einer Zungenverletzung blutig gefärbt ist. Die Augäpfel sind verdreht, die Sehlöcher verengern sich nicht bei Lichteinfall. Stuhl und Urin gehen oft unwillkürlich ab. Der Anfall dauert gewöhnlich nur einige Sekunden, selten länger als eine Minute. Dann hören die Krämpfe auf, der ganze Körper erschlafft, der Kranke kommt allmählich zum Bewußtsein. Er fühlt sich matt, klagt über Kopfschmerzen und erinnert sich nicht an den Anfall. Meist verfällt der Kranke hinterher in tiefen Schlaf.

Der hysterische Anfall tritt meist nach einer seelischen Erregung und so gut wie immer in Gegenwart von Zeugen auf. Das Bewußtsein ist niemals völlig erloschen, wenn auch die Kranken im Anfall oft nicht ansprechbar sind. Beim Hinfallen werden Verletzungen vermieden, die Reflexe bleiben erhalten. Der hysterische Anfall dauert immer länger als der epileptische, meist viele Minuten, ja sogar Stunden. Der Kranke stürzt nicht wie bei Beginn des epileptischen Anfalls plötzlich hin, sondern er gleitet mehr allmählich zu Boden. Darum kommt es dabei so gut wie nie zu Verletzungen. Die dann einsetzenden krampfähnlichen Bewegungen sind unregelmäßig und ausfahrend, oft mit wildem Aufbäumen und Umherwälzen. Auch hierbei werden Verletzungen vermieden. Das Gesicht ist nicht aufgetrieben und verfärbt, Zungenbiß fehlt, kein Schaum vorm Mund, die Pupillen verengern sich auf Lichteinfall. Unwillkürlicher Harn- und Stuhlabgang fehlt immer. Beim Hinzukommen neuer Personen oder bei Äußerungen des Bedauerns und des Mitleids werden die Bewegungen meistens stärker, ein Zeichen, daß das Bewußtsein nicht völlig ausgelöscht ist. Die Befallenen können sich nach dem Anfall, zumindest bei gutem Zureden, an die einzelnen Vorgänge sehr genau erinnern.

Während des Anfalls beschränkt sich die zu gewährende Hilfe auf das Verhüten von Verletzungen. Man lagert den Kranken mit erhöhtem Kopf und Oberkörper möglichst bequem zu ebener Erde, öffnet alle drückenden und beengenden Kleidungsstücke, entfernt harte und kantige Gegenstände aus seiner Nähe und sorgt während der Krämpfe nur dafür, daß er nicht zu Schaden kommt. Das in der Volksmedizin beliebte Aufbrechen der Daumen ist sinnlos. Jedes starre Festhalten und jeder Zwang pflegen die Krämpfe zu verstärken.

Fremdkörper.

Gelangen feste Körper, Brotkrusten, Knochenstücke usw., in den Kehlkopf oder klemmen sie sich in dem unteren Teil des Schlundes ein, so treten Erstickungserscheinungen auf. Man versuche durch starkes Beklopfen des Rückens zwischen den Schulterblättern den Hustenreiz zu verstärken und Hustenstöße zu erregen, durch die die Fremdkörper herausgeschleudert werden, oder man führt den Zeigefinger tief in den Schlund ein und versucht den Fremdkörper herauszuholen. Gelingt dies nicht, so wird doch häufig durch ein Einführen des Fingers ein Brechreiz ausgelöst, bei dem der Fremdkörper mit herausgebracht wird. Beim Einführen des Fingers schützt man sich vor Bissen dadurch, daß man seitlich mit der andern Hand eine Falte der Wangenschleimhaut zwischen die Zahnreihen bringt.

Kleinere rundliche Fremdkörper, die verschluckt werden, Knöpfe, Münzen usw., gehen ohne Schaden durch den Magen-Darmkanal hindurch und werden auf natürliche Weise wieder entfernt. Man kann den Transport auf dem Wege erleichtern, daß man größere Mengen Kartoffelbrei nachessen läßt. Auch spitze Fremdkörper, Nadeln usw., gehen oft auf diese Weise auf natürlichem Wege ab. Tun sie das nicht, so müssen sie operativ entfernt werden. Feststellung des Sitzes im Röntgenbild.

Kleinere Fremdkörper, die durch den Kehlkopf in die L u f t - r ö h r e und ihre Verästelungen gelangen, müssen in der Regel gleichfalls operativ entfernt werden.

Fremdkörper in Nase, Ohren, Harnröhre, Mastdarm und Scheide dürfen von einer Krankenpflegeperson nie mit Instrumenten gesucht werden, es darf auch niemals der Versuch gemacht werden, mit Hilfe eines Instruments sie herauszubefördern. Es entstehen dabei immer Verletzungen.

Fremdkörper in der N a s e lassen sich zuweilen durch Zuhalten des anderen Nasenlochs und kräftiges Schnauben wieder herausbefördern. Bei Fremdkörpern im G e h ö r g a n g darf eine Krankenpflegeperson unter keinen Umständen den Versuch machen, sie zu entfernen.

Fremdkörper im Bindehautsack des A u g e s macht man durch Herabziehen des unteren Augenlides, Blick nach oben, oder Emporstülpen des oberen, Blick nach unten, sichtbar und tupft sie mit einem reinen Tuchzipfel oder einem Mulltupfer ab. Fremdkörper, die auf der Bindehaut des Auges oder gar auf der Hornhaut festsitzen, muß die Krankenpflegeperson unberührt lassen. Sie können nur vom Arzt beseitigt werden, der auch in allen anderen Fällen, wo der einfache Versuch mißlingt, sofort zu benachrichtigen ist.

Die Entfernung von Fremdkörpern aus Harnröhre, Mastdarm und Scheide ist lediglich Sache des Arztes.

Sonnenstich und Hitzschlag.

Langandauernde Einwirkung von Sonnenstrahlen auf den unbedeckten Kopf bewirken eine Überhitzung des Schädelinhalts (Sonnenstich). Im Anfang besteht Schwindelgefühl, Mattigkeit, zuweilen Erbrechen, später Bewußtlosigkeit.

Der Hitzschlag ist eine Wärmestauung, die bei hohen Temperaturen sowohl im Freien ohne Sonneneinwirkung als auch in geschlossenen Räumen durch Überhitzung entstehen kann. Auch hier kann Bewußtlosigkeit eintreten. In beiden Fällen kann die Schädigung rasch zum Tode führen. Das Gesicht ist blaurot, es können Krämpfe auftreten, die Atmung ist anfangs rasselnd, der Puls stark beschleunigt, schließlich stocken Atmung und Herzschlag. Die Hilfe besteht darin, daß schleunigst für Abkühlung gesorgt wird. Der Kranke muß beim Sonnenstich in den Schatten gebracht werden. Die Kleider werden geöffnet und nach Möglichkeit entfernt, die Haut wird durch Bespritzen mit kaltem Wasser und durch Fächeln abgekühlt. Schwindet die Bewußtlosigkeit, so erhält der Kranke reichlich zu trinken. Bei stockender Atmung ist sofort künstliche Atmung einzuleiten. Stets ist ein Arzt sofort zu benachrichtigen.

Verbrennungen und Verbrühungen.

Man unterscheidet drei Grade der Verbrennung: Rötung, Blasenbildung, Verkohlung. Die Krankenpflegepersonen sollen bei Verbrennungen nur erste Hilfe leisten. Die endgültige Versorgung ist Sache des Arztes. Bei den ersten beiden Graden wirkt Eintauchen der verbrannten Stelle in Spiritus oder ein Spiritusverband schmerzlindernd; er beugt auch bis zu einem gewissen Grade der Blasenbildung vor. Vorhandene Blasen dürfen nicht weggeschnitten werden. Sind sie stark gespannt, so eröffnet man sie am Rand mit steriler Schere durch kleinen Schnitt. Zweckmäßig sind die käuflichen Brandbinden (Wismutbrandbinde), von denen man ein entsprechendes Stück abschneidet und auf die verbrannte Stelle legt. Darüber kommt ein steriler Verband. Die vielgebrauchten Brandsalben, das Brandliniment, sind für die erste Hilfe unzweckmäßig.

Ausgedehnte Brandwunden werden durch die Unterbrechung der Funktion der Haut lebensgefährlich. Verbrennungen, die mehr als ein Drittel der Hautoberfläche umfassen, führen gewöhnlich zum Tode. Bei ausgedehnten Verbrennungen wickelt man den Verletzten in ein reines nasses Laken und in Decken.

Menschen in brennenden Kleidern sollen sich auf den Boden werfen und durch Hin- und Herrollen die Flammen zu ersticken suchen. Man kann ihnen dadurch helfen, daß man dicke Decken und Teppiche auf sie wirft und fest andrückt, sofern nicht reichlich Wasser vorhanden ist. Sind die Flammen erstickt, so übergießt man noch die glimmenden Kleider mit Wasser. Die verkohlten Kleidungsstücke müssen abgeschnitten, wo sie an der Haut festhängen, umschnitten werden.

Bei Verätzungen mit Kalk, Laugen oder Säuren spült man zur Verdünnung der ätzenden Stoffe die Haut reichlich mit reinem Wasser ab. Ist das Ätzmittel in das Auge gelangt, so muß ein Gehilfe die Augenlider zum Spülen auseinanderhalten. Das Spülen geschieht hierbei stets von der Nase zur Schläfe hin, nie umgekehrt, damit nichts von dem ätzenden Stoff in das gesunde Auge kommt.

Erfrierungen.

Die Einwirkung starker Kälte oder die langandauernde Einwirkung geringer Kältegrade führt zu örtlichen Erfrierungen oder zum Erfrierungstod. Die örtlichen Erfrierungen ähneln den Verbrennungen und zeigen ebenfalls drei Grade: Blaurote Verfärbung mit Schwellung, dann Blasenbildung und schließlich Brand. Die Haut trocknet dabei pergamentartig ein, sie wird schwarz, und die erfrorenen Teile sterben ab.

Bei allgemeiner Erfrierung tritt Bewußtlosigkeit ein. Die Haut wird blaugrau, Herztätigkeit und Atmung lassen nach. Die Glieder erstarren und werden brüchig. Ein Erfrorener muß deshalb mit großer Vorsicht transportiert werden, damit hervorstehende Teile (Ohren, Nase, Finger) keinen Schaden erleiden. Der Erfrorene wird zunächst in einen kalten Raum gebracht, die Kleidung wird entfernt, wenn nötig, aufgeschnitten. Dann wird der Erfrorene mit Schnee oder kalten, nassen Tüchern abgerieben, bis die Erstarrung nachläßt. Sind nur einzelne Körperteile erfroren, so werden sie entsprechend behandelt. Künstliche Atmung ist bei Stockung der Atmung erst dann erlaubt, wenn die Glieder wieder biegsam geworden sind. Kehrt das Bewußtsein zurück, so erhält der Kranke starken Kaffee oder Tee. Die Zimmertemperatur darf erst allmählich erhöht oder der Kranke erst später in ein warmes Zimmer gebracht werden. Erfrorene Stellen, Wunden, erhalten einen sterilen Verband.

Elektrischer Unfall, Blitzschlag.

Blitz oder Starkstrom lähmen das Zentralnervensystem. Tritt der Tod nicht sofort ein, so können Bewußtlosigkeit, Störungen der Atmung und der Herztätigkeit vorhanden sein. Sie machen künstliche Atmung notwendig. Auf der Körperhaut zeigen sich eigenartige, verästelte Rötungen, sogenannte Blitzfiguren. Als Nebenwirkungen, die eine besondere Hilfeleistung fordern, treten auf Zerreißungen, Lähmungen, Knochenbrüche. Der durch Starkstrom Verunglückte muß aus dem Strom ausgeschaltet werden. Hierzu wird der Strom in den elektrischen Drähten durch entsprechende Schalter unterbrochen oder der Draht mittels besonderer isolierter Scheren (Glas- oder Kautschukhandgriff) durchschnitten. Ist dies nicht möglich, so darf der Verunglückte unter keinen Umständen angefaßt werden, ohne daß die Erdleitung der betreffenden Person unterbrochen ist. Hierzu zieht sich die helfende Person Gummihandschuhe und Gummischuhe an. Im Notfall stellt sie sich auf trockenes Holz (Brett, Stuhl) oder auf Stroh, und umwickelt die Hand mit Gummituch, Wachstuch, Öltuch, Billrothbatist usw., oder versucht den Draht mit trockenen Holzstücken von dem Verunglückten zu entfernen. Dabei muß acht gegeben werden, daß niemand von dem zurückfedernden Draht getroffen werden kann.

Tödliche Unfälle können selbst durch den gewöhnlichen Lichtstrom im Bad erfolgen, wenn das Kabel einer Lampe ins Badewasser eintaucht oder mit nassen Händen berührt wird, oder der Stecker beim Einstöpseln der Lampe in den Steckkontakt mit feuchten Händen angefaßt wird.

Chemische Vergiftungen.

Liegt der Verdacht einer Vergiftung vor, so ist dem sofort herbeigerufenen Arzt Mitteilung über die mutmaßliche Art der Vergiftung zu machen, da seine Maßnahmen sich danach richten werden. An dem Verunglückten ist alles zu beachten, was zur näheren Ermittlung des genossenen Giftes beitragen kann: die Weite der Pupillen; Schmerzen, Koliken oder Krämpfe; Geruch der Ausatmungsluft, z. B. nach Fusel oder nach bitteren Mandeln. Geschirre, Speisereste, Arzneiflaschen dürfen vor Ankunft des Arztes nicht entfernt werden. Auch Erbrochenes ist aufzubewahren.

Die erste Hilfeleistung bei innerlichen Vergiftungen soll im Erregen von Erbrechen bestehen. Man führe den Zeigefinger tief in den Rachen. Sperrt sich der Vergiftete gegen die Hilfeleistung oder versucht er zu beißen, so muß ein Keil (Kork) zwischen die Zahnreihen geklemmt werden. Niemals soll aber Erbrechen erregt werden, wenn starke ätzende Gifte (Säuren oder Laugen) die Vergiftung bewirkt haben, oder wenn Bewußtlosigkeit besteht.

Zur Unschädlichmachung des Giftes reicht man Gegenmittel (Gegengifte), auch wenn Erbrechen erfolgt ist, um die noch im Magen befindlichen Giftreste zu zerstören.

Die Mineralsäuren entziehen dem Gewebe Wasser; es schrumpft ein, und es bilden sich Schorfe, die an den Lippen, im Munde, auf der Zunge sichtbar sind. Salpetersäure macht gelbe Schorfe, das Erbrochene hat gelbe Farbe, Schwefelsäure macht braune oder schwärzliche Schorfe, das Erbrochene sieht schwarz aus. Salzsäure macht geringe weißliche Schorfe. Gewöhnlich ist das Erbrochene bei allen Säurevergiftungen auch blutig. Es bestehen heftige Schmerzen in Mund, Speiseröhre, Magen, Leib. Das Bewußtsein bleibt anfangs klar. Als Gegenmittel dienen verdünnte laugenartige oder alkalische Flüssigkeiten, geschabte Kreide, gebrannte Magnesia, doppeltkohlensaures Natron, nachdem die Kohlensäure im Wasser abgebraust ist, dünne Sodalösung, Milch, rohe Eier.

Die Laugen: Natron- und Kalilauge, Ammoniak (Salmiakgeist) bringen die Gewebe zum Aufquellen; die Schleimhäute sind geschwollen, gerötet, weißlich belegt. Die Vergiftungserscheinungen gleichen denen bei Säuren. Als Gegenmittel verwendet man verdünnte saure Lösungen: Essigwasser, Zitronenwasser, 2%ige Weinsäure.

Vergiftungen mit Oxalsäure (Zuckersäure), Karbolsäure, Lysol, Kresol und ähnlichen Stoffen ähneln den Mineralsäurevergiftungen. Die gleichen Gegenmittel werden angewandt, bei Oxalsäure hauptsächlich Kalkwasser, bei Lysol auch Lösung von Glaubersalz. Da Lysol und Kresol nicht so tiefgehende Zerstörungen im Magen verursachen, kann künstlich Erbrechen hervorgerufen werden.

Bei allen Vergiftungen mit ätzenden Stoffen kann nachträglich zur Linderung der Schmerzen Milch, Öl, Eiweiß, Eiweißwasser gereicht werden.

Bei Sublimatvergiftung besteht grauweiße Verfärbung der Schleimhäute, Brennen in Schlund und Speiseröhre, Erbrechen, Durchfall. Gegenmittel: Milch, Eiweiß, Eiweißwasser.

Phosphorvergiftung (Streichhölzerkuppen, Rattengift —

nur der weiße Phosphor ist giftig): nach mehreren Stunden Brennen in Speiseröhre und Magen, Benommenheit, Erbrechen, Leibschmerzen, Durchfall. Dabei besteht Durst und ein widerlicher Phosphorgeschmack im Munde. Das Erbrochene riecht nach Phosphor (leuchtet im Dunkeln). Gegenmittel: mehrere Liter weinroter Lösung von übermangansaurem Kali, 1—2 Eßlöffel nicht rektifizierten Terpentinöls, aber kein anderes Öl, keine Milch, da sich der weiße Phosphor in Fett und Öl löst.

Arsenikvergiftung (Schweinfurter Grün): Kratzen im Schlunde, Erbrechen, oft blutig, blutige Stühle, Leibschmerzen, Krämpfe, Benommenheit. Gegenmittel: das in den Apotheken erhältliche „Gegengift gegen Arsenik", viertelstündlich 2 Eßlöffel, oder gebrannte Magnesia, Kalkwasser mit Milch oder Eiweiß gemischt. Keine säuerlichen Getränke.

Grünspanvergiftungen: Erbrechen grünlicher Massen, Leibschmerzen, blutige Stühle, Delirien, Lähmungen. Gegenmittel: Milch, Eiweiß, gebrannte Magnesia, Milchzucker. Kein Öl, Fett, keine säuerlichen Getränke.

Bleizucker- und Bleiessigvergiftung: Erbrechen, Durchfall, Leibschmerzen. Gegenmittel: Glauber- und Bittersalzlösungen, Eiweiß, Milch.

Blausäure (Zyankalium)vergiftung: Atemluft riecht nach bitteren Mandeln, bläuliches Gesicht, erweiterte Pupillen, langsame Atmung, besonders verlängerte Ausatmung, kühle Haut, Krämpfe, Bewußtlosigkeit. In schwereren Fällen erfolgt der Tod fast augenblicklich. Gegenmittel: reichlich dunkelrote Lösung von übermangansaurem Kali, Erbrechen, kalte Übergießungen, künstliche Atmung.

Chloroformvergiftung (durch Trinken von Chloroform): gerötetes Gesicht, Kratzen im Halse, Hustenreiz, undeutliches Sehen und Hören, verlangsamte Atmung, Bewußtlosigkeit. Gegenmittel: Milch, Eiweiß, Erbrechen, frische Luft, künstliche Atmung, Hautreize (Reiben).

Alkoholvergiftung: Bewußtlosigkeit, Gefühllosigkeit, starre, weite oder enge Pupillen, kleiner Puls, kühle Haut, Krämpfe, zuweilen Delirien. Nach Genuß von Methylalkohol (Fusel): Erbrechen, Leibschmerzen, Sehstörungen, Herzschwäche, Pupillenerweiterung, oft schneller Tod. Gegenmittel: Bäder mit Übergießungen, Einlauf von starkem Kaffee.

Morphiumvergiftung: Übelkeit, Erbrechen, enge Pupillen, Schlafsucht oder Bewußtlosigkeit, schnarchende Atmung, kleiner, schneller, zuweilen auch verlangsamter Puls. Gegenmittel: Gerbsäure- (Tannin-)Lösung 1%ig, oder Abkochung von Eichen- oder Weidenrinde, starker schwarzer Kaffee oder Tee, kalte Übergießungen, künstliche Atmung.

Wie Morphium wirken alle anderen Opiumabkömmlinge, Kodein, Heroin, Dionin und das Opium selber. Gegenmittel die gleichen. Bei Kindern wirken diese Stoffe schon in geringsten Mengen tödlich.

Atropinvergiftung (Tollkirsche): Trockenheit im Munde und Halse, starker Durst, stark erweiterte Pupillen, scharlachartige Rötung der Haut, schneller Puls, zuweilen Krämpfe, aufgeregtes, sinnloses Schwatzen und Lachen. Gegenmittel: Erbrechen, starker Kaffee.

Digitalisvergiftung: Erbrechen, Durchfälle, starke Verlangsamung des Pulses, Atemnot, kühle Gliedmaßen, Benommenheit. Gegenmittel: Erbrechen, Tanninlösung, schwarzer Kaffee, Hautreize.

Nikotinvergiftung: Schwindelgefühl, Brustbeklemmung, kalter Schweiß, Speichelfluß, Erbrechen, Leibschmerzen. Gegenmittel: starker schwarzer Kaffee, frische Luft, Hautreize.

Strychninvergiftung: Starke anhaltende (tetanische) Krämpfe in Pausen. Bewußtsein frei. Kleiner Puls, meist rascher Tod. Nur in leichten Fällen Heilung. Gegenmittel: Erbrechen, Tanninlösung, Rizinusöl.

Kokainvergiftung: Brustbeklemmung, Aufregung, Benommenheit, Krämpfe. Gegenmittel: Erbrechen, Magenspülung.

Schierlingsvergiftung: Sehstörungen, blaues Gesicht, Kratzen im Halse, Erbrechen, Durchfall, in schweren Fällen Bewußtlosigkeit, Krämpfe, Lähmungen. Gegenmittel: Erbrechen, Tanninlösung, schwarzer Kaffee, warme Bäder.

Bei Pilzvergiftungen durch Morcheln, Knollenblätterschwamm, Fliegenpilz, Satanspilz u. a. muß für Entleerung des Magens (Erbrechen) und Darms (Abführmittel) gesorgt werden, auch wenn, wie gewöhnlich, Durchfälle bestehen. Daneben Reizmittel, schwarzer Kaffee.

Schlangenbisse: Die einzige Giftschlange Deutschlands ist die Kreuzotter; sie kennzeichnet sich durch einen schwarzen Zickzackstreifen, der über den Rücken entlang läuft. Bei Bissen ist das Glied oberhalb der Wunde abzuschnüren, die zwei feinen Stichen gleichenden Wunden sind auszudrücken, mit übermangansaurem Kali oder Säuren zu ätzen oder auszubrennen.

Bisse von anderen Tieren sind nicht giftig, sondern nur wegen der großen Infektionsgefahr besonders gefährlich.

Erstickungen.

Bei Erhängten und Erwürgten ist die schnürende Schlinge zu entfernen oder zu durchschneiden. Beim Durchschneiden der Schlinge muß der Körper des Erhängten gehalten werden, damit er nicht herabfällt. Ist noch keine Totenstarre eingetreten, so ist durch künstliche Atmung Wiederbelebung zu versuchen.

Bei Verschütteten müssen Mund, Schlund, Kehlkopf von eingedrungener Erde, Sand und anderem gereinigt werden. Bei Ertrunkenen ist der Mund von etwaigem Schlamm zu reinigen.

Um das in die Luftwege und besonders in den Magen des Ertrunkenen eingedrungene Wasser zu entfernen, legt man den Ertrunkenen mit dem Bauch quer über das eigene Knie, so daß der Brustkasten nach unten herabhängt, und beugt den Kopf sanft etwas nach rückwärts. Das Abfließen des Wassers muß noch dadurch befördert werden, daß man einen Druck auf den Rücken ausübt. Man halte sich nicht lange damit auf, sondern beginne sofort mit künstlicher Atmung. Aussicht auf Wiederbelebung besteht bei allen Ertrunkenen, die nicht länger als höchstens 20 Minuten im Wasser gelegen haben.

Gasvergiftungen.

Bei unvollkommener Verbrennung von Kohlen, durch vorzeitige Schließung der Ofenklappe, bei Verbrennung von Koks in offenen Körben entwickelt sich das giftige Kohlenoxydgas, das schon in geringen Mengen tödliche Vergiftungen verursachen kann. Außer dem Kohlenoxydgas enthält der Kohlendunst noch größere Mengen giftiger Kohlensäure. Die Leuchtgasvergiftung beruht auf dem hohen Gehalt des Leuchtgases an Kohlenoxyd. Kohlensäureansammlungen finden sich in Brunnenschächten und in Kellern da, wo Gärungsprozesse unterhalten werden.

Kohlenoxydgas ist geruchlos. Der Kohlendunst ist gewöhnlich auch noch mit anderen brenzlich riechenden Stoffen gemischt, so daß der Verdacht einer Kohlenoxydgasvergiftung gewöhnlich zuerst durch den eigenartigen Geruch im Zimmer erregt wird. Kohlenoxydgas und auch Leuchtgas können durch die Mauern in Nachbarräume eindringen. Leuchtgas, das durch dicke Erdschichten, z. B. bei einem

Rohrbruch, in die Häuser eindringt, verliert oft seinen eigentümlichen Geruch.

Bei Rettungsversuchen in geschlossenen Räumen muß zunächst durch Öffnen oder Einschlagen von Fenstern und Türen starker Zug gemacht und das giftige Gas entfernt werden. Bei Leuchtgasvergiftung ist die Explosionsgefahr zu beachten. Niemals mit offenem Licht den betreffenden Raum betreten! Kein elektrisches Licht im Raum einschalten! Keine brennende Pfeife, Zigarre oder Zigarette!

Bei Rettungen aus Brunnenschächten und Kellern muß die Hilfsperson angeseilt werden, damit sie bei eintretender Bewußtlosigkeit sofort heraufgeholt werden kann.

In geschlossenen Räumen, in denen Kraftwagenmotoren gegen die Vorschrift laufen gelassen werden, können ebenfalls Gasvergiftungen auftreten durch Gase, die ähnlich wie Kohlenoxydgas wirken.

Der Verunglückte ist möglichst schnell in frische Luft zu schaffen. Bis zum Eintreffen des Arztes ist sofort künstliche Atmung einzuleiten und durchzuführen.

Künstliche Atmung.

Die künstliche Atmung soll durch taktmäßiges, der natürlichen Atmung angepaßtes Ausdehnen und Zusammenpressen des Brustkorbes die Luft zum Ein- und Ausströmen bringen. Hierdurch soll die natürliche Atmung ersetzt und angeregt werden. Die Bewegungen des Brustkorbes wirken dabei auch anregend auf die Herztätigkeit. Man unterscheidet das Zweiarmverfahren und das Rippenverfahren. Das wirksamere ist das Zweiarmverfahren, das aber nicht angewendet werden kann, wenn Armverletzungen, insbesondere Knochenbrüche, vorliegen.

Vor jeder künstlichen Atmung wird der Oberkörper des Verunglückten entkleidet, so daß Brust und Bauch frei sind. Riemen, Gürtel, einschnürende Bänder sind zu lockern. Mit dem vorsichtig bis tief in den Rachen eingeführten Finger werden etwaige Fremdkörper, Sand, Schlamm, Speiseteile, Erbrochenes, künstliche Zähne, künstliche Gebisse entfernt.

Der Scheintote liegt auf dem Rücken. Eine Rolle, die aus seinen Kleidern hergestellt werden kann, wird ihm unter die Schulterblätter geschoben, so daß Schultern und Kopf stark nach hinten geneigt sind.

Bevor mit der künstlichen Atmung begonnen wird, muß dafür gesorgt werden, daß die Zunge nicht auf den Kehlkopf zurückfällt

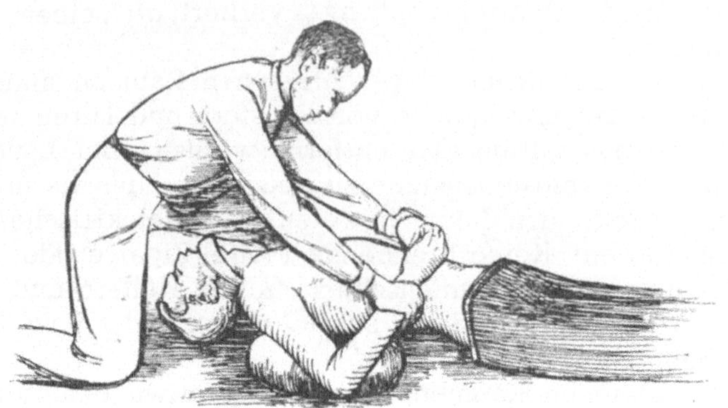

Abb. 175. Künstliche Atmung 1.

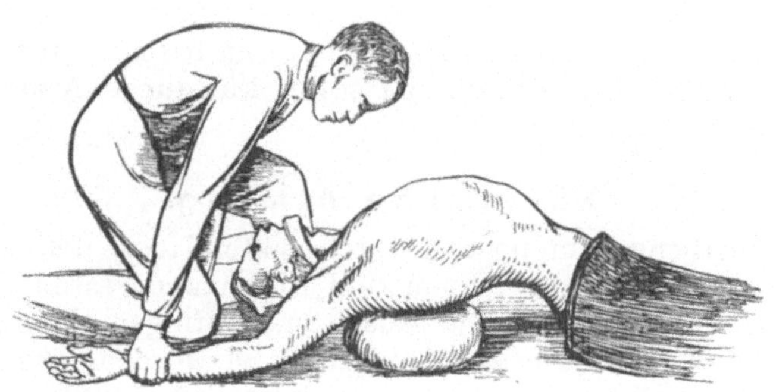

Abb. 176. Künstliche Atmung 2.

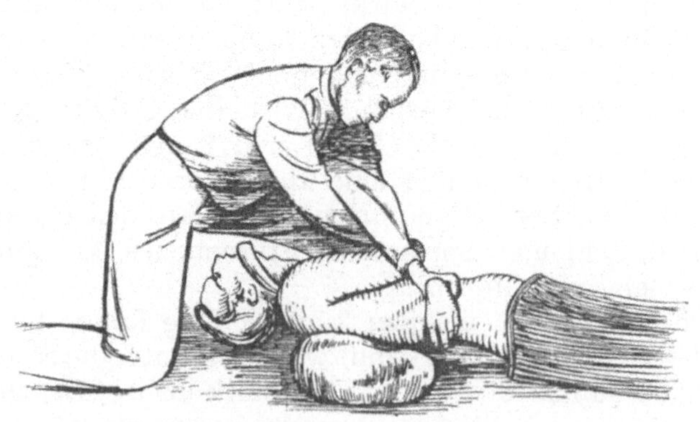

Abb. 177. Künstliche Atmung 3.

und so die Atmung unmöglich macht. Zu diesem Zweck wird der Kopf scharf seitwärts gedreht gelagert. Sollte dies ausnahmsweise nicht zum Ziele führen, so wird die Zunge mit einem Tuch oder mit

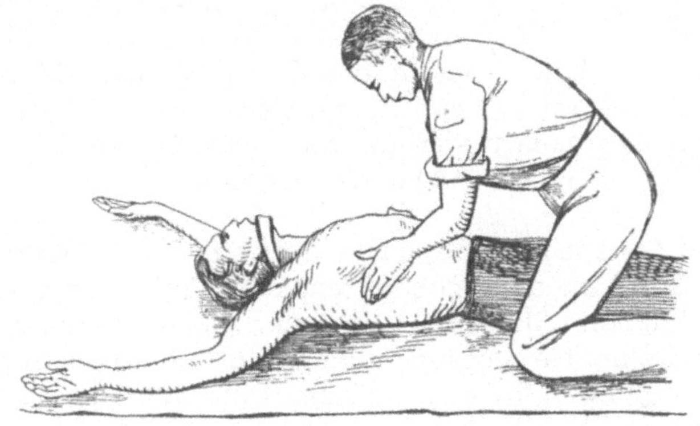

Abb. 178. Künstliche Atmung, Zusammendrücken des Brustkorbes.

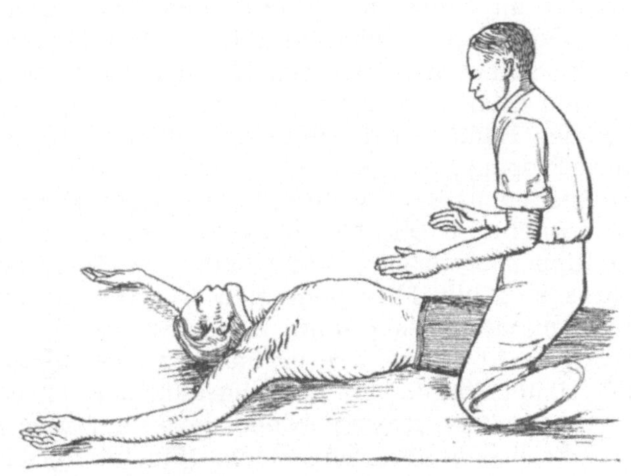

Abb. 179. Künstliche Atmung,
der zusammengedrückte Brustkorb federt zurück.

einer Zungenfaßzange gefaßt und herausgezogen. Dann bindet man die Zungenspitze mit einem Tuch am Kinn fest.

Wenn bei den Bewegungen der künstlichen Atmung die Luft nicht hörbar frei ein- und ausströmt, liegt die Zunge auf dem Kehlkopfeingang und muß erneut hervorgezogen werden.

Beim Zweiarmverfahren mit zwei Helfern liegt der Kranke auf dem Rücken, Polsterrolle unter den Schulterblättern. Beide Helfer knien oberhalb und seitlich des Kopfes, das Gesicht zu dem Scheintoten. Jeder Helfer faßt mit Obergriff den Oberarm und mit Untergriff den Unterarm und führt auf das Kommando „eins", das der eine von beiden abgibt, den Arm nach oben, bis der Ellbogen den Erdboden berührt. Auf Kommando „zwei" führen beide den Arm gleichzeitig nach unten und an die Seiten- und Vorderflächen des Brustkorbes heran, indem sie ihn dabei stark an die Rippen andrücken.

Bei dem Zweiarmverfahren mit einem Helfer kniet der Helfer zu Häupten des Scheintoten, das Gesicht ihm zugewendet, nieder und umfaßt dessen beide Arme dicht oberhalb des Handgelenks und zieht sie langsam, aber kräftig über den Kopf aufwärts, bis die Ellbogen den Boden berühren. Dann führt er sie zurück und abwärts auf den Brustkasten (vgl. Abb. 175—177).

Beim Rippenverfahren liegt der Scheintote auf dem Rücken, mit dem Polster im Kreuz, nicht unter den Schulterblättern. Die Arme liegen hochgestreckt über dem Kopf. Der Helfer kniet rittlings über dem Scheintoten, mit den Knien etwa zu beiden Seiten der Hüften, sein Gesicht dem Scheintoten zugewandt. Der Helfer legt seine beiden Hände an die unteren seitlichen Teile des Brustkorbes (untere Rippen) so an, daß der Daumen entlang dem vorderen Rand des Rippenbogens liegt, während die übrigen vier Finger mäßig gespreizt den Brustkorb seitlich umfassen. Der Helfer drückt nun die unteren Rippen zusammen und benutzt zur besseren Wirkung das Gewicht seines vornüber geneigten Körpers als Druckmittel, indem er sich mit diesem auf seine Hände stützt (Ausatmung). In dieser Stellung macht er eine Pause von etwa einer Sekunde. Dann läßt er seine Hände los und richtet sich auf, dadurch dehnen sich die zusammengepreßten Rippen wieder aus und der zusammengepreßte Brustkorb erweitert sich wieder (Einatmung). Nach einer Pause von 2 Sekunden werden diese Maßnahmen wiederholt.

Die künstliche Atmung wird in der Minute fünfzehn- bis achtzehnmal ausgeführt. Wenn sie richtig gemacht wird, hört man bei jeder Einatmung die Luft mit zischendem oder schlürfendem Geräusch in die Lungen einströmen.

Zeichen des wiederkehrenden Lebens sind leichte Bewegung des Unterkiefers und der Finger, Zucken der Mundwinkel, zunehmende Röte des Gesichts und von allein ausgeführte Atemzüge. Erst wenn der Verunglückte anfängt, regelmäßig und mit deutlicher Bewegung der Brust zu atmen, darf man mit der künstlichen Atmung nachlassen. Ganz aufhoren soll man erst, wenn die Atmung regelmaßig bleibt, ohne auszusetzen, und wenn gleichzeitig der Puls gut fuhlbar ist und regelmäßig schlägt. Auch dann ist noch Überwachung nötig, denn wenn Puls und Atmung unregelmäßig werden, muß mit der künstlichen Atmung sofort wieder angefangen werden. Treten keine Lebenszeichen ein, so ist mit der künstlichen Atmung bis zur Ankunft des Arztes fortzufahren und bis ein Arzt den Tod feststellt. Ist ein Arzt nicht bald erreichbar, so muß die künstliche Atmung mindestens 2 Stunden fortgesetzt werden. Wird der Puls, wenn auch nur vorübergehend, fühlbar, so sind die Bemühungen noch länger fortzusetzen. Oft ist künstliche Atmung noch nach Stunden von Erfolg. Da das Verfahren große Anforderungen an die Körperkraft stellt, so ist für Ablösung zu sorgen.

Der Helfer, der die künstliche Atmung durchführt, darf den Verunglückten erst dann verlassen, wenn sein Bewußtsein zurückgekehrt ist oder der Arzt den Tod festgestellt hat.

VI. Pflege bei übertragbaren Krankheiten.

Bei der Pflege ansteckend Kranker sind zwei Aufgaben zu erfüllen: die Versorgung des Kranken und die Verhütung weiterer Übertragung der Krankheit. Die Pflege des Kranken wird an die Pflegepersonen, namentlich in schweren, mit hohem Fieber, Benommenheit, Delirien, einhergehenden Fällen besonders große Anforderungen stellen. Grundsätzlich unterscheidet sie sich von der Pflege bei anderen Krankheiten nicht.

Was die Verhütung weiterer Übertragung betrifft, so wird sich die Pflegeperson die Infektionsquellen und Übertragungsmöglichkeiten in jedem Krankheitsfalle vor Augen halten müssen. Gefährdet ist in erster Linie sie selber, gefährdet sind die Personen der näheren Umgebung, der Familie des Erkrankten, der Nachbarschaft, in weiterem Kreise schließlich alle, mit denen die Familienmitglieder irgendwie in Berührung kommen, denn diese können bei unachtsamer Pflege, ohne selber zu erkranken, doch Krankheitskeime aus dem Hause tragen.

Schutzmaßnahmen.

Das erste Gebot ist also, den Verkehr mit dem Kranken aufzuheben, den Kranken zu isolieren. Er muß ein Zimmer für sich haben, das außer der Pflegeperson kein anderer Mensch betreten soll. Es ist klar, daß schon diese Vorschrift im Privathaushalt niemals uneingeschränkt beachtet werden wird, allein aus dem Grunde, weil in den seltensten Fällen eine Pflegeperson dauernd zur Hilfe berufen wird oder auch berufen werden kann. Und selbst wenn dies der Fall ist, wird es der Pflegeperson nicht immer gelingen, die nächsten Angehörigen, die besorgten Eltern des erkrankten Kindes, den Ehemann der erkrankten Frau usw. dauernd von dem Krankenzimmer fernzuhalten. Aber gelänge auch dies, so ist im Privathaushalt die Durchführung einer ausreichenden und sicheren Desinfektion doch so schwierig, daß Fehler fast unvermeidlich erscheinen. Darum soll auch das Pflegepersonal in dem Sinne wirken, daß ansteckend Kranke in Krankenanstalten übergeführt werden. Hier sind Isolierabteilungen mit allen erforderlichen Einrichtungen vorhanden, und hier allein ist die Gefahr einer Weiterverbreitung der Krankheit auf das denkbar geringste Maß beschränkt.

Weigern sich die Angehörigen, den Kranken überführen zu lassen, und muß er im Privathaushalt gepflegt werden, so muß mit peinlicher Sorgfalt alles geschehen, um eine Weiterverbreitung der Krankheitskeime zu verhüten.

Krankenzimmer: Der Kranke muß also unbedingt in einem besonderen Zimmer untergebracht werden. Aus diesem Zimmer sollen vorher alle überflüssigen Gegenstände, Teppiche, Vorhänge entfernt werden, später nicht mehr ohne Desinfektion. Ebenso muß natürlich das Zimmer, aus dem der Kranke etwa in ein anderes verlegt wird, desinfiziert werden.

Die Reinigung des Krankenzimmers ist mit besonderer Sorgfalt und Vorsicht vorzunehmen. Zum täglichen Aufwischen des Fußbodens und Abwischen der Möbel dienen Desinfektionslösungen oder heiße Seifen- oder Sodalösungen; Staub darf nicht trocken gewischt werden. Die Fenster sind mit Gazeschutz gegen Fliegen zu versehen. Wenn möglich, sind die für den Kranken bestimmten Gegenstände, Speisen, Getränke, Wäsche usw. in einem sonst nicht benutzten Vorzimmer abzustellen. Von dort holt sie die Pflegeperson in das Krankenzimmer; umgekehrt stellt sie die aus dem Krankenzimmer zu schaffenden Gegenstände, sorgfältig desinfiziert, im Vorzimmer ab. Im Vorzimmer liegt vor der Tür zum Krankenzimmer eine mit Desinfektionslösung getränkte Matte zum Abtreten der Füße.

Der Kranke muß besonderes Geschirr für Speisen und Getränke haben.

Besuche dürfen im Krankenzimmer nicht geduldet werden.

Schutz der Pflegeperson: Um sich selber zu schützen, muß die Pflegeperson peinlichste Sauberkeit beachten. Die größte Gefahr bringen immer ihre Hände. Sie muß es im Gefühl haben, daß ihre Hände mit Krankheitserregern beladen sind, wenn sie den Kranken, das Bett oder einen Gegenstand, mit dem sich der Kranke beschäftigt hat, anfaßt. Sie darf sich mit den Händen nicht ins Gesicht fahren. Sie darf im Krankenzimmer nicht essen. Sie muß nach jeder Berührung des Kranken und nach jeder Verrichtung ihre Hände in einer stets bereitstehenden Desinfektionslösung desinfizieren. Von Kranken, die beim Husten Krankheitserreger verstreuen, darf sie sich nicht anhusten lassen. Sie muß bei Hustenanfällen zurücktreten oder, wenn sie gerade den Kranken hält und nicht loslassen kann, mit abgewandtem Gesicht zur Seite oder hinter ihn treten.

Zum Schutze ihrer Kleidung muß sie einen waschbaren Mantel oder eine große waschbare Ärmelschürze anlegen, sobald sie das Krankenzimmer betritt, und sie selbstverständlich ablegen, sobald sie das Zimmer verläßt.

Sie soll sich vor jeder Mahlzeit gründlich noch einmal die Hände desinfizieren und waschen, alle Speisen, auch kalte, Brot u. dgl., mit Messer und Gabel essen, häufig baden.

Es empfiehlt sich, daß Schwestern und Pfleger, die längere Zeit mit der Pflege ansteckend Kranker beschäftigt sind (im Krankenhause, bei Epidemien), die zur Zeit bereits möglichen Schutzimpfungen erhalten. Notwendig ist in solchen Fällen auch ausreichende Ruhezeit und gute Ernährung, weil Erschöpfung die Empfänglichkeit für Ansteckung erhöht (vgl. Anhang).

Nach der Genesung sind die Kontrolluntersuchungen bei den Krankheiten, wo sie möglich und notwendig sind, unbedingt zu veranlassen. Der Genesene ist, möglichst durch ein Vollbad, gründlich zu reinigen.

Vernichtung der abgesonderten Krankheitskeime: Während der Krankheitspflege kommt es darauf an, die von dem Kranken ausgeschiedenen und in der Umgebung verstreuten Krankheitskeime fortlaufend zu vernichten. Sie sind enthalten in den Absonderungen, nach der Krankheit verschieden, im Mund- und Nasenschleim, Auswurf, in Stuhl, Harn, Eiter; in allen Fällen sind als infiziert und verdächtig anzusehen Leibwäsche, Bettwäsche, Bettgestell, bei starker Verunreinigung auch die Betten, Spielzeug, Bücher, Eß- und Trinkgeschirr, der Fußboden, insbesondere in der näheren Umgebung des Bettes. Alle Gegenstände, bei denen auch nur die Möglichkeit besteht, daß sie mit Krankheitskeimen behaftet sind, müssen fortlaufend desinfiziert werden.

Desinfektion.

Desinfektion bedeutet das Gegenteil von Infektion, also die Verhinderung der Ansteckung, die Abtötung der Krankheitskeime (Entseuchung).

Nachdem man als Ursache der übertragbaren Krankheit Bakterien erkannt hatte, suchte und fand man auch Mittel, sie abzutöten. Es liegt auf der Hand, daß man diese, zum Teil giftigen Mittel gegen die in den Körper eingedrungenen Bakterien, während der Krankheit, nicht anwenden kann. Man kann dem Kranken nicht Mittel einverleiben, die ihm ebensoviel und noch mehr als den Bakterien schaden, und man käme mit solchen Mitteln an die Bakterien im Körper auch gar nicht heran.

Anders verhält es sich, wenn die Bakterien außerhalb des menschlichen Körpers vernichtet werden sollen; hier können alle wirksamen, auch giftigen Mittel herangezogen werden, wenn man in der Handhabung nur Vorsicht walten läßt.

Vorauszuschicken ist eins: eine gründliche mechanische Reinigung mit Wasser, Bürste, Seife ist keine Desinfektion. Sie schwemmt die Bakterien fort, aber sie tötet sie nicht ab. Bei der Pflege ansteckender Krankheiten kommt es in erster Linie darauf an, die Bakterien zu vernichten, daher erst Desinfektion — auch der Hände — mit geeigneten Mitteln, danach mechanische Reinigung.

Chemische Desinfektionsmittel.

Von chemischen Desinfektionsmitteln werden hauptsächlich folgende angewandt:

1. Kresolpräparate. Die Kresolpräparate stammen aus dem Steinkohlenteer und haben im allgemeinen einen unangenehmen Geruch, dessen Beseitigung nur bei einem Teil der Präparate gelungen ist. In der Krankenpflege kommen in Anwendung:

a) Kresolseifenlösung, eine Lösung von Kresol und Schmierseife zu gleichen Teilen. Ihr Vorzug ist ihre Billigkeit, so daß mit ihrer Verwendung nicht gespart zu werden braucht. Man verwendet sie als Kresolwasser, indem man 50 ccm Kresolseifenlösung mit 1 Liter Wasser vermengt. Es ist ungeeignet bei Tuberkulose.

b) Alkalysol, eine Lösung von Kresol in Fettseife mit einem Gehalt an freiem Alkali, wird in 2%iger Lösung zur Desinfektion von Wäsche u. dgl. bei 12stündiger Einwirkungszeit und in 5%iger Lösung zur Desinfektion bei tuberkulösem Auswurf bei 4stündiger Einwirkungszeit angewandt.

c) TB-Bazillol und Parmetol werden wie Alkalysol angewandt, haben auch die gleiche Wirkung und sind amtlich zur Desinfektion von tuberkulösem Auswurf zugelassen.

d) Karbolsäure und Lysol werden kaum noch angewandt.

e) Sagrotan hat seinen besonderen Vorzug dadurch, daß es praktisch ungiftig ist und angenehm riecht und sich im Wasser leicht löst. Anwendung in 1—2%iger Lösung. Ein Nachteil ist sein teurer Preis. Zur Desinfektion von tuberkulösem Auswurf ungeeignet.

In gleicher Weise wie Sagrotan sind Baktol in 1—3%iger und Lavasteril in 1½%iger Lösung zu verwenden.

2. Zephirol, ungiftig, greift die Hände nicht an, hat keinen unangenehmen Geruch, von ausgezeichneter Desinfektionswirkung. Anwendung in 1%iger Lösung (2 Teelöffel auf 1 Liter Wasser), zur Desinfektion der Hände, Wäsche, Eß- und Trinkgeschirr, auch von Leder und Gummiwaren, in 10%iger Lösung (= 6 Eßlöffel auf 1 Liter Wasser) zur Desinfektion von Instrumenten, wobei man zur Vermeidung von Rostbildung auf 1 Liter Lösung 2 Teelöffel Kristallsoda hinzusetzen muß; Einwirkungszeit ¼—½ Stunde.

Quartamon, ein Präparat von ähnlicher Zusammensetzung wie Zephirol, hat ebenfalls eine starke keimtötende Kraft. In 1%iger Lösung wird es zur Hände-, in 2%iger Lösung zur Instrumentendesinfektion gebraucht. Auch für die übrigen Zwecke der Feindesinfektion kommt das Präparat in Anwendung. Wenn Gegenstände, Wäsche, Fußboden usw. stark verschmutzt sind, eignen sich Quartamon und Zephirol weniger zur Entseuchung. Auch zur Abtötung von Tuberkelbazillen sind die Präparate unbrauchbar.

3. Alkohol, auch Brennspiritus. Alkohol (Brennspiritus) wirkt nach vorangegangener Waschung bei nasser Hand am besten in 96%iger, bei trockener Hand in etwa 70%iger Lösung, letztere wird auch zur Instrumentendesinfektion verwendet. Vorsicht notwendig, weil gelegentlich Sporen von Krankheitserregern im Alkohol gefunden sind.

4. Sublimat, ein Quecksilberpräparat. Sehr giftig und nur vom

Ausland zu beziehen, daher nach Möglichkeit durch andere Mittel zu ersetzen. Es greift Metalle an, schädigt auch bei häufiger Anwendung bei vielen Menschen die Haut. Zur Desinfektion von Auswurf ungeeignet.

5. Ätzkalk. Gebrannter Kalk wird zunächst in einem größeren Gefäße so lange vorsichtig mit Wasser besprengt, bis die Stücke in Pulver zerfallen sind. Die Besprengung muß vorsichtig vorgenommen werden, da eine starke Erhitzung des Kalkes und Emporspritzen von Ätzkalkteilchen eintreten kann. Der Kalk kann verwendet werden entweder in Pulverform bei Stuhlentleerungen oder als Kalkmilch (1 Teil Kalkpulver mit 3 Teilen Wasser verrühren). Die Kalkmilch wird ebenfalls zur Desinfektion von Stuhl, Urin, Erbrochenem, Aborten und dergleichen benutzt, indem man gleiche Mengen Kalkmilch zusetzt, gut durchrührt und mindestens 2 Stunden einwirken läßt.

6. Chlorpräparate.

a) Als Chlorkalk zu verwenden wie Kalkmilch, wirkt nur in frischem Zustand.

Caporit, ein weißes, unschädliches Pulver, wird gewöhnlich in 2‰iger Lösung vor allem für die Großdesinfektion von Viehställen, -höfen, Eisenbahnwagen, Lebensmittelbetrieben usw. verwendet; ferner zur Entseuchung von Abortgruben, Düngerhaufen, Badewasser (1—1½ kg auf 1000 cbm Wasser) und Trinkwasser (1 kg auf 1000—5000 cbm Wasser). Konzentrierte Lösungen nicht auf Vorrat herstellen und nicht in verschlossenen Flaschen aufheben.

Clorina in 0,3%iger und Mianin in 0,5%iger Lösung werden namentlich zur Desinfektion von Eß- und Trinkgeräten, Einmachtöpfen, Obst, Gemüsen usw. gebraucht.

b) Rohchloramin. Sehr gute Desinfektionskraft, ungiftig, greift aber Farben und Gewebe an, kann zur Desinfektion bei Tuberkulose benutzt werden. Anwendung bei Stuhlgang, Erbrochenem, Urin in 2%iger Lösung, 2 Stunden stehenlassen; zur Desinfektion von Räumen und Gegenständen eine 1%ige Lösung; falls es sich um Tuberkulose, Cholera, Pocken und Milzbrand handelt, eine 5%ige Lösung; tuberkulöser Auswurf muß in 6%iger Lösung 4 Stunden lang entseucht werden.

7. Formalin (35%ige Formaldehydlösung) von stechendem Geruch, gut verschlossen und vor Licht geschützt aufzubewahren. Formalin wird angewandt als Flüssigkeit und als Gas. Es greift Metalle nicht an, desinfiziert gut. Geeignet zur Desinfektion von Zahn-

bürsten und anderen Bürsten in 3%iger Lösung. Eine Verbindung von Formalin und Seife ist das wegen seiner unsicheren Wirkung nicht empfehlenswerte Lysoform.

Raumdesinfektion mit Formalingas siehe S. 347.

Hitze.

Ein Desinfektionsmittel anderer Art ist die Hitze. Kälte hemmt nur die Entwicklung der Bakterien, tötet sie aber nicht ab. Hohe Wärmegrade dagegen vernichten die Bakterien wie alles organische Leben; je höher sie sind, um so kürzer kann die Einwirkungsdauer sein.

Kochen in Wasser vernichtet alle Bakterien schon innerhalb von 5 Minuten. Man bemißt aber durchweg die Kochdauer, vom Sieden des Wassers an gerechnet, auf 15 Minuten, um ganz sicher zu gehen.

Trockene Hitze greift die Bakterien nicht so energisch an wie Kochen. Eine Temperatur von 150^0 muß mindestens 1 Stunde einwirken, ehe alle Bakterienarten abgetötet werden.

Dampf: Als strömender Wasserdampf zur Desinfektion großer oder mit Absonderungen ansteckender Kranker wenig verunreinigter Sachen, z. B. Betten, Matratzen, Kleider, die mit anderen Mitteln nicht gut desinfiziert werden können.

Man hat Dampfdesinfektionsapparate verschiedener Form und Anordnung gebaut, teils fahrbare für Landkreise, die in die einzelnen Gemeinden zur Vornahme von Desinfektionen geschickt werden können, teils feste Anlagen in den Städten, im Anschluß an Krankenhäuser oder in besonderen Desinfektionsanstalten.

Die Desinfektionsanstalten sind in eine unreine und eine reine Abteilung getrennt; die Desinfektionskammern liegen in der Teilungswand so, daß sie je zur Hälfte nach der einen und der anderen Seite gerichtet sind. Die zu desinfizierenden Gegenstände werden in der unreinen Abteilung in die Desinfektionskammer gebracht und nach der Desinfektion in der reinen Abteilung wieder aus der Kammer herausgenommen. Entweder ist für jede Abteilung besonderes Personal vorhanden, oder der Desinfektor muß vor der Herausnahme und Abgabe der Sachen ein Bad nehmen und sich umkleiden.

Um die Einwirkung des Dampfes zu bemessen, befinden sich in den Kammern Kontrollapparate, die anzeigen, wann im Innern der

Sachen die Temperatur von über 100^0 erreicht ist; von diesem Zeitpunkt ab müssen noch mindestens 30 Minuten abgewartet werden.

Die Apparate sind so eingerichtet, daß die Sachen erst angewärmt werden, ehe Dampf eingelassen wird, und daß sie nicht von Kondenswasser befeuchtet werden können; nach der Herausnahme sind sie gewöhnlich rasch trocken.

Auf demselben Prinzip beruhen die in den Krankenhäusern gebrauchten Autoklaven, in denen Watte, Tupfer und Verbandstoffe in gespanntem Dampf sterilisiert, d. h. keimfrei gemacht werden.

Anwendung der Desinfektionsmittel.

Je nach dem zu desinfizierenden Gegenstande trifft man unter den verschiedenen Desinfektionsmitteln die Auswahl.

Auswurf, Mund- und Nasenschleim, Gurgelwasser sammelt man in einem Spuckglas, das zur Hälfte mit einer Lösung von Chloramin u. a. gefüllt ist. Die Lösungen müssen mindestens 2 Stunden lang einwirken.

Zur Desinfektion von tuberkulösem Auswurf verwendet man Alkalysol, TB-Bazillol, Parmetol oder Rohchloramin in 5%iger Lösung. Einwirkungsdauer 4 Stunden.

Zur Desinfektion von Auswurf, Mund- und Nasenschleim kann auch Kalkmilch, 20%ig, verwandt werden, der man bei tuberkulösem Auswurf noch Stückchen von gebranntem Kalk zusetzt; dadurch wird der Auswurf gleichmäßig gelöst. Man kann den Auswurf auch in Pappspucknäpfen sammeln und mit den Näpfen verbrennen.

Erbrochenes, Stuhl und Harn, in dem Krankheitserreger enthalten sein können, versetzt man mit der gleichen Menge von Kalk- oder Chlorkalkmilch, 0,2%iger Caporit- oder 2%iger Rohchloraminlösung und läßt die Mischung mindestens 2 Stunden lang stehen, bevor sie fortgegossen wird. Das Gefäß muß danach mit einer Desinfektionslösung gereinigt werden.

Das Eß- und Trinkgeschirr der Kranken wird am besten ausgekocht oder mit Desinfektionslösung gereinigt und danach sorgfältig abgespült.

Zahnbürste, Kamm, Bürsten werden mit Desinfektionslösung abgewaschen und gespült.

Wäsche, Taschentücher, Handtücher, der Leinenmantel oder die Leinenschürze der Pflegeperson werden mindestens 2 Stunden lang in Desinfektionslösung gelegt und dann zur Wäsche gegeben. Oder sie werden in einem mit Desinfektionslösung getränkten Leinenbeutel, der noch in einen trockenen Beutel gesteckt wird, in die Desinfektionsanstalt geschickt.

Der Fußboden des Krankenzimmers, das Bettgestell, der Nachttisch sind mit Desinfektionslösung abzuwaschen, sofort, wenn sichtbare Verunreinigungen mit Abgängen eingetreten sind. Sonst ist der Fußboden mindestens einmal täglich mit heißem Seifen- oder Sodawasser aufzuwischen.

Schmutz- und Badewasser sind mit 2%iger Rohchloramin-, 0,2%iger Caporitlösung oder Chlorkalkmilch zu desinfizieren, Waschbecken und Wanne mit Desinfektionslösung.

Wird der Abort von einem ansteckend Kranken benutzt, so müssen Sitz, Deckel, evtl. der Handgriff der Wasserspülung mit einer Desinfektionslösung abgewaschen werden.

Die mit Abgängen verunreinigten Hände (Nägel) des Kranken müssen mit Desinfektionslösung und Bürste gründlich gesäubert werden. Personen, die eine empfindliche Haut haben oder zu Ekzemen neigen, sollen ihre Hände nicht mit Seife waschen; sie verwenden am besten Praecutan und als Desinfektionsmittel Rhodocrema, Aquazit oder ein anderes saures Präparat.

Gebrauchte Watte wird verbrannt, ebenso Verbandstoff. Sollen Binden weiter verwandt werden, so müssen sie 2 Stunden lang in Desinfektionslösung gelegt und dann gewaschen, oder noch besser, ausgekocht werden. Betten, Matratzen, Teppiche, andere größere Gegenstände, Kleider usw. werden in Dampf desinfiziert oder mit einer Desinfektionslösung abgerieben bzw. abgebürstet.

Ungeeignet zur Dampfdesinfektion sind Ledersachen, Uniformen, feine Kleider, Bücher, die mehr oder weniger beschädigt werden. Wenn man sich nicht damit begnügt, Ledersachen mit Desinfektionslösung gründlich abzureiben, so müssen sie in besonderen Apparaten, in denen Formaldehyd und Dampf von 50—60° zur Anwendung kommt, desinfiziert werden.

Uniformen und Kleider werden mit Formaldehyd desinfiziert, desgleichen Bücher, letztere können auch mehrmals in Abständen trockener Wärme von etwa 50—60° ausgesetzt werden.

Desinfektion mit trockener Hitze wird in bakteriologischen Laboratorien für Glassachen angewandt.

Fortlaufende und Schlußdesinfektion.

Die im Verlaufe einer Krankheit ausgeführte Desinfektion nennt man die fortlaufende Desinfektion am Krankenbett.

Nach Ablauf einer ansteckenden Krankheit ist das Krankenzimmer samt allen darin befindlichen Gegenständen noch einmal gründlich nach den obigen Regeln zu desinfizieren: Schlußdesinfektion. Wertlose Gegenstände, z. B. Kinderspielzeug, alte Bücher, sind am besten zu verbrennen. Entsprechend den gesetzlichen Bestimmungen schließt sich daran evtl. noch die Formaldehydvergasung des Krankenzimmers durch den amtlichen Desinfektor oder eine in der Desinfektion ausgebildete Pflegeperson an.

Die Schlußdesinfektion des Krankenzimmers wird nach den bestehenden Vorschriften durch geprüfte Desinfektoren ausgeführt. Aus dem Zimmer darf vor der Desinfektion kein Gegenstand entfernt werden. Bei Fehlen eines Haushaltungsvorstandes und eines verantwortlichen Arztes fällt die Verpflichtung, die Ortsbehörden von der Notwendigkeit der Desinfektion zu benachrichtigen, dem Pflegepersonal zu. Wo die Desinfektion durch eine Anstalt stattfinden soll, muß die Anzeige an diese möglichst frühzeitig ergehen. Bei der Benachrichtigung sind anzugeben: Name, Stand und Wohnung des Verpflichteten, Krankheit, Anzahl der zu desinfizierenden Räume, Art der Wandbekleidung (Tapete, Ölfarbenanstrich usw.) und des Fußbodens (Dielen, Parkettfußboden, Linoleumbelag).

Hat das Pflegepersonal ausnahmsweise eine Zimmerdesinfektion selbst vorzunehmen oder zu überwachen, so hat es sich genau nach den Vorschriften zu richten. Unbedingt nötig ist, daß es bei diesen Arbeiten systematisch vorgeht und sich und seine Gehilfen vor Ansteckung schützt. Nötig ist Anlegen eines waschbaren, völlig abschließenden Überkleides, Bedecken des Haupthaares mit einem dicht abschließenden Leinentuch, Überziehen waschbarer Fußbekleidung (Gummischuhe). Vor Beginn der Desinfektion sind die Arbeitsgeräte, Leitern, Waschmittel, Tücher bereitzustellen, so daß niemand nach begonnener Desinfektion das Zimmer zu verlassen gezwungen ist. Die für die Dampfdesinfektion bestimmten Sachen sind zu entfernen, ebenso durch Einlegen in Desinfektionslösungen desinfizierte Wäsche usw.

Man beginnt damit, daß man die Möbel und sonstigen Einrichtungsgegenstände in der Mitte des Zimmers zusammenstellt, dann die Wände und Decken sowie den Fußboden desinfiziert. Darauf werden die einzelnen Gegenstände nach der Anweisung behandelt. Jeder Gegenstand wird sofort nach der Desinfektion an seinen richtigen Ort oder auf eine Stelle des schon desinfizierten Fußbodens gebracht, der Fußboden in der Mitte des Zimmers desinfiziert und das Zimmer gelüftet.

Die Desinfektion der Zimmerwände wird (regelmäßig in Krankenhäusern) dadurch erleichtert, daß sie mit Ölfarbe gestrichen oder mit einem anderen waschbaren Anstrich versehen sind; sie brauchen dann nur mit einer Desinfektionslösung, danach mit Seife, Soda und Wasser gewaschen zu werden. Tapezierte Wände kann man mit Brot abreiben. Die abfallenden Krümel müssen mit Tüchern, die mit Desinfektionslösungen befeuchtet sind, aufgenommen und verbrannt werden.

Nach der Desinfektion ist der Mantel abzulegen und zu desinfizieren. Darauf ist der eigene Körper nach Vorschrift zu desinfizieren und ein Bad zu nehmen.

Zimmerdesinfektion mit Formaldehyd.

In dem zu desinfizierenden Zimmer werden sorgfältig Fenster und Türen mit Watte abgedichtet, die Möbel werden von den Wänden abgerückt. Teppiche, Vorhänge, Kleider, Wäsche usw. werden frei aufgehangen. Der Verdampfungsapparat (bekannt ist der Flüggesche) wird mit der erforderlichen Menge Formaldehyd und Wasser gefüllt, die Flamme unter dem Apparat angezündet, bevor der Desinfektor das Zimmer verläßt. Es verdampfen nun Formaldehyd und Wasser. Der Wasserdampf verstärkt die bakterientötende Kraft des Formaldehyds, indem er die Oberflächen befeuchtet und dadurch die im Zimmer befindlichen Gegenstände, Wände, Fußboden mit einer Formaldehydlösung überzieht. Diese Einwirkung muß mindestens 4 Stunden lang geschehen, darum ist auch, damit das Gas nicht entweicht, die sorgfältige Abdichtung nötig.

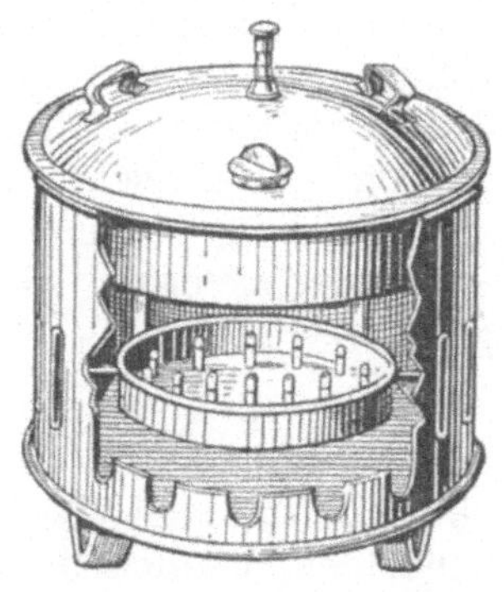

Abb. 180. Flüggescher Formalin-Verdampfungsapparat (Wand teilweise fortgelassen, um den Heizapparat und den Formalinkessel zu zeigen).

Nach dieser Zeit sind alle an der Oberfläche haftenden Bakterien abgetötet. Eine Tiefenwirkung entfaltet das Verfahren nicht, für manche Gegenstände wird also unter Umständen die Dampfdesinfektion anzuwenden sein.

Formaldehyd besitzt einen unangenehm stechenden Geruch, der nach der Desinfektion durch Verdampfen von Ammoniak beseitigt werden muß. Eine bestimmte Menge der käuflichen Ammoniaklösung (25%ig) wird vor der Tür zum Verdampfen gebracht, der Dampf von außen durch das Schlüsselloch der Tür in das Zimmer geleitet, noch ehe es geöffnet war.

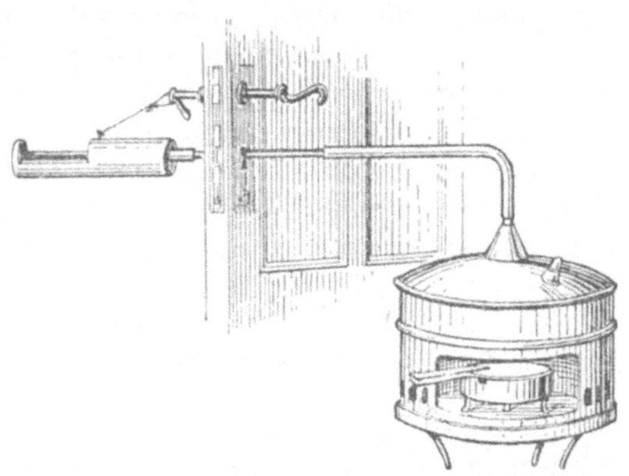

Abb. 181. Ammoniakvergaser, Rohr durch das Schlüsselloch der Tür in das Zimmer geleitet.

Man bestreitet von mancher Seite den Wert der Formaldehyddesinfektion — vielfach kommt sie leider auch zu spät — und will die fortlaufende und Schlußdesinfektion mit chemischen und mechanischen Mitteln allein gelten lassen. Sicherlich ist die letztere in vielen Fällen ausreichend, wenn sie zuverlässig ausgeführt wird; ebenso sicher ist aber auch die Formaldehyd-Schlußdesinfektion in vielen Fällen nicht zu entbehren. Die Entscheidung, ob sie ausgeführt werden muß, hat der Arzt, und in den meldepflichtigen Fällen der Amtsarzt, zumal die Schlußdesinfektion hierbei durch öffentliche Desinfektoren ausgeführt wird.

Entbehrlich ist die Formaldehyddesinfektion bei Kindbettfieber und anderen Wundinfektionen. Eine gründliche Schlußdesinfektion ohne Formaldehydvergasung wird häufig auch bei Diphtherie, Scharlach, Genickstarre, epidemischer Gehirnentzündung und epidemischer Kinderlähmung, bei Typhus, Paratyphus und Ruhr genügen. Doch wird man da, wo die Gefahr einer Weiterverbreitung besonders groß ist, z. B. in Pensionaten, Heimen, in überfüllten und unsauberen Wohnungen, die Vergasung zu Hilfe nehmen. Zweifelhaft bleibt die Vergasung (Oberflächenwirkung) bei Tuberkulose;

hier wird man für Kleider, Betten usw. die Dampfdesinfektion noch heranziehen.

VII. Pflege Geisteskranker.

Anstalten.

Zur Aufnahme von Geisteskranken dienen besondere Anstalten: Heil- und Pflegeanstalten, daneben auch die psychiatrischen Universitätskliniken und private Sanatorien. Der Anstaltspflege bedürftig sind vor allem Geisteskranke, die sich und ihrer Umgebung gefährlich werden (gemeingefährliche Geisteskranke), sodann solche, die zu Hause nicht gepflegt werden können oder einer häuslichen Pflege entbehren. Die Aufnahme und Entlassung unterliegt gewissen Bestimmungen, insbesondere ist die Einweisung in die Anstalt abhängig von ärztlichen (amtsärztlichen) Gutachten.

Es wäre verfehlt, die Anstalten lediglich als Bewahrungsanstalten anzusehen, in denen die Geisteskranken, die sich in der Welt nicht mehr zurechtfinden, die sich ungeordnet benehmen, verkehrte Handlungen begehen, nun gleichsam abgesondert werden. In erster Linie sind die Anstalten Heilanstalten wie alle anderen Krankenhäuser, in denen der Kranke nach den besten Methoden der ärztlichen Wissenschaft behandelt, seine Heilung erstrebt wird. Gerade im Beginn einer Geisteskrankheit ist die Entfernung des Kranken aus seiner aufreizenden Umgebung, die Unterbringung in der Anstalt mit ihrer gleichmäßigen Ordnung, von größter Bedeutung für den Verlauf der Krankheit. Das erkrankte Gehirn bedarf ebenso der Ruhe wie andere kranke Organe.

Erst in zweiter Linie sind die Anstalten gleichzeitig Pflegeanstalten für die unheilbar Geisteskranken, soweit sie nicht wieder in häusliche Pflege entlassen werden können. Die Zahl dieser Kranken überwiegt freilich in den Anstalten; das hängt mit dem Wesen und dem Verlauf der Geisteskrankheiten zusammen.

In den Anstalten finden sich Abteilungen für unruhige und ruhige Kranke, besondere Wachabteilungen für die neu aufgenommenen und diejenigen, die ständiger ärztlicher und pflegerischer Aufsicht bedürfen.

Seit langem gewährt man den chronisch Kranken, die ruhig und harmlos geworden sind, die aber wegen Mangel an häuslicher Pflege in der Anstalt verbleiben, soviel Freiheit wie möglich. Die Anstalten verfügen neben den geschlossenen Abteilungen noch über Einzelhäuser, die zerstreut in Anlagen liegen. Hier leben die ruhigen Kranken unter möglichst unauffälliger Aufsicht. Gesellschaftszimmer, Spielräume, Werkstätten, eine Bibliothek usw. stehen ihnen zur Verfügung. Sie können sich ungehindert auch im Freien, in den Anlagen, bewegen.

Den Anstalten sind Kolonien angegliedert, in denen die Kranken mit gärtnerischen und ländlichen Arbeiten beschäftigt werden. Neuerdings geht das Bestreben allgemein dahin, im Interesse der Behandlung die Kranken nicht dauernd in den Abteilungen oder gar im Bett zu halten, sondern möglichst bald zu einer entsprechenden Beschäftigung und Arbeit zu bringen, um sie von ihrer Krankheit abzulenken und wieder an geordnete Tätigkeit zu gewöhnen. Zum Teil bringt man die ruhigen Kranken auch in der Nähe der Anstalt in Familien unter (Familienpflege); sie werden hier von den Anstaltsärzten regelmäßig besucht.

Verlauf der Geisteskrankheiten.

Die meisten Geisteskrankheiten entwickeln sich allmählich. Zunächst zeigt die betreffende Person gewöhnlich Veränderungen im Gefühlsleben: Reizbarkeit, wechselnde Stimmung, Unruhe, zunehmende Teilnahmlosigkeit; dazu gesellen sich noch körperliche Zeichen: schlechter Schlaf, verminderte Eßlust, Abnahme des Gewichts. Die Zahl der Fälle, in denen ziemlich unvermittelt schwere Erscheinungen, Erregungszustände, einsetzen, ist die geringere. Für den Verlauf geben die stürmisch einsetzenden, akuten Fälle von Geisteskrankheit verhältnismäßig günstigere Aussichten als die chronischen.

Auf der Höhe der Entwicklung halten sich die Krankheiten verschieden lange Zeit. In der Mehrzahl dauern die Erscheinungen nicht gleichmäßig an; es treten Nachlässe (Remissionen, Intervalle) ein, in denen die Erscheinungen zurücktreten, der Kranke sogar gesund erscheint. Gewisse Krankheiten verlaufen „periodisch": krankhafte Zustände wechseln mit fast gesunden ab, und die einzelnen Abschnitte können Monate und Jahre umfassen.

Ein Teil der Geisteskrankheiten geht in Heilung über. Das wichtigste Zeichen für die völlige Genesung des Kranken ist seine

Krankheitseinsicht, d. h. das Bewußtsein, daß er geisteskrank gewesen ist.

Bei einem anderen Teil tritt eine unvollkommene Heilung ein. Die krankhaften Erscheinungen verschwinden zwar, aber es bleibt eine gewisse geistige Schwäche zurück; der Genesene besitzt nicht mehr seine frühere Leistungsfähigkeit. Auch werden Kranke mit Wahnideen dadurch wieder erwerbsfähig, daß sie zwar ihre Wahnideen und andere krankhafte Vorstellungen behalten, daß sie aber im Laufe der Zeit lernen, diese Ideen gewissermaßen so weit auszuschalten, daß sie ihnen im alltäglichen Leben nicht hinderlich sind. Bei derartigen Kranken besteht die Gefahr, daß sie ganz unerwartet, nachdem sie schon jahrelang außerhalb der Anstalt gelebt haben, wieder in den Bann ihrer Ideen geraten und zu unsinnigen und gefährlichen Handlungen getrieben werden.

Schließlich bleibt ein anderer Teil unheilbar, sei es, daß die krankhaften Erscheinungen anhalten, sei es, daß eine zunehmende Verblödung eintritt.

Eine besondere Stellung nehmen die Geistesschwachen ein, die aus angeborener Anlage oder auf Grund einer frühzeitigen Erkrankung das ganze Leben hindurch eine mehr oder weniger ausgeprägte Einschränkung ihrer ganzen geistigen und seelischen Fähigkeiten, von der Grenze des Normalen bis zur vollkommenen Verblödung (Idiotie), bewahren.

Ursachen.

Die Ursachen der Geisteskrankheiten sind ebenso zahlreich wie verschiedenartig. Man hat sie in äußere (exogene) und innere (endogene) eingeteilt. Doch läßt sich diese Scheidung oft nicht streng durchführen, da beide Ursachen beteiligt sein können. Der Begriff „exogen" wird gewöhnlich mit „erworben" gleichgesetzt und „endogen" mit „ererbt" oder „angeboren". Ererbt und angeboren ist aber nicht dasselbe, denn angeborene Ursachen können durch äußere Einflüsse entstehen, die während des Lebens im Mutterleib auf das noch ungeborene Kind einwirken, wie: Unfälle, Mißhandlungen, Vergiftungen, ansteckende Krankheiten u. dgl. Angeborene Ursachen der letzteren Art gehören daher nicht zu den endogenen, sondern zu den exogenen. Vererbt sind solche Krankheiten, deren Erscheinungen auch bei Vorfahren vorgekommen sind. Die wichtigsten erblichen Geisteskrankheiten sind: Schizophrenie, manisch-depressives Irresein, Schwachsinn und eine bestimmte Form von Veitstanz.

Häufige äußere Ursachen der Geisteskrankheiten sind: Verletzungen, Erkrankungen, Blutungen des Gehirns und der Hirnhäute, Erkrankungen des Nervensystems, Erschöpfungen und Vergiftungen durch ansteckende Krankheiten; Störungen der inneren Absonderung; Vergiftungen durch Alkohol, Morphium, Kokain; Erschöpfungszustände, Schwangerschaft, Wochenbett. Zu diesen körperlichen Ursachen treten seelische: schwere Gemütsbewegungen, Aufregung, Schreck, Sorge, Kummer. Epilepsie führt häufig zu Geistesstörungen. Unter den ansteckenden Krankheiten spielt die Syphilis als Ursache des Lähmungsirreseins (Paralyse) eine verhängnisvolle Rolle. Noch mehr aber versorgt der Alkohol die Anstalten mit Geisteskranken.

Was die verschiedenen Lebensalter betrifft, so wird das Kindesalter, abgesehen von den angeborenen oder früh erworbenen Fällen von Schwachsinn, im allgemeinen von Geisteskrankheiten nicht betroffen. Erst im Entwicklungsalter häufen sich die Erkrankungen; insbesondere tritt hier die Form des Jugendirreseins auf. Am meisten gefährdet ist das reife Alter zwischen 25 und 40 Jahren; es hat die stärkste seelische Belastung auszuhalten, und hier wirken sich auch Alkohol und Syphilis am häufigsten aus. Später führen die Veränderungen des Alters neben dem allgemeinen Nachlassen der geistigen Kräfte in geringerem Ausmaß auch zu Geistesstörungen. Erhebliche Unterschiede zwischen den beiden Geschlechtern bestehen nicht.

Krankheitserscheinungen.

Die Sinnestäuschungen der Geisteskranken bestehen darin, daß die Kranken äußere Wahrnehmungen falsch deuten; sie sehen z. B. einen Schatten und deuten ihn als eine Erscheinung; sie hören irgendein unbestimmtes Geräusch und entnehmen daraus Worte und Reden. Diese Erscheinungen bezeichnet man als Illusionen. Sie treten zuweilen auch bei Gesunden in der Angst oder bei anderen Erregungszuständen auf. Sodann entstehen ohne äußere Ursache, lediglich durch krankhafte Erregung der Gehirnabschnitte, Sinnestäuschungen; die Kranken sehen, hören, schmecken, riechen fühlen Vorgänge und Dinge, die nicht vorhanden sind. Man bezeichnet diese Vorgänge als Halluzinationen oder Trugwahrnehmungen. Sinnestäuschungen treten auf allen Sinnesgebieten auf, die größte Bedeutung haben die Gehörs- und Gesichtstäuschungen.

Gesichtstäuschungen treten besonders des Nachts, weniger am Tage auf. Der Kranke hat Visionen. Er sieht Gott, Christus, die Jungfrau Maria, Engel. Er empfängt diese Offenbarungen als besondere Gnade und fühlt sich vor aller Welt erhoben. Umgekehrt hat er auch schreckhafte Gesichte; der Teufel erscheint ihm, Fratzen, wilde Tiere bedrohen ihn.

Bei Gehörstäuschungen hört der Kranke „Stimmen". Er vernimmt Schimpfworte, Verdächtigungen, Verheißungen. Man flüstert, er sei der Kaiser. Gott oder der Teufel geben ihm Befehle, Feinde rufen ihm Drohungen zu. Er hört Glockenläuten, Schießen, Musik.

Bei Geschmacks-, Geruchs- und Gefühlstäuschungen schmeckt der Kranke Gift oder Kot im Essen, er riecht giftige Dünste, Verwesung, er fühlt sich geschlagen, magnetisiert, elektrisiert, genotzüchtigt usw.

Zuweilen sprechen die Kranken von ihren Sinnestäuschungen; sie weisen die vergiftete Speise entrüstet zurück, sie äußern Ekel vor den schlechten Gerüchen, sie suchen sich vor den Mißhandlungen zu schützen. Zuweilen verrät sie nur ihr Benehmen. Sie sitzen mit gespanntem Blick in einer Ecke und lauschen den Stimmen. Sie stopfen sich die Ohren zu. Sie drohen scheltend in die Luft oder suchen sich vor einer schreckhaften Erscheinung zu verbergen.

Immer werden sie durch die Sinnestäuschungen auf das stärkste beeinflußt. Sie fühlen sich glücklich und gehoben bis zur Verzückung, geängstigt bis zur Verzweiflung, und ihre unerträgliche Spannung entlädt sich oft in unerwarteten und unsinnigen Handlungen.

Sinnestäuschungen bestehen bei vielen Geisteskrankheiten. Zuweilen sind sie so stark ausgeprägt, daß sie das ganze Krankheitsbild, wenigstens zeitweise, beherrschen, zuweilen gehen sie nur nebenher. Bei einigen Formen von Geisteskrankheit fehlen sie ganz.

Störungen der Verstandestätigkeit zeigen sich in verschiedenen Richtungen. Das Gedächtnis leidet in der Regel nur bei den ausgesprochenen Verblödungsprozessen. Der Schwund der Erinnerungsbilder pflegt bei der Jüngstvergangenheit zu beginnen. Er schreitet bei zunehmender Verblödung in umgekehrter Reihenfolge, also der Zeitfolge des Erlebens entgegengesetzt, fort, so daß Jugenderinnerungen am längsten erhalten bleiben.

Es können in der Erinnerung aber auch bei vorübergehenden Bewußtseinstrübungen Lücken für eine bestimmte Zeit bestehen; die in diesen Abschnitt fallenden Vorgänge sind aus dem Gedächtnis ausgelöscht. Das Gedächtnis kann für den zeitlichen Ablauf der Dinge besonders nachlassen. Die Erinnerungen können unter dem Einfluß der Krankheit verfälscht werden. Hierbei handelt es sich nicht um einen Verlust des Gedächtnisstoffes wie bei den Verblödungsprozessen, sondern um die Unmöglichkeit, mit dem an sich erhaltenen Gedächtnisstoff verstandesmäßig zu arbeiten. Durch die geistige Erkrankung wird also ein Gedächtnisschwund vorgetäuscht.

Die Verstandstätigkeit beginnt bei Neugeborenen ganz allmählich. Aus den Sinneswahrnehmungen werden langsam Vorstellungen und Begriffe gebildet. Der Mensch sammelt einen Schatz von Erfahrungen, die er miteinander verknüpft und geistig verarbeitet. Er gelangt so zu Wissen und Urteil.

Diese geistige Verarbeitung der Wahrnehmungen ist ganz aufgehoben bei den Idioten. Sie können nichts auffassen und begreifen; sie beharren sozusagen auf dem Standpunkt des kleinen Kindes. Bei den geringeren Graden von Schwachsinn bleiben die Summe der Erfahrungen und die Urteilsfähigkeit gleichfalls in mehr oder weniger hohem Maße beschränkt; auch sie bleiben auf kindlichen Stufen der geistigen Entwicklung stehen. Die ganz leichten Grade des Schwachsinns bilden dann den Übergang zum Normalen.

Umgekehrt setzt bei den mit Verblödung einhergehenden Geisteskrankheiten ein Abbau der geistigen Fähigkeiten ein. Wissen und Urteil verarmen. Die Möglichkeit, äußere Wahrnehmungen zu verarbeiten, läßt nach. Dieser Rückschritt kann bei einer gewissen Grenze haltmachen, so daß im Vergleich zu dem früheren Wissen des Kranken gewisse unausfüllbare Lücken bestehen und seine Urteilskraft dauernd beschränkt bleibt. Die geistige Verarmung kann aber auch unaufhaltsam weiterschreiten, so daß ein geistig hochstehender Mensch allmählich wieder in die geistige Leere eines Idioten sinkt.

Bei diesen Vorgängen handelt es sich um eine mehr oder weniger ausgesprochene allgemeine Einengung der Verstands-

tätigkeit. Geistesstörungen wirken sich aber auch noch in anderer Hinsicht aus. Die geistige Fähigkeit ist vielfach nicht verkürzt, es fehlt aber an der logischen Verknüpfung der Gedanken. Der Geisteskranke springt mit seinen Gedanken; der Zufall reiht einen an den anderen. Die Gedanken werden nicht zu Ende gedacht, sondern unvollendet bereits von anderen verdrängt. Auf eine Frage weiß der Kranke keine richtige Antwort zu geben, weil die Antwort, noch ehe sie ausgesprochen ist, schon durch eine Reihe anderer Gedanken ersetzt ist (Ideenflucht). Ist die *Ideenflucht* nicht ganz so stark ausgeprägt, so zeigt sich *Weitschweifigkeit*, die vom Hundertsten ins Tausendste kommt, oder *Umständlichkeit* in der Darstellung.

Den Gegensatz dazu bilden *krankhafte Hemmungen*, die den Gedankenablauf erschweren. Es kostet den Kranken große Mühe, Antwort zu finden und zu geben.

Eine besonders wichtige Störung ist das Auftreten von *Zwangsvorstellungen*. Auch dem Gesunden drängt sich zuweilen ein Gedanke auf, der ihn verfolgt und quält. Der Gesunde wird des Gedankens schließlich mit Gründen der Vernunft Herr. Dem Geisteskranken fehlt das kritische Urteil. Die Zwangsvorstellung wird zur Wahnidee, die ihn beherrscht.

Wahnideen entwickeln sich bei urteilsschwachen Kranken auch aus äußeren Vorgängen, die sie auf ihre Person umdeuten. Eine Bemerkung, die sie zufällig hören, eine Zeitungsnotiz, ein harmloser Vorgang gilt ihnen als absichtlicher Hinweis auf ihre außergewöhnliche Bestimmung (*Beziehungsideen*).

Die Wahnideen sind, je nach der Stimmungslage des Kranken, bei niedergedrückten Kranken *Kleinheitsideen*, bei Kranken mit gehobener Stimmung *Größenideen*. Traurig verstimmte Kranke werden von Verschuldungs- oder Versündigungsideen beherrscht, unter denen sie leiden, Reue empfinden, Buße tun, Strafe und Sühne erwarten. Größenideen machen den Kranken zum Fürsten, Kaiser, Papst, Gott; er ist der größte Baumeister, Erfinder, Dichter, er macht wissenschaftliche Entdeckungen von Weltruf usw. Mit der Stimmung des Kranken können die Wahnideen auch wechseln. Bei mißtrauischen Kranken entwickeln sich mit Vorliebe *Verfolgungsideen*. Der Kranke glaubt, man stelle ihm nach. Man sucht, seine Stellung zu untergraben, verleumdet und verdächtigt ihn. Der Kranke fühlt sich eingesponnen in ein Netz von Verfolgungen, aus dem er nicht mehr entrinnen kann. Besondere Wahnideen sind auch die hypochondrischen, bei denen die Kranken an den abenteuerlichsten Krankheiten zu leiden glauben. Eifersuchtswahn findet sich häufig bei Alkoholikern.

Bei der Mehrzahl der Kranken verbinden sich Wahnideen mit Sinnestäuschungen oder Gemütsbewegungen und gehen mit diesen vorüber. Bei einer Anzahl von Fällen entwickelt sich aber von vornherein eine Wahnidee, die allmählich zu einem festen System ausgebaut wird. Alles, was der Kranke erfährt, sieht, hört, erlebt, wird mit der Idee verknüpft. Die Persönlichkeit des Kranken formt sich nach der Idee vollkommen um.

Das Gefühlsleben ist das dritte große Gebiet, auf dem sich Störungen bemerkbar machen, und gewöhnlich zeigen sie sich hier am frühesten an. Das Gefühlsleben kann im ganzen abgestumpft sein. Der Kranke verliert die Anteilnahme an seinen Angehörigen, seinem Beruf; nur das interessiert ihn noch, was seine Person unmittelbar betrifft. Er wird selbstsüchtig, rücksichtslos, schamlos, gleichzeitig launenhaft, leicht erregbar, zu Wutausbrüchen geneigt.

Sodann kann aber die Stimmung durch besondere Gefühle beherrscht sein. Am häufigsten sind die Kranken traurig verstimmt; sie können sich nicht mehr freuen, werden mißmutig, verdrießlich, wortkarg. Sie leiden auch unter quälenden Angstgefühlen (meistens auch unter dem Eindruck von Sinnestäuschungen), unter Zwangsvorstellungen.

Andererseits kann die Stimmung eine gesteigerte sein. Die Kranken sind übermäßig heiter, zu Witzen und Späßen aufgelegt; sie fühlen sich glücklich, selig, leben in einem Zustande des Verzückung.

Mit diesen Störungen des Gefühlslebens verknüpft sich zuweilen auch Nachlassen des Ruhebedürfnisses; die Kranken empfinden trotz großer Anstrengung keine Müdigkeit. Das Bedürfnis nach Nahrungsaufnahme geht verloren. Das Gefühl des Ekels schwindet; die Kranken besudeln sich, verzehren ihre Ausleerungen, Aus Mangel an Schmerzempfindung fügen sie sich schwere Verletzungen zu.

Schließlich sind Störungen des Wollens und Handelns wichtige Zeichen von Geisteskrankheiten. Es kann eine allgemeine Willensschwäche bestehen, die allmählich zunimmt. Die Willensäußerungen können vorübergehend gehemmt sein, zum Teil unter dem Einfluß einer Verstimmung, eines Angstgefühls, zum Teil aber auch ohne eine solche; im letzteren Falle liegen die Kranken manchmal monatelang willenlos im Bett.

Umgekehrt kann ein gesteigertes Gefühl auch den Willen steigern und zu vermehrten Bewegungen und Handlungen führen (Bewegungsdrang). Die Kranken sind ruhelos, geschwätzig, grimassieren, singen, tanzen; in schweren Fällen zerreißen sie die Kleider, zerstören, was ihnen in die Hände kommt, schmieren mit ihren Abgängen usw. Diese erregten Kranken zeigen besonders auch Steigerung des Geschlechtstriebes.

Krankhafte Triebhandlungen werden durch Abweichungen vom normalen Geschlechtstrieb, durch Stehltrieb und Brandstiftungstrieb verursacht. Verwandt damit sind Zwangshandlungen, die der Kranke, einem unwiderstehlichen Drang folgend, begeht. Auch darin zeigen sich Störungen des Handelns, daß Kranke automatenhaft lange Zeit hindurch dieselbe Bewegung wiederholen oder dieselbe Stellung einnehmen, daß sie Stellungen, die man ihnen gibt, einhalten, daß sie dieselben Worte wiederholen oder Worte, die sie auffangen, wie ein Echo wiedergeben. Die auffallenden Veränderungen im Benehmen und im Ausdruck verraten in vielen Fällen schon äußerlich den Geisteskranken. Schließlich entstehen unter dem Einfluß von Sinnestäuschungen, Wahnideen und krankhaften Gemütsbewegungen die mannigfaltigsten Handlungen: Sühnehandlungen bis zur Selbstverstümmelung und zum Selbstmord, Wutausbrüche, Angriffe, Morde, Anzeigen, Beschwerden, Prozesse, Gründung von religiösen Sekten usw.

Pflege.

Geisteskranke sind besonders bedauernswert, weil sie das Gleichmaß ihres geistigen und seelischen Lebens und die Einsicht in ihr Leben überhaupt verloren haben. Ihre Äußerungen und Handlungen entstehen unter dem Einfluß ihrer Krankheit zwangsläufig: sie können Mitleid, niemals aber Ärger und Zorn erregen. Man macht einem Schwindsüchtigen nicht daraus einen Vorwurf, daß er hustet und auswirft, einem Typhuskranken nicht daraus, daß er Durchfälle hat; man darf ebensowenig ärgerlich werden, wenn ein Geisteskranker unruhig, unordentlich, unsauber ist, wenn er der Pflegeperson Schwierigkeiten bereitet, tätlich wird. Man darf nicht glauben, daß ein erregter Geisteskranker Vernunftgründen zugänglich ist, daß er aus Eigensinn oder Schikane, „um den Krankenpfleger zu ärgern", nicht hört, das Verbotene wiederholt. Man wird das, was man nicht durch Ruhe und Freundlichkeit erreicht, noch viel weniger durch Ungeduld und Grobheit erreichen. Selbstbeherrschung muß die Pflegeperson von sich fordern, denn sie, nicht der Kranke, ist im Besitz der Vernunft, die zur Selbstbeherrschung befähigt. Soviel Empfindung besitzen die Geisteskranken gewöhnlich immer noch, daß sie sich leichter dem Pfleger fügen, der sie mit freundlicher und gleichmäßiger Bestimmtheit behandelt. Ein Pfleger, der sie durch Schelten reizt oder auf der anderen Seite durch Vertraulichkeiten zu gewinnen hofft, verliert nur sein Ansehen und seinen Einfluß. Der Pfleger soll auch nicht denken, daß er seinen Dienst weniger pünktlich und sorgfältig auszuführen brauche, weil dem Geisteskranken das richtige Urteil dafür fehle. Ist das Bewußtsein der Kranken so getrübt, daß sie urteilsunfähig sind, so haben sie erst recht Anspruch auf sorgfältige Pflege, und ein guter Pfleger wird in diesen Fällen sein Verantwortungsgefühl nur steigern. In vielen Fällen haben die Geisteskranken aber noch so viel Einsicht, daß sie auf die Fürsorge und Pflichterfüllung seitens des Pflegers achten und jeden Fehler, jedes Abweichen von den ärztlichen Vorschriften peinlich vermerken. Sehr oft bewahren sie nach der Genesung ein treues Gedächtnis für die Behandlung.

Die Pflege Geisteskranker erfordert Körperkraft, Gewandtheit und eine gute Gesundheit; ohne diese Vorbedingungen ist niemand zur Pflege tauglich.

Kranke mit Wahnideen suchen diese in der Unterhaltung zur Geltung zu bringen. Unvorsichtige Zustimmung ist ebensowenig angebracht wie Widerspruch oder Abweisung. Man suche die Kranken abzulenken oder gebe unbestimmte Antwort. Niemals darf sich der Pfleger mit einem Kranken über den Zustand anderer Leidensgenossen unterhalten, von diesen geringschätzig sprechen oder über sie spotten. Die Kranken teilen sich solche Gespräche sofort mit, selbst wenn sie scheinbar verfeindet sind. Hat der Pfleger nicht eine ausdrückliche Anweisung vom Arzt erhalten, sich mit den Kranken über ihre Lebensschicksale zu unterhalten, so vermeide er die Erwähnung ihrer Verwandten, ihrer häuslichen Angelegenheiten, kurz, aller persönlichen und Familienverhältnisse auf das sorgfältigste. Solche Erinnerungen verursachen häufig Erregungszustände.

Aus diesem Grunde muß auch der Verkehr mit den Verwandten und der Außenwelt unter ärztlicher Leitung stehen.

G e i s t i g e R u h e ist das wichtigste Heilmittel für die Kranken. Diese Ruhe darf um keinen Preis gestört werden. Der Arzt entscheidet, welche Personen zum Besuch zugelassen werden und wie lange sie verweilen dürfen. Die von den Kranken geschriebenen B r i e f e sind dem Arzt auszuliefern, sie geben dem Inhalt wie der Schrift nach häufig wichtige Aufschlüsse über die Krankheit.

Neben der Ruhe und dem Fernhalten aller Störungen ist geeignete B e s c h ä f t i g u n g und A r b e i t als das beste Heilmittel anzusehen. Zur Beschäftigung dienen S p i e l e , für welche die nötigen Räume und Einrichtungen in den Anstalten vorhanden sind. Die Kranken sollen bei diesen Spielen nicht nur beaufsichtigt, sondern auch angeregt werden. Das Pflegepersonal leite die Spiele und helfe den Kranken, die sich unbehilflich anstellen, um ihnen Mut zu machen.

Das gleiche gilt von der Arbeit. Auch hier muß der Pfleger anregend wirken, doch darf er die Kranken nicht zu sehr antreiben. Wenn sie den ersten Aufforderungen nicht nachgeben, so hat er durch sein Beispiel zu wirken oder darauf hinzuweisen, wie es andere Kranke machen. Jedenfalls sind die Kranken daraufhin sorgfältig zu überwachen, daß sie sich und anderen mit dem Arbeitsgerät nicht schaden und es richtig wieder abliefern.

Tadel über schlechte Arbeit ist unzweckmäßig, dagegen ist ein vorsichtiges Loben und Hervorheben kleiner Erfolge anzuraten. Störenden Kranken verweise der Pfleger ihr Betragen in freundlicher Weise, er sage ihnen, daß er ein solches Betragen nicht von ihnen erwartet habe, daß er dem Arzt das Geschehene mitteilen werde usw. Reichen solche Ermahnungen nicht aus, so müssen die Störenden unauffällig vom Arbeitsplatz entfernt werden.

Solange die Kranken weder sich noch andere durch ihr Benehmen schädigen, lasse man sie ruhig gewähren. Fangen sie aber an, mit anderen Kranken zu streiten, widersetzlich zu werden oder gefährliche Dinge zu unternehmen, so muß ihnen mit voller Sicherheit und Entschlossenheit begegnet werden. Stets sei das Pflegepersonal darauf gefaßt, daß Kranke sich zu unerwarteten plötzlichen Handlungen und Gewalttaten hinreißen lassen. Der scheinbar harmloseste Geisteskranke kann unter Umständen für sich und andere gefährlich werden. Eine Änderung in der Miene, in der Haltung und Stellung ist oft schon von Bedeutung. Der Pfleger muß alles sehen, alles bemerken, was die Kranken unternehmen wollen. Bei frühzeitiger Entdeckung genügt oft ein ernster Blick, ein freundliches Wort, um die Kranken von der geplanten Handlung abzubringen.

Werden andere Kranke oder der Pfleger selbst von Tobsüchtigen angegriffen oder bedroht, so zeige der Pfleger Geistesgegenwart und Mut. Er trete dem Aufgeregten kaltblütig entgegen und suche ihn mit einem ruhigen Wort oder durch Ablenkung auf andere Dinge von seinem Beginnen abzubringen. Reicht das nicht aus und liegt wirklich Gefahr vor, so hat der Pfleger, wenn irgend möglich, den Arzt zu benachrichtigen, der die Beruhigung des Kranken entweder durch eine kurze Isolierung in einem Einzelzimmer oder durch andere Maßnahmen oder Heilmittel herbeiführt. Diese Anordnungen tragen niemals den Charakter einer Strafe. Das Pflegepersonal soll damit nicht im Sinne einer Strafe drohen.

Nur bei einem unmittelbaren Angriff darf Zwang angewendet werden, indem man den Kranken festhält, um ihn von seinem Angriff oder einem anderen gefährlichen Vorhaben abzuhalten. In allen Fällen, wo sich die Anwendung von Zwang und Gewalt durchaus nicht vermeiden läßt, trete man den Kranken mit genügenden Hilfskräften entgegen, da sie sich der Übermacht leichter fügen werden.

Ist es erforderlich, daß ein unruhiger, sich sträubender Kranker abgesondert wird, so ist möglichst jeder Kampf, jedes Ringen zu vermeiden und nicht mehr Kraft und Gewalt anzuwenden, als unbedingt notwendig ist. Die Pfleger müssen es verstehen, sich geschickt in die Hände zu arbeiten. Ein Pfleger umfaßt den Kranken von hinten. Er umschließt die Arme und drückt sie fest an die Seiten, die eigenen Arme über die Ellbogengelenke des Kranken weglegend, um Bewegungen der Arme möglichst zu hindern. Der Pfleger muß seinen Kopf zur Seite neigen; er muß auch Fußtritten ausweichen, um nicht von dem Kranken gestoßen zu werden. Auf diese Weise gelingt es einem Pfleger allein, einen nicht allzu kräftigen Kranken zu halten.

Kann ein Pfleger die Arme des Kranken nicht umfassen, so umschlingt er nur dessen Brust und hebt ihn etwas hoch. Von jeder Seite bemächtigt sich ein anderer Pfleger der Arme des Kranken, die am Handgelenk und Oberarm festgehalten werden.

Wenn ein Kranker versucht, sich durch Fußtritte zu befreien, ergreift ein Pfleger die Unterschenkel des Kranken und hebt die Beine hoch. Die anderen Pfleger müssen aufpassen, daß der Kranke nicht hinfällt und sich dabei beschädigt. Dasselbe ist zu beachten, wenn der Kranke nicht gehen will oder sich hinwirft.

Bei der Überführung in den Einzelraum versuchen manche Kranke, sich wieder hinauszudrängen, wenn die Pfleger das Zimmer verlassen. Um das zu verhüten, empfiehlt es sich, den Kranken auf die Matratze mit dem Kopfende nach der Tür zu legen, an den Schultern niederzuhalten und seinen Körper, besonders Beine und Arme, mit der Decke einige Male zu umwickeln. Bis der Kranke sich aus seiner Decke herauswickelt und aufrichtet, kann das Personal den Einzelraum verlassen und die Tür schließen.

Besonderer Aufmerksamkeit bedürfen Kranke, die Selbstmordgedanken hegen. Alle gefährlichen Werkzeuge, wie Messer, Gabeln, Scheren, Nadeln, Flaschen, Gläser, auch Schnüre und Bänder, ferner entzündliche Dinge wie Streichhölzer müssen aus ihrer Umgebung entfernt werden oder dürfen überhaupt nicht in das Krankenzimmer gelangen; solche Kranke dürfen auch ihr Essen nicht selbst schneiden. Ebenso ist die genaueste Aufsicht über Fenster und Türen notwendig, damit sich der Kranke nicht aus dem Fenster stürzt oder aus der Tür entweicht und draußen unbewacht seine Selbstmordgedanken zur Ausführung bringt. Während der Nacht hat der Pfleger bei solchen Kranken zu wachen. Das Klosett dürfen diese Kranken niemals allein besuchen. Die Tür des Klosetts muß, solange der Kranke darin ist, offen bleiben; hier müssen die Rücksichten auf die Schamhaftigkeit hinter denen auf die Sicherheit zurückstehen. Da auch ein Erwürgen im Bett möglich ist, muß dies öfters daraufhin untersucht werden, ob sich der Kranke nicht heimlich Stricke unter der Bettdecke zurechtgemacht hat.

Die Beobachtungen, die der Pfleger während des Dienstes auf der Abteilung macht, hat er dem Arzt zu melden. In manchen Anstalten sind auch schriftliche Aufzeichnungen vorgeschrieben. Von Bedeutung sind alle körperlichen Krankheitszeichen, etwaige epileptische und hysterische Anfälle, ihr Verlauf und ihre Dauer, bemerkenswerte Zeichen der geistigen Störungen, insbesondere solche, die auf Sinnenstäuschungen deuten, verkehrte Handlungen usw. Die letzteren sind möglichst getreu zu schildern, wie sie verlaufen sind. Bevor der Pfleger nicht abgelöst wird, darf er seine Abteilung nicht verlassen; er muß wissen, daß er für seine Kranken verantwortlich ist.

Kranke, die zur Unsauberkeit neigen, sind unermüdlich zur Sauberkeit anzuhalten, sie müssen häufiger gewaschen und gebadet werden. Um das Schmieren mit den Speisen zu verhindern, sollen die Kranken nur unter Aufsicht essen. Diejenigen, welche sich mit

Harn oder Kot verunreinigen, sind in bestimmten Zwischenräumen auf das Klosett zu führen, oder es ist ihnen öfters im Bett ein Unterschieber zu geben; regelmäßige Einläufe und Stuhlentleerungen erleichtern die Pflege.

Bei unsauberen Kranken treten oft schwere Haut- und Zellgewebsentzündungen auf, die nur vermieden werden können, wenn jede Wunde vor Unreinlichkeit geschützt und der Arzt von dem Beginn einer Entzündung sofort in Kenntnis gesetzt wird. Bettlägerige Geisteskranke liegen sich außerordentlich leicht durch; das Durchliegen nimmt bei ihnen meist sehr schwere Formen an. Deshalb muß alles zur Vorbeugung geschehen.

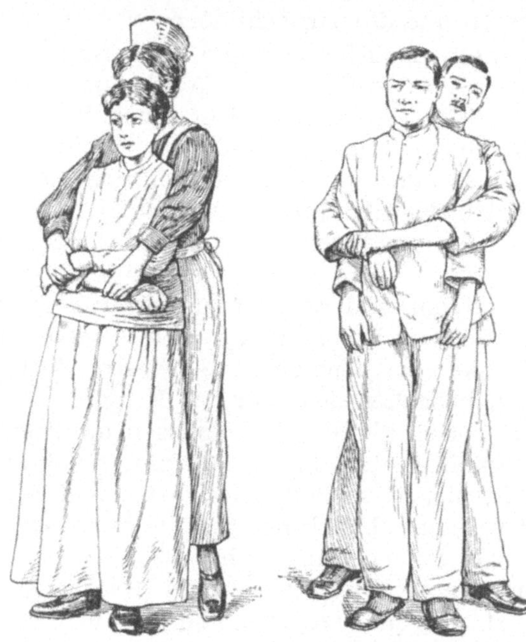

Abb. 182. Halten eines unruhigen Geisteskranken durch Kreuzen der Arme.

Abb. 183. Halten eines unruhigen Geisteskranken (Festhalten der Arme).

Unmanieren in der Kleidung und im sonstigen Verhalten wirke der Pfleger stets entgegen; er soll in jeder Weise die Kranken zur Ordnung zu erziehen suchen.

Bei Gelähmten und Verblödeten ist darauf zu achten, daß sie nicht stürzen, weil ihre Knochen häufig an Festigkeit eingebüßt haben und zu Brüchen neigen. Sie müssen auch vor Verbrennungen geschützt werden, z. B. im Winter an den heißen Heizkörpern, weil ihre Schmerzempfindung zum Teil aufgehoben ist.

Epileptiker müssen im Krampfanfall auf das Bett gelegt und bewacht werden. Die beengenden Kleidungsstücke sind zu öffnen. Fremdkörper im Munde (Speisen, künstliche Zähne) können die Atmung behindern und müssen entfernt werden.

Zu den Mahlzeiten dürfen viele Geisteskranke nicht Messer und Gabel, sondern nur einen Löffel erhalten. Die Speisen müssen also zerkleinert gereicht werden. Der Pfleger achte darauf, daß die nicht bettlägerigen Kranken ihre Mahlzeit ordentlich am Tisch einnehmen. Kranke, die nicht essen wollen, versuche er nicht mit Gewalt zum Essen zu zwingen. Häufig hilft freundliches Zureden, häufig Füttern mit dem Löffel. Als letztes Mittel bleibt bei ganz unzugänglichen Kranken die nur vom Arzt zu verordnende Sondenfütterung. Bei bettlägerigen Kranken, die wenig essen, soll die Speise nicht sofort wieder entfernt werden, oder es muß in der Zwischenzeit andere Nahrung, Semmel, Brot, Milch usw., gereicht werden.

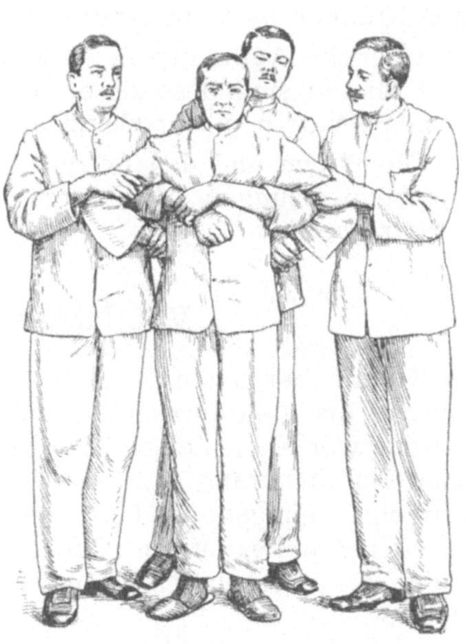

Abb. 184. Halten eines unruhigen Geisteskranken durch mehrere Pfleger.

Auch bei vielen Geisteskranken ist kräftige und reichliche Ernährung ein unerläßliches Mittel zur Heilung.

Den Geisteskranken werden häufig Beruhigungs- und Schlafmittel verordnet. Die Zeit des Eingebens muß genau innegehalten werden, da zuviel ebenso schaden kann wie zuwenig. Es empfiehlt sich, über die verabreichten Gaben eine Liste zu führen, aus der zu ersehen ist, wieviel und welche Mittel jedem einzelnen Kranken gegeben sind. Die Notizen sind beim Wechsel der Wache dem Nachfolger zu übergeben.

Die Beaufsichtigung im Bade ist auch bei Leichtkranken mit großer Sorgfalt auszuführen; sie darf bei länger dauernden Bädern nicht nachlassen.

Soll ein Geisteskranker in eine Anstalt übergeführt werden, so ist es nicht zweckmäßig, ihn zu belügen. Man sage ihm klar und deutlich, daß er auf ärztliche Anordnung in eine Heilanstalt aufgenommen werden soll. Widersetzt er sich, so darf vor Anwendung von Gewalt nicht zurückgeschreckt werden. Während des Transportes darf der Kranke nicht allein gelassen werden, auch wenn er sich anscheinend gefügt hat. In der Anstalt muß immer daran gedacht werden, daß einer oder der andere Kranke einen Fluchtversuch unternehmen könne. Auf den geschlossenen Abteilungen muß der Pfleger deshalb immer darauf achten, daß Fenster und Türen geschlossen bleiben; den Schlüssel darf er nicht aus der Hand geben. Bei gemeinsamen Ausgängen der Kranken soll ein Pfleger vor, ein anderer hinter dem Zuge gehen; einem entweichenden Kranken darf nur einer der beiden Pfleger folgen.

Über die Aufnahme in Anstalten für Geisteskranke, Epileptische und Idioten sind besondere Vorschriften erlassen, die in den einzelnen Ländern in der Hauptsache übereinstimmen.

Die Pflege und den Betrieb in den Anstalten regeln besondere Dienstanweisungen, die durch vorstehende Ausführungen nicht berührt werden.

VIII. Pflege Sterbender.

Kranke, bei denen das Leiden voraussichtlich tödlich enden wird, müssen bis zum letzten Augenblick mit besonderer Fürsorge betreut werden. Niemals darf dabei eine Lässigkeit eintreten aus dem Gefühl heraus, daß eine Besserung nicht möglich ist. Durch vermehrte Hingabe und erhöhte Sorgfalt muß vermieden werden, daß der Kranke auf den Gedanken kommt, daß man ihn verloren gibt. Alle verordneten Arzneien müssen pünktlich weitergegeben werden.

In der Umgebung eines Sterbenden muß Ruhe und Frieden herrschen. Unter keinen Umständen dürfen auch nur leise Äußerungen über seinen Zustand oder gar das bevorstehende Ende in seiner Nähe gemacht werden. Bei anscheinend bewußtlos Sterbenden ist oft das Bewußtsein doch noch vorhanden und das Hörvermögen unverändert.

In Krankenanstalten sind Sterbende möglichst in einem Einzelzimmer unterzubringen. Ist dies nicht möglich, so muß ein Bettschirm um das Bett gestellt werden, damit die anderen Kranken nicht durch den Anblick des Sterbenden beeindruckt werden. Verlangen Kranke nach geistlichem Trost, so sind in der Familienpflege die Angehörigen, im Krankenhaus ist die Stationsschwester sofort zu benachrichtigen.

Zur Feststellung des Todes dienen die sogenannten Todeszeichen. Man unterscheidet sichere und unsichere.

Feststellung des Todes ist in Krankenhäusern unter allen Umständen Sache des Arztes.

Zu den unsicheren Zeichen rechnet man das Aufhören der Atmung und des Pulses, den Verfall des Gesichts, die Erschlaffung der Muskeln, den Eintritt der Todesblässe, das Aufhören des Gefühls.

Wenn auch diese Zeichen nicht ohne weiteres zur Annahme des Todes berechtigen, so wird man doch nach ihrem Eintritt einstweilen mit den Vorbereitungen für die Leichenbesorgung beginnen dürfen, wenn der Tod nach Lage der Dinge zu erwarten war. Maßnahmen, die bei einem Irrtum dem Wiedererwachten Schaden bringen könnten, wie Überführung in kalte Räume (Leichenraum), Aufbahrung und anderes, dürfen erst nach der Feststellung des Todes durch den Arzt oder durch einen amtlich bestellten Leichenschauer getroffen werden. Bei plötzlichen Todesfällen, wenn Zweifel bestehen, oder eine ärztliche Untersuchung nicht möglich ist, müssen die vorliegenden wahrscheinlichen Todeszeichen genau geprüft werden.

Das Aufhören der Atmung erkennt man an dem Stillstand der Bewegungen von Brust und Bauch und an dem Aufhören des Atmungsgeräusches. Schwache Atemzüge können noch nachgewiesen werden, wenn ein vor Mund und Nase gehaltener kühler Metallspiegel beschlägt oder eine vorgehaltene Flaumfeder oder eine Kerzenflamme bewegt wird.

Den Eintritt des Todes kann man auch dadurch prüfen, daß man ein Fingerglied mit einem Faden abschnürt. Beim Toten bleibt dann die beim Lebenden folgende bläulichrote Verfärbung aus. Beim Aufträufeln von Siegellack bildet sich beim Toten weder eine Rötung noch eine Blase. Die im Dunkeln gegen das Licht gehaltene Hand zeigt kein rosafarbenes Durchscheinen. Das am leichtesten festzustellende Zeichen ist die Todeskälte. Der tote Körper nimmt nach einiger Zeit die Temperatur der umgebenden Luft an. Besteht auch nur der geringste Verdacht auf Scheintod, so soll man sich nicht mit solchen Feststellungen aufhalten, sondern sofort mit Wiederbelebungsversuchen beginnen.

Sichere Todeszeichen sind:

Toten- oder Leichenstarre. Unmittelbar nach dem Eintritt des Todes sind alle Muskeln erschlafft und man kann den Körper in jede beliebige Stellung bringen. Nach einigen Stunden wird er in derjenigen Stellung fest, in der er zufällig liegt. Die Leichenstarre beginnt am Unterkiefer und am Genick etwa 1—2 Stunden nach dem Tode. Sie schreitet vom Kopf nach den Füßen zu vorwärts und ist in etwa 3 Stunden über den ganzen Körper verbreitet. Sie dauert mehrere Tage an.

Toten- oder Leichenflecke. Wenige Stunden nach dem Tode werden an den abhängigen Teilen der Leiche anfangs blaßrote und scharfbegrenzte Flecke sichtbar, die an Größe allmählich zunehmen und sich immer dunkler verfärben. Die durch das Aufliegen gedrückten Stellen, bei Rückenlage Kreuzbein und Schulterblatt, bleiben weiß.

Zurücksinken des Augapfels und Weichwerden, Eintrocknen und Faltigwerden der Hornhaut.

Fäulniserscheinungen treten erst später auf. Ihr Eintritt wird durch Kälte verzögert, durch warme Witterung beschleunigt. Solche Fäulniserscheinungen sind der Leichengeruch, Auftreibung und grünliche Verfärbung des Bauches, Austritt übelriechender Flüssigkeit aus Mund und Nase.

In den Krankenanstalten wird die Leiche nach Feststellung des Todes in die Leichenkammer gebracht. Die Überführung dorthin wird entweder am frühen Morgen oder am Abend vorgenommen, um den Transport nach Möglichkeit von den anderen Kranken unbemerkt vor sich gehen zu lassen.

Die Leiche muß schon vor Eintritt der Totenstarre gereinigt und versorgt werden. Unmittelbar nach dem Tode wird die Leiche im Bett geradegestreckt. Die Augenlider werden sanft zugedrückt, so daß die Augen geschlossen sind. Der Unterkiefer wird durch ein um den Scheitel gelegtes Tuch so weit angehoben, daß der Mund geschlossen erscheint. Das Tuch darf nicht scharf angezogen werden, da das Gesicht sonst einen verzerrten Ausdruck erhält. Die Bettdecke wird entfernt, die Leiche nur mit einem Leintuch oder dem abgestreiften Überzug der Bettdecke zugedeckt. Für ausreichende Lüftung des Zimmers ist Sorge zu tragen.

Bei keiner Verrichtung an Leichen oder Leichenteilen dürfen die dem Tode zukommende Ehrerbietung und der erforderliche Ernst außer acht gelassen werden. Leichenteile dürfen nicht aus den Leichenkammern, den Sektionsräumen oder den Laboratorien entfernt werden. Soweit Krankenpflegepersonen bei einer Leichenöffnung Hilfe leisten müssen, haben sie besonders darauf zu achten, daß sie sich nicht verletzen, da sonst leicht besonders gefährliche Infektionen entstehen können.

Die standesamtliche Meldung des in einer Privatwohnung Verstorbenen muß spätestens am nächsten Wochentage erfolgen. In erster Linie ist anzeigepflichtig das Familienoberhaupt. Fehlt ein solches, so ist meldepflichtig derjenige, in dessen Wohnung oder Haus der Tod erfolgte. Die Krankenpflegeperson muß diesem den Tod rechtzeitig mitteilen.

Anhang:

Untersuchung und Behandlung mit Röntgenstrahlen.

Die diagnostische und therapeutische Anwendung der Röntgenstrahlen erfordert besondere Kenntnisse und Übung, die nur durch eine besondere Vorbildung erworben werden können. Soweit der Arzt den Röntgenapparat nicht selbst bedient, gibt es hierfür in Krankenanstalten staatlich geprüfte Röntgenassistentinnen. Hier soll nur kurz auf die allgemeine Bedeutung der Röntgenstrahlen hingewiesen werden, soweit dies zum Verständnis für die Krankenpflegeperson erforderlich ist.

Die in der Röntgenröhre erzeugten Röntgenstrahlen haben die Fähigkeit, alle Körper mehr oder weniger intensiv zu durchdringen. Die Metalle leisten ihnen den größten Widerstand, am meisten das Blei. Im menschlichen Körper gehen sie durch Weichteile leicht hindurch, während sie durch Knochen, an deren Aufbau die Metallsalze wesentlich beteiligt sind, teilweise abgehalten werden. Eine photographische Platte wird vom Röntgenlicht wie vom Tageslicht geschwärzt. Legt man auf eine photographische Platte eine Hand und setzt dann die Platte den Röntgenstrahlen aus, so erscheinen nach dem Entwickeln der Platte die röntgendurchlässigen Weichteile dunkel, die röntgenundurchlässigen Knochen hell (Negativ). Auf diese Weise kann man sich ein Bild vom Skelett machen und so krankhafte Veränderungen am Knochen, Knochenbrüche, sichtbar machen. Ebenso kann man natürlich auf diese Weise Fremdkörper aus Metall, die in den Körper eingedrungen sind, Geschosse, Nadeln, verschluckte Fremdkörper, sichtbar machen.

An Stelle der Röntgenphotographie nimmt man zur raschen Orientierung auch Durchleuchtungen vor. Man benutzt dazu Schirme, die mit einer besonderen Masse bestrichen sind, die hell aufleuchtet, wenn sie von den Röntgenstrahlen getroffen wird (Barium-Platin-Zyanür). Legt man die Hand auf die der Röhre zugewandte Seite des Schirms, so werden die Knochen dunkel auf dem Schirm sichtbar.

Die Weichteile sind für die Röntgenstrahlen nicht gleichmäßig gut durchlässig. Lufthaltiges Gewebe läßt mehr Röntgenstrahlen durch als derbes. Am durchlässigsten sind mit Luft oder mit Gas

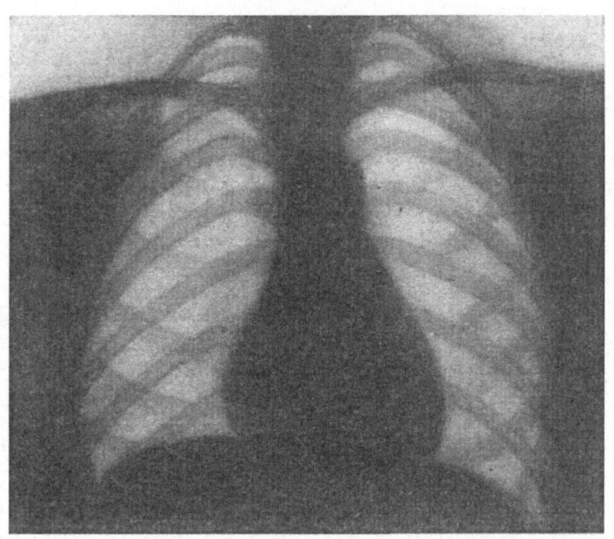

Abb. 185. Röntgenbild der Brusthöhle, Lungen hell, Herz, Zwerchfell dunkel.

gefüllte Organe. Durchleuchtet man zum Beispiel einen Brustkorb, so leuchten die normalen Lungen innerhalb des Brustkorbes hell auf, denn sie sind gleichmäßig mit Luft gefüllt. Man sieht nur, von den Lungenwurzeln ausgehend, einzelne zartere dunklere Stränge, entsprechend den Blutgefäßen und größeren Ästen der Luftröhre. Man sieht an den unteren Lungengrenzen den Stand des Zwerchfells und sieht seine Bewegungen bei der Atmung. Krankhafte Vorgänge in der Lunge, die das Gewebe verdichten, seinen Luftgehalt herabmindern oder aufheben, sind für Röntgenstrahlen weniger durchlässig. Sie erscheinen daher beim Durchleuchten und vor allen Dingen auf der empfindlichen photographischen Platte als Schatten.

Ebenso sind entzündliche oder eitrige Ergüsse im Rippenfellraum, wenn sie die Lungen zusammendrücken, als Schatten erkennbar.

In dem hellen Lungenfeld erscheinen das Herz und die großen Blutgefäße dunkel. Sie sind in ihren Umrissen deutlich erkennbar. Man sieht sehr genau die Bewegungen des Herzens, kann seine Lage bestimmen, die Größe beurteilen, die Ausdehnung seiner einzelnen Abschnitte messen. Man sieht den Verlauf und etwaige Erweiterungen der großen Brustschlagader usw.

Bei der Durchleuchtung oder Röntgenphotographie des Bauches sieht man unter Umständen Steine in der Gallenblase, im Nierenbecken oder in den Harnwegen. Der Magen-Darmkanal ist für gewöhnlich nicht sichtbar, es sei denn durch einzelne Luftblasen. Man kann ihn sich dadurch sichtbar machen, einschließlich der Speiseröhre, daß man dem Kranken einen mit Metallsalz vermischten Brei zu essen gibt. Der gefüllte Magen erscheint dann bei der Durchleuchtung als tiefdunkler Schatten. Man kann seine Füllung und seine Form beobachten und die Bewegungen des Magens (Peristaltik); das gleiche gilt für die einzelnen Darmschlingen. Man sieht Einziehungen der Wand bei Geschwüren, Aussparungen der Füllung bei Krebs und anderen Geschwülsten, Senkungen des Magens usw. Man kann auch vor dem Schirm die Bewegungen des Darms bei der Verdauung beobachten, die Funktionen des Magenpförtners beurteilen, man kann das Vorrücken des metallhaltigen Breies im Darm verfolgen und so die Darmfunktion beurteilen, Verengerungen des Darmkanals feststellen usw.

Durch besondere Verfahren kann man sich das Nierenbecken, den Harnleiter, die Gallenblase und den Rückenmarkkanal, die Hirnhöhle und Hirnoberfläche sichtbar machen.

Die Röntgenstrahlen haben nicht nur eine Bedeutung für die Feststellung von Krankheitsbefunden. Sie haben eine große Bedeutung gewonnen für die Behandlung von Krankheiten (Röntgentherapie). Hautkrankheiten und einige innere Krankheiten kann man mit Röntgenstrahlen behandeln, vor allem aber bösartige Geschwülste. Gerade bei diesen ist die Strahlenbehandlung neben die operative Behandlung getreten. Die Röntgentherapie beruht darauf, daß Röntgenstrahlen bei starker Einwirkung das Gewebe schädigen und zum Absterben bringen. Dies gilt vor allem für das strahlenempfindliche Gewebe vieler bösartiger Geschwülste, besonders beim Krebs mit seinen aus dem Epithel stammenden Zellen. Ähnlich wie Röntgenstrahlen wirken das Radium und das Mesothorium.

Röntgenstrahlen, Radium und Mesothorium dürfen nur unter ganz besonderen Vorsichtsmaßregeln angewendet werden, damit nicht neben dem gewünschten Erfolg schwere Schädigungen anderer Gewebe entstehen; sie sind nicht ungefährlich für den Kranken. Aber auch diejenigen, die sich dauernd mit der Anwendung solcher Strahlenmittel beschäftigen, sind eben wegen der Gefährlichkeit dieser Mittel zu besonderen Schutzmaßnahmen gezwungen. Das gilt für Ärzte, Röntgenassistenten und Krankenpflegepersonen, auch wenn sie nur gelegentlich einmal den Strahlen bei der Behandlung oder bei der Untersuchung von Kranken ausgesetzt werden. Man bedient sich zum Schutz hauptsächlich des für die Röntgenstrahlen nur wenig durchlässigen Bleis (Bleischürzen, Bleihandschuhe, Bleiglasbrillen, Auskleidung des strahlengefährdeten Raumes mit Bleiwänden usw.).

F. Wochen- und Säuglingspflege.

Wöchnerinnen und Säuglinge bedürfen, auch ohne erkrankt zu sein, sachkundiger Pflege. Die Pflege der Wöchnerin und des Neugeborenen (in den ersten zehn Tagen) wird bestimmungsgemäß von der Hebamme durchgeführt. Die Pflege von Frühgeborenen oder Neugeborenen ist neben der Hebamme, der Säuglings- und Kinderschwester vorbehalten. Diese allein ist ferner zur Pflege k r a n k e r Säuglinge berufen. Die Krankenschwester muß jedoch imstande sein, auf ärztliche Anordnung oder zur Behebung eines Notstandes ebenfalls die Pflege von Wöchnerinnen und Säuglingen zu übernehmen.

I. Wochenpflege.

Normales Wochenbett.

Unter W o c h e n b e t t versteht man die Zeit von 6 Wochen nach Beendigung der Geburt. In dieser Frist bilden sich die durch die Schwangerschaft bedingten Veränderungen des weiblichen Körpers, insbesondere auch die der Geschlechtsteile, zurück.

Der G e b ä r m u t t e r g r u n d reicht nach beendeter Geburt etwa bis zwei Querfinger unterhalb des Nabels. In der Folge verkleinert sich die Gebärmutter allmählich immer mehr. Stärkere Zusammenziehungen sind unmittelbar nach der Geburt und in den ersten Wochenbettagen als N a c h w e h e n fühlbar, doch sind diese Nachwehen bei weitem nicht so anhaltend und schmerzhaft wie die eigentlichen Geburtswehen.

Am 10.—12. Tage verschwindet der Gebärmuttergrund im Becken, und nach 6 Wochen hat sich die Gebärmutter zu dem normalen Zustande, der vor der Schwangerschaft bestand, zurückgebildet.

Die I n n e n w a n d d e r G e b ä r m u t t e r stellt nach der Geburt eine einzige Wundfläche dar. Auch in der Scheidenwand befinden sich infolge der übermäßigen Dehnung während der Geburt zahlreiche kleine und kleinste Risse, die indessen rasch verkleben und verheilen. Die Gebärmutterhöhle braucht jedoch längere Zeit, 2—3 Wochen, bis sie sich wieder mit Schleimhaut überzogen hat. Währenddessen sondert sie reichlich Wundflüssigkeit ab (Wochenfluß).

Der Wochenfluß ist am 1. und 2. Tage blutig, dann braunrot, vom 5. bis 6. Tage ab eiterähnlich, vom 8.—10. Tage ab weiß und dünnflüssig. An Menge nimmt er dauernd ab, bis er nach 4—6 Wochen, bei stillenden Frauen manchmal schon früher, ganz aufhört.

Nach der 6. Woche setzt in den Eierstöcken die Eireifung, in der Gebärmutter die Menstruation wieder regelmäßig ein; nur durch das Selbststillen wird sie gewöhnlich noch um einige Monate verzögert.

Gleichzeitig ziehen sich im Wochenbett die überdehnten Bauchdecken zusammen.

Falls an den Beinen infolge der Schwangerschaft Krampfadern aufgetreten sind, gehen diese bis zu einem gewissen Grade zurück.

Die blauroten Schwangerschaftsstreifen am Leibe und an den Hüften verblassen zu kaum sichtbaren Narben, die mitunter auftretenden meist zarten gelben Schwangerschaftsflecke im Gesicht und anderswo verschwinden.

Neben diesen Rückbildungsvorgängen gelangt die Tätigkeit der Milchdrüsen zur vollen Entwicklung. In den ersten drei Wochenbettagen wird noch eine wässerige, mit gelben Fetttröpfchen vermischte Milch, die Vormilch, abgesondert. Am 3.—4. Tage werden die Brüste praller, „die Milch schießt ein"; von da ab wird die fertige Milch entleert. Während des „Einschießens der Milch" treten sowohl ziehende Schmerzen in den Brüsten als auch leichte Temperatursteigerungen um einige Zehntel Grad, niemals aber Fieber auf. Es gibt kein „Milchfieber". Auch sonst tritt im normalen Wochenbett keine Temperatursteigerung auf. Nähert sich die Körperwärme der Wöchnerin der Grenze von 38 Grad, so ist immer eine besondere Störung vorhanden, die Aufmerksamkeit und ärztliche Untersuchung erfordert.

Der Puls der Wöchnerin kann nach größerem Blutverlust einige Tage beschleunigt sein. Für gewöhnlich ist er normal, 70—80 Schläge in der Minute. Immer ist die Herztätigkeit aber, wie auch die Wöchnerin im allgemeinen, zuerst noch leicht erregbar.

Die Wöchnerin schwitzt leicht. Auch Nieren und Lungen sondern in vermehrtem Maße Wasser ab. Die Harnentleerung ist anfangs infolge mangelhafter Bauchpresse und Schwellung der bei dem Geburtsvorgange gedrückten Harnröhre häufig erschwert; auch die Rückenlage an sich, die in den ersten 2 bis 3 Tagen beizubehalten ist, wirkt bei manchen Frauen hemmend. Gewöhnlich besteht in den ersten Tagen Verstopfung. Der Appetit wird, namentlich bei stillenden Frauen, bald sehr lebhaft.

Pflege der Wöchnerin.

Die Wöchnerin ist, obwohl es sich bei Geburt und Wochenbett um natürliche Vorgänge handelt, wie eine Kranke mit einer schweren Wunde zu betrachten und zu behandeln. Nach der Anstrengung der Geburt und dem dabei eingetretenen Blutverlust befindet sie sich in einem Zustande der Erschöpfung, der sie für Infektionen besonders empfänglich macht. Unter keinen Umständen darf eine Pflegerin, die Personen mit ansteckenden Krankheiten pflegt, den Dienst bei einer Wöchnerin antreten. Hat sie kurz vorher eine solche Pflege beendet, so muß sie den Arzt fragen, ob sie die Pflege der Wöchnerin übernehmen darf, wenn ja, welche besonderen Vorsichtsmaßregeln sie zu befolgen hat.

Die Pflege der Wöchnerin hat sich nach zwei Richtungen hin zu erstrecken. Einmal muß eine Infektion der wunden Geburtswege und der Gebärmutter verhindert werden, dazu bedarf es einer peinlichen Beachtung der Asepsis. Zum anderen Male müssen die natürlichen Vorgänge bei der Wöchnerin unterstützt und gefördert werden.

Die allgemeinen Grundsätze der Krankenpflege betreffs Krankenzimmer (Auswahl, Temperatur, Lüftung, Sauberhaltung usw.), Reinlichkeitspflege usw. gelten auch hier. Die Wöchnerin bedarf, namentlich in den ersten Tagen, völliger körperlicher und geistiger Ruhe. Besuche sind nach Möglichkeit zu beschränken. Das erste Umbetten erfolgt möglichst schonend erst am 2. Tage nach der Geburt.

Die Bettwäsche muß sauber gehalten und öfters gewechselt werden. Zu ihrer Schonung müssen wegen des Wochenflusses Unterlagen verwandt werden, eine Gummiunterlage unterhalb des Lakens über der Matratze und waschbare, auswechselbare Unterlagen, am besten mehrfache Lagen von frisch gewaschener Leinwand, über dem Laken. Damit das Hemd der Wöchnerin nicht verunreinigt wird, schlägt man es hinten bis zum Kreuz empor. Ist es verunreinigt, so muß es gewechselt werden.

Puls und Temperatur sind zweimal täglich, mindestens zehn Tage lang, zu messen und auf einem besonderen Zettel oder in einer Kurve einzutragen. Sobald die Temperatur auf 38 Grad oder darüber steigt, ist auch in der Privatpflege sofort auf Zuziehung eines Arztes zu dringen, damit die Ursache festgestellt wird. Jede Verzögerung kann eine ernste Gefahr für das Leben der Wöchnerin bedeuten.

Die Geschlechtsteile sind regelmäßig, mindestens zweimal täglich, gründlich zu reinigen. Die Pflegerin muß es sich auch dabei zur Pflicht machen, nicht Unsauberes, also die mit Wochenfluß verunreinigten Geschlechtsteile oder die Wattevorlage, mit ihren Händen anzufassen. Die Hände sind vor der Verrichtung gründlich zu reinigen. Zur Säuberung der Geschlechtsteile wird ein Steckbecken untergeschoben, die verunreinigte Wattevorlage mit einer Pinzette oder Kornzange fortgenommen. Es ist notwendig, dabei den Wochenfluß nach Aussehen und Geruch zu prüfen; der Geruch ist fade, nicht stinkend. Die Vorlage wird in das Steckbecken gelegt. Nunmehr wird die Wöchnerin aufgefordert, Urin zu lassen. Eventuell wird mit der gründlichen Reinigung auch die Stuhlentleerung verbunden, besonders dann, wenn ein Einlauf notwendig ist. Danach werden die Geschlechtsteile mit abgekochtem, lauwarmem Wasser oder mit einer schwachen, ungiftigen Desinfektionslösung (Kresolseife, Bazillol, Chloramin) abgerieselt; die Spülkanne muß niedrig gehalten werden, so daß die Spülflüssigkeit nur mit geringem Druck herausläuft und nicht herumspritzt. Das gläserne Scheidenrohr, das zu diesen Spülungen in den Schlauch eingesetzt wird, ist vorher auszukochen, oder es muß dauernd in einer Desinfektionslösung liegen. Bei der Berieselung darf es nicht die Geschlechtsteile berühren. Nach der Reinigung dürfen die Oberschenkel und das Gesäß, nicht aber die Geschlechtsteile abgetrocknet werden.

Als Vorlage dient eine mehrfache Lage reiner, am besten steriler Watte, die locker vor die Geschlechtsteile gelegt wird, keinesfalls so fest, daß etwa der Abfluß des Wochenflusses behindert wird. Nach Entfernung des Steckbeckens werden die Unterlagen gewechselt. Die Watte wird verbrannt; die Unterlagen werden vor der Wäsche in eine Desinfektionslösung gelegt oder ausgekocht.

Um die Rückbildung der Bauchdecken zu begünstigen, erhält die Wöchnerin eine feste Leibbinde. Im Notfalle genügt auch eine breite Flanellbinde oder ein langes Handtuch (eventuell zwei aneinandergenähte), das vorn auf dem Leibe mit Sicherheitsnadeln zusammengesteckt wird. Nach der Reinigung der Geschlechtsteile wird das Tuch wieder glatt und fest zusammengezogen.

Auf häufige Harnentleerung ist im Wochenbett zu achten. Stärkere und längere Füllung der Blase hindert die Rückbildung der Gebärmutter und bewirkt unter Umständen auch Verlagerung derselben. Macht die Entleerung der Wöchnerin Schwierigkeiten, so kann man sie durch warme Umschläge auf den Leib, durch Berieseln der Geschlechtsteile mit warmem, abgekochtem Wasser über dem Steckbecken, auch durch vorsichtiges Aufrichten der Wöchnerin zu erleichtern suchen.

Gelingt die freiwillige Entleerung trotz aller Versuche nicht, so muß die Harnverhaltung mittels Katheterisieren behoben werden. Diese Notwendigkeit tritt nicht sehr häufig ein, und auch dann genügt meistens ein- bis zweimaliges Katheterisieren, um die Harnentleerung wieder in Gang zu bringen.

Der weibliche Katheter ist ein kurzes Rohr aus Neusilber mit wenig gebogener Kuppe; er muß vor dem Gebrauch durch Kochen sterilisiert werden und bleibt bis zum Gebrauch im abgekochten Wasser liegen. Zweckmäßig ist auch der Gebrauch von gewöhnlichen weichen Gummikathetern (vgl. S. 257).

Zum Katheterisieren wird das Kreuz der Frau durch ein Kissen leicht erhöht; ein Steckbecken untergeschoben; die Beine werden gespreizt aufgestellt. Die Harnröhrenmündung muß gut zugänglich und sichtbar sein, damit nicht beim Einführen des Katheters Wochenfluß in die Blase gebracht wird. Jede Verunreinigung des Katheters, mag sie an ihm selber haften oder durch ihn von den äußeren Geschlechtsteilen in die Blase gebracht werden, erzeugt eine Entzündung der Blase (Blasenkatarrh), die in jedem Falle höchst unangenehme, unter Umständen aber auch sehr gefährliche Folgen haben kann.

Nachdem sich die Pflegerin die Hände wie zur Hilfe bei einer Operation desinfiziert hat, stellt sie sich an die rechte Seite des Bettes, rieselt die äußeren Geschlechtsteile mittels eines in Desinfektionslösung getauchten Wattebausches ab, zieht mit Daumen und Zeigefinger der linken Hand die kleinen Schamlippen auseinander und tupft die nun sichtbare Harnröhrenmündung und ihre nähere Umgebung mit einem neuen, in Desinfektionslösung getauchten Wattebausch sorgfältig ab.

Während sie nun die Schamlippen noch gespreizt hält, nimmt sie mit der rechten Hand den Katheter, faßt ihn nahe dem offenen Ende mit Daumen, Zeige- und Mittelfinger und schiebt ihn so, daß die gebogene Kuppe nach vorn gerichtet ist, vorsichtig in die Harnröhre ein. Sie muß sich dabei vergegenwärtigen, daß in der obigen Lage der Wöchnerin die Harnröhre etwa waagerecht verläuft. Niemals darf sie beim Einführen stärkeren Druck anwenden; der Druck darf nur so sanft sein, daß der Katheter langsam, wie von selber, durch die Harnröhre gleitet. Zuweilen entsteht beim Einführen ein Krampf des Schließmuskels, der bald von selber vergeht. Sollte sich also ein Widerstand ergeben, so wartet die Pflegerin einige Augenblicke und versucht dann, den Katheter weiter einzuführen. In seltenen Fällen ist die Harnröhre verlagert, so daß die Einführung nicht in ganz gerader Richtung möglich ist, dann muß durch vorsichtiges Schieben nach der einen oder anderen Richtung der Weg gefunden werden. Sobald die Kuppe des Katheters in die Blase gelangt, fließt der Harn ab. Bei den letzten Tropfen verschließt die Pflegerin mit dem Zeigefinger die Öffnung des Katheters und zieht ihn langsam zurück. Gleich nach dem Gebrauch wird der Katheter sorgfältig gereinigt und wieder ausgekocht.

Gelingt die Einführung des Katheters nicht ohne jede Gewalt, so muß der Arzt benachrichtigt werden.

Für regelmäßige Stuhlentleerung ist zu sorgen. Nach der Geburt besteht, wie erwähnt, häufig Verstopfung. Da indessen vor der Geburt der Darm reichlich entleert ist, kann zunächst einige Zeit ruhig abgewartet werden, aber nicht länger als 3 Tage. Man kann die erste Entleerung durch einen Löffel Rizinusöl (nicht durch andere Abführmittel) oder durch einen Einlauf bewirken. Weiterhin ist auch Rizinusöl nicht mehr zu geben, vielmehr müssen, wenn nötig, die Einläufe wiederholt werden. Nach der Entleerung ist der After mit angefeuchteter Watte von vorn nach hinten zu säubern; der Damm darf dabei nicht verunreinigt werden. Noch besser ist es, den After vorsichtig mit Wasser abzurieseln und mit Watte zu trocknen.

Eine Scheidenspülung darf die Pflegerin bei normalem Wochenbett überhaupt nicht, bei regelwidrigem Verlauf nur auf ausdrückliche Anweisung des Arztes mit der dazu verordneten Lösung machen.

Die Ausspülungen sollen entweder die Scheide reinigen oder, bei Blutungen, die Gebärmutter zu kräftiger Zusammenziehung anregen.

Reinigende Ausspülungen werden entweder mit abgekochtem Wasser oder mit einer ungiftigen Desinfektionslösung ausgeführt. Die Spülflüssigkeit muß 35^0 warm sein.

Soll die Gebärmutter zu Zusammenziehungen angeregt werden, so gebraucht man abgekochtes Wasser entweder heiß ($42—45^0$) oder abgekühlt ($6—8^0$).

Zu einer Scheidenspülung müssen Spülkanne, Schlauch und Scheidenrohr durch Auskochen sterilisiert werden. Nachdem die Wöchnerin auf ein Steckbecken gelegt ist, wird die Spülkanne mit der Spülflüssigkeit gefüllt, und die äußeren Geschlechtsteile werden gründlich abgerieselt. Dann wird die Spülkanne noch einmal gefüllt und zunächst so viel Flüssigkeit abgelassen, bis die Luft aus Schlauch und Scheidenrohr vollkommen entfernt ist. Erst dann wird das Scheidenrohr „laufend" in die Scheide eingeführt. Die Spülkanne wird niedrig gehalten, so daß die Flüssigkeit nur mit geringem Druck einläuft; das Scheidenrohr wird leicht an die hintere Scheidenwand gelegt, damit die Flüssigkeit auch bequem wieder ablaufen kann. Ist die Flüssigkeit bis auf einen geringen Rest aus der Spülkanne abgelaufen, so wird das Rohr zurückgezogen.

Zu vermeiden ist unter allen Umständen starker Druck und ebenso das Eindringen von Luft. Bei übermäßigem Druck kann Flüssigkeit durch die Gebärmutter und die Eileiter hindurch in die Bauchhöhle gepreßt werden und hier eine Bauchfellentzündung bewirken. Gelangt Luft in die Gebärmutter, so kann sie in die zum Teil noch geöffneten Venen der wunden Gebärmutterwand eindringen; sie gelangt von da in das rechte Herz und in die Lungenarterie und führt durch Lungenlähmung zum sofortigen Tode (Luftembolie).

Die Nahrung der Wöchnerin besteht in den ersten 2 Tagen in leichter, danach, wenn auch die Eßlust rege wird, in einer kräftigen, gemischten Kost. Schwerverdauliche, blähende Speisen sind zu vermeiden. Sonst sind keine besonderen Einschränkungen zu machen. Es ist ein Vorurteil, daß bei der Nahrung der Wöchnerin auf das Kind besondere Rücksicht zu nehmen sei. Die Milchdrüsen bereiten die Milch ja nur aus den Nährstoffen, die bei der Verdauung in das mütterliche Blut übergegangen sind. Die Eßlust der stillenden Wöchnerin muß aber durch abwechslungsvolle Kost (Fleisch, Fisch, Gemüse, Obst, Kompott) angeregt werden, da sie ja eine größere Menge Nahrung als sonst zu bewältigen hat. Eine einförmige, insbesondere eine übermäßige Suppenkost, widersteht ihr bald. Das vermehrte Flüssigkeitsbedürfnis stille man durch Milch, Wasser mit Fruchtsäften; niemals darf eine stillende Wöchnerin Alkohol in irgendeiner Form, auch nicht als Bier, zu sich nehmen, da er in die Milch übergeht und den Säugling schwer schädigt. Das gleiche gilt selbstverständlich vom Nikotin der Zigarette.

Bettruhe: Die Wöchnerin bedarf während der ersten zwei bis drei Tage der Rückenlage, danach kann sie auch Seitenlage einnehmen und vom 5. Tage ab sich allmählich und vorsichtig im Bett aufsetzen. Erst wenn 9 Tage bei völligem Wohlbefinden vergangen sind, darf sie das Bett verlassen. Auch dann soll sie in ihren Bewegungen noch vorsichtig sein und Anstrengungen vermeiden. Frühzeitiges Aufstehen, körperliche Anstrengungen können zu Blutungen, Lageveränderungen der Gebärmutter und anderen Erkrankungen führen.

Über Pflege der Brüste und Stillgeschäft siehe Säuglingspflege. Kann eine Wöchnerin nicht stillen, sei es infolge einer Erkrankung, sei es, daß ein Kind tot geboren ist, so müssen die Brüste mit reiner Leinwand und einer Schicht Watte bedeckt, hoch und fest gebunden werden. Man verwendet dazu Handtücher, besser noch breite Binden, die in Achtertouren um die Schulter geführt werden. Einige Tage lang bestehen in den Brüsten Beschwerden, doch darf nicht etwa zur Linderung Milch abgespritzt oder abgesaugt werden, weil dadurch die Milchabsonderung nur wieder angeregt wird. Mäßige Kost und Beschränkung der Flüssigkeitszufuhr tragen dazu bei, daß die Milchdrüsen ihre Tätigkeit einstellen.

Regelwidrigkeiten und Erkrankungen im Wochenbett.

Nachwehen sind bei Erstgebärenden gewöhnlich nicht stark und schmerzhaft. Heftige und anhaltende Nachwehen verlangen, besonders in Verbindung mit Blutungen, ärztliche Hilfe. Bei Mehrgebärenden sind die Nachwehen schmerzhafter und halten auch länger an. Das Befinden der Wöchnerin kann darunter beträchtlich leiden. Die Pflegerin sorge für häufige Harnentleerung und für regelmäßigen Stuhlgang; die Schmerzen kann sie durch warme Umschläge auf den Leib zu lindern suchen.

Der Wochenfluß ist in manchen Fällen besonders reichlich. Solange er sonst keine Veränderungen zeigt, Temperatur und Puls normal sind, hat das nichts zu bedeuten, nur ist eine häufige

Reinigung der äußeren Geschlechtsteile und ein öfterer Wechsel der Unterlagen und der Wäsche notwendig.

Hört der Wochenfluß plötzlich auf, so liegt irgendein Hindernis vor, das den Abfluß hemmt (Abknickung der Gebärmutter, zurückgehaltenes Blutgerinnsel oder Eihautreste). Ein Arzt muß zugezogen werden, weil die gestauten und sich zersetzenden Wundflüssigkeiten eine hohe Infektionsgefahr bedingen.

Der Wochenfluß ist nur unmittelbar nach der Geburt keimfrei. Da er ein guter Nährboden ist, vermehren sich Bakterien, die von den äußeren Geschlechtsteilen in die Scheide eindringen oder noch in der Scheide saßen, sehr rasch. Gewöhnlich handelt es sich um harmlose Spaltpilze.

Bei ungenügender Sauberkeit dringen zuweilen auch Fäulnisbakterien in die Scheide ein und verursachen eine übelriechende Zersetzung des Wochenflusses, ohne daß dabei Fieber einzutreten braucht. Gelingt es durch gründliche Abrieselungen und Wechsel der Unterlagen nicht sofort, den üblen Geruch zu beseitigen, so muß, auch wenn kein Fieber besteht, der Arzt benachrichtigt werden.

Plötzliche Blutungen können im Wochenbett durch vorzeitige Anstrengungen (Aufrichten, Aufstehen) verursacht werden. Anhaltende Blutungen haben eine andere Ursache. Läßt der blutige Wochenfluß nach den ersten beiden Tagen nicht nach, geht dauernd Blut, wenn auch in geringen Mengen, ab, wird der Wochenfluß dabei übelriechend und treten auch häufige Nachwehen auf, dann liegt der Verdacht vor, daß der Mutterkuchen nicht vollständig entfernt, sondern zum Teil in der Gebärmutter haftengeblieben ist. Da abgesehen von den Blutungen auch die Infektionsgefahr eine sehr große ist, muß ein Arzt benachrichtigt werden.

Harnverhaltung besteht, wie bereits erwähnt, häufig, in den meisten Fällen allerdings nur vorübergehend. Hält sie längere Zeit an, so kommt es trotz aller Vorsicht bei dem fortgesetzten Katheterisieren zuweilen zu einer Infektion der Blase (Blasenkatarrh). Es bestehen Schmerzen in der Blase, vermehrter Harndrang, Brennen beim Wasserlassen, erhöhte Temperaturen. Der entleerte Harn ist getrübt, oft übelriechend. Die Entzündungserreger wandern zuweilen aus der Blase in den Harnleitern aufwärts bis in das Nierenbecken und verursachen hier eine Entzündung des Nierenbeckens und der Niere.

Infolge der Quetschung bei der Geburt besteht mitunter eine Lähmung des Blasenschließmuskels, so daß Harn unfreiwillig oder schon bei leichter Anstrengung (Husten, Lachen) abgeht. Gewöhnlich geht diese Lähmung in wenigen Tagen vorüber, in manchen Fällen bleibt aber auch eine dauernde Blasenschwäche zurück.

Bei langdauernden Geburten können die weichen Geburtswege aber auch schwerere Quetschungen erleiden, so daß Teile des Gewebes absterben und Verbindungen zwischen Blase und Scheide (Blasenscheidenfistel) oder Mastdarm und Scheide (Mastdarmscheidenfistel) entstehen. Diese Leiden müssen operativ beseitigt werden.

Die Zerreißungen des Dammes (Dammrisse), die nicht selten bei der Geburt auftreten, werden unmittelbar nachher genäht. Eine Wöchnerin mit Dammnaht erfordert besondere Sorgfalt bei der Reinigung. Die Beine dürfen nur wenig gespreizt werden, damit die Nähte nicht durchschneiden. Bei der Reinigung nach Stuhlentleerung darf die Nahtstelle nicht mit Stuhlgang beschmutzt werden; es empfiehlt sich, sie mit einem in Desinfektionslösung getauchten Bausch steriler Watte bedeckt zu halten. Die Nähte werden vom Arzt nach etwa 6 Tagen entfernt.

Im Verlaufe des Wochenbetts können Blutadern im Becken oder im Bein durch Blutgerinnsel verstopft werden. Die Verstopfung (Thrombose) einer oberflächlich gelegenen Blutader oder eines Blutaderknotens am Bein kennzeichnet sich durch Schmerzhaftigkeit, Härte, Schwellung und leichte Rötung. Bei Verstopfung der tiefgelegenen großen Blutader schwillt dagegen das ganze Bein oft unförmlich an. Auch hier besteht Schmerzhaftigkeit, später eine leichte Taubheit der Haut. Fieber tritt nicht ein. Diese Blutaderverstopfungen erfordern Hochlagerung des Beines auf Kissen und vollkommene Ruhe, weil die große Gefahr besteht, daß sich bei einer Bewegung ein Pfropf von dem Blutgerinnsel ablöst und in das rechte Herz und die Lungenschlagader gelangt. Ein größerer Pfropf verursacht sofortigen Tod durch Lungenlähmung (Lungenembolie). Wird durch einen kleinen Pfropf nur ein Ast der Lungenarterie verstopft, so entsteht ein der Lungenentzündung ähnliches Krankheitsbild: Husten, blutiger Auswurf, Seitenstiche.

Die größte Gefahr des Wochenbettes bildet aber das Wochenbettfieber (Kindbettfieber), d. h. das Eintreten einer Infektion. In der Mehrzahl aller Fälle wird die Infektion von außen bewirkt dadurch, daß Eitererreger durch Instrumente, Hände, unsaubere Watte, Unterlagen, durch unvorsichtige Reinigung nach dem Stuhlgang an oder in die Scheide gebracht werden. Je nach der Schwere der Infektion, der Ausbreitung und der Widerstandskraft der Wöchnerin sind Erscheinungen und Verlauf verschieden. Immer kennzeichnet sich der Krankheitsbeginn durch Fieber, häufig auch durch Schüttelfrost und Pulsbeschleunigung. Bei diesen Krankheitserscheinungen im Wochenbett ist sofort ein Arzt heranzuziehen, auch wenn das Fieber noch nicht hoch ist. Schon eine Temperaturerhöhung auf 38^0 muß immer den Verdacht eines beginnenden Wochenbettfiebers erwecken.

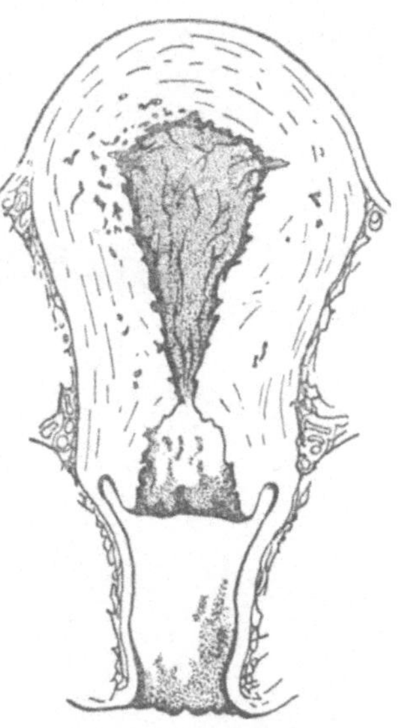

Abb. 186. Längsschnitt durch die inneren Geschlechtsorgane nach der Geburt. Infektion (schwarz punktiert) am Scheideneingang, Muttermund und im Gebärmutterinneren.

Am günstigsten sind noch die Fälle, in denen sich die Infektion auf eine der vielen Geburtswunden der Scheide beschränkt, wenn sich also z. B. am Scheideneingang, auf einem kleinen Dammriß, ein schmieriger Belag mit Rötung und Schwellung der Umgebung entwickelt.

Sehr viel ungünstiger ist es, wenn die Entzündung rasch auf Gebärmutter, Eileiter, Eierstöcke, das Beckenbindegewebe oder gar auf das Bauchfell übergreift. In diesen Fällen besteht außer dem Fieber und dem beschleunigten Puls auch eine ausgesprochene Schmerzhaftigkeit, namentlich bei Druck auf die untere Bauchgegend. Bei Bauchfellentzündung wird der Leib aufgetrieben, die Zunge trocken, es besteht Übelkeit, Erbrechen, Stuhlverhaltung, zuweilen auch Durchfall. Der Puls wird sehr schnell, klein, oft kaum fühlbar. Gewöhnlich tritt binnen wenigen Tagen der Tod ein.

Ebenso ungünstig ist der Verlauf, wenn von einer infizierten Stelle aus die Eitererreger rasch die Blutbahn überschwemmen und eine allgemeine Blutvergiftung verursachen.

Auch im Anschluß an Entzündungen im Beckenbindegewebe können Verstopfungen von Blutadern mit Anschwellungen der Beine eintreten.

Es war gesagt, daß die Mehrzahl der Wochenbettfieberfälle durch eine Infektion von außen bewirkt wird. Es kommt aber auch vor, daß Keime, die am Scheideneingange oder in der Scheide sitzen, in höhere Abschnitte der inneren Geschlechtsteile wandern und hier, unter den günstigen Ernährungsbedingungen, eine Infektion verursachen. Es kommt auch vor, daß von anderen Entzündungsherden,

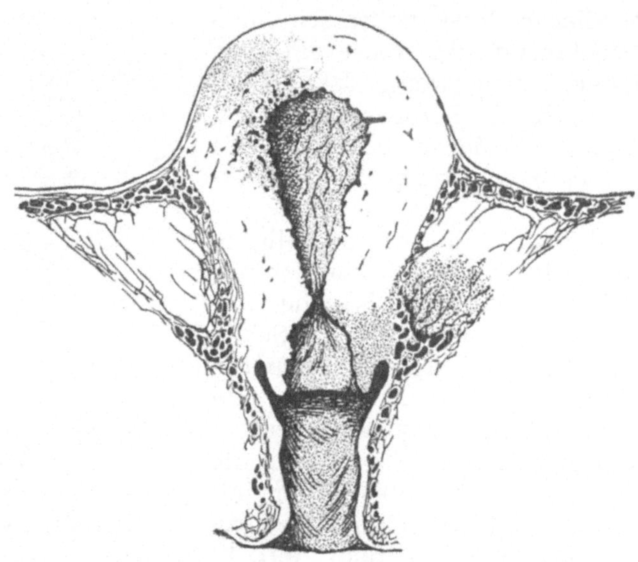

Abb. 187. Die Infektion schreitet auf dem Lymphwege weiter; links in das Beckenzellgewebe, rechts im Gebärmuttergrunde, von der Haftstelle des Mutterkuchens aus durch die Muskelwand zum Bauchfell.

z. B. einer Mandelentzündung, einem Furunkel aus, auf dem Wege der Blutbahn Keime in die Geschlechtsorgane verschleppt werden. Bei einer bestehenden Blasenentzündung kann der keimhaltige Harn den Scheideneingang benetzen. Diese Selbstinfektionen verlaufen gewöhnlich günstiger.

Ebenso kann im Verlaufe des Wochenbetts ein Tripper, der sich bis dahin nur auf die unteren Abschnitte, Scheide, Gebärmutterhals, erstreckte, auf Gebärmutter, Eileiter, Eierstöcke übergreifen.

Seltenere Infektionen im Wochenbett sind die Wundrose, die von Verletzungen des Dammes oder des Scheideneingangs oder von Wunden an den Brustwarzen ausgeht, und der Wundstarrkrampf, der fast immer tödlich verläuft.

Zuweilen treten im Anschluß an das Wochenbett, wie auch vorher im Anschluß an Schwangerschaft und Geburt, Geisteskrankheiten auf. Sie betreffen immer Frauen, die bereits vorher an Geistesstörungen gelitten haben oder bei denen doch eine, häufig vererbte, Anlage zu Geisteskrankheit besteht. Schwangerschaft, Geburt oder Wochenbett bilden bei ihnen den Anlaß, welcher die Krankheit auslöst.

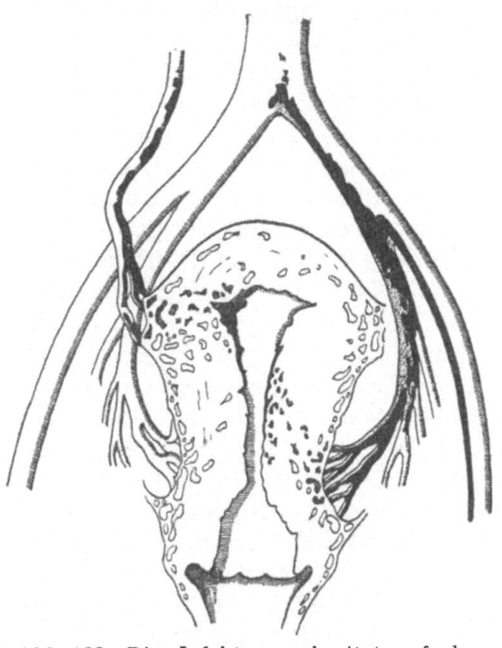

Abb. 188. Die Infektion schreitet auf dem Blutwege weiter; die Blutadern sind mit Blutgerinnseln und Eiter gefüllt.

Bei allen Erkrankungen im Wochenbett hat sich die Pflege nach den allgemeinen Grundsätzen der Krankenpflege und nach den besonderen Anordnungen des Arztes zu richten, der in diesen Fällen ja stets herangezogen wird.

Entzündung der Brust siehe Säuglingspflege.

II. Säuglingspflege.

Nachdem das Kind geboren ist, wird es abgenabelt. Die Nabelschnur wird mit einem sterilen Leinenband zweimal abgebunden. Der erste Knoten wird 2 Querfinger vom Nabel entfernt, der zweite in weiterem Abstand von 2 Querfingern von diesem geknüpft. Zwischen diesen Knoten wird die Nabelschnur durchschnitten.

Das Kind kommt sodann in ein Bad von 35°; die Temperatur des gut durchmischten Wassers ist immer mit dem Badethermometer zu messen. Mit Ausnahme des Gesichts soll der ganze kindliche Körper von dem Wasser bedeckt sein. Die Badende hält das Kind so, daß ihre linke Hand unter dem Nacken des Kindes liegt, die Finger greifen zum Teil in die linke Achselhöhle; der Kopf des Kindes ruht auf dem Handgelenk. Die mit Fruchtwasser, Kindspech verunreinigte und mit Käseschleim, einer weißen, schmierigen Masse, bedeckte Haut wird mit einem Wattebausch gesäubert. Die Augen des Kindes sollen nicht mit dem Badewasser benetzt, vielmehr mit abgekochtem Wasser und frischer Watte abgewischt werden. Haftet der Käseschleim stellenweise so fest, daß er sich im Bade nicht ganz löst, so kann er mit reinem Öl und einem Tuch abgewischt werden. Das Kind wird sorgfältig, namentlich in den Hautfalten, abgetrocknet, wobei auf Schonung der sehr empfindlichen Haut des Säuglings geachtet werden muß.

Danach erfolgt der endgültige Nabelverband, vor dem die Hände der Pflegerin zu desinfizieren sind. Die Abbindung wird noch einmal gelockert und fest angezogen; zur Sicherheit wird eine zweite darübergelegt. Der Nabelschnurrest wird in sterilen Mull gehüllt, nach oben geschlagen und mit einer weichen Nabelschnurbinde am Bauche festgehalten. Nach 6—8 Tagen — so lange bleibt der erste Verband liegen — ist der Nabelschnurrest eingetrocknet und fällt ab. Es bleibt eine kleine Wundfläche, die sich unter sterilen Mullverbänden rasch überhäutet und einzieht, so daß die Nabelvertiefung, von zwei Hautfalten bedeckt, entsteht; bis zur Abheilung wird das Kind nicht gebadet, sondern nur gewaschen.

Zur Verhütung einer Tripperentzündung der Augenbindehäute des Neugeborenen ist die Hebamme verpflichtet, in jedem Falle 1%ige Höllensteinlösung in die Augen einzuträufeln. Es genügt zur sicheren Vorbeugung, wenn 1—2 Tropfen in den Bindehautsack jedes Auges gelangen. Die Einträufelung wird gleich nach dem Bade vorgenommen.

Danach wird das Kind angekleidet und in sein Bett gebracht. Während des Bades und des Ankleidens soll das Kind schreien, tief atmen, damit sich die Lungen gut ausdehnen und mit Luft füllen. Nötigenfalls regt man das Schreien dadurch an, daß man den Rücken des Kindes mit einer Windel abreibt oder das Kind mit der flachen Hand auf das Gesäß klopft.

Gewöhnlich schläft nun das Neugeborene und erwacht erst nach 10—12 Stunden oder noch später. Vor 12 Stunden, noch besser vor 24 Stunden, soll es auch nicht angelegt werden. Bei der Einleitung und Durchführung des Stillgeschäfts bedarf die Wöchnerin der Unterstützung.

Stillgeschäft.

Pflege der Brustwarzen: Schon während der letzten Zeit der Schwangerschaft sollen die Brustwarzen täglich mit Wasser und

Seife gereinigt und mit einem weichen Tuche leicht frottiert werden, damit sich ihre zarte und empfindliche Haut abhärtet. Beginnt die Wöchnerin mit dem Stillen, so müssen die Warzen vor und nach jedem Anlegen mit Watte und abgekochtem Wasser abgewischt werden. Läuft auch in den Stillpausen Milch ab, so wird ein sauberes Leinentuch, das die Milch aufsaugt, vor die Brüste gelegt, weil durch die andauernde Befeuchtung die Haut aufgeweicht und leicht verletzlich wird. Die Brüste dürfen nicht fest gebunden werden, jeder Druck verhindert die Milchabsonderung; sie dürfen nur durch einen lose sitzenden Brusthalter oder eine lockere Binde gehalten werden. Vor jedem Anlegen müssen Pflegerin und Mutter die Hände sauber waschen. Die Brustwarze darf nicht mit unreinen Händen angefaßt werden.

Beim Anlegen dreht sich die Wöchnerin im Bett nach der Seite der Brust, die sie dem Kinde reichen will. Sie faßt mit dem 2. und 3. Finger die Ränder des Warzenhofes, drückt die Warze nach vorn und schiebt sie dem Kinde in den Mund. Gewöhnlich faßt das Kind sofort und beginnt zu saugen. Eine Schluckbewegung erfolgt immer nach einigen Saugbewegungen; man sieht sie am Halse des Kindes an der Bewegung des Kehlkopfes. Während des Stillens muß die Mutter mit dem Zeigefinger die Brust von der Nase des Kindes abhalten, damit es atmen kann und nicht losläßt. Das Kind bleibt etwa 20 Minuten an der Brust, dann läßt es los und schläft ein. Nach dem Abnehmen legt man das Kind im Bett auf die Seite, damit Milch, die etwa wieder hoch kommt, aus dem Munde ablaufen kann.

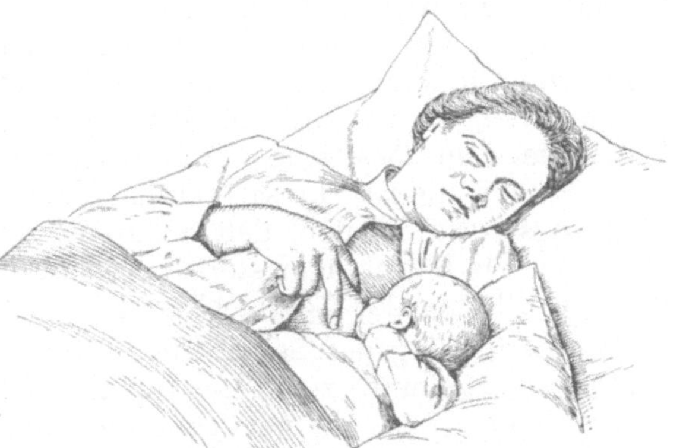

Abb. 189. Anlegen des Kindes; der Zeigefinger hält die Brust von der Nase ab.

Zahl der Mahlzeiten: Die in den ersten Tagen abgesonderten und vom Kinde aufgenommenen Mengen der Vormilch sind nur gering, 10 g pro Mahlzeit und weniger. Das Anlegen ist aber in den ersten Tagen darum so wichtig, weil die Tätigkeit der Milchdrüsen dadurch angeregt wird. Die Milchmengen nehmen allmählich zu. Von Anfang an soll der kräftige Säugling an bestimmte Mahlzeiten gewöhnt werden; gewöhnlich genügen 5 am Tage in Abständen von 4 Stunden, also etwa um 6, 10, 14, 18, 22 Uhr. Die Brüste werden abwechselnd, zu jeder Mahlzeit nur eine, gegeben. In der Nacht soll der Säugling nicht angelegt werden. Wenn der Säugling auch in den ersten Tagen unruhig ist, so gewöhnt er sich doch bald an die Ordnung, und dies erleichtert der Mutter das Stillgeschäft außerordentlich.

Förderung des Selbststillens: Es ist eine der wichtigsten Aufgaben in der Wochenpflege, die Mutter beim Selbststillen zu unterstützen, und Abneigung und Widerstände, wo sie bestehen, durch Zureden und Vorstellungen zu überwinden. Die Muttermilch ist die natürliche und beste Nahrung für das Kind. Sie allein vereinigt die für die Ernährung des Säuglings notwendigen Nährstoffe in der richtigen Zusammensetzung, sie enthält die erforderlichen Vitamine, ferner auch Schutzstoffe gegen ansteckende Krankheiten, die aus dem mütterlichen Blut in sie übergehen; sie ist immer steril und besitzt immer die richtige Temperatur. Jede künstliche Ernährung ist ein schlechter Ersatz. Es braucht nur darauf hingewiesen zu werden, daß im ersten Lebensjahr fünfmal soviel Flaschen- als Brustkinder sterben. Das Selbststillen befördert auch die Rückbildung der Geschlechtsorgane.

Die Bedeutung des Selbststillens kommt auch in der Krankenkassengesetzgebung zum Ausdruck, nach welcher versicherten Frauen, solange sie ihr neugeborenes Kind stillen, bis zum Ablauf der 12. Woche nach der Niederkunft ein Stillgeld zu gewähren ist.

Stillschwierigkeiten und -hindernisse.

Nun gibt es wohl Hindernisse für das Selbststillen; es sind aber immer nur wenige Fälle unter tausend, in denen es nicht gelingt, diese Hindernisse zu überwinden. Ein nicht seltenes ist die mangelhafte Ausbildung der Brustwarzen. Sind sie wenig entwickelt, flach, so soll man versuchen, und zwar wiederholt, sie mit den (reinen) Fingern oder einer Saugglocke hervorzuziehen. Vor allem soll man dem Kinde mit der Warze auch einen Teil des Warzenhofes in den Mund schieben, den es mit den Kiefern festhalten kann. Warzenhütchen (Saughütchen) können vorübergehend benutzt werden; sie haben den Nachteil, daß die Brust nie völlig entleert wird. Besser als die Saughütchen aus Gummi sitzen die aus Glas mit einem kurzen Gummipfropf. Warzenhütchen müssen vor dem ersten Gebrauch ausgekocht und nach jedem Gebrauch sorgfältig mit heißem Sodawasser gereinigt, mit abgekochtem Wasser nachgespült und in einem sauberen Gefäß (Tasse oder dgl.) trocken aufbewahrt werden.

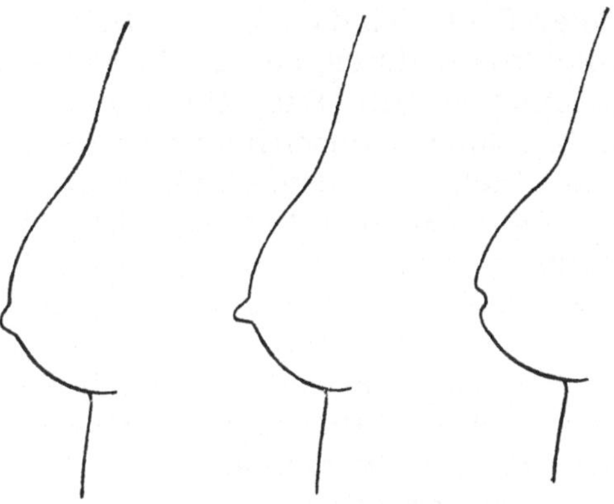

Abb. 190. Weibliche Brust schematisch: runde, spitze und Hohlwarze.

Noch größere Schwierigkeiten bereiten die eingestülpten Warzen (Hohlwarzen). Auch hier soll man versuchen, die Hohlwarze, indem man die Ränder auseinanderzieht, durch Druck mit Daumen und Zeigefinger nach oben zu drängen. Man kann auch die Saugglocke ansetzen. Gelingt die Vorwölbung nicht, so schiebt man dem Kinde den ganzen Warzenhof in den Mund oder legt Saughütchen an. Erst wenn alle Versuche erfolglos geblieben sind, darf man das Selbststillen aufgeben.

In der ersten Stillzeit kommt es, namentlich bei Müttern, die zum ersten Male stillen, und bei denen die Warzenhaut noch zart und empfindlich ist, infolge des Saugaktes zu Wunden an der Brustwarze. Sie sind, auch bei sorgfältigster Pflege, nicht immer zu vermeiden. Da sie sehr schmerzen, erfordert das Stillen von seiten der Mutter viel Überwindung. Die wunde Warze soll nie mit den Fingern berührt werden. Sorgfältige Reinigung mit abgekochtem Wasser, Bedecken mit sterilem Mull, evtl. mit einer milden Salbe, sind notwendig. Heilen die Wunden nicht bald, so empfiehlt es sich, das Kind 1—2 Tage von der wunden Brust fortzulassen; die Milch muß aber abgespritzt und mit dem Löffel gegeben werden. Man kann auch versuchen, durch Aufsetzen von Saughütchen die Warze zu schonen.

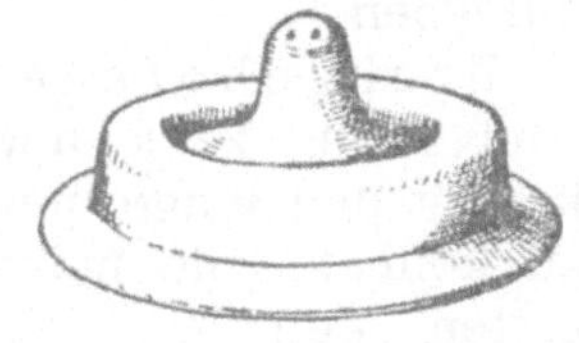

Abb. 191. Saughütchen.

Bei solchen Wunden ist die Gefahr einer Infektion natürlich eine besonders große, und in einer Anzahl von Fällen kommt es dabei auch, wenn nicht größte Vorsicht angewandt wird, zu einer Einwanderung von Eitererregern in die Milchkanäle und zu einer Entzündung der Milchdrüsen. Begünstigt wird die Infektion dadurch, daß die Brust nicht entleert wird und eine Milchstauung auftritt. Das Stillen soll zunächst fortgesetzt werden. Die Entzündung kennzeichnet sich dadurch, daß die Brust, zunächst an einer Stelle, schmerzhaft und hart wird. Die Haut darüber rötet sich. Fieber, auch Schüttelfrost, tritt auf. Ärztliche Hilfe ist unbedingt nötig, weil die Entzündung leicht auf weitere Teile der Drüse übergreift und zu schweren Eiterungen führen kann. In jedem Falle ist die Brust sofort mit einem feuchten Umschlag zu bedecken und hochzubinden. Brustdrüsenentzündungen können bei unsauberer Behandlung der Brustwarzen auch eintreten, ohne daß äußerlich sichtbare Wunden vorhanden sind.

Auch von seiten des Säuglings bieten sich Stillschwierigkeiten. Selten sind die „brustscheuen" Kinder, die trotz aller Mühe von seiten der Mutter und Pflegerin die Warze immer wieder fahren lassen, schreien und nicht trinken. Man gibt diesen Kindern eine Zeitlang nur Tee, läßt sie also hungern und versucht immer wieder, sie anzulegen. Nur wenn es nach mehreren Tagen nicht gelingt, sie zum Trinken zu bringen, darf man den Versuch aufgeben.

Frühgeborene Kinder sind häufig zu schwach, um kräftig und lange genug saugen zu können. Sie müssen in der ersten Zeit mit abgespritzter Milch ernährt werden. Zum Abspritzen der Milch umfaßt man die Brust mit der vollen Hand und drückt nun, anfangs vorsichtig, allmählich derber, die Milch in ein sauberes Glas. Die Milch wird mit einem reinen Löffel verfüttert. Begin-

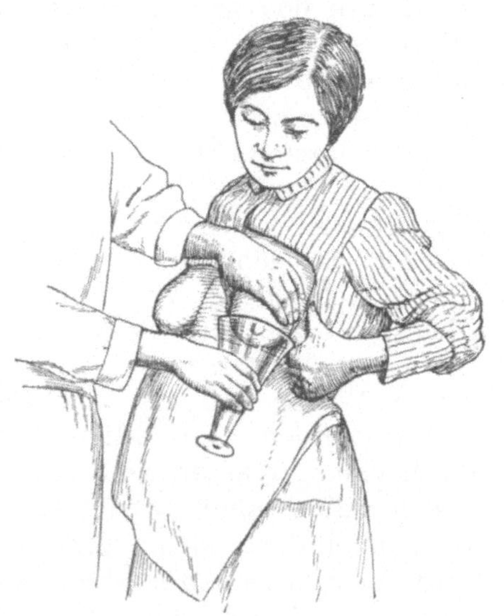

Abb. 192. Abspritzen der Milch.

nen schwächliche Kinder die Brust zu nehmen, so wird man häufiger als fünfmal täglich anlegen müssen.

Es gibt auch Kinder, die trotz kräftigen Saugens nicht genügend Milch zu sich nehmen, obwohl die Brust genug Milch hat. Auch hier muß man, bis sich die Ungeschicklichkeit verliert, Milch abspritzen und zufüttern.

Andere Kinder sind beim Trinken wieder faul. Sie behalten die Warze zwar im Munde, saugen aber nicht. Sie müssen immer wieder durch Anstoßen zum Trinken angeregt werden. Langes Saugen begünstigt das Auftreten von Wunden an den Warzen.

Erkrankt ein Säugling an Schnupfen, so müssen vor dem Anlegen die Nasenlöcher mit stäbchenförmig fest zusammengerollter Watte freigemacht werden. Schließlich können auch die seltenen Fälle von Mißbildungen des Mundes und Rachens Stillhindernisse bereiten. Bei der Hasenscharte gelingt es mitunter, durch Einschieben des Warzenhofes die Lücke in der Lippe auszufüllen. Sonst müssen die Kinder, wenn irgend möglich, mit abgespritzter Milch ernährt werden, bis eine Operation vorgenommen werden kann.

Entwicklung des gesunden Säuglings.

Das neugeborene Kind wiegt durchschnittlich 3300 g (2900 bis 4500 g); bei Kindern unter 2500 g Gewicht handelt es sich um vorzeitig geborene (Frühgeborene). Das neugeborene Kind ist durchschnittlich 50 cm lang. Die Atmung ist während der ersten Lebenstage beschleunigt, 40 Atemzüge in der Minute; der Puls beträgt 120. Die Haut zeigt feine Wollhaare, die sich allmählich verlieren. Während der ersten 2—3 Tage wird noch grünschwarzes Kindspech entleert; erst vom 3. Tage ab beginnen die gelben, salbenartiger oder leicht gelockerten, nicht unangenehm riechenden Milchstühle. Manchmal hat der erste Harn einen rötlichen Niederschlag von Harnsäure und harnsauren Salzen.

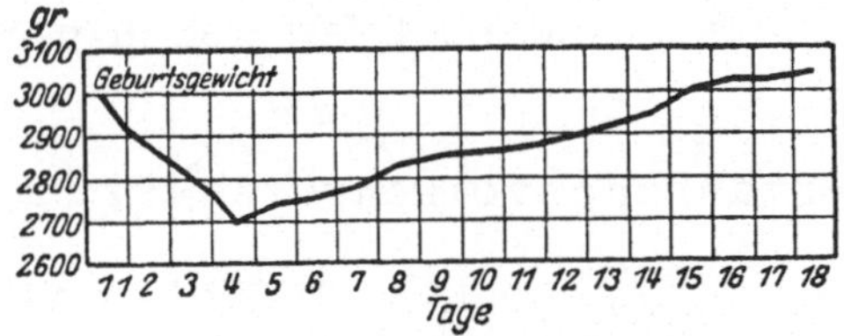

Abb. 193. Physiologische Gewichtsabnahme.

Fast immer verfärbt sich die Haut vom 3. Tage ab gelblich (Gelbsucht der Neugeborenen). Dies ist ein natürlicher Vorgang. Nach einer Woche verschwindet die Gelbfärbung wieder.

Die Brüste schwellen häufig am 3. oder 4. Tage an und entleeren auf leichten Druck einen Tropfen milchartiger Flüssigkeit (Hexenmilch). Die Brüste sollen aber nicht, wie es noch vielfach geschieht, ausgedrückt werden.

Infolge der reichlichen Abgänge und der geringen Nahrungsaufnahme geht das Gewicht der Neugeborenen in den ersten Tagen immer zurück (physiologische Gewichtsabnahme). Die Abnahme beträgt bis 10 % und mehr des anfänglichen Gewichts und gleicht sich mit zunehmender Nahrungsmenge bis zum Ende der 2. Lebenswoche gewöhnlich wieder aus. Zuweilen zeigt sich auch bei dieser Gewichtsabnahme Fieber.

Zwischen den Mahlzeiten schläft der gesunde Säugling. Er schreit nur, wenn er sich unbehaglich fühlt, naß liegt, friert.

Bei normaler Entwicklung nimmt der Säugling pro Woche 150—200 g zu. Nach 5—6 Monaten hat er sein Anfangsgewicht verdoppelt; mancher kräftige Säugling nach dem 10. Lebensmonat verdreifacht. Das Längenwachstum beträgt in den ersten beiden Vierteljahren je 8, im 3. und 4. je 3—4 cm. Dies sind Durchschnittszahlen, von denen es natürlich zahlreiche Abweichungen gibt. Bei jedem Säugling werden auch in der Entwicklung Schwankungen auftreten. Sie haben nichts zu sagen, solange Gewichtszunahme und Wachstum allmählich und stetig ansteigen und solange nicht auffallende und krankhafte Störungen eintreten.

Allmählich lernt der Säugling, Sinne und Glieder zu gebrauchen. Im 2. Monat fängt er an, Gegenstände mit seinen Blicken zu verfolgen. Er wendet den Kopf nach Geräuschen. Er fängt an zu lächeln. Mit 2 Monaten hebt er den Kopf, im 3. Monat sitzt er mit Unterstützung, im 4. fast frei, er greift nach vorgehaltenen Dingen.

Ernährungsvorschriften für Säuglinge und Kleinkinder.

Natürliche Ernährung.

Die Brustnahrung stellt das Gedeihen des Säuglings weitgehend sicher. Störungen seines Gedeihens sind dabei praktisch nur dann zu befürchten, wenn die vorhandene oder aufgenommene Menge der Brustnahrung zu gering ist. Es genügt jedoch vollauf, den gesunden Säugling einmal wöchentlich zu wiegen oder besser in der Säuglingsfürsorgestelle wiegen zu lassen. Ergibt sich dabei eine befriedigende Gewichtszunahme (siehe oben), so erübrigt sich ein häufigeres Wiegen, durch das die Mütter meist unnötig beunruhigt werden.

Wird es in besonderen Fällen notwendig festzustellen, welche Milchmengen der Säugling zu sich nimmt, so wiegt man ihn vor und nach dem Anlegen.

Die Milchmenge beträgt in den ersten Tagen meist nur 10—20 g je Mahlzeit und steigt erst in der 2. Woche allmählich von etwa 60 auf 80 bis 100 g je Mahlzeit.

Mehr als 600 g je Tag braucht der Säugling während des 1. Lebensmonats nicht. Man kann annehmen, daß er, auch in den späteren Monaten, etwa ein Sechstel seines Gewichts oder 150 g Milch je Kilogramm Gewicht täglich braucht, um zu gedeihen.

Am bequemsten wiegt man auf einer Säuglingswaage, die ein breites, rinnenförmiges Blech zur Aufnahme des Säuglings und ein Gleitgewicht hat. Ist keine Säuglingswaage vorhanden, so kann auch jede andere Waage dazu benutzt und hergerichtet werden. Natürlich gibt auch ein befriedigendes Gedeihen des Säuglings Gewähr dafür, daß er ausreichende Nahrungsmengen bekommt. Gedeiht er aber nicht, so ist die Entscheidung, ob unzureichende Nahrungsmengen der Grund sind, nur durch die Waage zu treffen. Man kann annehmen, daß ein gesunder Säugling, der kräftig saugt und an der Brust einschläft, satt geworden ist. Bei trinkschwachen Kindern ist auch dies kein zuverlässiges Zeichen.

Das Selbststillen soll, wenn irgend möglich, wenigstens 6 Monate lang fortgesetzt werden. Von besonderem Vorteil ist es, wenn die Stillzeit über die heißen Sommermonate, Juli bis September, ausgedehnt werden kann, weil in dieser Zeit Ernährungsstörungen bei künstlich ernährten Säuglingen besonders häufig auftreten und die Säuglingssterblichkeit die höchste ist.

Das Abstillen soll allmählich, im Laufe mehrerer Wochen, geschehen; das Kind erhält neben den verringerten Brustmahlzeiten noch die seinem Alter entsprechende künstliche Nahrung (vgl. den späteren Abschnitt). Die Mutter schränkt zunächst die Mahlzeiten am Tage ein. Sie trinkt weniger, bindet die Brust hoch. Am längsten soll die Brust noch am Morgen und am Abend gegeben werden. Wird die stillende Mutter wieder schwanger, so soll sie das Kind absetzen, weil sie selber zu sehr angestrengt würde.

Ist die Mutter nicht imstande, das Kind selber zu stillen, erscheint die natürliche Ernährung aber im Interesse des zarten oder kranken Säuglings geboten, so kann eine Amme als Ersatz genommen werden. Es ist aber immer zu beachten, daß dadurch dem Kinde der Amme die natürliche Nahrung nicht entzogen wird. Die Amme muß durch einen Arzt untersucht werden. Sie muß kräftig und gesund sein, insbesondere darf nicht der Verdacht einer Tuberkulose oder Syphilis bestehen; sie muß gut ausgebildete Warzen und ausreichend Milch haben. Natürlich darf auch der Säugling nicht durch eine ansteckende Krankheit die Amme gefährden. (Vgl. Gesetz zur Bekämpfung der Geschlechtskrankheiten, §§ 14 und 15, S. 426). Die Geburt soll bei der Amme einige Zeit, etwa 6 Wochen, zurückliegen. Ist keine Amme zu bekommen, so ist, falls eine Frauenmilchsammelstelle erreichbar ist, eine solche in Anspruch zu nehmen.

Zwiemilchernährung.

Reicht die Milchmenge der Mutter zu einer gedeihlichen Entwicklung des Säuglings nicht aus, so soll sie doch unter allen Umständen ausgenützt und die fehlende Menge durch künstliche Nahrung zugesetzt werden. Der Säugling genießt dann wenigstens zum Teil die Vorteile, die mit der natürlichen Ernährung verbunden sind. Die Milchmengen, die er beim Anlegen an die Brust erhält, müssen in diesem Falle durch Wägen festgestellt werden, damit die Zusatzmenge bemessen werden kann. Auch hier soll der Säugling zu jeder Mahlzeit angelegt werden, damit die Milchabsonderung der Brust angeregt wird und möglichst lange erhalten bleibt. Die Zusatznahrung soll *nach* der Brustmahlzeit mit dem Löffel gegeben werden, oder der Saugpfropfen soll eine möglichst enge Öffnung erhalten, damit das Trinken aus der Flasche erschwert wird, sonst gewöhnt sich der Säugling rasch an die bequemere Flasche und saugt an der Brust nicht mehr.

Künstliche Ernährung.

Wenn ein Säugling aus zwingenden Gründen künstlich ernährt werden muß, so können die Gefahren dieser Ernährung nur durch genügende Sorgfalt bei der Zubereitung und Aufbewahrung der Milch ausgeschaltet bzw. verringert werden. Im allgemeinen wird *Kuhmilch* als Ersatz der Muttermilch genommen. Stuten- und Eselsmilch ist der Frauenmilch in der Zusammensetzung zwar ähnlicher, kommt aber für die Ernährung der Säuglinge praktisch nicht in Betracht. Ziegenmilch ist nicht so gut geeignet wie Kuhmilch; bei ausschließlicher Ernährung mit dieser Milch sind Fälle von Blutarmut beobachtet worden.

Die Kuhmilch muß von gesunden Tieren stammen. Eine besondere Gefahr bildet hier die Tuberkulose, namentlich die Eutertuberkulose. Wird die Milch einer einzigen Kuh zur Säuglingsnahrung verwandt, was auf dem Lande zuweilen vorkommt, so muß

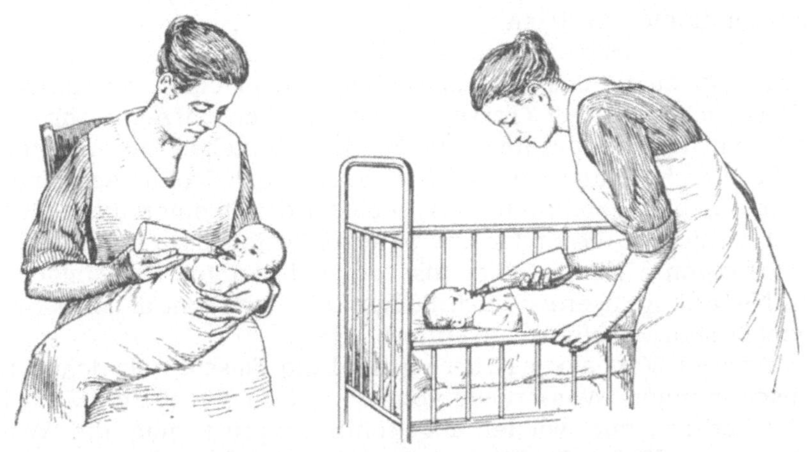

Abb. 194 und 195. Die Flasche wird immer gehalten.

das Tier vorher genau untersucht sein. Mischmilch ist jedenfalls vorzuziehen.

Die Gewinnung der Milch soll möglichst sauber geschehen. Die Milch muß, um vor Zersetzungen geschützt zu werden, kalt aufbewahrt werden.

In der Stadt soll die beste erhältliche Milch zur Säuglingsnahrung verwandt werden, niemals eine, die in den Milchverkaufsstellen aus offenen Gefäßen geschöpft wird, sondern immer in Flaschen abgefüllte Kindermilch. Sterilisierte oder pasteurisierte Milch soll im Haushalt kurz aufgekocht werden. Rohe Milch wird sofort in einem emaillierten Topf (Kochtopf mit Überlaufdeckel) 5 Minuten lang gekocht und sofort möglichst stark abgekühlt; ebenso bereitet man die Zusatzflüssigkeit für sich und bewahrt sie kühl auf. Die Mischung in der Flasche wird jedesmal, vor allem während der warmen Jahreszeit, erst vor der Mahlzeit vorgenommen. Mischt man Milch und Zusatz von vornherein im Topf, so hält sich die Mischung, namentlich im Sommer, weniger gut.

Bei der Zubereitung müssen Hände, Töpfe und Flaschen peinlich sauber sein. Von besonderer Wichtigkeit ist, daß die Flaschen unmittelbar nach dem Trinken, bevor sich die Milchreste fest ansetzen, antrocknen und zersetzen können, mit heißem Sodawasser, Flaschenbürste und Schrot gereinigt, nachgespült und umgekehrt zum Trocknen aufgestellt werden. Als Trinkflaschen benutzt man nur solche, die eine Einteilung von 200 Gramm oder Kubikzentimeter besitzen.

Auch der Sauger ist nach jedesmaligem Gebrauch in heißem Sodawasser zu reinigen, nachzuspülen und in einem sauberen, mit Mull bedeckten Gefäß (Tasse, Schale) trocken aufzubewahren. Als Sauger verwende man nur einfache Gummihütchen, die unmittelbar auf die Flasche aufgesetzt werden; Sauger mit Schläuchen sind unhygienisch und gefährlich. Das Loch wird mit einer ausgeglühten Nadel seitlich in die Spitze des Saugers gestochen; es muß für Tee oder verdünnte Milch feiner als zum Beispiel für Schleimgemisch sein. Neuerdings werden auch Sauger, die der Form der Brustwarze angepaßt sind, empfohlen (Natura-Sauger).

Vor der Verabreichung wird die Flasche mit dem Milchgemisch in einem Wasserbade von 40° erwärmt. Wird die Flasche stärker erhitzt und wieder abgekühlt, so prüfe man die Wärme nach mehrmaligem Schütteln am Augenlid. Der Geschmack der Milch darf nie durch Trinken an der Flasche oder am Sauger erprobt werden; man träufelt einige Tropfen auf den Handrücken und kostet.

Während des Trinkens liegt das Kind in leichter Seitenlage; die Flasche wird stets von der Pflegerin gehalten, dabei am unteren Ende ein wenig gehoben. Niemals soll das Trinken ohne Aufsicht geschehen, also die Flasche dem Kind nur in das Bett gegeben werden. Die Flasche soll nicht zu schnell, etwa in 10 Minuten, ausgetrunken werden. Bleibt ein Rest in der Flasche, so darf er nicht für das Kind weiter verwandt werden. Auch bei der künstlichen Ernährung beschränke man sich auf 5, höchstens 6 Mahlzeiten in bestimmten Pausen, damit die Verdauung in Ruhe vor sich gehen kann.

Milchmischungen.

Im Vergleich zur Frauenmilch ist die Kuhmilch reicher an Eiweißstoffen und Salzen, ärmer an Zucker, der Fettgehalt ist ungefähr derselbe. Um die Kuhmilch für den Säugling gut verdaulich zu machen, wird sie verdünnt. Der verminderte Zuckergehalt wird durch Zuckerzusatz ausgeglichen; und zwar soll die Nahrung 5—6 % Zuckergehalt (1 Liter also 50—60 g) besitzen. Als Zusatz dient gewöhnlicher Kochzucker. Zur Verdünnung nimmt man in den ersten Monaten Schleim, vom 4. Monat ab Mehlabkochung.

Die Schleimabkochung bereitet man, indem je nach dem Alter des Kindes 1—3 Eßlöffel Haferflocken, Graupen oder Reis gewaschen und mit 1 Liter Wasser 1 Stunde lang gekocht werden. Den Schleim gießt man durch ein Haarsieb oder ein Seihtuch und füllt abgekochtes Wasser bis zu einem vollen Liter wieder auf.

Zur Mehlabkochung nimmt man 30—40 g Weizen-, Hafer-, Gersten- oder Reismehl auf 1 Liter Wasser, kocht 10—20 Minuten, gießt die Suppe durch ein Sieb oder Tuch und füllt zum vollen Liter abgekochtes Wasser auf.

In den ersten 3 Lebensmonaten mischt man die Milch mit dem Schleim zu gleichen Teilen (Halbmilch). Zu 500 g Milch fügt man 500 g Schleim und 50—60 g Zucker. Vor der Darreichung ist die Milch in der Flasche gut durchzuschütteln und am Auge auf die richtige Wärme zu prüfen. Die Halbmilch kann auch durch Halbmilchbrei ersetzt werden.

Vom Ende des 3. Lebensmonats ab gibt man zu 2 Teilen Milch 1 Teil Mehlsuppe (Zweidrittelmilch), zu 600 g Milch also 300 g Mehlsuppe und 50—60 g Zucker, die auch durch zwei Drittel Milchbrei und später durch Vollmilchbrei ersetzt werden kann.

Dies sind die einfachsten Methoden, um zweckmäßige Milchmischungen herzustellen. Nur wenn der Säugling bei dieser Mischung nicht regelmäßig zunimmt, ist eine andere Ernährung notwendig und vom Arzt zu bestimmen.

Die Nahrungsmengen sollen in den ersten 14 Tagen langsam auf 500 bis 600 g steigen. Die weitere Steigerung wird sich nach dem Nahrungsbedürfnis des Kindes, der Gewichtskurve und dem Aussehen der Stühle richten. Sie soll allmählich bis zum 3. Monat auf 5 × 160 bis 180 g kommen.

Nach dem Übergang zu Zweidrittelmilch soll die Menge 5 × 180 bis 200 g nicht übersteigen. Der beste Beweis für ausreichende Ernährung bleibt immer die langsame Gewichtssteigerung. Man soll nicht darauf bedacht sein, die Kinder zu mästen. Ein gesundes Kind braucht nicht fett zu sein. Überernährung bekommt den Kindern ebensowenig wie Unterernährung. Als allgemeiner Grundsatz für die künstliche Ernährung gilt, daß ein Kind vom 2. bis 8. Monat etwa ein Zehntel des Gewichts an Milch, ein Hundertstel an Zucker braucht. Diese Mengen werden mit Schleim bzw. Mehlsuppe auf 900—1000 g verdünnt. Zum Beispiel braucht ein Säugling von 6000 g Gewicht: 600 g Milch und 60 g Zucker und 300 g Schleim oder Mehlabkochung pro Tag.

Am Ende des 9. Monats, bei kräftigen Säuglingen auch früher, geht man von der Zweidrittelmilch zur Vollmilch über. Auch diese erhält 5 % Zuckerzusatz.

Der Stuhl ist bei künstlicher Ernährung heller und fester als bei natürlicher; der Geruch ist unangenehm.

Für Kleinkinder sind k l e i n e Teller und Tassen zu wählen.

Beikost.

Um den Schäden einseitiger Milchernährung vorzubeugen, dem Säugling die notwendigen V i t a m i n e und S a l z e zuzuführen und um ihn an breiige und festere Kost zu gewöhnen, erhält der Säugling von einer bestimmten Zeit an Beikost. Man beginnt damit am Anfang des 4. Monats; im Winter, wo die Kuhmilch vitaminarm ist, kann man schon vom 5. Monat ab auch die vitaminreichen Kartoffeln verabreichen. Von Anfang an künstlich ernährte Säuglinge sollen schon am Ende des 1. Lebensmonats kleine Mengen (30—50 g täglich) Karotten-, Tomaten-, Apfelsinen- oder Zitronensaft erhalten.

Als e r s t e B e i k o s t gibt man dem Brustkind eine ganze Mahlzeit, etwa 200 g, B r ü h g r i e ß o d e r B r ü h r e i s. Die Brühe bereitet man aus Fleisch oder Gemüse: ¼ Pfund mageres Rindfleisch oder ½ Pfund Mohrrüben, Spinat, Kohlrabi, Spargel werden mit 1 Liter Wasser 1 Stunde lang gekocht. In der Brühe wird Reis oder Grieß 10—15 Minuten gekocht. Die Fleischbrühe kann auch durch Brühe aus Wurzelgemüsen ersetzt werden.

Das Nur-Flaschenkind bekommt als erste Beikost eine Mahlzeit aus geschabtem Apfel mit 2—3 Zwiebäcken oder eine zerdrückte Banane.

Als zweite Breimahlzeit bekommt das Nur-Flaschenkind einen Gemüsebrei (Mohrrüben, Blumenkohl, Spinat, Kohlrabi und auch Spargel, gekocht und durch ein Sieb passiert unter Zusatz von Mehlschwitze — ein Teelöffel voll Weizenmehl, ein Teelöffel voll Butter, leicht erhitzt, bis eine Bräunung des Mehles erfolgt ist).

Anfänglich macht es oft Schwierigkeiten, dem Kinde den Brei einzugeben. Man beginnt zunächst mit einigen Teelöffeln und gewöhnt es allmählich an die neue Nahrungsform. Damit der Brei während des Verfütterns nicht erkaltet, wird er auf einem Wärmteller gegeben oder der gewöhnliche Teller auf einen mit heißem Wasser gefüllten Topf gestellt. Bekommt dem Kinde die Breikost gut, so kann man langsam noch eine zweite Brust- oder Flaschenmahlzeit durch Brei oder Gemüse ersetzen. Gemüsereste in normalem Stuhlgang bedeuten nicht, daß die Nahrung dem Kinde schlecht bekommt, da es sich dabei nur um weniger gut verdauliche Bestandteile des Gemüses handelt.

Gegen Ende des 1. Lebensjahres ist eine besondere Zubereitung der Beikost nicht mehr nötig. Das Kind kann dann Gemüse (fein gewiegt), Kartoffeln (Brei), auch ein wenig gewiegtes Fleisch oder Fisch vom Mittagessen abbekommen. Daneben können Obst und Fruchtsäfte, Zwieback, Keks, auch Butterbrot gereicht werden.

Luft, Sonne, Abhärtung.

Außer zweckmäßiger Ernährung ist für den Säugling nichts wichtiger, als daß er ausgiebig frische Luft und Sonne bekommt. Sonne ist zugleich das beste Vorbeugungsmittel gegen Englische Krankheit. Je ungünstiger die Wohnungsverhältnisse sind, um so früher und um so länger muß der Säugling ins Freie gebracht werden.

Auch in den Wintermonaten gibt es warme, sonnige Tage, in denen man die Kinder, warm bekleidet und zugedeckt, durch eine Wärmflasche vor Abkühlung geschützt, im Wagen ausfahren kann; man kann damit schon ruhig mit Kindern im 2. Lebensmonat beginnen, wenn man windstille, sonnige Stellen aufsucht.

In den Sommermonaten vermeidet man die heißen Mittagstunden, direkte Besonnung und wählt schattige Plätze. Sehr empfehlenswert ist es auch, das nackte Kind unter Vermeidung des Kopfes besonnen zu lassen, nur muß man hier noch vorsichtiger als beim Erwachsenen vorgehen,

Die Muskeltätigkeit wird dadurch gefördert, daß man das Kind nicht zu eng bekleidet und strampeln läßt. Vom 3. Monat ab soll man es auch öfters auf den Bauch legen; es bewegt und kräftigt dabei Nacken- und Rückenmuskeln. Mit dem Tragen auf dem Arm beginne man nicht zu früh. Dabei ist der Arm zu wechseln, um Haltungsfehler zu vermeiden. Macht das Kind Versuche, sich aufzurichten, so unterstützt man es dabei und übt das Aufrichten. Nie aber darf das Kind aufgesetzt werden, bevor es sich selbst aufsetzen kann. Die beste Gymnastik treibt das Kind selber, wenn es anfängt zu kriechen und sich von allein aufzustellen.

Hautpflege.

Es war erwähnt, daß der Säugling nach dem ersten Bade und dem Anlegen des Nabelverbandes nicht mehr gebadet wird, bis der Nabel abgeheilt ist. In dieser Zeit wird er nur abgewaschen.

Nach der Abheilung des Nabels soll er aber täglich gebadet werden, nicht nur, weil das Bad die vollkommenste Reinigung darstellt, sondern auch, weil die Haut durch das Bad angeregt wird. Die Temperatur des Bades beträgt 35° und wird mit dem Thermometer festgestellt. Zur Reinigung nimmt man eine milde Seife. Einen Schwamm, der nie ganz sauber gehalten werden kann, benutze man nicht. Das Gesicht wird nicht mit dem Badewasser, sondern mit reinem Wasser gereinigt. Das Bad soll nicht länger als 5 Minuten dauern, denn es soll anregen, aber nicht anstrengen. Aus dem Bade wird der Säugling auf das erwärmte Badetuch gelegt und

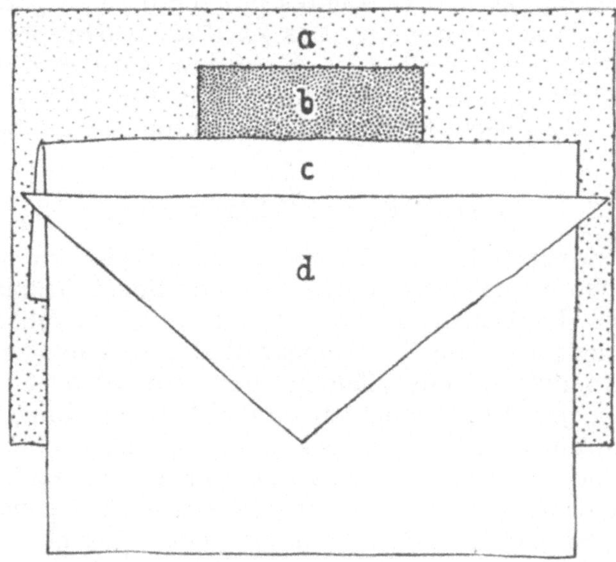

Abb. 196.
Die einzelnen Stücke der Umhüllung: a Wickeltuch, b Gummiunterlage, c Barchentwindel (Molton), d Windel.

unter sanftem Reiben abgetrocknet. Insbesondere müssen die Hautfalten gut ausgetrocknet werden. Die Gehörgänge und Nasenlöcher reinigt man mit zusammengedrehter Watte, die nicht auf Hölzchen oder Instrumente gewickelt werden darf. Niemals darf der Mund des Säuglings ausgewischt werden, weil hierbei zu leicht Verletzungen entstehen. Während des Bades und Abtrocknens muß das Kind vor Zugluft geschützt werden.

Da sich der Säugling häufig naß macht und gewöhnlich zweimal

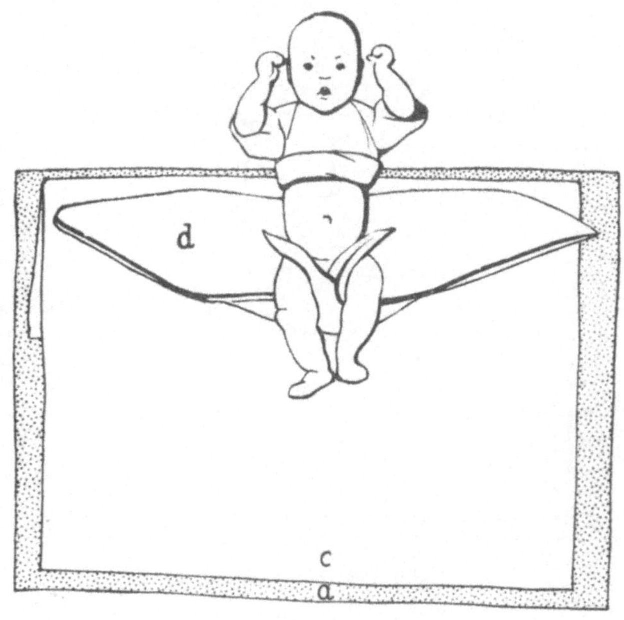

Abb. 197. Einwicklung 1.

täglich Stuhl entleert, muß er regelmäßig trockengelegt werden. Es empfiehlt sich, nicht nur den Stuhl, sondern auch die mit Harn benetzte Haut mit lauwarmem Wasser und Watte abzuwaschen und danach einzupudern. Untauglich sind zum Einpudern die sich zersetzenden Kartoffel-, Reis- und ähnlichen pflanzlichen Mehle, brauchbar Talk, rein oder mit Zinkpuder gemischt, und die fabrikmäßig hergestellten Kinderpuder. Der Puder soll nicht offen, sondern in einer Schachtel mit durchlöchertem Deckel aufbewahrt und immer nur in dünner Schicht aufgetragen werden.

Kleidung.

Die Kleidung muß weich sein, damit sie die zarte Haut des Kindes nicht drückt oder scheuert. Sie darf nicht zu fest anliegen, damit sie nicht Atmung und Blutkreislauf und Bewegungen hindert. Sie darf nur so dicht sein, daß sie unnötige Wärmeabgabe behin-

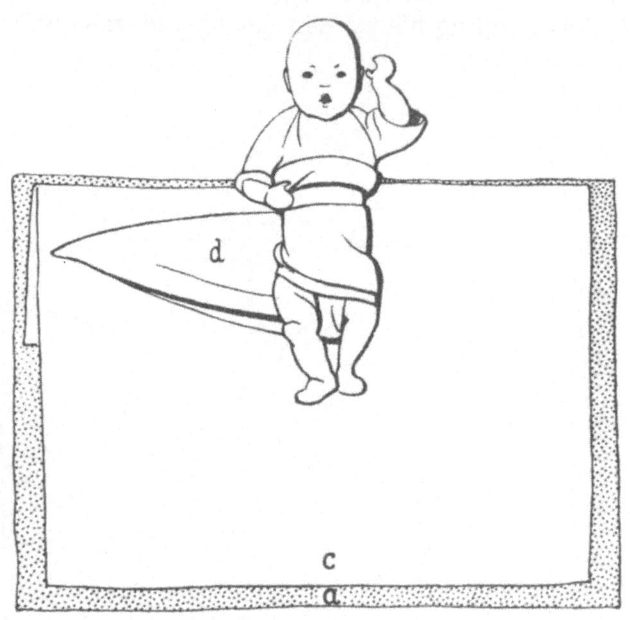

Abb. 198. Einwicklung 2.

dert; sie soll aber nicht die Wärme stauen, so daß der Säugling schwitzt und die Haut verweichlicht wird.

Notwendig sind: ein weiches dünnes Hemdchen aus baumwollenem Stoff oder Leinen, das vorn geschlossen wird, ein Jäckchen, am besten ein gestricktes, das hinten geschlossen wird, eine weiche Windel aus baumwollenem Stoff, 90 cm im Quadrat, die dreieckig zusammengelegt, zwischen den Beinen durchgezogen und um die Hüften geschlagen wird. Schließlich wird das Kind noch in eine dichtere Windel gewickelt, die die Arme freiläßt. Im Sommer genügt diese Bekleidung. Der Säugling wird im Bett auf eine Unterlage von dichtem Baumwollenstoff (Molton) gelegt, unter die zum Schutz des Bettes noch eine wasserdichte Unterlage kommt. In der kühleren Jahreszeit wickelt man das Kind noch in ein Wickeltuch, über das auch die wasserdichte Unterlage gleich mitgelegt werden kann. Das Wickeltuch wird lose über die Füße nach oben geschlagen, so daß der Säugling strampeln kann. Keine Strümpfe, da diese die freie Beweglichkeit der Zehen hemmen.

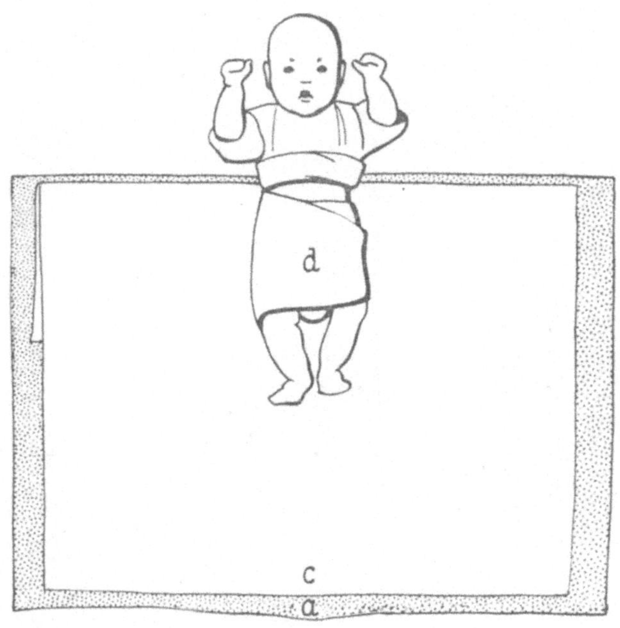

Abb. 199.
Einwicklung 3, die Windel ist fertig umgeschlagen.

Bett, Zimmer.

Als Bettchen dient ein Korb auf einem Gestell, der mit einem waschbaren Stoff abgefüttert ist. Die Matratze sei mit Roßhaar oder Seegras gefüllt; im Notfall genügt auch eine mehrfach zusammengelegte Decke. Jedenfalls soll die Unterlage fest sein, damit die Wirbelsäule nicht nach hinten gekrümmt liegt. Zum Zudecken nimmt man eine Decke (leichte Steppdecke) mit waschbarem Überzug, auf die man im Winter noch ein Kissen legt. Das Bett muß so aufgestellt sein, daß das Kind nicht in das Licht sieht. Im Sommer schütze man das Kind vor Fliegen durch einen Gazeschleier, der aber in möglichst weitem Abstande von dem Gesicht bleiben muß, um den Luftaustausch nicht zu behindern.

Je luftiger und heller das Zimmer ist, in dem das Bettchen steht, um so besser wird der Säugling gedeihen. Gegenstände, welche die Reinhaltung des Zimmers erschweren, sollen entfernt werden. Ausreichende Lüftung ist notwendig. Die Temperatur soll 18—20° betragen; im Winter muß zur Erhaltung der Temperatur das Zimmer geheizt werden. Große Erleichterung für die Pflege des Säuglings gewährt ein Wickeltisch, auf dem ein mit Roßhaar, Seegras oder Holzwolle gefülltes, festes Kissen liegt; auf ihm kann der Säugling nach dem Bade getrocknet und beim Trockenlegen bequem gesäubert und wieder bekleidet werden.

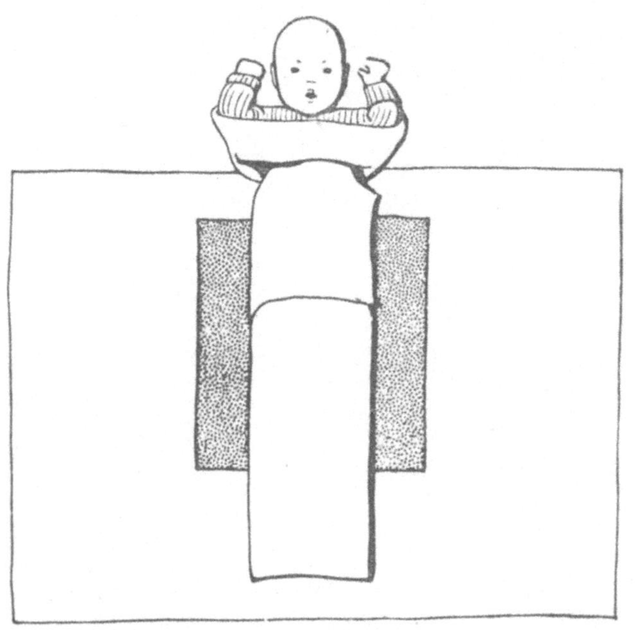

Abb. 200.
Einwicklung 4. die Barchentwindel ist umgeschlagen

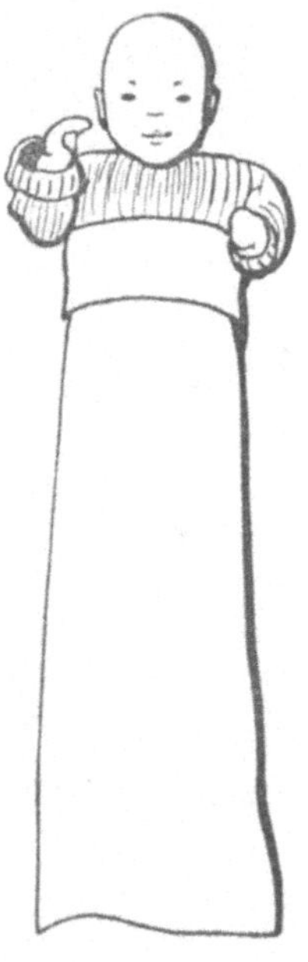

Abb. 201. Einwicklung 5, das Wickeltuch mit Gummiunterlage ist umgeschlagen.

Der frühgeborene Säugling.

Erfolgt eine Geburt vor Ablauf des 10. Schwangerschaftsmonats, so spricht man von einer Frühgeburt. Je früher der Geburtstermin vor dem Endtermin der Schwangerschaft liegt, um so mehr weichen die Neugeborenen von den Durchschnittsmaßen reifer, ausgetragener Früchte ab, um so geringer ist ihre Lebenskraft und um so größer die Schwierigkeit, sie am Leben zu erhalten. Da sehr viele Frühgeborene sich zu völlig gesunden und leistungsfähigen Menschen entwickeln, ist die Aufzucht jedes Frühgeborenen in jedem Fall mit aller Sorgfalt zu versuchen.

F r ü h g e b o r e n e haben ein Geburtsgewicht unter 2500 g und eine Geburtslänge unter 47 cm (beträgt diese weniger als 35 cm, so spricht man von einer Fehlgeburt). Die Haut ist großenteils mit Wollhaaren bedeckt, die Knochen des Schädels fühlen sich noch weich an; die Fingernägel, Ohrknorpel und äußeren Geschlechtsteile sind noch nicht so vollkommen wie bei normalen Neugeborenen ausgebildet. Sie liegen fast dauernd im Schlaf. Ihre Stimme ist schwach, wimmernd. Sie atmen unregelmäßig und oberflächlich, häufig setzt die Atmung aus, die Kinder werden blau und drohen zu ersticken. Nur wenige haben die Kraft, an der Brust zu saugen. Die Körpertemperatur ist von der Außentemperatur stark abhängig.

Das frühgeborene Kind wird gleich nach der Geburt in ein B a d von 38—39⁰ gebracht, gereinigt, rasch mit warmen Tüchern abgetrocknet und in ein warmes Bett gebracht. Die T e m p e r a t u r i m B e t t muß durch Wärmflaschen auf 39⁰ gehalten und durch ein in das Bett gelegtes Zimmerthermometer kontrolliert werden. Ebenso muß die Temperatur des Neugeborenen durch Aftermessungen täglich kontrolliert werden. Untertemperaturen sind durch vermehrte Wärmezufuhr, heiße Bäder, Übertemperaturen durch geringere Wärmezufuhr zu regulieren. Das Bett soll in einem geheizten Raum und dicht am Ofen stehen.

Treten A t e m s t ö r u n g e n auf und wird das Kind blau im Gesicht, so muß die Atmung durch zartes Reiben, Klopfen, warme Bäder mit kaltem Überguß angeregt werden. Bleibt der Erfolg dabei aus, so umfaßt die Pflegerin den Brustkorb mit beiden Händen so, daß die Daumen oben, die Handflächen am Rücken liegen. Durch Anheben des Brustkorbes wird die Einatmung, durch Senken und gleichzeitiges, vorsichtiges Zusammendrücken der Brustwand die Ausatmung gefördert. Die Bewegungen werden etwa 20mal in der

Minute ausgeführt. In den Anstalten wird Sauerstoff zugeführt und Lobelin gespritzt.

Sehr schwierig ist die Ernährung, weil die Kinder größtenteils nicht zu saugen vermögen. Es gilt, durch Abspritzen die Absonderung der mütterlichen Brust zu unterhalten und das Kind vorsichtig zu füttern. Das muß sehr oft dadurch geschehen, daß man die Muttermilch mit einer Tropfpipette langsam in den Mund träufelt oder durch einen Nasenlöffel in die Nase fließen läßt oder sie mittels einer durch die Nase eingeführten Sonde verfüttert. Die Mengen, die gebraucht werden, sind anfangs gering. 5—10 g stündlich oder zweistündlich; sie müssen allmählich nach Gewicht und Entwicklung gesteigert werden, bis das Kind kräftig genug ist, angelegt zu werden.

Die Frühgeborenen sind außerordentlich gefährdet; insbesondere gegen Infektionen sind sie vollkommen widerstandslos. Schon ein Schnupfen kann den schlimmsten Ausgang nehmen. Ernährungsstörungen, Durchfälle treten sehr oft auf, ebenso Rachitis.

Die Pflege ist im Privathaushalt nur unter größten Schwierigkeiten und ständiger ärztlicher Aufsicht durchzuführen. Es empfiehlt sich daher, schlecht entwickelte Frühgeborene einer Kinderklinik zuzuführen, die über die geeigneten Vorrichtungen verfügt. Bei dem Transport muß eine Abkühlung des Neugeborenen sorgfältig vermieden werden.

Krankheiten des Säuglings.

Angeborene Syphilis: An Syphilis erkrankte Frauen gebären häufig abgestorbene und erweichte Früchte. Werden frühzeitig oder rechtzeitig lebendige Kinder geboren, so können sie bald Krankheitszeichen aufweisen. Die Haut ist im allgemeinen gelblichweiß, an Handtellern und Fußsohlen zeigen sich Blasen von verschiedener Größe, mit gelblicher Flüssigkeit gefüllt. Bald nach der Geburt entwickelt sich ein chronischer Schnupfen, schniefende Atmung. Zuweilen tritt in den ersten Wochen eine schmerzhafte Knochenentzündung an einem oder beiden Armen auf, welche die Bewegung hindert.

In einer Reihe von Fällen erscheinen die Neugeborenen anfangs aber gesund, und erst später entwickeln sich Krankheitserscheinungen. Die Haut der Handteller und Fußsohlen rötet sich, wird glatt und glänzend. An Mund, Nase und Augenwinkeln entstehen Falten und blutende Einrisse (Rhagaden), Borken, die auch auf die Kopfhaut übergreifen. Das Haar der vorderen Kopfhaut und der Augenbrauen fällt aus. Nagelbettentzündungen treten auf. Im Gesicht und an den Gliedern machen sich linsen- bis pfennigstückgroße, lachsfarbene Flecken bemerkbar. Die Schädelknochen können entzündliche Veränderungen erleiden; die Stirn springt stark vor, der Nasenrücken sinkt sattelartig ein usw.

Bei dem geringsten Verdacht ist ärztliche Behandlung, auch der Mutter, und Untersuchung des Vaters notwendig. Die Mutter darf das Kind stillen. Niemals darf das kranke Kind aber bei einer Amme angelegt werden. Die Pflegerin muß sich sorgfältig vor Ansteckung schützen.

Nabelerkrankungen: Solange der Nabelrest noch nicht abgefallen und die Wunde noch nicht überhäutet ist, kann durch mangelhafte Asepsis immer eine Infektion erfolgen. Bei gutartigem Verlauf beschränkt sich die Entzündung auf den Nabelschnurrest, der nicht eintrocknet, sondern schmierig zerfällt, und auf die Wunde und ihre nähere Umgebung, die sich entzündet und anschwillt. Es besteht dann längere Zeit mäßige eitrige Absonderung, die allmählich nachläßt Häufig bleibt auf dem Nabel eine Warze aus Granulationsgewebe (Fleischwarze), die vom Arzt geätzt abgetragen werden muß, damit sich die Überhäutung vollziehen kann. Bösartige Infektionen können aber rasch auf die Haut (Wundrose) und auf die inneren Organe übergreifen und so zu einer allgemeinen Blutvergiftung führen.

Bei schweren Infektionen, auch bei Syphilis, können Nachblutungen aus den Nabelgefäßen auftreten.

Selten sind Infektionen des Nabels durch Diphtheriebazillen (schmieriger, weißgrauer Belag) und durch Starrkrampfbazillen (Infektion durch Staub, Erde). Der Starrkrampf äußert sich in der 1. oder 2. Woche durch zunehmende Starre der Unterkiefermuskeln; der Mund kann bald nicht mehr geöffnet werden. Dazu treten langdauernde Krämpfe der Gesichts-, später der Körpermuskulatur.

Schließt sich die Nabelpforte in der Bauchwand nicht vollkommen, so bildet sich infolge des Schreiens und Pressens ein Nabelbruch aus. Er kennzeichnet sich dadurch, daß sich am Nabel eine kleine Verwölbung bildet, die sich beim Schreien vergrößert; der Inhalt (Netz, Darm) läßt sich in die Bauchhöhle zurückbringen. Nabelbrüche heilen durch geeignete Verbände nach Anweisung des Arztes.

D a r m b l u t u n g e n (M e l a e n a): In der Schleimhaut des Magen-Darmkanals treten bei Neugeborenen Blutungen auf, die sich durch Blutbrechen, Blutstühle und raschen Verfall des Kindes kennzeichnen und sofortige Hilfe erfordern.

E i t r i g e A u g e n e n t z ü n d u n g: Es war bereits gesagt, daß eine Trippererkrankung der Mutter bei der Geburt sehr leicht zu einer Infektion der Augenbindehäute des Kindes führen kann, und daß deshalb die Hebamme verpflichtet ist, in jedem Falle nach der Geburt zur Vorbeugung 1—2 Tropfen Höllensteinlösung in den Bindehautsack des Neugeborenen zu träufeln. Aber auch später können durch Unsauberkeit der Mutter oder der Pflegerin, z. B. dadurch, daß die Hände mit Wochenfluß verunreinigt sind, Erreger des Trippers in die Augen des Neugeborenen gelangen.

Zeigen sich die entzündlichen Erscheinungen nur an einem Auge, so muß das gesunde vor Übertragung geschützt werden; der Säugling muß also auf der Seite des erkrankten Auges liegen, damit der Eiter nicht in das gesunde Auge fließen kann. Bei den ersten Anzeichen muß ärztliche Hilfe in Anspruch genommen werden, weil nur durch frühzeitige Behandlung schwere Erkrankung der Hornhaut und des ganzen Auges mit folgender Erblindung verhütet werden kann. Bis zur Ankunft des Arztes darf der Eiter nur mit lauwarmem, abgekochtem Wasser und Watte vorsichtig (niemals nach dem gesunden Auge hin) abgetupft werden. Die Pflegerin muß sich danach die Hände desinfizieren, um den überaus gefährlichen Eiter nicht auf ihre Augen zu übertragen.

S c h ä l b l a s e n: Bald nach der Geburt, zuweilen auch später, treten auf der Haut des ganzen Körpers runde, bis markstückgroße Blasen auf, die anfangs mit klarer, später mit eitriger Flüssigkeit gefüllt sind. Sie fehlen, im Gegensatz zu den syphilitischen Hautblasen, an Handballen und Fußsohlen. Während ein Teil der Blasen platzt und rote Hautflecken hinterläßt, treten an anderen Stellen Nachschübe auf. Die Krankheit zieht sich zuweilen über mehrere Wochen hin, ohne daß gewöhnlich das Allgemeinbefinden schwer gestört wird. Doch verlaufen einige Fälle auch unter hohem Fieber, ja tödlich. Die Krankheit ist außerordentlich leicht auf andere Kinder und Erwachsene übertragbar, verlangt also strenge Beobachtung der Desinfektionsvorschriften.

H a u t a u s s c h l ä g e: Schweißbildung in den Achselhöhlen, Befeuchtung mit Harn und Stuhlgang am Gesäß und in den Leistenbeugen führen leicht zu Wundsein, das durch sorgfältige Trockenhaltung und Pudern der Haut beseitigt werden kann. Harmlos sind auch kleine, etwa stecknadelkopfgroße Knötchen an der Haut des Rumpfes, die infolge zu warmer Bedeckung und Schwitzens auftreten (Schweißfrieseln). Ausgedehnte, schuppige oder nässende Ausschläge am Rumpf, an den Wangen (Milchschorf), auf dem Kopf verlangen immer ärztliche Behandlung.

Schwämmchen (Soor): Durch unsaubere Sauger oder Flaschen, vor allem aber durch die Unsitte des Mundauswischens, das immer zu Verletzungen der zarten Schleimhaut führt, entstehen auf der Zunge und der Schleimhaut der Lippen und Wangen weiße, festhaftende Beläge. Der Erreger ist ein Schimmelpilz (Soor). Sie können unter Umständen auch einmal bei gesunden Säuglingen in geringem Umfange auftreten und verschwinden dann wieder von selber. Dehnen sich die Wucherungen aber hartnäckig aus, so liegt immer eine ernstere Allgemeinerkrankung vor, die ärztlich behandelt werden muß.

Erkrankungen des Magen-Darmkanals: Neugeborene erbrechen leicht; eine Überfütterung, ein Schnupfen oder Rachenkatarrh kann gelegentlich zu Erbrechen führen. Auch bei anderen, ernsteren Krankheiten tritt Erbrechen auf, so bei Entzündungen des Gehirns und der Hirnhäute, des Bauchfells, bei Darmverschluß, bei Allgemeinerkrankungen.

Erbrechen ist aber auch das hervorstechende Zeichen einer gefährlichen Krankheit des frühen Säuglingsalters, des Magenpförtnerkrampfes. Die Krankheit tritt oft schon in den ersten Lebenstagen, zuweilen erst später im Laufe des ersten Vierteljahres auf und beruht darauf, daß sich bei Nahrungsaufnahme der Schließmuskel des Magenpförtners krampfhaft schließt. Die Nahrung wird sofort wieder im ganzen, „gußweise", ausgebrochen. Ärztliche Behandlung ist notwendig, bevor starke Abmagerung und Entkräftung eintreten.

Erbrechen und Durchfall mit sichtbarer Beeinträchtigung des Allgemeinbefindens sind die gewöhnlichen Zeichen der akuten Ernährungsstörung. Die Störungen werden durch Infektionen, durch verdorbene Milch, während der heißen Sommermonate auch durch Wärmestauung, durch falsche Ernährung oder Überfütterung verursacht; sie treten aber auch bei Allgemeinerkrankungen auf. Gärungs- oder Fäulnisvorgänge im Darm kennzeichnen sich durch die veränderte Beschaffenheit der Stühle, die häufiger, dünnflüssig, grünlich werden, sauer oder faulig riechen, zuweilen auch

Schleim und Blut enthalten. Das Allgemeinbefinden der Säuglinge wird gestört; sie sind unruhig, schreien infolge der Schmerzen und magern ab. Wird nicht rechtzeitig für ärztliche Behandlung gesorgt, so verschlimmert sich das Krankheitsbild, namentlich in den heißen Sommermonaten, zu dem gefährlichen „Brechdurchfall". Die Durchfälle nehmen zu; unter schnellem Kräfteverfall, oft unter allgemeinen Krämpfen, stirbt das Kind.

Das einzige, was die Pflegerin vor Eintreffen des Arztes zu veranlassen hat, ist das Aussetzen jeglicher Nahrung und die Verabreichung von Tee, der mit Saccharin (nicht mit Zucker) gesüßt ist.

Störungen des Gedeihens: Zu einer allmählich fortschreitenden Abnahme des Gewichtes und der Kräfte können verschiedene Ursachen führen: Unterernährung, fehlerhafte Ernährung, insbesondere fortgesetzte, einseitige Ernährung mit Schleim- oder Mehlabkochungen, ungenügende Milch- und Zuckerzufuhr, aber auch chronisch verlaufende Infektionskrankheiten, Englische Krankheit, chronische Durchfälle. Aufgabe der Pflegerin ist es nicht, die Ursache der Störung zu erkennen, sondern den Säugling, der ein auffallendes Mindergewicht im Vergleich zu dem Normalgewicht seines Alters zeigt, der in seinem Verhalten unlustig, weinerlich ist, dessen Körper womöglich schon deutliche Zeichen der Abmagerung erkennen läßt, ärztlicher Behandlung zuzuführen.

Erkrankungen der Atmungsorgane: Schon ein gewöhnlicher Nasen-Rachenkatarrh kann für den Säugling verhängnisvoll werden. Einmal beeinträchtigt er die Nahrungsaufnahme, besonders an der Brust, sodann haben die Entzündungen der oberen Luftwege beim Neugeborenen viel mehr als beim Erwachsenen die Neigung, auf die unteren Teile der Atmungsorgane überzugreifen. Kennzeichnend für den Schnupfen ist Schleimausfluß und behinderte, schniefende Nasenatmung. Säuglinge müssen darum vor jeder Ansteckung mit Schnupfen sorgfältig bewahrt werden.

Schnupfen kann, wie erwähnt, beim Neugeborenen als Zeichen angeborener Syphilis auftreten. In der Form eines Schnupfens äußert sich beim Säugling häufig auch die Diphtherie; der Ausfluß ist dann schleimig-eitrig, zuweilen mit Blut vermengt.

Geht die Entzündung von der Nasen-Rachenhöhle auf die Bronchien über, so beginnt das Kind zu husten. Oft tritt Erbrechen auf. Das Allgemeinbefinden ist gestört; häufig besteht Fieber. Der Rachenkatarrh bringt auch die Gefahr einer Mittelohrentzündung. Die Kinder sind unruhig, schreien auf; Druck auf den Gehörgang ist schmerzhaft. Nach Durchbruch des Trommelfells entleert sich aus dem Gehörgang Eiter.

Bei Entzündungen des Kehlkopfs besteht Heiserkeit, bellender Husten, zuweilen treten auch Anfälle von Atemnot auf.

Luftröhren- und Bronchialkatarrh sowie Lungenentzündungen sind oft von häufigem Husten begleitet. Die Atmung wird hörbar, röchelnd, beschleunigt. Kennzeichnend ist auch die Erweiterung der Nasenflügel bei der Einatmung (Nasenflügelatmung).

Die Englische Krankheit (Rachitis) zeigt sich gewöhnlich im 2. Vierteljahr. Als Vorboten können starke Schweiße auftreten. Der Harn riecht stechend. Das Allgemeinbefinden ist gestört, das Gewicht steht still und nimmt ab. Die Entkalkung der Knochen zeigt sich zuerst an den Schädelknochen, die weich werden. Die große Fontanelle bleibt lange offen. An den Knorpelknochengrenzen der Rippen treten Verdickungen auf (Rosenkranz), ebenso an den Hand- und Fußgelenken. Der Durchbruch der Zähne verzögert sich. Schwere Formen, die zu Verkrümmungen der Beine, der Wirbelsäule, der Rippen führen, sind heute, wo die Heilungsmöglichkeiten sehr viel besser als früher sind, selten. Rachitische Kinder neigen zu Stimmritzenkrampf, der sich in einer erschwerten, ziehenden Einatmung äußert und zu bedrohlicher Atemnot führen kann.

Verursacht wird die Englische Krankheit durch vitaminarme Kost, Fehlen von Luft und Sonne, begünstigt auch durch eine vererbbare Anlage. Seit es gelungen ist, das Vitamin, welches das Auftreten von Rachitis verhindert, künstlich herzustellen (Vigantol u. ä.), ist nicht nur die Heilung, sondern auch die Vorbeugung wesentlich erleichtert.

Krämpfe: Der Säugling neigt leichter als der Erwachsene zu Krämpfen, und zum Teil wird die Krampfbereitschaft durch eine besondere Veranlagung noch erhöht. Nie veranlassen aber geringfügige Ursachen eine so starke Reizung des Gehirns, daß Krämpfe auftreten. Insbesondere ist der Durchbruch von Zähnen niemals die Ursache; es gibt keine „Zahnkrämpfe". Die Ursachen sind Erkrankungen des Gehirns und der Hirnhäute, Gehirnblutungen, Infektionskrankheiten (Wirkung der Bakteriengifte) usw. Säuglinge, bei denen Krämpfe auftreten, bedürfen immer ärztlicher Behandlung.

Ansteckende Krankheiten: Die häufigsten Infektionskrankheiten im Säuglingsalter sind Grippe, Keuchhusten,

Diphtherie — oft als Nasendiphtherie verlaufend — und Windpocken. Auch mit Tuberkulose wird der Säugling oft angesteckt.

Die Tuberkulose verläuft im frühen Säuglingsalter in den meisten Fällen akut. Oft genügt schon ein kurzes Zusammensein mit einer an offener Tuberkulose leidenden, d. h. bazillenausstreuenden Person, um bei einem Säugling eine tödlich verlaufende Erkrankung zu bewirken. Ältere Säuglinge sind nicht ganz so gefährdet, immerhin nimmt die Infektion auch bei ihnen zum Teil einen raschen und ungünstigen Verlauf. Säuglinge sind also aus der Umgebung Tuberkulöser zu entfernen; eine tuberkulöse Mutter darf ihr Kind nur selber stillen, wenn der Arzt dies ausdrücklich genehmigt und die nötigen Verhaltungsmaßnahmen gibt.

G. Gesetzeskunde.

Vorbemerkung.

In allen Zweigen des öffentlichen Lebens und damit auch auf dem hier zu behandelnden Sondergebiet der Krankenpflege sind die rechtlichen Grundlagen seit Mai 1945 unsicher geworden. Ein Teil der Gesetze und Verordnungen, die während des Nazi-Regimes erlassen sind, haben ihre Gültigkeit ganz oder zum Teil verloren.

Soweit in der nachfolgenden Darstellung auf derartige Gesetze Bezug genommen wird, ist zu beachten, daß entsprechend der Anordnung des Kontrollrates vom 20. 9. 1945 alle politischen und rassischen Sonderbestimmungen nationalsozialistischer Prägung in Fortfall gekommen sind. Aber auch die vor 1933 gültigen sozialen und gesundheitlichen Gesetze sind in Umformung begriffen und drohen in eine ungleichförmige Landesgesetzgebung zu zerfallen.

Die nachfolgende Darstellung wird jedoch alle grundsätzlichen Bestimmungen bringen, von denen zu erwarten ist, daß sie auch in die neue Gesetzgebung Eingang finden werden.

A. Berufsrechte, Berufspflichten.

1. Umfang der Krankenpflegetätigkeit.

Die Krankenpflegetätigkeit umfaßt:

a) Die Pflege von Personen, die an ansteckenden Krankheiten leiden, und zwar sowohl in Anstalten wie in der Wohnung,

b) die Pflege von sonstigen Kranken, die sich in laufender ärztlicher Behandlung befinden, soweit sie sich nicht auf die allgemeine Körperpflege beschränkt.

c) Hilfeleistungen bei Narkosen, Operationen und sonstigen ärztlichen Verrichtungen.

d) Hilfeleistungen bei der Anwendung von elektrischen und sonstigen Strahlen sowie bei Vornahme von bakteriologischen, serologischen und urologischen Untersuchungen.

Die Berechtigungen anderer anerkannter Hilfsberufe in der Gesundheitspflege, z. B. Säuglings- und Kleinkinderschwester und -pflegerin, Irrenpflegerin und Irrenpfleger, Technische Assistentin usw. werden hierdurch nicht berührt.

(Zweite Krankenpflegeverordnung [Ausführungsverordnung] vom 28. 9. 1938.) (RGBl. I Seite 1314.)

2. Zur berufsmäßigen Ausübung der Krankenpflege ist in Deutschland eine Erlaubnis erforderlich.

Durch das Gesetz zur Ordnung der Krankenpflege vom 28. September 1938 (Reichsgesetzblatt I S. 1309) ist die bisher lediglich an die Bestimmungen der Reichsgewerbeordnung gebundene Tätigkeit der Krankenpflegepersonen unter straffen gesetzlichen Schutz genommen worden. Wer die Krankenpflege berufsmäßig ausüben will, bedarf dazu der Erlaubnis. Diese wird unter den gesetzlich festgelegten Bedingungen durch die höhere Verwaltungsbehörde erteilt, in deren Bezirk die Krankenpflegeprüfung abgelegt wird.

3. Die Erlaubnis zur berufsmäßigen Ausübung der Krankenpflege erhält nur, wer eine staatlich anerkannte Krankenpflegeschule besucht und die Krankenpflegeprüfung bestanden hat.

a) Krankenpflegeschulen.

Krankenpflegepersonen dürfen nur an staatlich anerkannten Krankenpflegeschulen ausgebildet werden. Diese Schulen müssen einer öffentlichen oder einer gemeinnützigen oder als gemeinnützig anerkannten Krankenpflegeanstalt angegliedert sein und den sonstigen im Gesetz festgelegten Bedingungen entsprechen.

Die Dauer des Lehrganges ist durch die Verordnung vom 8. Dezember 1942 (Reichsgesetzblatt I, Seite 661) von ursprünglich eineinhalb Jahren auf zwei Jahre verlängert worden. Auf die Dauer des Lehrganges können angerechnet werden:

1. Den Säuglings- und Kinderschwestern, die nach zweijähriger Ausbildung die Anerkennung erhalten haben: 12 Monate,

2. Hebammen: 6 Monate,

3. Diätassistentinnen: 3 Monate,

4. Schwesternhelferinnen des Roten Kreuzes, Helferinnen des Roten Kreuzes und anderen Personen, die längere Zeit in der Krankenpflege tätig gewesen sind, z. B. Irrenpfleger und Sanitätsdienstgrade auf Antrag eine Zeit, die nach Prüfung der Zeugnisse und anderer Unterlagen von der höheren Verwaltungsbehörde festgesetzt wird.

Zum Besuch der Krankenpflegeschule sind folgende Nachweise zu erbringen:

1. Ein selbstverfaßter und eigenhändig geschriebener Lebenslauf mit Lichtbild,

2. die Geburtsurkunde,

3. das Schulabgangszeugnis,

4. ein polizeiliches Führungszeugnis,

5. ein ärztliches Zeugnis, einschließlich Röntgenbefund, über die gesundheitliche Eignung für den Krankenpflegeberuf,

6. bei weiblichen Bewerbern ein Zeugnis über eine einjährige hauswirtschaftliche Tätigkeit in eigener oder fremder Familie, in Anstalten, Schulen oder Betrieben,

7. eine Bescheinigung über die Teilnahme an einem zweijährigen Lehrgang an einer anerkannten Krankenpflegeschule durch deren Leiter, der auch ein Urteil über die körperliche, geistige und charakterliche Eignung des Bewerbers für den Krankenpflegeberuf abgeben muß.

Zur Prüfung können mit Genehmigung der höheren Verwaltungsbehörde auch Bewerber zugelassen werden, die den Nachweis einer gleichwertigen Ausbildung außerhalb einer deutschen Krankenpflegeschule erbringen.

b) Staatliche Krankenpflegeprüfung.

Die staatliche Krankenpflegeprüfung wird vor einem Prüfungsausschuß abgelegt, der sich zusammensetzt:

1. aus einem ärztlichen Mitglied der höheren Verwaltungsbehörde als Vorsitzendem,

2. dem ärztlichen Leiter der Krankenpflegeschule,

3. seinem Vertreter,

4. einem weiteren Arzt der Krankenpflegeschule,

5. der Lehrschwester.

Die Prüfung besteht aus einem theoretischen und einem praktischen Teil. Das Ergebnis der Prüfung wird für jeden Prüfling unter Berücksichtigung des Berichtes des Leiters der Schule und der Lehrschwester über die Bewährung des Prüflings während des Lehrganges unter Verwendung der Beurteilung: 1 = sehr gut, 2 = gut, 3 = genügend, 4 = ungenügend zusammengefaßt.

Bei der Gesamtbeurteilung ungenügend ist die Prüfung nicht bestanden. In diesem Falle ist dem Prüfling durch den Vorsitzenden schriftlich mitzuteilen, unter welchen Bedingungen und in welcher Zeit die Prüfung wiederholt werden kann. Es ist nur eine Wiederholung der Prüfung zulässig. Ausnahmen kann die höhere Verwaltungsbehörde genehmigen.

c) Ausweis über die Erlaubnis zur berufsmäßigen Ausübung der Krankenpflege.

Wenn die Prüfung bestanden ist, erhält der Prüfling durch die höhere Verwaltungsbehörde einen „Ausweis über die Erlaubnis zur berufsmäßigen Ausübung der Krankenpflege". Die Beschränkung der Erlaubnis zur Berufsausübung bis zum Nachweis uber eine mindestens einjährige erfolgreiche Tätigkeit an einer öffentlichen Krankenanstalt ist seit dem 1. Januar 1943 fortgefallen. (Verordnung vom 8. 12. 1942 RJBl 1 S. 661.)

d) Zurücknahme der Erlaubnis.

Die Erlaubnis zur berufsmäßigen Ausübung der Krankenpflege kann von der höheren Verwaltungsbehörde aus folgenden Gründen zurückgezogen werden:

1. „Wenn wesentliche Voraussetzungen für die Erteilung der Erlaubnis irrigerweise als gegeben angenommen oder weggefallen sind."

Darunter fallen unter anderem Irrtümer oder Täuschungen in bezug auf Dauer und Art der Ausbildung, Verschweigen von Vorstrafen, Zweifel an der politischen Zuverlässigkeit.

2. „Wenn strafrechtliche oder mit den an eine Krankenschwester (Krankenpfleger) zu stellenden Anforderungen der Zucht und Sitte unvereinbare Verfehlungen vorliegen."

Eigentumsvergehen, Unterschlagungen, Roheitsdelikte, Denunziationen, Neigung zu Klatsch und Verleumdung, unsittliches Verhalten machen den Täter zur Ausübung des Krankenpflegeberufes ungeeignet.

3. „Wenn körperliche oder geistige Mängel, die der Ausübung des Berufes hinderlich sind, insbesondere eine Sucht, vorliegen."

Krankenpflegepersonen, die zu Trunksucht oder zu suchtmäßigem Genuß von Betäubungsmitteln oder Schlafmitteln neigen, sind zur Krankenpflege nicht nur ungeeignet, sondern bedeuten für die Pflegebefohlenen eine Gefahr.

Die gleichen Bedenken liegen vor, wenn Krankenschwestern oder Krankenpfleger an schweren körperlichen oder geistigen Erkrankungen leiden.

4. „Wenn die Krankenschwester oder der Krankenpfleger den in Ausübung der staatlichen Aufsicht für die Krankenpflege erlassenen Vorschriften und Weisungen beharrlich zuwiderhandelt oder die Heilkunde ausübt."

Von den Krankenschwestern und Krankenpflegern wird erwartet, daß sie die Erkenntnisse, die ihnen während der Ausbildung in der Krankenpflegeschule und im praktischen Dienst vermittelt wurden, in ständiger Weiterbildung vertiefen. Wer in der Sorgfalt bei der Ausübung seines Berufes nachläßt, wer gegen die Grundregeln einer sachgemäßen Krankenpflege verstößt, sei es durch unsachgemäße Handlungen, im besonderen durch Verstöße gegen anerkannte Regeln der Bekämpfung und Verhütung der Verbreitung übertragbarer Krankheiten oder durch Nichtbefolgung von Anweisungen des Amtsarztes, muß damit rechnen, daß ihm die Erlaubnis zur Ausübung seiner Tätigkeit entzogen wird.

Mit besonderer Sorgfalt haben Krankenschwestern und Krankenpfleger darauf zu achten, daß sie die Grenzen, die ihrer Berufsausbildung gesetzt sind, nicht überschreiten. Krankenschwestern und Krankenpfleger sind Gehilfen des Arztes. Sie üben Krankenpflege nur im Auftrage und nach den Weisungen des Arztes im Rahmen ihrer Berufsausbildung aus. Eigenmächtiges Handeln, die Neigung, selbständig Diagnosen zu stellen, Anordnungen zu geben und Eingriffe vorzunehmen, die nur dem Arzte zustehen, selbständig Arzneimittel zu verordnen oder zu verabfolgen, ist als Kurpfuscherei verboten, wird bestraft und kann zum Verlust der Berufserlaubnis führen.

Nur Krankenschwestern, die in der Gemeindepflege tätig sind (Gemeindeschwestern), ist durch einen Sondererlaß des Reichsministers des Innern vom 6. November 1940 (Reichsministerialblatt für die innere Verwaltung 1940, S. 2071) gestattet, in ihrer Berufstätigkeit zur Abwendung von Notständen und wenn ärztliche Anordnungen nicht eingeholt werden können, Verbandstoffe und Arzneimittel anzuwenden und an Kranke unentgeltlich abzugeben.

Es sind diese:

Keimfreie Verbandmittel ohne Zusatz von Desinfektionsmitteln, Alkohol, Wasserstoffsuperoxyd, Borsalbe, Zinksalbe oder -paste, Vaseline, Zinkpuder, Brustpulver, Anis-Ammoniak-Tropfen, zusammengesetzte Chinatinktur, Baldrian- oder Hoffmannstropfen, Brust-, Kamillen-, Lindenblüten- oder Pfefferminztee, Leinsamen, Acetylsalicylsäure-, Aminophenacon-, Solvens-, Kohletabletten, Salmiakgeist, Brandbinden, Kresolseifenlösung, Formaldehydseifenlösung, Chloraminlösung, Chloraminpuder, Jodtinktur, Lebertransalbe, Glycerin, Rizinusöl, Olivenöl.

Verbandstoffe und Arzneimittel müssen durch einen von dem Träger der Gemeindepflegestation beauftragten Arzt verschrieben und aus der nächstgelegenen Apotheke bezogen sein.

Über den Bezug und den Verbrauch der Arzneimittel hat die Gemeindeschwester genau Buch zu führen.

4. Berufsbezeichnungen, Berufstrachten und Berufsabzeichen sind gesetzlich geschützt.

Die Berufsbezeichnungen im Krankenpflegeberuf sind „Krankenschwester" und „Krankenpfleger" Sie darf nur führen, wer einen Ausweis über die Erlaubnis zur berufsmäßigen Ausübung der Krankenpflege besitzt. Berufstrachten und Berufsabzeichen müssen von der obersten Landesbehörde genehmigt sein. Genehmigte Berufstrachten und Berufsabzeichen dürfen nur von Krankenschwestern und Krankenpflegern getragen werden.

5. Strafbestimmungen.

Wer unbefugt die Bezeichnung „Krankenschwester" oder „Krankenpfleger" führt, oder wer unbefugt eine genehmigte Berufstracht oder ein Berufsabzeichen trägt, wird gemäß § 132a des Strafgesetzbuches mit Gefängnis bis zu einem Jahr und mit Geldstrafe oder mit einer dieser Strafen bestraft.

Wer ohne im Besitz der staatlichen Erlaubnis zur berufsmäßigen Ausübung der Krankenpflege zu sein, die Krankenpflege beruflich ausübt, wird mit Gefängnis bis zu drei Monaten und mit Geldstrafe oder mit einer dieser Strafen bestraft.

6. Schweigepflicht.

§ 300 des Reichsstrafgesetzbuches hatte neben anderen Berufsträgern auch den Arzt bei Verletzung der Schweigepflicht mit Strafe bedroht. Auch die Schweigepflicht der Gehilfen des Arztes war unter Strafschutz gestellt.

Durch § 19 der Ersten Krankenpflegeverordnung vom 28. 9. 1938 sind die Strafbestimmungen des § 300 StGB (Geldstrafe oder Gefängnis bis zu drei Monaten) verschärft.

Die Bestimmungen lauten:

1. Eine Krankenschwester, die unbefugt ein fremdes Geheimnis offenbart, das ihr bei Ausübung ihres Berufes anvertraut oder sonst zugänglich geworden ist, wird mit Gefängnis bis zu einem Jahr und mit Geldstrafe oder mit einer dieser Strafen bestraft.

2. Der Krankenschwester stehen der Krankenpfleger und Personen gleich, die in Vorbereitung auf den Krankenpflegeberuf stehen.

3. Eine unbefugte Offenbarung liegt nicht vor, wenn der Täter das Geheimnis zur Erfüllung einer Pflicht preisgibt, oder wenn er dies zu einem nach gesundem Volksempfinden berechtigten Zweck tut und die Offenbarung das angemessene Mittel zur Erreichung des Zweckes ist.

4. Die Tat wird nur auf Antrag des Verletzten verfolgt.

Das Berufsgeheimnis und die Schweigepflicht des Krankenpflegepersonals erstrecken sich nicht nur auf die Angelegenheiten des Kranken, sondern auch auf die seiner Angehörigen und des Arztes. Das Berufsgeheimnis betrifft nicht nur Mitteilungen, die der Kranke und seine Angehörigen der Krankenschwester oder dem Krankenpfleger gemacht haben, sondern auch auf eigene Wahrnehmungen. Ohne Erlaubnis und ausdrückliche Entbindung von der Schweigepflicht durch den Kranken oder seinen gesetzlichen Vertreter dürfen Pflegepersonen niemandem, auch nicht den nächsten Angehörigen (Ehegatten) und auch nicht vor Gericht Mitteilungen über Krankheitszustände oder sonstige Wahrnehmungen machen, durch deren Bekanntwerden der Kranke Nachteile erleiden kohnte.

Abgesehen von der Bedrohung mit Geld- und Gefängnisstrafe droht der Pflegeperson auch noch eine Zivilklage auf Ersatz des Schadens, der dem Betreffenden durch die unbefugte Preisgabe des Berufsgeheimnisses gegebenenfalls entsteht.

Strafbar ist nur die unbefugte Offenbarung eines fremden Geheimnisses. Dies liegt nicht vor, wenn der Täter das Geheimnis zur Erfüllung einer Pflicht preisgibt. Hierzu gehören vor allem die gesetzlich vorgeschriebenen Meldungen von Krankheitszuständen, wie sie in den Seuchengesetzen, dem Gesetz zur Bekämpfung der Geschlechtskrankheiten und in der Reichsmeldeordnung vorgeschrieben sind.

Nicht unbefugt und daher straffrei soll auch die Offenbarung von fremden Geheimnissen dann sein, wenn sie zu einem nach gesundem Volksempfinden berechtigten Zweck erfolgte und die Offenbarung das angemessene Mittel zur Erreichung des Zweckes ist.

Unbefugt handelt u. a. nicht, wer in einem Prozeß ein fremdes Geheimnis preisgeben muß, um sich selber zu verteidigen. Auch kann die Preisgabe eines fremden Geheimnisses zuweilen notwendig sein, um eine dritte Person vor Schaden zu bewahren.

B. Sonstige wichtige gesetzliche Bestimmungen, die bei der Berufsausübung der Krankenpflegepersonen zu beachten sind.

1. Beaufsichtigung der Krankenpflegepersonen durch die Gesundheitsämter.

Die Aufsicht über die Berufstätigkeit aller im Gesundheitsdienst tätigen Personen, also auch der Krankenschwestern und Krankenpfleger, wird nach den Bestimmungen des Gesetzes zur Vereinheitlichung des Gesundheitswesens und der hierzu erlassenen Durchführungsverordnungen durch die Gesundheitsämter ausgeübt.

Eine Pflicht der Krankenpflegepersonen, sich vor Antritt ihrer Berufstätigkeit bei dem zuständigen Gesundheitsamt (Amtsarzt) zu melden (Registrierpflicht), besteht in normalen Zeiten nicht. Krankenschwestern und Krankenpfleger müssen sich lediglich gemäß den allgemeinen Vorschriften der Reichsmeldeordnung (vom 6. Januar 1938 — RGBl. I Seite 13 —) bei der für den Wohnort zuständigen Polizeidienststelle (Einwohnermeldeamt) polizeilich anmelden. Die Einwohnermeldeämter sollen diese Meldung den Gesundheitsämtern zuleiten.

Dem Gesundheitsamt (Amtsarzt) sind auf Ersuchen jederzeit die Ausweise über die Berechtigung zur Ausübung des Krankenpflegeberufes vorzulegen. Auch ist der Amtsarzt berechtigt und verpflichtet, die Berufstätigkeit der Krankenpflegepersonen zu überprüfen und darauf zu achten, daß die gesetzlich vorgeschriebenen Grenzen der Betätigung nicht überschritten werden.

2. Arbeitsverhältnis und Arbeitsbuchpflicht.

a) Arbeitsrechtliche Bestimmungen.

Soweit es sich nicht um Ausnahmestellungen im Beamtenverhältnis handelt, werden Krankenschwestern und Krankenpfleger als Angestellte beschäftigt.

Sie haben Anspruch auf Entlohnung nach den für diese Berufsgruppen geltenden Tarifordnungen. Es sind dies

1. Tarifordnung für Gefolgschaftsmitglieder in den Kranken-, Heil- und Pflegeanstalten des Reiches, der Länder, der Gemeinden (Gemeindeverbände) und der Träger der Reichsversicherung (Kr. T) vom 2. Dezember 1939 und 26. September 1940 (RABl 1940, IV, S. 73 und 1483).

2. Tarifordnung für die dem Deutschen Caritas-Verband angeschlossenen Anstalten der Gesundheitsfürsorge vom 3. Mai 1936 (RABl VI Seite 521).

3. Tarifordnung für die dem Zentralausschuß für die Innere Mission der Deutschen Evangelischen Kirche angeschlossenen Anstalten und Einrichtungen der Gesundheitspflege vom 1. Dezember 1937 (RABl VI S. 1173).

4. Reichstarifordnung zur Regelung der Lohn- und Arbeitsbedingungen für das Hilfspersonal der Ärzte, Zahnärzte, Tierärzte, Dentisten und Heilpraktiker für das Gebiet des Deutschen Reiches vom 1. Februar 1939 (RABl VI S. 264) in der Fassung der Änderungs- und Ergänzungs-Tarifordnungen vom 1. Juni, 9. Oktober und 23. November 1939 (RABl VI, S. 922, S. 1585 und S. 1722) sowie vom 3. Januar und 7. Februar 1940 (RABl IV S. 123 und S. 233).

5. Allgemeine Tarifordnung für Gefolgschaftsmitglieder im öffentlichen Dienst (ATO) vom 1. April 1938 (RABl VI, S. 471).

6. Tarifordnung A für Gefolgschaftsmitglieder im öffentlichen Dienst (TO A) vom 1. April 1938 (RABl VI, S. 475).

b) Arbeitsbuch.

Nach der Verordnung über das Arbeitsbuch vom 22. April 1939 müssen Krankenschwestern und Krankenpfleger ein Arbeitsbuch haben. Die Ausstellung ist bei dem Arbeitsamt zu beantragen, in dessen Bezirk die Krankenpflegeperson polizeilich gemeldet ist. Über Ausnahmen von der Arbeitsbuchpflicht, die z. B. bei Angehörigen kirchlicher Schwesternverbände zulässig sind, entscheidet das Arbeitsamt.

c) Arbeitszeit.

Grundsätzlich gilt auch für Krankenpflegepersonen die Forderung, daß die Arbeitszeit 48 Stunden in der Woche nicht überschreiten soll. Zur Überbrückung gewisser Schwierigkeiten bei der Durchführung der pflegerischen Arbeiten ist jedoch durch eine „Verordnung über die

Arbeitszeit in Krankenpflegeanstalten" vom 13. Februar 1924 (RGBl. I S. 66 und 154) bestimmt worden, daß das Pflegepersonal in Krankenanstalten bis zu 60 Stunden in der Woche beschäftigt werden darf.

C. Gesetze und Verordnungen zur Bekämpfung übertragbarer Krankheiten.

1. Preußisches Regulativ bei ansteckenden Krankheiten vom 8. August 1835.

Zur Verhütung der Verbreitung übertragbarer Krankheiten und zu ihrer Bekämpfung sind in allen Kulturstaaten schon frühzeitig gesetzliche Maßnahmen ergriffen worden. Das vom Lande Preußen am 8. August 1835 erlassene „Regulativ — sanitärpolizeiliche Vorschriften — bei ansteckenden Krankheiten" hat den andern deutschen Bundesstaaten vielfach als Vorbild gedient. Doch blieb die Seuchengesetzgebung in Deutschland noch für viele Jahre uneinheitlich. Nur für Einzelfragen wurde eine für das gesamte Reichsgebiet gültige Regelung herbeigeführt.

2. Das Reichsimpfgesetz vom 8. April 1874.

Die im Anschluß an den Krieg in den Jahren 1871 bis 1872 in Deutschland aufgetretene schwere Pockenepidemie gab den Anstoß zum Erlaß des Reichsimpfgesetzes vom 8. April 1874.

Das Reichsimpfgesetz macht sich die günstigen englischen Erfahrungen zunutze, die mit der Anwendung des Kuhpockenimpfstoffes (Vakzine) erzielt worden sind. Das Gesetz schreibt vor, daß jedes Kind vor dem Ablauf des auf sein Geburtsjahr folgenden Kalenderjahres und jeder Schüler innerhalb des Jahres geimpft werden muß, in dem er das 12. Lebensjahr zurücklegt, sofern nicht ein ärztliches Zeugnis über Befreiungsgründe oder über das Überstehen der natürlichen Pocken vorgelegt wird.

Die Impfung darf nur von approbierten Ärzten vorgenommen werden. Die öffentlichen Impfungen sind unentgeltlich. Privatimpfungen sind gestattet. Die Impfung kann aus seuchenpolizeilichen Gründen erzwungen werden. Doch wird körperlicher Zwang nicht ausgeübt.

Impfschäden sind dem Amtsarzt zu melden, der ihre Ursachen zu erforschen, für Abstellung von Fehlern, aber auch für Aufklärung irriger Vorstellungen in der Bevölkerung zu sorgen hat.

Die in Gemeindepflegestationen tätigen Krankenschwestern werden regelmäßig bei den öffentlichen Impfterminen als geschulte Hilfskräfte eingesetzt werden.

3. Das Reichsseuchengesetz vom 30. Juni 1900.

Eine im August des Jahres 1892 in Hamburg ausgebrochene Choleraepidemie und ihre Weiterverbreitung bis in das Jahr 1894 hinein machte die Unzulänglichkeit der bestehenden bundesstaatlichen Bestimmungen zur Bekämpfung übertragbarer Krankheiten offenbar. Ein vom Reichsgesundheitsamt unter Hinzuziehung hervorragender Sachverständiger dem Reichstag im Jahe 1893 vorgelegter Gesetzentwurf betreffend Bekämpfung gemeingefährlicher Krankheiten gelangte jedoch erst im Jahre 1900 zur Verabschiedung. Dieses Reichsgesetz regelte jedoch nur die Bekämpfung der sechs als *gemeingefährlich* bezeichneten Krankheiten Aussatz, Cholera, Fleckfieber, Gelbfieber, Pest und Pocken, zu denen durch Verordnung des Reichskanzlers vom 28. 9. 1909 noch Milzbrand hinzukam.

4. Das Preußische Gesetz betreffend die Bekämpfung übertragbarer Krankheiten vom 28. August 1905.

Die Bekämpfung der übrigen gefährlichen ansteckenden Krankheiten blieb nach wie vor der Gesetzgebung der Bundesstaaten überlassen. In enger Anlehnung an das Reichsseuchengesetz erließ das Land Preußen das *Gesetz betreffend die Bekämpfung übertragbarer Krankheiten* vom 28. August 1905 (Preuß. Ges.-S. S. 373). In den übrigen Bundesstaaten wurde dieses wichtige gesundheitliche Gebiet durch ähnliche Gesetze oder Verordnungen geregelt. Die noch bestehenden Ungleichheiten innerhalb der einzelnen Länder wurden durch die *Verordnung zur Bekämpfung übertragbarer Krankheiten* vom 1. Dezember 1938 beseitigt.

Diese Bestimmungen sind unter dem Druck der Seuchengefahr nach dem jetzigen Kriege vielfach geändert worden, jedoch nicht überall in gleicher Weise. Der Umfang der Meldepflicht, die Zahl der anzeigepflichtigen Krankheiten, die Vorschriften über die Absonderung ansteckend Kranker und Krankheitsverdächtiger zeigen in den Besatzungszonen Abweichungen. Es muß den Krankenpflegepersonen daher nachdrücklich zur Pflicht gemacht werden, daß sie sich über die am Orte ihrer jeweiligen Tätigkeit gültigen seuchengesetzlichen Bestimmungen Gewißheit verschaffen.

Zur Zeit gelten

a) für den Bereich der Stadt Berlin:

Die Verordnung des Magistrats der Stadt Berlin über die Bekämpfung übertragbarer Krankheiten (vom 4. Juni 1945 — Verordnungsblatt der Stadt Berlin 1945, S. 7),

b) für die sowjetische Besatzungszone:

Die Anweisung Nr. 1 der Deutschen Zentralverwaltung für das Gesundheitswesen in der sowjetischen Besatzungszone Deutschlands zur Verordnung über den Neuaufbau des öffentlichen Gesundheitswesens vom 17. September 1945 — Bekämpfung übertragbarer Krankheiten (Das Deutsche Gesundheitswesen 1946, S. 62),

c) in den übrigen Besatzungszonen Deutschlands:

Die Verordnung betreffend Bekämpfung übertragbarer Krankheiten vom 1. Dezember 1938 (RGBl. I S. 1721).

Als Mittel zur Verhütung und Bekämpfung übertragbarer Krankheiten schreiben die seuchengesetzlichen Vorschriften folgendes vor:

Anzeigepflicht.

Anzeigepflicht besteht nach den Bestimmungen der Verordnung betr. Bekämpfung übertragbarer Krankheiten vom 1. 12. 1938 für folgende Krankheiten:

1. Aussatz (Lepra), 2. Cholera (asiatische), 3. Fleckfieber (Flecktyphus, Typhus exanthematicus), 4. Gelbfieber, 5. Pest (orientalische Beulenpest), 6. Pocken (Blattern), 7. Papageienkrankheit (Psittacosis), 8. Kindbettfieber, a) nach standesamtlich meldepflichtiger Geburt, b) nach Fehlgeburt, 9. übertragbare Kinderlähmung (Poliomyelitis epidemica), 10. bakterielle Lebensmittelvergiftung (Botulismus, Enteritis infectiosa), 11. Milzbrand (Anthrax), 12. Paratyphus, 13. Rotz, 14. übertragbare Ruhr (Dysenterie, Amöben- und Bazillenruhr), 15. Tollwut (auch Bißverletzungen durch tollwütige oder tollwutverdächtige Tiere), 16. Tularaemie, 17. Typhus (Typhus abdominalis), 18. Tuberkulose, a) ansteckende Lungen- und Kehlkopftuberkulose, b) Hauttuberkulose, c) Tuberkulose anderer Organe, 19. Bang'sche Krankheit (Brucellosen, Maltafieber), 20. Diphtherie, 21. übertragbare Gehirnentzündung (Encephalitis epidemica), 22. übertragbare Genickstarre (Meningitis cerebrospinalis epidemica), 23. Keuchhusten (Pertussis), 24. Körnerkrankheit (Trachom), 25. Malaria, 26. Rückfallfieber (Febris recurrens), 27. Scharlach (Scarlatina), 28. Trichinose, 29. Weil'sche Krankheit (Icterus infectiosus).

Bei Ziffer 1 bis 7 sind Erkrankung, Verdacht der Erkrankung und Todesfall unverzüglich dem für den Wohnort des Kranken zuständigen Gesundheitsamt anzuzeigen.

Bei Ziffer 8 bis 18 sind Erkrankung, Verdacht und Todesfall innerhalb von 24 Stunden anzuzeigen.

Bei Ziffer 19 bis 29 sind nur Erkrankung und Todesfall anzuzeigen.

Die Verordnung der Stadt Berlin vom 4. Juni 1945 und die Anweisung I der Deutschen Zentralverwaltung für das Gesundheitswesen in der sowjetischen Besatzungszone haben die Anzeigepflicht für Keuchhusten fallen gelassen. Dagegen enthalten diese Verordnungen als Verschärfung die Meldepflicht für jede Neuerkrankung an Syphilis, Gonorrhoe und Ulcus molle. Auch die Infektionsquellen für diese drei Geschlechtskrankheiten sind anzuzeigen.

Außer den Fällen von Erkrankung und Tod sind dem Gesundheitsamt bei einigen Erkrankungen auch alle gesunden Bazillenausscheider anzuzeigen; das sind Personen, die, ohne krank zu sein, die Erreger der bakteriellen Lebensmittelvergiftung, des Typhus, des Paratyphus oder der übertragbaren Ruhr ausscheiden.

Beim Wechsel der Wohnung oder des Aufenthaltsortes, sowie bei Krankenhausaufnahme und -entlassung ist die Anzeige zu erneuern.

Zur Anzeige sind verpflichtet

1. jeder Arzt, der die Krankheit, den Krankheitsverdacht oder die Ausscheidung von Krankheitserregern festgestellt hat,

2. der Haushaltsvorstand,

3. jede mit der Pflege oder Behandlung des Erkrankten berufsmäßig beschäftigte Person,

4. derjenige, in dessen Wohnung oder Behausung der Erkrankungsfall oder Todesfall sich ereignet hat,

5. der Leichenbeschauer.

Zur Anzeige sind nach Möglichkeit die amtlich vorgeschriebenen Anzeigevordrucke zu verwenden. Sind diese nicht vorhanden, dann ist die Anzeige mündlich, fernmündlich oder in freier schriftlicher Form zu erstatten.

Ermittlung der Krankheit.

Die Ermittlung der Krankheit ist Aufgabe des Gesundheitsamtes. Unter der Verantwortung des Amtsarztes sind alle notwendig erscheinenden Ermittlungen über Ursache, Art, Ansteckungsquelle und Ausbreitung der Krankheit sowie über die Gefahr weiterer Ausbreitung vorzunehmen.

Den Beauftragten des Gesundheitsamtes ist der Zutritt zu dem Kranken oder zu der Leiche und Vornahme aller notwendigen Ermittlungen und Untersuchungen zu gestatten. Auch die Öffnung der Leiche kann angeordnet werden. Der behandelnde Arzt ist berechtigt, diesen Untersuchungen beizuwohnen.

Kranke, Krankheitsverdächtige, Bazillenausscheider und alle zur Anzeige verpflichteten Personen müssen dem Gesundheitsamt über alle wichtigen Umstände Auskunft erteilen. Die Personen, auf die sich die Ermittlungen erstrecken, sind verpflichtet, sich den erforderlichen ärztlichen Untersuchungen und der Entnahme von Untersuchungsmaterial zu unterziehen.

Schutzmaßnahmen.

Absonderung. Zur Verhinderung der Weiterverbreitung übertragbarer Krankheiten können Kranke, Krankheitsverdächtige, aber auch Ansteckungsverdächtige, einer Absonderung oder Beobachtung unterworfen werden. Auch den Pflegepersonen oder sonstigen Personen aus der Umgebung Kranker können besondere Verhaltungsmaßregeln, insbesondere auch die Fernhaltung vom Schulbesuch oder von der Arbeitsstätte, durch das Gesundheitsamt auferlegt werden.

Die Absonderung kann in der Wohnung des Erkrankten durchgeführt werden, wenn dies nach dem Urteil des Amtsarztes ohne Gefahr für die Umgebung möglich ist. Die höhere Verwaltungsbehörde (Regierungspräsident, in Berlin der Magistrat) kann für bestimmte Erkrankungen anordnen, daß alle Erkrankten in Krankenhäusern abzusondern sind.

Auch gesunde Bazillenausscheider (z. B. der Diphtherie und des Typhus) oder Tuberkulöse können auf Anordnung des Gesundheitsamtes in geeigneten Anstalten abgesondert werden. Dies kann notwendig werden, wenn diese Personen sich undiszipliniert verhalten und die Anordnungen des Gesundheitsamtes in bezug auf die Desinfektion ihrer ansteckenden Ausscheidungen nicht befolgen. Auch können solchen Personen Verkehrs- und Berufsbeschränkungen auferlegt werden.

Desinfektion. Durch das Gesundheitsamt ist eine laufende Desinfektion der Räume und der von den Kranken benutzten Gegenstände sicherzustellen. Die für die einzelnen Erkrankungen gegebenen Desinfektionsanweisungen sind dabei genau zu beachten.

Nach Erlöschen der Erkrankung, beim Tode oder beim Wohnungswechsel ist eine Schlußdesinfektion durchzuführen. Die Vorschriften über die Desinfektion gelten auch für die benutzten Transportmittel (Krankenautos, Krankentragen).

Schulseuchenerlaß.

Über das Verhalten von Jugendlichen, die selber krank sind oder in der Umgebung ansteckend Kranker leben, in bezug auf den Schulbesuch bestehen besondere Bestimmungen (Anweisung zur Verhütung der Verbreitung übertragbarer Krankheiten durch die Schulen vom 30. April 1942 — MBliV. S. 951).

Sonstige Schutzbestimmungen.

Zur Bekämpfung übertragbarer Krankheiten kann auf Antrag des Gesundheitsamtes die Benutzung von Brunnen, Teichen, Seen, Wasserläufen, Wasserleitungen sowie von Bade-, Schwimm- und Bedürfnisanstalten verboten oder beschränkt werden.

Die Vertilgung tierischer Schädlinge, die zur Weiterverbreitung übertragbarer Krankheiten beitragen (Ratten, Wanzen, Läuse, Fliegen, Mücken), kann angeordnet werden.

Für die Aufbewahrung, Einsargung, Beförderung und Bestattung der Leichen von Personen, die an einer übertragbaren Krankheit gestorben sind, können besondere Vorsichtsmaßnahmen angeordnet werden. Zur Behandlung von Personen, die an ansteckenden Krankheiten leiden, sind nur approbierte Ärzte zugelassen. Die Behandlung durch Heilpraktiker ist verboten und strafbar.

Es ist Aufgabe der Gemeinden (Gemeindeverbände), die zur Absonderung und Behandlung ansteckend Kranker geeigneten Krankenanstalten einzurichten und zu unterhalten.

Die Ortspolizeibehörden sind verpflichtet, die Gesundheitsämter bei der Durchführung ihrer Aufgaben zwecks Bekämpfung der übertragbaren Krankheiten zu unterstützen und nötigenfalls die erforderlichen Maßnahmen auch mit Zwang durchzusetzen.

Kosten.

Die Kosten der ärztlichen und der Krankenhausbehandlung, die sich aus der Bekämpfung übertragbarer Krankheiten ergeben, sind grundsätzlich von den Betroffenen oder von den für sie Unterhaltspflichtigen zu tragen. In einem Teil der Fälle wird die Krankenkasse die Kosten ganz oder teilweise tragen. Soweit die Kosten weder von dem Betroffenen oder seinen Angehörigen oder von der Krankenkasse getragen werden können, haben die Fürsorgeverbände (Wohlfahrtsämter, Sozialämter) einzugreifen. Die Berliner Verordnung vom 4. Juni 1945 hat die Regelung der Kostenfrage den Gesundheitsämtern übertragen in der Absicht, bei der Bekämpfung übertragbarer Krankheiten alle bürokratischen oder fiskalischen Hemmungen auszuschalten.

Strafvorschriften.

Verstöße gegen die Vorschriften zur Bekämpfung übertragbarer Krankheiten werden mit Haft, Gefängnis oder mit Geldstrafe bis zu 500.— RM bestraft.

Strafbar ist auch die vorsätzliche oder fahrlässige Unterlassung der Anzeige oder die Weigerung, dem Gesundheitsamt Auskunft zu erteilen oder Untersuchungsmaterial herzugeben.

5. Das Reichsgesetz zur Bekämpfung der Geschlechtskrankheiten vom 3. Februar 1927 (RGBl. I S. 61) nebst Verordnung zur Änderung des Gesetzes vom 21. Oktober 1940 (RGBl. I S. 1459).

Geschlechtskrankheiten im Sinne dieses Gesetzes sind Syphilis, Tripper und Schanker, ohne Rücksicht darauf, an welcher Stelle diese Krankheiten auftreten.

Wer an einer ansteckungsgefährlichen Geschlechtskrankheit leidet, hat die Pflicht, sich von einem Arzt behandeln zu lassen.

Die Behandlung von Geschlechtskrankheiten, aber auch von Krankheiten oder Leiden der Geschlechtsorgane, ist nur den für das Deutsche Reich approbierten Ärzten gestattet. Verboten ist also die Behandlung durch Heilpraktiker. Verboten ist auch, solche Krankheiten anders als auf Grund eigener Wahrnehmungen zu behandeln (Fernbehandlung) oder in Vorträgen, Schriften, Abbildungen oder Darstellungen Ratschläge für die Selbstbehandlung zu erteilen.

Wer die Kosten der Behandlung nicht selbst tragen kann, erhält kostenlose Behandlung aus öffentlichen Mitteln.

Eine Anzeigepflicht für Geschlechtskrankheiten ist weder in der Verordnung betr. Bekämpfung übertragbarer Krankheiten vom 1. Dezember 1938 noch in dem Reichsgesetz zur Bekämpfung der Geschlechtskrankheiten festgelegt. Diese Anzeigepflicht tritt erst ein, wenn sich ein Geschlechtskranker der ärztlichen Behandlung oder Beobachtung entzieht.

In den Verordnungen des Magistrats Berlin vom 4. Juni 1945 und der **Deutschen Zentralverwaltung für das Gesundheitswesen in der sowjetischen** Besatzungszone vom 17. September 1945 ist die Anzeigepflicht für Geschlechtskrankheiten jedoch in dem gleichen Umfang wie für die übrigen ansteckenden Krankheiten eingeführt.

Die Durchführung der im Gesetz zur Bekämpfung der Geschlechtskrankheiten festgelegten Aufgaben liegt den Gesundheitsämtern ob. Dies geschieht mit Hilfe der B e r a t u n g s s t e l l e n f ü r G e s c h l e c h t s k r a n k e in Zusammenarbeit mit den Pflegeämtern, Jugendämtern und den Dienststellen der Ordnungspolizei.

Das Gesundheitsamt kann Personen, die verdächtig sind, geschlechtskrank zu sein und diese Krankheit weiter zu verbreiten, anhalten, ein ärztliches Zeugnis über ihren Gesundheitszustand vorzulegen. Auch können solche Personen (Personen mit wechselndem Geschlechtsverkehr, Prostituierte) einer Zwangsbehandlung und einer Absonderung in einem Krankenhaus unterworfen werden.

Wer den Beischlaf ausübt, obwohl er an einer mit Ansteckungsgefahr verbundenen Geschlechtskrankheit leidet und dies weiß oder den Umständen nach annehmen muß, wird mit Gefängnis bis zu 3 Jahren bestraft.

Die Verfolgung tritt nur auf Antrag ein.

Wer weiß oder den Umständen nach wissen muß, daß er an einer mit Ansteckungsgefahr verbundenen Geschlechtskrankheit leidet und trotzdem eine Ehe eingeht, ohne dem anderen Teil vor Eingehung der Ehe über seine Krankheit Mitteilung gemacht zu haben, wird mit Gefängnis bis zu 3 Jahren bestraft. Die Verfolgung tritt nur auf Antrag ein. Rücknahme des Antrages ist zulässig.

Wer, ohne Arzt zu sein, Personen mit Geschlechtskrankheiten oder mit Leiden der Geschlechtsorgane behandelt oder sich zur Behandlung öffentlich oder durch Verbreitung von Schriften, Abbildungen oder Darstellungen, wenn auch in verschleierter Form, erbietet, wird mit Gefängnis bis zu einem Jahre und mit Geldstrafe oder mit einer dieser Strafen bestraft.

Der Arzt ist verpflichtet, die untersuchten und behandelten Personen über die Krankheit, über die Ansteckungsgefahr sowie über die Strafbarkeit zu belehren. Dies hat durch Aushändigung eines amtlich genehmigten Merkblattes zu geschehen.

Wer als Beamter oder Angestellter des Gesundheitsamtes oder einer Beratungsstelle unbefugt offenbart, was ihm über Geschlechtskrankheiten eines anderen oder ihre Ursache oder über die sonstigen persönlichen Verhältnisse der Beteiligten dienstlich bekannt geworden ist, wird mit Geldstrafe oder mit Gefängnis bis zu einem Jahr bestraft.

Das Reichsgesetz zur Bekämpfung der Geschlechtskrankheiten enthält noch weitere Strafbestimmungen, die sich auf die Ankündigung von Mitteln zur Heilung und Linderung von Geschlechtskrankheiten, auf das Stillen von Kindern durch geschlechtskranke Ammen, auf das Stillen syphilitischer Kinder durch gesunde Ammen und auf die Vermittlung von Ammen beziehen.

D. Fürsorgerechtliche Gesetze und Verordnungen.

1. Reichsverordnung über die Fürsorgepflicht (Fürsorgepflicht-Verordnung) vom 13. Februar 1924 (RGBl. I S. 100).

Die Fürsorgepflicht-Verordnung vom 13. Februar 1924 ordnet die Bildung von Landesfürsorgeverbänden und Bezirksfürsorgeverbänden an.

Jeder Hilfsbedürftige muß zunächst von demjenigen Bezirksfürsorgeverband unterstützt werden, in dessen Bezirk die Hilfsbedürftigkeit eintritt (vorläufig verpflichteter Fürsorgeverband). Dessen Aufgabe ist es, die Erstattung der aufgewendeten Kosten nach Feststellung des endgültig verpflichteten Fürsorgeverbandes zu betreiben.

Zu den Aufgaben der Fürsorgeverbände gehören

a) die soziale Fürsorge für Kriegsbeschädigte und Kriegshinterbliebene,

b) die Fürsorge für Rentenempfänger, soweit sie nicht den Versicherungsträgern obliegt,

c) die Fürsorge für Kleinrentner und die ihnen Gleichstehenden,

d) die Fürsorge für Schwerbeschädigte und Schwererwerbsbeschränkte,

e) die Fürsorge für hilfsbedürftige Minderjährige,

f) die Wochenfürsorge,

g) die Armenfürsorge,

h) weitere Fürsorgeaufgaben, sofern solche notwendig werden.

2. Das Reichsgesetz für Jugendwohlfahrt vom 9. Juli 1922 (RGBl. I S. 633) schreibt die Bildung von Jugendämtern vor. Diese haben alle Maßnahmen der Jugendwohlfahrt durchzuführen, im besonderen im Wege der öffentlichen Jugendhilfe alle Maßnahmen zur Erziehung der gefährdeten Kinder zur leiblichen, seelischen und gesellschaftlichen Tüchtigkeit durchzuführen.

3. Das Preußische Gesetz betreffend die öffentliche Krüppelfürsorge vom 6. Mai 1920 (Preuß. GesS. S. 280 und VW. 1920 S. 177).

Eine reichsrechtliche Regelung der Krüppelfürsorge fehlt. Für Preußen gilt das Gesetz vom 6. Mai 1920.

In Verbindung mit den Bestimmungen der Fürsorgepflicht-Verordnung (früher Bundesgesetz über den Unterstützungswohnsitz vom 8. März 1871) und des Reichsgesetzes für Jugendwohlfahrt sind alle wichtigen Fragen der Krüppelfürsorge geregelt.

Eine Verkrüppelung im Sinne des Preußischen Krüppelfürsorgegesetzes liegt vor, wenn eine Person (Krüppel) infolge eines angeborenen oder erworbenen Knochen-, Gelenk-, Muskel- oder Nervenleidens oder Fehlens eines wichtigen Gliedes oder Teiles eines solchen in dem Gebrauch ihres Rumpfes oder ihrer Gliedmaßen nicht nur vorübergehend derart behindert ist, daß ihre Erwerbsfähigkeit auf dem allgemeinen Arbeitsmarkte voraussichtlich wesentlich beeinträchtigt wird.

Die Krüppelleiden sind anzeigepflichtig. Ein Arzt, der bei einer Person unter 18 Jahren eine Verkrüppelung wahrnimmt, hat dem Jugendamt Anzeige zu erstatten.

Bei der Geburt sind Ärzte und Hebammen verpflichtet, das Kind auf Anzeichen von Verkrüppelung zu untersuchen und gegebenenfalls Anzeige zu erstatten.

Ärzte, Krankenpflegepersonen, Fürsorgepersonen und Lehrer sind verpflichtet, Anzeige zu erstatten, wenn sie bei Jugendlichen Anzeichen drohender Verkrüppelung beobachten.

Zur Durchführung der notwendigen Maßnahmen sind in allen Kreisen und kreisfreien Städten in Zusammenarbeit zwischen Jugendamt und Gesundheitsamt Krüppelfürsorgestellen eingerichtet worden, die von einem fachlich ausreichend vorgebildeten Fürsorgearzt geleitet werden.

Die Landesfürsorgeverbände sind verpflichtet, geeignete Anstalten zur Behandlung und Erwerbsbefähigung der jugendlichen Krüppel (Krüppelheime, Krüppelheil- und Lehranstalten) einzurichten und zu unterhalten. Diese Krüppelheime müssen von orthopädischen Fachärzten geleitet werden und in der Lage sein, durch gleichzeitiges Ineinanderarbeiten von Klinik, Schule, Berufsausbildung und Berufsberatung die dort betreuten Krüppel zur höchstmöglichen wirtschaftlichen Selbständigkeit zu bringen.

E. Sozialversicherung.

Die Gesetze, welche die deutsche Sozialversicherung regeln, sind bisher nicht aufgehoben. Sie werden jedoch in den Besatzungszonen in sehr unterschiedlichem Maße durchgeführt. Dies gilt vor allem von den Rentenversicherungen, deren Leistungen zum Teil noch ganz ruhen oder nur mit starken Kürzungen gewährt werden, während die Krankenversicherung allgemein wieder nach kurzer Unterbrechung in ausreichendem Maße wirksam geworden ist. Die zur Zeit in den einzelnen Ländern, Provinzen und selbständigen Stadtverwaltungen je nach der finanziellen Leistungsfähigkeit durchgeführten Maßnahmen bezwecken die Überbrückung eines Notstandes. Dabei zeichnen sich jedoch bereits Bestrebungen zu einer grundlegenden Umformung des bisherigen Sozialversicherungsrechtes ab. In welchem Ausmaße diese Anregungen eines Tages allgemeingültige Gesetzeskraft erlangen werden, läßt sich noch nicht beurteilen. Zum Verständnis der kommenden Gesetzgebung wird die Kenntnis des bisherigen Rechts von Nutzen sein.

Die Sozialversicherung hat die Aufgabe, die werktätige Bevölkerung vor gesundheitlicher und wirtschaftlicher Not zu schützen. Die Sozialversicherungsgesetze geben dem Versicherten und seinen Angehörigen einen Rechtsanspruch auf die gesetzlich vorgeschriebenen oder durch Satzungen der Versicherungsträger festgelegten Leistungen bei Krankheit, Unfall, Invalidität, Alter, Tod des Ernährers, Arbeitslosigkeit, Schwangerschaft und Entbindung.

Die Rechtsgrundlagen der deutschen Sozialversicherung sind

1. die Reichsversicherungsordnung (in der Fassung vom 17. Mai 1934 — RGBl. I S. 419),

2. das Angestellten-Versicherungsgesetz (in der Fassung vom 17. Mai 1934 — RGBl. I S. 431),

3. das Reichsknappschaftsgesetz vom 23. Juni 1923 (RGBl. I S. 431 in der Fassung vom 1. Juli 1926 — RGBl. I S. 369),

4. das Gesetz über Arbeitsvermittlung und Arbeitslosenversicherung in der Fassung vom 22. Dezember 1937.

Die Sozialversicherungsgesetze umfassen verschiedene Versicherungszweige.

I. Die Krankenversicherung.

Sie gibt Schutz gegen Krankheit und dadurch bedingte Arbeitsunfähigkeit.

Träger der Krankenversicherung sind die Ortskrankenkassen, in Landkreisen Landkrankenkassen. Auf Grund anderweitiger, noch gültiger Rechtsvorgänge bestehen außerdem besondere Ortskrankenkassen für bestimmte Gewerbe (z. B. Ortskrankenkasse der Bierbrauer), Betriebskrankenkassen, Innungskrankenkassen, die Seekrankenkasse (für Seeleute) und Ersatzkrankenkassen (z. B. Barmer Ersatzkasse).

Versicherungspflicht.

Das Gesetz bestimmt, welche Berufsgruppen verpflichtet sind, einer Krankenkasse anzugehören; es bestimmt außerdem den Kreis der versicherungsfreien Personen (z. B. Mitglieder geistlicher Orden, Diakonissen usw.), sowie der versicherungsberechtigten Personen (Selbstversicherer, Weiterversicherte, Höherversicherte).

Versicherungsbeiträge.

Der Versicherte trägt zwei Drittel, der Arbeitgeber ein Drittel der Beiträge Anträge auf Teilung der Beiträge je zur Hälfte sind in Verhandlung.

Versicherungsfall.

Die Leistung der Krankenversicherung greift bei folgenden Versicherungsfällen ein: Krankheit, Arbeitsunfähigkeit durch Krankheit, Niederkunft und Tod.

Versicherungsleistungen.

Die Krankenversicherung unterscheidet

a) Regelleistungen,

b) Ersatzleistungen,

c) Mehrleistungen.

a) Regelleistungen sind:

1. Krankenhilfe für 26 Wochen. Sie besteht in ärztlicher Behandlung, Lieferung von Arzneimitteln, Brillen, Bruchbändern und kleinen Heilmitteln,

2. Krankengeld,

3. Wochenhilfe. Sie besteht in Hebammenhilfe (dazu Arzneien und Heilmittel sowie ärztlicher Hilfe bei Entbindungen), Wochengeld für 10 Wochen, Stillgeld während 12 Wochen,

4. Sterbegeld beim Tode des Versicherten,

5. Familienhilfe für Ehegatten und Kinder (auch Wochenhilfe für Ehefrau und Töchter);

b) Ersatzleistungen (Kann-Leistungen).

An Stelle von Krankenhilfe (ärztlicher Behandlung und Krankengeld) kann die Krankenkasse Krankenhauspflege gewähren. Die Entscheidung steht der Kassenleitung nach pflichtmäßigem Ermessen zu. Ein eindeutiger Rechtsanspruch des Versicherten auf Tragung der Kosten der Krankenhausbehandlung durch die Krankenkasse besteht nicht.

II. Die Unfallversicherung.

Aufgabe der Unfallversicherung ist es, den Verunglückten und seine Angehörigen in bezug auf die Folgen von Unfällen und Berufskrankheiten wirtschaftlich sicherzustellen und für eine beschleunigte Wiederherstellung der Arbeitsfähigkeit zu sorgen.

Träger der Unfallversicherung sind die Berufsgenossenschaften, so benannt, weil sie nach bestimmten Berufsgruppen gegliedert sind.

Für Krankenpflegepersonen ist die Berufsgenossenschaft für Gesundheitsdienst und Wohlfahrtspflege, Berlin C 2, zuständig.

Versicherungspflicht besteht für die Personen, die in einem durch das Gesetz als unfallgefährdet bezeichneten Betrieb beschäftigt werden. Für Krankenpflegepersonen gilt § 537 Ziffer 4 b der Reichsversicherungsordnung, in dem aufgeführt werden:

„Krankenhäuser, Heil- und Pflegeanstalten, Entbindungsheime und sonstige Anstalten, die Personen zur Kur oder Pflege aufnehmen, ferner Einrichtungen und Tätigkeiten in der öffentlichen und freien Wohlfahrtspflege und im Gesundheitsdienst."

Die Beiträge zur Unfallversicherung werden von dem Betrieb getragen. Der Versicherte selber hat keine Zahlungen zu leisten. Dies gilt jedoch nicht für die privat tätigen Krankenpflegepersonen und die Betriebsunternehmer, die ebenfalls verpflichtet sind, der Berufsgenossenschaft für Gesundheitsdienst und Wohlfahrtspflege anzugehören.

Ein Versicherungsfall tritt ein bei Körperverletzung oder Tötung durch Betriebsunfall und bei Berufskrankheit.

Der Unfall muß im Zusammenhang mit dem Betriebe (bzw. der versicherungspflichtigen Tätigkeit) stehen. Unfälle, die sich auf dem Wege zur oder von der Arbeitsstätte ereignen, sind in den Versicherungsschutz mit einbegriffen.

Als Berufskrankheiten im Sinne der Unfallversicherung gelten die in der „Liste der anzeigepflichtigen Krankheiten nach der Dritten Verordnung über Ausdehnung der Unfallversicherung auf Berufskrankheiten vom 16. Dezember 1936" (RGBl. I S. 1167) aufgeführten Krankheiten, wenn sie durch berufliche Beschäftigung in einem der in Spalte III dieser Liste bezeichneten Betriebe verursacht worden sind. Den Betrieben stehen die Tätigkeiten und Einrichtungen gleich, die der Unfallversicherung unterliegen.

Es handelt sich u. a. um Erkrankungen durch Blei, Phosphor, Quecksilber, Arsen, Benzol, Röntgenstrahlen, um Hautschädigungen, Taubheit durch Lärm sowie um Infektionskrankheiten bei Angehörigen von Betrieben des Gesundheitsdienstes.

Leistungen. Die Unfallversicherung gewährt Krankenbehandlung bei Verletzung, Berufsfürsorge durch berufliche Ausbildung und Umschulung zur Wiedergewinnung der Erwerbsfähigkeit und durch Nachweis einer geeigneten Arbeitsstelle, Rente nach dem Grade der durch den Unfall oder die Berufskrankheit bedingten Minderung der Erwerbsfähigkeit, Sterbegeld und Hinterbliebenenrente bei Unfalltod. Heilanstaltspflege kann an Stelle der Krankenbehandlung oder der Unfallrente durchgeführt werden.

Die vorbeugenden Maßnahmen in der Unfallversicherung. Alle Berufsgenossenschaften sind verpflichtet, für die von ihnen erfaßten Betriebe Unfallverhütungsvorschriften zu erlassen.

Die Unfallversicherungsvorschriften verpflichten den Unternehmer und den Versicherten. Die Unfallverhütungsvorschriften müssen daher in jedem Betrieb für jeden dort Tätigen zugänglich ausliegen. Auch die Krankenpflegepersonen müssen sich mit den von der Berufsgenossenschaft für Gesundheitsdienst und Wohlfahrtspflege herausgegebenen Unfallverhütungsvorschriften bekannt machen. Auch ist es notwendig, daß die Krankenschwestern und Krankenpfleger mit den für bestimmte Anstalts- und Institutseinrichtungen vorgeschriebenen Schutzvorschriften und Schutzmitteln vertraut gemacht werden. Die Ausbildungs- und Prüfungsvorschriften für Krankenpflegepersonen schreiben vor, daß die Unfallverhütungsvorschriften „im Krankenpflegeunterricht theoretisch und praktisch erörtert und auch in der Prüfung mit berücksichtigt werden" (Erlaß vom 22. Februar 1933 — IIIa II 436/33).

Die Unfallverhütungsvorschriften enthalten im I. Teil allgemeine Vorschriften über Pflichten des Unternehmers und des Versicherten, insbesondere zur Befolgung aller im Interesse der Unfallvorbeugung erlassenen Anordnungen, ferner über allgemeine Anforderungen an Betriebsanlagen und Betriebsführung unter besonderer Berücksichtigung elektrischer Anlagen. Teil II enthält gesundheitsdienstliche Sondervorschriften, und zwar über Infektionsverhütung, besondere Vorschriften für Bestrahlungsbetriebe — hier sind die vom 1. April 1940 ab gültigen Bestimmungen des Ersten Nachtrages zu den Unfallverhütungsvorschriften zu beachten —, ferner Vorschriften für elektromedizinische Anlagen und für Betriebe der Zahnheilkunde. Teil III enthält Anweisungen über erste Hilfe und Verhalten bei Unfällen. In einem Anhang sind neben den „Verkehrsregeln", den „Richtlinien über Schutz gegen gefährliche Gase und Dämpfe", auch die vom Reichsgesundheitsamt herausgegebene „Anweisung zur Verhütung der Ansteckung mit Tuberkulose für in Anstalten tätige Krankenpflegepersonen" sowie „Besondere Maßnahmen bei Infektionen mit verschiedenen Erregern" abgedruckt.

Eine praktische Hilfe bieten die von der Berufsgenossenschaft herausgegebenen „Richtlinien zur Selbstkontrolle der Betriebe auf Schutz gegen Unfälle und Berufskrankheiten". Sie enthalten eine Zusammenstellung derjenigen Mängel, die bei Anstaltsrevisionen immer wieder gefunden werden.

Zur Vorbeugung von Berufsunfällen und Berufskrankheiten sind vor allem folgende allgemeine technische Mängel abzustellen: Verkehrsböden, wie Treppen, Flure und Arbeitsräume sind stumpf zu halten. Bohnermittel müssen hemmend wirken. Sie dürfen keine Lösungsmittel enthalten, die Ölschwaden hinterlassen, welche sich an Schuhsohlen übertragen. Türvorleger innerhalb des Anstaltsbetriebes sind zu beseitigen oder gefahrsicher zu befestigen. Alle Stehleitern sind — zur Entlastung der oberen Scharniere und Holmenspitzen — beiderseits der Wangen mit Ketten oder Gelenkeisen zu sichern. Bei Benutzung oberster Stufen muß sicheres Stehen gewährleistet sein (Leiter mit Sicherheitsbrücke und Haltvorrichtung). Das Fensterputzen von außen darf zur Verringerung der meist tödlichen Abstürze nur von sicher angeseilten Personen erfolgen. Schwere Deckel sind gegen Niederfallen mittels Ketten oder Haken zu sichern. z. B. bei Sterilisatoren. Metallene Flaschen für Gase — volle und leere — sind liegend aufzubewahren oder mittels Rohrschelle, Kette, vierräderigem Stativ oder dergleichen gegen Umfallen zu sichern.

Bei Arbeiten, die erfahrungsgemäß Augenschädigungen verursachen können, sind geeignete Schutzmittel, z. B. Brillen, Masken, Schirme, bereitzuhalten und zu benutzen, z. B. bei Ultraviolettlampen. Das Tragen von Zelluloidkleidungsstücken ist Schwestern und Personen, die mit offenem Licht oder offenen Flammen (Gasherd, Spirituskocher, Bunsenbrenner usw.) zu tun haben, verboten. An den Schachtöffnungen des Handspeiseaufzuges sind augenfällige Aufschriften anzubringen: „Warnung! Aufzug! Hineinbeugen verboten! Nicht überlasten!"

Jede Pflegekraft ist für die Unfallsicherheit mitverantwortlich. Es gilt ständig die Augen offenzuhalten. Gefährdende Mängel, die sie nicht selbst sofort abstellen kann, sind unverzüglich der verantwortlichen Stelle zu melden.

Der Schutz vor elektrischen Unfällen erfordert vor allem rechtzeitige Instandsetzung beschädigter Isolation von Schaltern, Steckern, Bügeleisen, Zuleitungsschnüren und dergleichen. Der Strom der Lichtnetzleitung kann durchaus tödliche Wirkung haben. Kein elektromedizinisches Gerät darf unnötig mit der Netzleitung verbunden bleiben, Stecker sind nach Gebrauch sofort herauszuziehen, und zwar am Stecker selbst, nicht an der Leitungsschnur. Der herausgezogene Stecker ist z. B. mittels Haken oder Schnur an der Wand aufzuhängen, nicht aber auf den Boden zu werfen. Elektrische Zuleitungen darf man nie auf Heizungen legen. An manchen elektrischen Geräten, insbesondere an sogenannten Lichtbrücken, findet man Zuleitungen, die an beiden Seiten vorstehende Steckerstifte haben; solche Zuleitungen sind verboten. Verlängerungsschnüre und dergleichen müssen stets an einem Ende geschützte Einstecklöcher, wie die Steckdosen an der Wand, haben. Vor Reinigung der Metallteile elektrischer Geräte, die sich nicht durch Steckkontakt von der Netzleitung trennen lassen (z. B. Hängelampen), müssen die Sicherungen des Stromkreises von kundiger Hand entfernt sein. Besondere Vorschriften bestehen für elektrische Geräte in feuchten Räumen. In Bädern dürfen Schalter für den Badenden überhaupt nicht direkt erreichbar sein.

Diathermie- und Kurzwellenapparate enthalten Hochspannung. Sie dürfen während des Betriebes nicht geöffnet werden. Bei vorhandener Tür muß diese so eingerichtet sein, daß sich der Apparat beim Öffnen der Tür von selbst abschaltet. Röntgenapparate haben auch heute noch oft freiliegende Hochspannung. In solchen Fällen darf ohne besondere Anweisung sachkundiger Personen nichts berührt und nicht im Dunkeln umhergegangen werden, auch nicht, wenn der Apparat außer Betrieb ist (manche Apparate enthalten noch erheblich elektrische Ladung nach Abschaltung des Stromes). Sogenannte „Hochspannungsräume" dürfen — unter Strom — überhaupt nicht betreten werden.

Röntgen- und Radiumbestrahlung können schwere Gesundheitsschäden verursachen. Bei der Behandlung Kranker (z. B. gegen Krebs) müssen vorübergehende Störungen der Blutneubildung, ja sogar Schädigungen des Hautgewebes und der Fruchtbarkeit in Kauf genommen werden. Bei der Röntgendiagnostik werden dagegen Strahlenmengen, die zu Schädigungen des Patienten führen, nicht benötigt. Arzt und Schwester müssen jedoch wissen, daß sich die Wirkung von Röntgen- und Radiumstrahlung über lange Zeit summiert, und daß deshalb die Strahlenmenge, die während eines Tages von der Schwester aufgenommen wird, nur sehr gering sein darf. Jegliche Schädigung ist vermeidbar durch genügend strahlensicheren Bau des Röntgengerätes und richtiges Verhalten des Personals. Die Röntgenschwester muß die behördliche Genehmigung haben, den Beruf einer medizinisch-technischen Assistentin bzw. Gehilfin auszuüben (staatliche Anerkennung). Andere Schwestern, die nur gelegentlich im Röntgenraum zu tun haben, dürfen dort nicht röntgenologisch arbeiten (z. B. Apparate einschalten u. dgl.). Vor allem muß das direkte Strahlenbündel gemieden werden. Jeder bestrahlte Patient sendet nach allen Seiten indirekte Strahlung aus. Bei Aufenthalt in der Nähe des Patienten, z. B. während einer Aufnahme, sind deshalb Schutzschürzen zu tragen. Muß die Pflegeperson beispielsweise ein Kind zum Röntgen halten, so darf das nie mit ungeschützten Händen geschehen, sondern nur mit langstulpigen Bleigummihandschuhen außer der Bleischürze, denn sie darf dabei auch am übrigen Körper nicht von direkter Strahlung getroffen werden können. Die zarte Haut von Säuglingen muß bei der Bestrahlung auch durch saubere Gewebe vor der Berührung mit Bleigummi geschützt werden. — Radium, das stets strahlt, darf nur von Sachkundigen unter besonderen Schutzmaßnahmen benutzt und transportiert werden.

Es ist besonders darauf zu achten, daß der Inhalt von Flaschen jeweils richtig und leicht erkennbar bezeichnet wird. Gifte und ätzende Stoffe sind gefahrsicher unter Verschluß zu halten.

Zunächst geringfügige, oft unbeachtete Riß- und Stichwunden führen bei Pflegepersonen häufig durch Infektion zu Lymphangitiden, Phlegmonen usw., die langwieriges Krankenlager, schwere Gelenkversteifungen, Verlust von Gliedmaßen und nicht selten den Tod zur Folge haben. Diese im Anschluß an leichte Unfälle entstehenden schweren infektiösen Folgeerscheinungen stellen neben den im Pflegedienst erworbenen Infektionskrankheiten die besondere berufliche Gefährdung der Krankenpflegepersonen dar.

Die Pflege infektiöser Kranker erfordert neben innerer Bereitschaft und körperlicher Frische nicht nachlassende sorgfältige Beachtung aller Schutzmaßnahmen. Größte persönliche Sauberkeit und Disziplin des Kranken verringern die Ansteckungsmöglichkeit. Auf Infektionsstationen sollen nur krankenpflegerisch vorgebildete Kräfte beschäftigt werden. Schülerinnen und jüngeres Personal sind erst nach ausreichender Eingewöhnung in die Krankenhausverhältnisse einzusetzen; es sind vorzugsweise nur solche Kräfte zu beschäftigen, die die betreffende Krankheit bereits durchgemacht haben oder schutzgeimpft sind (vgl. Merkblatt der B. G. „Anweisung für die Durchführung der aktiven Diphtherie-Schutzimpfung"). Besondere Vorschriften gelten für den Einsatz in der Tuberkulosepflege. Das ansteckungsgefährdete Personal der geschlossenen und offenen Einrichtungen für Tuberkulöse und die in der Gemeindepflege tätigen Schwestern, die immer wieder zur Pflege siecher Tuberkulöser herangezogen werden, sind vor Beginn der Tätigkeit unter fachärztlicher Feststellung des Lungenbefundes auch durch Röntgenaufnahme auf gesundheitliche Eignung zu untersuchen, auch ist eine Tuberkulinprüfung (gemäß Merkblatt der B. G. „Anweisung für die Durchführung der Tuberkulinprüfung") vorzunehmen. Für den Arbeitseinsatz in der Tuberkulosepflege ist die Anordnung der Berufsgenossenschaft für Gesundheitsdienst und Wohlfahrtspflege vom 29. November 1938 maßgeblich. Sie schreibt vor:

a) „Zur Pflege und Betreuung ansteckungsgefährlicher Tuberkulosekranker sind nur gesunde, widerstandsfähige Personen nicht unter 25 Jahren zugelassen sowie arbeitsfähige, nicht ansteckungsgefährliche tuberkulöse Ärzte und Krankenpflegepersonen.

In der Pflege und Betreuung Tuberkulosekranker sind in erster Linie arbeitsfähige, nichtansteckungsgefährliche tuberkulöse Ärzte, Krankenpflegekräfte und hauswirtschaftliches Personal zu beschäftigen. Für die Anstellung solcher Kräfte besteht keinerlei Altersbegrenzung. Für das tuberkulöse Personal sind gegenüber dem gesunden sinngemäß die gleichen allgemeinen hygienischen Schutzmaßnahmen zu treffen wie bei den übrigen Kranken.

b) Sollte eine Ausnahme von der Altersgrenze auf Grund des § 130 UVV. beantragt und genehmigt werden, so wird keinesfalls die Einstellung unter 20 Jahren zugelassen und keiner noch nicht Infizierten (Tuberkulinnegativen) unter 25 Jahren.

Die Vorschriften über die Altersgrenze von 25 Jahren sowie die Ausnahme von der Altersgrenze (Beschäftigung Tuberkulinpositiver vom 20. Jahr an, Tuberkulinnegativer über 25 Jahre) beziehen sich nur auf die unmittelbare Betreuung ansteckungsgefährlicher Tuberkulosekranker. Darunter ist in erster Linie zu verstehen die Arbeit in den Zimmern schwerkranker bettlägeriger Offentuberkulöser (z. B. Umbetten, Essenauftragen, Füttern, Abholen des Eßgeschirrs u. dgl.), ferner die Betreuung und Pflege nichtbettlägeriger Patienten, die durch disziplinloses Verhalten das Personal in erhöhtem Maße gefährden (Geisteskranke, Schwachsinnige und asoziale Elemente).

Dort, wo unter den gegenwärtigen Verhältnissen das in jedem Fall wünschenswerte ältere Pflege- und Hauspersonal nicht in ausreichender Zahl zu beschaffen ist, besteht die Möglichkeit, in allen übrigen Betriebsteilen, insbesondere in der Küche und den sonstigen wirtschaftlichen Nebenbetrieben, z. B. Wäscherei für desinfizierte Wäsche, aber auch für die Speiseräume der nichtbettlägerigen Patienten, die Reinigung der Flure und Böden in den Zimmern der nichtbettlägerigen Patienten, zur Beschäftigung in den Stationsküchen, beim Abwasch usw. auch jüngeres hauswirtschaftliches Personal heranzuziehen. In diesen Fällen muß jedoch gefordert werden, daß das Bettenmachen und Wechseln der Bettwäsche keinesfalls durch solches Personal erfolgt. Es wird empfohlen, die nichtbettlägerigen Patienten zu diesen und allen ähnlichen infektiösen staubentwickelnden Arbeiten zu erziehen.

c) In der Ausbildung stehendes berufliches Heil- und Pflegepersonal darf erst am Ende der Ausbildungszeit, keinesfalls im ersten Lernjahr und nicht länger als 6 Wochen insgesamt, auf Tuberkulosestationen beschäftigt werden. Noch nicht Infizierte dürfen auch als Lernschwestern (Krankenpflegeschüler) unter keinen Umständen auf Tuberkulosestationen arbeiten.

d) Der leitende Arzt hat auch konstitutionell besonders Gefährdete von der Tuberkulosearbeit auszuschließen. Er hat sich beim pflegerischen Lernpersonal ebenso wie bei allen auf der Tuberkulosestation arbeitenden ärztlichen, pflegerischen und hauswirtschaftlichen Kräften davon zu überzeugen, daß dieselben eine ausreichende Kenntnis und Gewissenhaftigkeit in der Durchführung aller Vorbeugungsmaßnahmen besitzen.

Für die Beschäftigung in Lungenfürsorgestellen und in der Praxis von Lungenfachärzten sowie Hals-, Nasen- und Ohrenärzten, die Kehlkopftuberkulose behandeln, verbleibt es bei den Forderungen des ersten Absatzes der Anordnung.

Vor Antritt der Tuberkulosepflege ist das Personal bestimmungsgemäß über die Ansteckungsverhütung zu belehren, die „Anweisung zur Verhütung der Ansteckung mit Tuberkulose ...." ist jedem gegen Empfangsbescheinigung auszuhändigen. Bei der Pflege ist besonders zu beachten, daß die Leib- und Bettwäsche der Kranken unmittelbar nach der Abnahme desinfiziert wird. Trockenzählung nicht desinfizierter Wäsche ist verboten. Eß-, Trinkgeschirr, Besteck Tuberkulosekranker sind augenfällig zu kennzeichnen und getrennt von denen des Personals einwandfrei zu reinigen und aufzubewahren. Sputumgefäße sind nach Gebrauch entweder durch mindestens halbstündiges Kochen in Siedehitze, durch strömenden Dampf in Druckgefäßen oder durch mindestens vierstündiges Liegen in einer geeigneten Desinfektionsflüssigkeit zu entseuchen. Entsprechendes gilt für die

Wäsche und Geräte dieser sowie anderer ansteckender Kranker. In Zimmern von Infektionskranken darf weder gefegt noch trocken Staub gewischt werden; alle Reinemachearbeiten sind feucht auszuführen. Infizierte Matratzen, Polstersachen und dergleichen dürfen erst nach einwandfreier Desinfektion (Dampfdesinfektion) zur Aufarbeitung gegeben werden.

Die durch Arbeiten mit ungeeigneten Desinfektionsmitteln entstehenden Hauterkrankungen veranlaßten die B. G. zur Herausgabe des Merkblattes: „Hautpflege und Gebrauch von Desinfektionsmitteln bei Ekzematikern und Hautgefährdeten". Empfohlen wird der Gebrauch hautschonender Waschmittel. Die Händedesinfektion soll bei Hautgefährdeten nur mit einem Mittel erfolgen, das den Säuregrad der Haut nicht herabsetzt.

In allen bakteriologischen Laboratorien müssen die von der B. G. herausgegebene Tafel „Erste Hilfe bei Laboratoriumsinfektion" augenfällig ausgehängt und die „Schutzmaßnahmen bei Arbeiten mit Infektionserregern" beachtet werden. Verwiesen wird auch auf das von der B.G. herausgegebene Merkblatt „Entnahme und Einsendung von Material zur bakteriologisch-serologischen Untersuchung". Das Aufsaugen von infektiösen, ätzenden und giftigen Flüssigkeiten darf nur mit Sicherheitspipetten (keine Wattepfropfen) vorgenommen werden.

Infektionskrankheiten, die sich Pflegepersonen in Krankenhäusern, Heil- und Pflegeanstalten, Entbindungsheimen und sonstigen Anstalten, die Personen zur Kur und Pflege aufnehmen, ferner in Einrichtungen und bei Tätigkeiten in der öffentlichen und freien Wohlfahrtspflege und im Gesundheitsdienst sowie in Laboratorien für naturwissenschaftliche und medizinische Untersuchungen und Versuche zuziehen, werden als entschädigungspflichtige Berufskrankheit anerkannt, wenn die ursächliche Berufsbetätigung nach dem 30. Juni 1928 stattgefunden hat. Im Gegensatz zur bisherigen Spruchpraxis hat das Reichsversicherungsamt durch Urteil vom 10. September 1937 entschieden, daß auch eine „wesentliche Verschlimmerung" einer Krankheit durch berufliche Beschäftigung im Sinne des Gesetzgebers als „Verursachung" anzusehen sei. In jedem Einzelfall wird aber trotzdem der Grad der Wahrscheinlichkeit geprüft werden müssen, mit der eine über die Ansteckungsgefahr des täglichen Lebens hinausgehende Gefährdung angenommen werden kann.

Überlastung und Überanstrengung der Pflegepersonen im seelischen wie körperlichen Bereich schwächen die Widerstandskraft des Organismus gegen Infektionen und erhöhen die überall gegebenen Unfallgefahren, auch Vitaminmangel in der Ernährung setzt die natürliche Widerstandskraft gegen Infektionserreger und deren Gifte herab.

Die Durchführung der schweren Aufgaben, die den Krankenpflegekräften gestellt sind, ist nur bei Erhaltung der eigenen Gesundheit und

Leistungsfähigkeit möglich. Es dürfen daher auch leichte Erkrankungen nicht verschleppt werden. Die hohe Wundinfektionsgefahr erfordert besondere Sorgfalt in der Versorgung selbst kleinster Verletzungen. Eine laufende gesundheitliche Überwachung durch Gewichtskontrolle, ärztliche Nachuntersuchungen usw. ist durchzuführen. Freizeiten sind zur Erholung in frischer Luft zu nutzen. Gymnastik, Sport und Spiel erhöhen die Widerstandsfähigkeit. Auch in der eigenen Körperpflege sollen Krankenpflegepersonen vorbildlich sein.

III. Die Rentenversicherungen.

Die Invalidenversicherung.

Mitglieder. Gemäß § 1226 der Reichsversicherungsordnung werden alle Arbeiter und die im Gesetz ihnen gleichgeordneten Personenkreise (Gesellen, Hausgehilfen, Hausgewerbetreibende, Schiffsbesatzungen, Gehilfen, Lehrlinge u. a.) für den Fall der Invalidität und des Alters sowie zugunsten der Hinterbliebenen versichert.

Träger der Versicherung sind die Landesversicherungsanstalten und einige zugelassene Sonderanstalten (die Reichsbahnversicherungsanstalt für Bedienstete der Reichsbahn, die Seekasse für Seeleute, die Reichsknappschaft für Bergleute).

Die Versicherungsbeiträge sind nach dem Wochenverdienst abgestuft. Versicherte und Arbeitgeber zahlen die Beiträge je zur Hälfte.

Für die ordnungsmäßige Führung der vorgeschriebenen Quittungskarten ist der Arbeitgeber verantwortlich.

Bei Eheschließung und Verzicht auf Weiterversicherung kann weiblichen Personen auf Antrag ein gesetzlich festgelegter Teil der entrichteten Beiträge zurückgezahlt werden.

Versicherungsleistungen.

1. Invalidenrente wird bei dauernder oder vorübergehender Invalidität gezahlt.

Invalide ist, wer nicht mehr imstande ist, durch eine seinen Kräften und Fähigkeiten entsprechende und ihm unter billiger Berücksichtigung seiner Ausbildung und seines bisherigen Berufs zuzumutende Tätigkeit ein Drittel dessen zu erwerben, was körperlich und geistig gesunde Personen derselben Art mit ähnlicher Ausbildung in derselben Gegend durch Arbeit zu verdienen pflegen.

2. Altersrente wird nach Vollendung des 65. Lebensjahres gezahlt.

3. Hinterbliebenenrente erhalten:

a) die Witwe, sofern sie invalde ist oder das 65. Lebensjahr vollendet hat oder zur Zeit des Todes des Ehemanns mehr als drei waisenrentenberechtigte Kinder erzieht.

b) Die Waise bis zum vollendeten 18. Lebensjahr.

c) Der Witwer, sofern die verstorbene Ehefrau überwiegend den Lebensunterhalt bestritten hat und der Witwer invalide ist oder älter als 65 Jahre.

Wartezeit, Anwartschaft.

Alle Leistungen der Invalidenversicherung setzen voraus, daß die Wartezeit erfüllt und die Anwartschaft aufrechterhalten ist. Wartezeit bedeutet, daß Pflichtversicherte mindestens 260 Wochenbeiträge, freiwillig Versicherte mindestens 520 Wochenbeiträge gezahlt haben. Zum Erhalt der Altersrente ist der Nachweis von 780 Wochenbeiträgen erforderlich.

Die Anwartschaft gilt als erhalten, wenn die zwischen dem ersten Eintritt in die Versicherung und dem Versicherungsfall liegende Zeit mit Beiträgen zur Hälfte belegt ist.

Heilverfahren.

Die Durchführung von Heilverfahren gehört nicht zu den Pflichtaufgaben der Träger der Invalidenversicherung. Die Landesversicherungsanstalten können jedoch Heilverfahren durchführen, wenn zu erwarten ist, daß dadurch die drohende Invalidität abgewendet werden kann oder wenn das Heilverfahren geeignet ist, den Empfänger einer Invalidenrente wieder erwerbsfähig zu machen.

Die Angestelltenversicherung.

Mitglieder: Nach dem Angestelltenversicherungsgesetz (in der Fassung vom 28. Mai 1924) sind die Personen versicherungspflichtig, die allgemein als „Angestellte" bezeichnet werden (Angestellte in leitender Stellung, Betriebsbeamte, Werkmeister in gehobener Stellung, Büroangestellte, Angestellte in Berufen der Erziehung, des Unterrichts, der Fürsorge usw.). Zu diesen Personengruppen gehören auch die Krankenpflegepersonen als Angestellte der Kranken- und Wohlfahrtspflege.

Träger der Versicherung ist die Reichsversicherungsanstalt für Angestellte, Berlin-Wilmersdorf, Ruhrstraße 2.

Die Versicherungsbeiträge sind nach dem Monatsverdienst abgestuft. Sie werden ebenfalls je zur Hälfte von den Versicherten und den Arbeitgebern getragen.

Versicherungsleistungen. 1. Ruhegeld beim Eintritt von Berufsunfähigkeit.

Während bei der Invalidenversicherung Invalidität erst anerkannt wird, wenn die Arbeitsfähigkeit um mehr als zwei Drittel eingeschränkt ist, liegt nach den Bestimmungen des Angestelltenversicherungsgesetzes Berufsunfähigkeit bereits dann vor, wenn die Arbeitsfähigkeit des Versicherten infolge von Krankheit oder anderen Gebrechen oder Schwäche seiner körperlichen oder geistigen Kräfte auf weniger als die Hälfte derjenigen eines körperlich und geistig gesunden Versicherten von ähnlicher Ausbildung und gleichwertigen Kenntnissen und Fähigkeiten herabgesunken ist.

2. Ruhegeld nach Vollendung des 65. Lebensjahres.

3. Hinterbliebenenrente:

a) Witwenrente = die Hälfte des Ruhegeldes, das der Versicherte erhalten würde. Bei der Angestelltenversicherung braucht die Witwe nicht den Nachweis zu führen, daß sie selber berufsunfähig oder älter als 65 Jahre ist.

b) Waisenrente bis zum vollendeten 18. Lebensjahr.

c) Witwerrente, falls die verstorbene Ehefrau überwiegend den Unterhalt der Ehegatten bestritten hat, und zwar für die Dauer der Hilfsbedürftigkeit des Witwers.

Wartezeit, Anwartschaft. Die Wartezeit beträgt für Ruhegeld wegen Berufsunfähigkeit bei Versicherungspflichtigen 60 Monatsbeiträge, für freiwillig Versicherte 120 Monatsbeiträge. Bei Ruhegeld wegen Überschreitens des 65. Lebensjahres beträgt die Wartezeit 180 Monatsbeiträge.

Die Anwartschaft gilt auch dann als erhalten, wenn die zwischen dem ersten Eintritt in die Versicherung und dem Versicherungsfall liegende Zeit zur Hälfte mit Beiträgen belegt ist.

Die Versicherungsleistung entfällt bei Beendigung der Berufsunfähigkeit und bei Wiederverheiratung. Die Witwe wird in diesem Falle mit dem Dreifachen der Jahresrente abgefunden.

Heilverfahren. Auch bei der Angestelltenversicherung besteht keinerlei Rechtsanspruch auf die Gewährung von Heilverfahren. Die Reichsversicherungsanstalt für Angestellte gewährt Heilverfahren jedoch zur Verhütung einer drohenden Berufsunfähigkeit oder zur Beseitigung einer bestehenden Berufsunfähigkeit.

Die Knappschaftsversicherung.

erfaßt die im Bergbau tätigen Arbeiter und Angestellten. Sie unterscheidet sich nur in den Punkten von der Invaliden- und Angestelltenversicherung, wo die besonderen Verhältnisse im Bergbau dies notwendig machen.

Die **Arbeitslosenversicherung** erstreckt sich auf alle kranken- und angestelltenversicherungspflichtigen Beschäftigten. Von den Beiträgen zur Arbeitslosenversicherung trägt der Versicherte ein Drittel, der Arbeitgeber zwei Drittel.

F. Strafrechtliche und zivilrechtliche Bestimmungen, deren Kenntnis für Krankenpflegepersonen notwendig ist.

1. Strafrechtliche Bestimmungen.

a) Die Schweigepflicht.

§ 19 der Ersten Krankenpflegeverordnung vom 28. 9. 1938 besagt:

„1. Eine Krankenschwester, die unbefugt ein fremdes Geheimnis offenbart, das ihr bei Ausübung ihres Berufes anvertraut oder sonst zugänglich geworden ist, wird mit Gefängnis bis zu einem Jahr und mit Geldstrafe oder mit einer dieser Strafen bestraft.

2. Der Krankenschwester stehen der Krankenpfleger und Personen gleich, die in Vorbereitung auf den Krankenpflegeberuf stehen.

3. Eine unbefugte Offenbarung liegt nicht vor, wenn der Täter das Geheimnis zur Erfüllung einer Pflicht preisgibt oder wenn er dies zu einem nach gesundem Volksempfinden berechtigten Zweck tut und die Offenbarung das angemessene Mittel zur Erreichung des Zweckes ist.

4. Die Tat wird nur auf Antrag des Verletzten verfolgt."

b) Verlassen Kranker in hilfloser Lage.

§ 221 Strafgesetzbuch.

„Wer eine wegen jugendlichen Alters, Gebrechlichkeit oder Krankheit hilflose Person aussetzt, oder wer eine solche Person, wenn dieselbe unter seiner Obhut steht, oder wenn er für die Unterbringung, Fortschaffung oder Aufnahme derselben zu sorgen hat, in hilfloser Lage vorsätzlich verläßt, wird mit Gefängnis nicht unter drei Monaten bestraft.

Wird die Handlung von leiblichen Eltern gegen ihr Kind begangen, so tritt Gefängnisstrafe nicht unter sechs Monaten ein.

Ist durch die Handlung eine schwere Körperverletzung der ausgesetzten oder verlassenen Person verursacht worden, so tritt Zuchthausstrafe bis zu zehn Jahren und, wenn durch die Handlung der Tod verursacht worden ist, Zuchthausstrafe nicht unter drei Jahren ein."

c) Fahrlässige Tötung.

§ 222 Strafgesetzbuch.

„Wer durch Fahrlässigkeit den Tod eines Menschen verursacht, wird mit Gefängnis bis zu drei Jahren bestraft.

Wenn der Täter zu der Aufmerksamkeit, welche er aus den Augen setzte, vermöge seines Amtes, Berufes oder Gewerbes besonders verpflichtet war, so kann die Strafe bis auf fünf Jahre Gefängnis erhöht werden."

d) Vorsätzliche Körperverletzung und Körperverletzung mit Todeserfolg.

§§ 223 bis 229 Strafgesetzbuch.

„Wer vorsätzlich einen anderen körperlich mißhandelt oder an der

Gesundheit beschädigt, wird wegen Körperverletzung mit Gefängnis bis zu drei Jahren oder mit Geldstrafe bestraft. Verschärfte Strafen sind festgesetzt, wenn Kinder, Kranke oder Gebrechliche von den Personen mißhandelt werden, welche die Sorgepflicht ausüben.

Hat die vorsätzliche Körperverletzung den Tod des Verletzten zur Folge, so ist auf Zuchthaus nicht unter drei Jahren oder Gefängnis nicht unter drei Jahren zu erkennen (§ 226 StGB.).

Vorsätzliche Körperverletzungen mittels Gift werden mit Zuchthaus bis zu zehn Jahren bestraft. Hat die Giftanwendung den Tod zur Folge, dann ist auf Zuchthaus nicht unter 10 Jahren oder auf lebenslängliches Zuchthaus zu erkennen.

e) Fahrlässige Körperverletzung.

§ 230 Strafgesetzbuch (mit Nachtrag vom 28. Juni 1935).

„a) Wer durch Fahrlässigkeit die Körperverletzung eines anderen verursacht, wird mit Geldstrafe oder mit Gefängnis bis zu zwei Jahren bestraft.

b) War der Täter zu der Aufmerksamkeit, welche er aus den Augen setzte, vermöge seines Amtes, Berufes oder Gewerbes besonders verpflichtet, so kann die Strafe auf drei Jahre Gefängnis erhöht werden.

c) Wer bei Unglücksfällen oder gemeiner Gefahr oder Not nicht Hilfe leistet, obwohl dies nach gesunder Volksanschauung seine Pflicht ist, insbesondere wer der polizeilichen Aufforderung zur Hilfeleistung nicht nachkommt, obwohl er der Aufforderung ohne erhebliche eigene Gefahr und ohne Verletzung anderer wichtiger Pflichten genügen kann, wird mit Gefängnis bis zu 2 Jahren oder mit Geldstrafe bestraft."

f) Verbrechen wider die Sittlichkeit.

§ 174, Absatz 3.

„Mit Zuchthaus bis zu fünf Jahren werden bestraft:

Beamte, Ärzte oder andere Medizinalpersonen, welche in Gefängnissen oder in öffentlichen, zur Pflege von Kranken, Armen oder anderen Hilfslosen bestimmten Anstalten beschäftigt oder angestellt sind, wenn sie mit den in das Gefängnis oder in die Anstalt aufgenommenen Personen unzüchtige Handlungen vornehmen."

g) Verbrechen wider das keimende Leben.

§ 218 Strafgesetzbuch.

„Eine Frau, die ihre Frucht im Mutterleib oder durch Abtreibung tötet oder die Tötung durch einen anderen zuläßt, wird mit Gefängnis bestraft.

Ebenso wird ein anderer bestraft, der eine Frucht im Mutterleib oder durch Abtreibung tötet.

Der Versuch ist strafbar.

Wer die im Absatz 2 bezeichnete Tat ohne Einwilligung der Schwangeren oder gewerbsmäßig begeht, wird mit Zuchthaus bestraft. Ebenso wird bestraft, wer einer Schwangeren ein Mittel oder Werkzeug zur Abtreibung der Frucht gewerbsmäßig verschafft. Sind mildernde Umstände vorhanden, so tritt Gefängnisstrafe nicht unter drei Monaten ein."

2. Zivilrechtliche Bestimmungen.

a) Schadenersatz (§ 249 BGB).

Abgesehen von den strafrechtlichen Folgen, die sich aus einem Verstoß gegen die in Abschnitt 1 erwähnten Vorschriften ergeben, haftet der Täter auch für alle zivilrechtlichen Folgen und ist zum Schadenersatze verpflichtet. Ist es durch die Tat zu einer Minderung der Erwerbsfähigkeit gekommen, dann kann als Schadenersatz auch eine den Lebensverhältnissen des Verletzten entsprechende Rente gefordert werden.

b) Bestimmungen über den Personenstand.

Das Personenstandgesetz vom 3. Nov. 1937 (RGBl. I S. 1146) gibt Vorschriften über die Beurkundung von Heirat, Geburt und Tod.

a) Die Geburt eines Kindes muß dem Standesbeamten, in dessen Bezirk es geboren ist, binnen einer Woche angezeigt werden. Zur Anzeige sind, und zwar in nachstehender Reihenfolge, verpflichtet:

1. Der eheliche Vater,
2. die Hebamme, die bei der Geburt zugegen war,
3. der Arzt, der dabei zugegen war,
4. jede andere Person, die dabei zugegen war oder von der Geburt aus eigener Wissenschaft unterrichtet ist,
5. die Mutter, sobald sie dazu imstande ist.

Bei der Anzeige der Geburt sind anzugeben:

1. Die Vor- und Familiennamen der Eltern, ihr Beruf und Wohnort sowie ihr religiöses Bekenntnis,
2. Ort, Tag und Stunde der Geburt,
3. Geschlecht des Kindes,
4. die Vornamen des Kindes,
5. die Vornamen und der Familienname des Anzeigenden, sein Beruf und Wohnort.

Können die Vornamen des Kindes nicht angegeben werden, so müssen sie binnen Monatsfrist angegeben werden.

b) Der Tod eines Menschen muß dem Standesbeamten, in dessen Bezirk er gestorben ist, spätestens am folgenden Werktag angezeigt werden. Zur Anzeige sind, und zwar in nachstehender Reihenfolge, verpflichtet:

1. Das Familienhaupt,
2. derjenige, in dessen Wohnung sich der Sterbefall ereignet hat,
3. jede Person, die bei dem Tode zugegen war oder von dem Sterbefall aus eigener Wissenschaft unterrichtet ist.

Bei der Anzeige des Todesfalles sind anzugeben:

1. Die Vornamen und der Familienname des Verstorbenen, sein Beruf und Wohnort, Ort und Tag seiner Geburt sowie sein religiöses Bekenntnis,
2. die Vornamen und der Familienname des Ehegatten oder ein Vermerk, daß der Verstorbene nicht verheiratet war,
3. Ort, Tag und Stunde des Todes,

4. die Vor- und Familiennamen der Eltern des Verstorbenen sowie ihr Wohnort,

5. die Vornamen und der Familienname des Anzeigenden, sein Beruf und Wohnort.

Die Pflicht zur Anzeige einer Geburt oder eines Sterbefalles besteht nur, wenn eine in der jeweiligen Reihenfolge früher genannte Person nicht vorhanden oder an der Anzeige verhindert war. Die Anzeige ist mündlich zu erstatten. Bei Geburten in Anstalten aller Art ist ausschließlich der Leiter der Anstalt oder ein ausdrücklich dazu ermächtigter Beamter oder Angestellter zur Anzeige verpflichtet. Kranken- und Entbindungsanstalten können die Anzeige schriftlich nach amtlichem Vordruck erstatten.

c) Das Testament.

Die Errichtung von Testamenten ist im Gesetz vom 31. Juli 1938 geregelt.

„Der Erblasser kann ein Testament nur persönlich errichten. Er muß das 16. Lebensjahr vollendet haben. Wer das 21. Lebensjahr noch nicht vollendet hat oder unter vorläufiger Vormundschaft steht, bedarf zur Errichtung des Testaments der Zustimmung seines gesetzlichen Vertreters. Der Erblasser darf nicht entmündigt oder wegen krankhafter Störung der Geistestätigkeit, wegen Geistesschwäche oder wegen Bewußtlosigkeit (z. B. wegen Trunkenheit) unfähig sein, die Bedeutung seiner Willenserklärung einzusehen und nach dieser Einsicht zu handeln.

Das Testament kann errichtet werden:

1. Vor einem Richter oder einem Notar.

2. Durch eine eigenhändig geschriebene und unterschriebene Erklärung (nur für Volljährige und des Lesens kundige Personen gültig). Diese Erklärung soll Tag, Monat, Jahr und Ort der Niederschrift erkennen lassen; die Unterschrift soll den Vornamen und den Familiennamen des Erblassers enthalten. Es empfiehlt sich, das Testament beim nächsten Amtsgericht gegen Hinterlegungsschein in Verwahrung zu geben.

3. Vor dem Bürgermeister der Aufenthaltsgemeinde oder seinem Vertreter (Nottestament, falls Richter oder Notar voraussichtlich nicht rechtzeitig erreicht werden können) unter Beiziehung von 2 Zeugen.

4. Als Nottestament gilt in besonderen Fällen (nahe Todesgefahr) auch eine schriftliche oder mündliche Erklärung vor 3 Zeugen.

5. Ein gemeinschaftliches Testament können nur Ehegatten errichten. Hierzu genügt es, wenn ein Ehegatte das Testament in der vorgeschriebenen Form errichtet und der andere Ehegatte die gemeinschaftliche Erklärung unter Angabe von Ort und Tag, Monat und Jahr mit unterzeichnet.

Nichtig ist ein Testament:

1. Wenn es gegen zwingende gesetzliche Vorschriften verstößt,

2. wenn es in einer gesundem Volksempfinden gröblich widersprechenden Weise gegen die Rücksichten verstößt, die ein verantwortungsbewußter Erblasser gegen Familie und Volksgemeinschaft zu nehmen hat,

3. soweit ein anderer den Erblasser unter Ausnutzung seiner Todesnot zu einer letztwilligen Verfügung bestimmt hat.

Erhalten Krankenpflegepersonen ein Testament zur Aufbewahrung, so ist zu beachten, daß der Verwahrer eines Testaments verpflichtet ist, es sofort nach dem Tode des Erblassers dem Nachlaßgericht zu übergeben.

Einige Mittel zur Beseitigung von Flecken aus Wäsche und ähnlichen Stoffen.

Blut	Einweichen in kaltem Sodawasser, nachwaschen in lauwarmem Seifenwasser.
Brandflecke	Anfeuchten mit kaltem Wasser, bestreuen mit Salz und in die Sonne legen.
Collargol	Wie Höllenstein.
Fett	Anfeuchten mit Benzin, zwischen sauberes Löschpapier legen und heiß bügeln.
Harz	Terpentinöl.
Höllenstein	Betupfen mit Jodtinktur (Lugolscher Lösung), trocknen lassen, dann nachwaschen mit Salmiakgeist.
Jod	Salmiakgeist.
Kaffee	Waschen mit Boraxwasser.
Kakao	Anfeuchten mit Wasser, dann mit Lösung von je ½ Teelöffel Alaun und Weinstein in 10 Löffel Wasser; nach einigen Stunden auswaschen.
Kaliumpermanganat .	Schweflige Säure.
Obst	Beträufeln mit Zitronensaft oder Bleichen an der Sonne. Frische Flecken über Wasserdampf halten, nachwaschen in Seifenwasser unter Zusatz von etwas Salmiakgeist.
Ölfarbe	Befeuchten mit einer Mischung von Benzin, Spiritus und Terpentinöl oder von Spiritus, Schmierseife und Salmiakgeist 4:3:1. Gelöste Farbe vorsichtig abkratzen, nachwaschen (wenn möglich kochen) mit Salmiakterpentinseife.
Protargol	Auswaschen mit Seifenwasser, dann mit Wasserstoffsuperoxyd und mit Ammoniak.
Resorzin	Schwache Zitronensäurelösung.
Rost	In Scheiben geschnittene Zitrone oder Sauerkleesalz.
Rotwein	Wie Obst.
Säuren	Ammoniak oder Natriumbikarbonat.

Schweiß	Auswaschen mit 10% unterschweflichsaurem Natron. Lauwarm gut nachspülen.
Stockflecke	Mit Brei aus pulverisiertem Salmiak (1 Teelöffel), gestoßenem Kochsalz (1 Eßlöffel) und Wasser (2 Eßlöffel) bestreichen, einige Stunden der Luft aussetzen, dann auswaschen.
Tannin	Bleiessig.
Tee	Fleck über einer Schüssel mit kochendem Wasser begießen.
Teer	Terpentinöl, gegebenenfalls mit Benzin und Spiritus nachhelfen.
Tinte	Zitronensaft.
Rote Tinte	Kaltes Chlorwasser.
Vioform	Einweichen in 2%iger Essigsäure.
Unbekannte Herkunft	Abreiben mit Ammoniaklösung (Salmiakgeist) in Seifenwasser.

In jedem Falle muß hinterher gründlich mit reinem Wasser nachgespült werden.

Fremdwörterverzeichnis.

Abdomen: Bauch
Abdominal: zum Bauche gehörig
Abdominaltyphus: Typhus
Abduzieren: abspreizen
Abortiv: abgekürzt, nicht voll entwickelt
Abortus (Abort): Fehlgeburt
Abstinenz: Enthaltsamkeit
Abszeß: Eiterherd
Abusus: Mıßbrauch
Acidum: Säure
Acidum aceticum: Essigsäure
Acidum hydrochloricum: Salzsäure
Acidum nitricum: Salpetersäure
Acidum sulfuricum: Schwefelsäure
Adduzieren: heranführen
Adhäsion: Verklebung, Verwachsung
Adipositas: Fettleibigkeit
Adnexe: Anhangsgebilde, insbesondere Eierstöcke und Eileiter
Adstringentien: zusammenziehende Mittel
Agar-Agar: Pflanzengallert
Agonie: Todeskampf
Akme: Hôhepunkt einer Krankheit
Akne: Hautpustel
Aktiv: tätig, wirksam, selbsttätig
Aktive Bewegungen: selbsttätige Bewegungen
Akustik: Lehre vom Schall
Akut: plötzlich, schnell verlaufend
Albumen: Eiweiß
Albuminurie: Ausscheidung von Eiweiß im Harn
Alkali: Alkalien, Lauge, Laugen
Alkalisch: laugenhaft
Alteration: Veränderung, Störung
Alveole: Zahnfach
Ambulant: im Umhergehen
Amnesie: teilweiser oder vollkommener Verlust des Gedächtnisses
Ampulle: bauchiges Gefäß
Amputation: Abtragung, Absetzung eines Gliedes
Amylum: Stärkemehl
Anämie: Blutleere, Blutarmut
Anästhesie: Empfindungslosigkeit
Analog: entsprechend
Analyse: chemische Untersuchung
Anamnese: Krankheitsvorgeschichte
Anaphylaxie: Überempfindlichkeit gegen bestimmte Reize
Anatomie: Lehre vom Bau des Körpers
Aneurysma: Erweiterung einer Arterie
Angina: Halsentzündung
Animalisch: tierisch
Ankylose: Gelenkversteifung
Anode: die positive Elektrode, durch die der elektrische Strom in den Körper eintritt
Anomalie: Unregelmäßigkeit
Anorganisch: unbelebt
Antidot: Gegenmittel
Antisepsis: Wundbehandlung mit keimtötenden Mitteln
Antiseptisch: keimtötend
Antitoxin: Schutzstoff gegen Bakteriengift (Toxin)
Anurie: Versiegen der Harnabsonderung
Aorta: große Körperschlagader
Apathie: Teilnahmslosigkeit (apathisch)
Aphasie: teilweiser oder vollkommener Verlust der Sprache
Aphonie: Stimmlosigkeit
Aphthen: Ausschlag im Munde
Apnoe: Atemstillstand
Apoplexie: Schlaganfall

Appendizitis: Entzündung des Wurmfortsatzes
Approbation: Bestallung
Aqua: Wasser
Argentum nitricum: Höllenstein
Aroma: Duft
Arterie: Schlagader
Arteriosklerose: Schlagaderverkalkung
Arthritis: Gelenkentzündung
Asepsis: Fäulnislosigkeit, Keimfreiheit
Aseptisch: fäulnislos, keimfrei
Askaris: Spulwurm
Asphyxie: Scheintod
Aspiration: Ansaugung
Aspirieren: ansaugen
Assistenz: Unterstützung, Hilfe
Asthenisch: schwächlich
Asthma: anfallsweise auftretende Atemnot
Aszites: Bauchwassersucht
Atherom: Grützbeutel
Athletisch: schlank-kräftig
Atmosphäre: Luft
Atonie: Erschlaffung
Atrophie: Schwund
Atropin: wirksamer Bestandteil der Tollkirsche
Atypisch: von der Regel abweichend
Aura: Vorboten, Vorahnung
Auskultation: Untersuchung durch Behorchen
Autopsie: Leichenöffnung

Bakterien: Spaltpilze
Bandage: Verband
Bandagieren: verbinden
Barometer: Apparat zur Messung des Luftdrucks
Basis: Grundlage, Grundfläche
Bazillus: stäbchenförmiger Spaltpilz
Beeftea: Kraftbrühe, starke Fleischbrühe
Belladonna: Tollkirsche, starkes Gift
Biologisch: lebenskundlich
Blennorrhöe: schleimig-eitrige Entzündung von Schleimhäuten (insbesondere der Augenbindehaut)
Bougie: Instrument zur Dehnung enger Kanäle
Bronchitis: Luftröhrenkatarrh
Bubo: Leistendrüsenschwellung
Bursitis: Schleimbeutelentzündung

Callus: Verdickung eines Knochens bei der Heilung einer Bruchstelle
Calomel: Quecksilbersalz
Camera obscura: Dunkelkammer
Canthariden: spanische Fliegen
Capillaren: Haargefäße
Caverne: Höhle
Cellulose: Holzstoff
Centrifuge: Schleuderapparat
Cerebrospinalflüssigkeit: Hirnwasser
Cerebrospinalmeningitis: Genickstarre
Chaiselongue: Ruhebett
Charakteristisch: kennzeichnend
Charpie: zerfaserte Leinewand
Chemie: die Lehre von der Zusammensetzung der Stoffe
Chinin: ein Fiebermittel
Chirurgie: Wundarzneikunst
Chloral: ein Schlafmittel
Chlorose: Bleichsucht
Cholera: Brechdurchfall
— asiatica: asiatischer Brechdurchfall
— nostras: einheimischer Brechdurchfall
Chorea: Veitstanz
Chromosomen: Kernschleifen
Chronisch: langsam
Chylus: milchig-trüber Inhalt der Darmlymphgefäße
Circulation: Kreislauf
Circumscript: umschrieben, begrenzt
Climakterium: Wechseljahre
Coagulation: Gerinnung
Collateral: seitlich verlaufend
Colon: Dickdarm
Compensation: Ausgleich
Cyanose: Blausucht
Cyste: abgesackter Hohlraum
Cysticercus: Finne
Cystitis: Harnblasenentzündung

Defekt: Fehlen eines Teils
Definitiv: endgültig
Dekokt: Abkochung
Dekubitus: Durchliegen

Delirien: Aufregungszustand mit Bewußtseinsverlust, Irrereden
Delirium tremens: Säuferwahnsinn
Demarkation: Abgrenzung
Depression: Niedergeschlagenheit
Dermatologie: Lehre von den Hautkrankheiten
Desinfektion: Entwesung, Keimabtötung
Diabetes: Zuckerharnruhr
Diagnose: Krankheitserkennung
Diaphorese: Schwitzen
Diaphoretisch: schweißtreibend
Diaphragma: Zwerchfell
Diarrhöe: Durchfall
Diastole: Erweiterung des Herzens nach der Zusammenziehung
Diathermie: Durchwärmung von Körperteilen mittels Elektrizität
Diät: Kost
Differenz: Unterschied
Diffizil: schwierig
Diffus: ausgebreitet
Dilatation: Erweiterung
Diluieren: verdünnen
Dimension: Ausdehnung
Diskret: verschwiegen, vereinzelt
Dislokation: Verlagerung
Dispensieren: abteilen
Disposition: Anlage
Dissonanz: Mißklang
Distorsion: Verstauchung
Disziplin: Zucht, auch Unterrichtstoff
Diurese: Harnabsonderung
Diuretisch: harntreibend
Dominant: überdeckend, beherrschend
Dorsal: zum Rücken gelegen
Dragée: zuckerüberzogene Arzneiform
Drainage: Ableiten von Flüssigkeiten mittels Drains
Drains: Röhren aus Gummi oder Glas mit durchlöcherten Wänden
Duodenum: Zwölffingerdarm
Dynamometer: Kraftmesser
Dysenterie: Ruhr
Dyspepsie: Verdauungsstörung
Dyspnoe: Atemnot
Dystrophie: Entwicklungsstörung

Echinokokkus: Hundebandwurm — Finne
Ekchymose: Blutaustritt unter der Haut
Eklampsie: Krämpfe der Gebärenden
Ekzem: Ausschlag
Elektrisieren: mit dem elektrischen Strom behandeln
Elektrode: Teil der elektrischen Apparate, der auf die zu elektrisierende Stelle gesetzt wird
Embolie: Schlagaderverstopfung
Embryo: Frucht im Mutterleib bis zweitem Monat
Emphysem: Lungenblähung
Empyem: Eiteransammlung, besonders in der Brusthöhle
Emulsion: Flüssigkeit, die nichtlösliche Stoffe in feinster Verteilung enthält
Endemie: örtliche Seuche
Endokarditis: Entzündung der Herzinnenhaut
Enteritis: Darmentzündung
Enzephalitis: Gehirnentzündung
Epidemie: verbreitete Seuche
Epidermis: Oberhaut
Epigastrium: Oberbauchgegend
Epiglottis: Kehldeckel
Epilepsie: Fallsucht
Epistaxis: Nasenbluten
Erosion: Abschürfung
Erysipel: Rose
Erythem: Rötung
Erythrozyten: rote Blutkörperchen
Essenz: Pflanzenauszug (spirituöser)
Etikett: Schild
Eustachische Röhre: Ohrtrompete
Exanthem: Ausschlag
Exanthematischer Typhus: Fleckfieber
Exartikulation: Gliedauslösung aus einem Gelenk
Exitus: Ausgang
— letalis: Tod
Exkoriation: Hautabschürfung
Exophthalmus: Vortreten der Augäpfel
Exostose: Knochenauswuchs
Expektoration: Expektorieren, Auswerfen des Luftröhrenschleimes

Exspiration: Ausatmung
Exstirpation: Ausrottung
Exsudat: Ausschwitzung
Extension: Zug
Extern: äußerlich
Extrakt: Auszug
Extrauteringravidität: Schwangerschaft außerhalb der Gebärmutter
Extrem: am Ende, äußerst
Extremitäten: Gliedmaßen
Exzitation: Erregung

Fango: Badeschlamm, Moorerde
Faradisieren: Elektrisieren mit unterbrochenem Strom
Faszie: Muskelhaut
Favus: Grind
Ferrum: Eisen
Fibrin: Blutfaserstoff
Fibrom: Bindegewebsgeschwulst
Filtrieren: Durchseihen
Fissur: Spalt, Riß
Flatulenz: Blähungen
Flatus: Wind
Flexur: Krümmung
Fluktuation: Flüssigkeitsbewegung in geschlossenen Räumen, z. B. in Abszessen (schwappen)
Fötus: Frucht im Mutterleibe vom dritten Monat ab
Fragment: Bruchstück
Fraktur: Knochenbruch
Friktion: Reibung
Frontal: nach der Stirn zu gerichtet, Stirnseite
Frottieren: Abreiben
Funktion: Verrichtung
Furunkel: Blutgeschwür

Gallerte: siehe Gelee
Galvanisieren: Elektrisieren mit konstantem Strom
Galvanokaustik: Brennen mit dem galvanischen Strom
Ganglion: Nervenknoten — Überbein
Gangrän: Brand
Gastrisch: zum Magen gehörig, von ihm ausgehend
Gastritis: Magenentzündung
Gastroenteritis: Magendarmentzündung
Gelatine: Leimsubstanz
Gelatinekapseln: Arzneikapseln aus Leimsubstanz
Gelee: erstarrter Frucht- oder Fleischsaft
Generation: Geschlechterfolge in der Familie
Genitalien: Geschlechtsorgane
Globus: Kugel
Glottis: Stimmritze
Graduiert: mit Maßstrichen versehen
Granula: Körnchen
Granulation: Fleischwärzchenbildung
Granulose: Körnerkrankheit (ägyptische Augenentzündung)
Gravidität: Schwangerschaft
Gynäkologie: Lehre von den Frauenkrankheiten

Hämatemesis: Blutbrechen
Hämatom: Blutaustritt, -ansammlung außerhalb der Gefäße
Hämaturie: Blutharnen
Hämoglobin: Blutfarbstoff
Hämoglobinometer: Apparat zur Bestimmung des Blutfarbstoffes
Hämoptoe: Blutsturz
Hämorrhagie: Blutung
Hämorrhoiden: Blutadererweiterung am Mastdarm
Harmonie: Zusammenklang
Harnzylinder: zylindrische Gebilde im Harn, die in den Nierenkanälchen bei Nierenkrankheiten entstehen
Hemiplegie: Schlaganfall mit halbseitiger Lähmung
Heredität: Erblichkeit
Hermetisch: luftdicht
Hernie: Bruch
Herniotomie: Bruchschnitt
Herpes: Bläschenausschlag
Hilus: Lungenpforte
Homolog: übereinstimmend
Hydrargyrum: Quecksilber
Hydrocele: Wasserbruch
Hydrocephalus: Wasserkopf

Hydrops: Wassersucht
Hydrotherapie: Wasserheilkunst
Hygiene: Gesundheitslehre
Hygroskopisch: Wasser anziehend
Hyperämie: Blutüberfülle
Hyperästhesie: Überempfindlichkeit
Hypertrophie: übermäßige Vergrößerung
Hypochondrie: traurige Verstimmung
Hypogastrium: Unterbauchgegend
Hypophyse: Hirnanhang

Idiot: Schwachsinniger
Ikterus: Gelbsucht
Ileus: Darmverschluß
Illusion: Sinnestäuschung
Imbezill: schwachsinnig
Immunität: Unempfindlichkeit für Ansteckungen
Imprägnieren: Tränken von Stoffen mit Lösungen
Inanition: Entkräftung durch Nahrungsenthaltung
Index: Anzeiger
Indifferent: belanglos, gleichgültig
Indikation: Anzeige
Induktionsstrom: unterbrochener elektrischer Strom = Faradischer Strom
Induration: Verhärtung
Infektion: Ansteckung
Infektionskrankheiten: durch Krankheitskeime entstandene Krankheiten
Infiltration: Durchtränkung
Influenza: Grippe
Infraktion: unvollkommener Knochenbruch
Infus: Aufguß
Infusion: Einguß, Einlauf
Inhalation: Einatmung
Inhalieren: Einatmen
Injektion: Einspritzung
Inkubation: Entwicklung der Ansteckung im Körper
Inspektion: Besichtigung
Inspiration: Einatmung
Insuffizienz: ungenügende Verrichtung
Intensität: Stärke
Interkurrent: zwischenfallend
Intermediär: dazwischenliegend
Intermission: Unterbrechung (siehe Remission)
Intermittens: Wechselfieber
Intern: innerlich
Intervall: Zwischenraum
Intoxikation: Vergiftung
Iris: Regenbogenhaut
Irregulär: unregelmäßig
Irrigation: Berieselung
Irrigator: Spülkanne
Ischias: Hüftweh
Ischurie: Harnzwang, Harnverhaltung der Blase
Isolierung: Absonderung

Kachexie: Kräfteverfall
Kalorie: Wärmeeinheit
Kanalisation: Abwässerleitung
Kanüle: Ansatz für Spritzen
Kapillaren: Haargefäße
Karbunkel: ausgebreitetes Blutgeschwür
Kardialgie: Magenkrampf
Karies: Knochenfraß, Zahnerkrankung
Karzinom: Krebs
Kastration: Entmannung
Katalepsie, Katatonie: Starrsucht
Kataplasma: Breiumschlag
Katarakt: Star
Katarrh: Schleimfluß
Katgut: Fäden aus Darmgespinst zu Unterbindungen
Katheder: erhöhter Sitz
Katheter: Röhrchen zum Ablassen des Harns aus der Blase
Kaustisch: ätzend
Klysma (Klystier): Darmeinspritzung
Kokkus: kugelförmiger Spaltpilz
Kolik: Darmschmerz
Kollaps: Kräfteverfall
Kollodium: Klebäther
Kolorit: Färbung
Koma: schwere Bewußtlosigkeit
Komplikation: Begleitkrankheit
Kompliziert: zusammengesetzt
Kompressen: mehrfach zusammengelegte Stücke Zeug
Komprimieren: zusammendrücken
Kondensieren: eindicken

Kondylus: Gelenkknorren
Kongenital: angeboren
Kongestion: Blutandrang
Konkav: hohl
Konkrement: Niederschlag
Konsequent: folgerichtig
Konservieren: erhalten
Konsistent: fest
Konstant: anhaltend, ununterbrochen
Konstitution: Gesamtbild des Menschen
Kontinuierlich: andauernd
Kontraextension: Gegenzug
Kontraindikation: Gegenanzeige
Kontraktur: narbige Zusammenziehung, Gelenkversteifung in Beugestellung
Kontusion: Quetschung
Konvex: gewölbt
Konvulsion: Krampf
Konvulsivisch: krampfartig
Krepitation: Knarren, Krachen, Reiben
Kretin: Schwachsinniger Zwerg mit Schilddrüsenstörung
Krisis: plötzlicher Fieberabfall
Krystall: regelmäßige Erstarrungsform von Salzen aus Lösungen
Kurve: krumme Linie
Kyphose: Verkrümmung der Wirbelsäule nach hinten, Wirbelbuckel

Labial: zur Lippe gehörend
Laktation: Periode des Stillens
Lanolin: Wollfett
Laryngitis: Kehlkopfentzündung
Laryngoskopie: innere Kehlkopfbesichtigung mit Spiegel
Läsion: Verletzung
Lateral: seitlich
Latwerge: Arzneimus
Leptosom: schmalwüchsig
Letal: tödlich
Lethargie: Schlafsucht
Leukozyten: weiße Blutkörperchen
Ligament: Band
Ligatur: Unterbindung
Liniment: Einreibung
Lipom: Fettgeschwulst
Lokal: örtlich
Lumbago: Lendenweh, Hexenschuß
Lumbalpunktion: Einstich in den Rückenmarkkanal zur Entnahme von Cerebrospinalflüssigkeit
Lupus: fressende Flechte, Hauttuberkulose
Luxation: Verrenkung
Lymphangitis: Lymphgefäßentzündung
Lymphe: Gewebssaft, Flüssigkeit zum Impfen
Lysis: langsamer Fieberabfall
Lyssa: Hundswut, Tollwut

Malaria: Wechselfieber
Mamma: weibliche Brustdrüse
Mamilla: Brustwarze
Manie: Form von Geisteskrankheit
Manometer: Druckmesser
Manuell: mit der Hand verrichtet
Marasmus: Erschöpfung
Massage: Knetung
Massieren: kneten
Mastitis: Brustdrüsenentzündung
Materie: Stoff
Mazeration: Erweichung
Medikament: Arznei
Medikamentös: arzneilich
Melancholie: Schwermut
Membran: Haut
Meningitis: Hirnhautentzündung
Meniskus: Knorpelscheibe im Knie
Menses, Menstruation: monatliche Regel
Mesenterium: Gekröse
Meteorismus: Auftreibung des Leibes mit Luft (Gasen)
Migräne: halbseitiger Kopfschmerz
Mikroorganismen: kleinste Lebewesen
Mikroskop: Instrument zur Vergrößerung
Miosis: Verengerung der Pupille
Miserere: Kotbrechen b. Darmverschluß
Mitella: Armtragetuch
Mixtur: Mischung
Morbilli: Masern
Moskito: tropische Stechmücke
Motorisch: auf Bewegung bezüglich
Myalgie: Muskelschmerz
Mydriasis: Erweiterung der Pupille
Myom: Muskelfasergeschwulst

Myopie: Kurzsichtigkeit

Naevus: Muttermal
Narkose: Betäubung
Narkotikum: Betäubungsmittel
Narkotisch: betäubend
Nekrose: Gewebstod
Neuralgie: Nervenschmerz
Neurasthenie: Nervenschwäche
Neurom: Nervengeschwulst
Neuritis: Nervenentzündung
Norm: Regel, einheitliche Vorschrift

Obduktion: Leichenöffnung
Oblaten: dünne Blätter aus Mehlteig zum Einhüllen von Arzneien
Obliteration: Verödung, Zuwachsen
Obstipation (Obstruktion): Verstopfung
Ödem: wassersüchtige Schwellung
Oesophagus: Speiseröhre
Ophthalmologie: Lehre vom Auge und seinen Erkrankungen
Opium: eingedickter Mohnsaft
Opodeldoc: Seifen-Kampferspiritus zum Einreiben
Ordination: Verordnung
Organ: Werkzeug, Körperteil
Orthopädie: Lehre von den Form- und Funktionsstörungen des Haltungs- und Bewegungsapparates
Osteom: Knochengeschwulst
Osteosarkom: Knochenkrebs
Ostitis: Knochenentzündung
Otiatrie: Ohrenheilkunde
Otitis: Ohrenentzündung
Otorrhöe: Ohrenfluß
Otoskop: Ohrenspiegel
Ovarium: Eierstock
Oxyuris: Madenwurm

Paediatrie: Kinderheilkunde
Palpitation: Herzklopfen
Pankreas: Bauchspeicheldrüse
Paquelin: ein Brennapparat nach Paquelin
Paralyse: Lähmung, Erweichung
Parasiten: Schmarotzer
Parazentese: Einstich
Parese: teilweise Lähmung
Parotitis: Ohrspeicheldrüsenentzündung, Mumps
Parulis: Zahngeschwür
Passive Bewegungen: Bewegung mit fremder Hilfe
Pasta: dicke Salbe
Pastillen: Arzneiplätzchen
Patella: Kniescheibe
Patellarreflex: Kniescheibenreflex
Pathologie: Krankheitslehre (pathologisch: krankhaft)
Pediculi: Läuse
Pelotte: Druckballen
Pemphigus: blasiger Ausschlag
Pepsin: Hauptbestandteil des Magensaftes
Pepton: lösliches Eiweiß, ein Abbauprodukt
Perforation: Durchbohrung, Durchbruch
Periost: Knochenhaut
Periostitis: Entzündung der Knochenhaut
Peripher: im Umkreise, nach dem Ende zu gelegen
Peristaltik: Darmbewegung
Peritoneum: Bauchfell
Peritonitis: Bauchfellentzündung
Perityphlitis: Blinddarmentzündung
Perkussion: Untersuchung durch Beklopfen
Perniziös: bösartig
Pessar: Ring zum Einlegen in die Scheide
Petechien: Hautblutungen
Phagozyten: Freßzellen
Phantasie: Einbildungskraft
Phantasieren: Irrereden
Pharmakopöe: Arzneibuch
Pharmazie: Arzneikunde
Pharyngitis: Rachenkatarrh
Pharynx: Rachen
Phlebitis: Venenentzündung
Phlegmone: Zellgewebsentzündung
Phthisis: Schwindsucht
Physik: Lehre von den Naturkräften
Physiologie: Lehre von den Lebensvorgängen
Pigment: Farbstoff

Pinzette: Zängelchen
Pipette: Tropfenzähler, Glasrohr zum Messen
Plastische Operation: Wiederersatz von Teilen
Plazenta: Mutterkuchen
Plethora: Vollblütigkeit
Pleuritis: Brustfellentzündung
Plombieren: das Ausfüllen hohler Zähne
Pneumonie: Lungenentzündung
Pneumothorax: Ansammlung von Luft (Gas) im Brustfellraum
Podagra: Fußgicht
Polyp: gestielte Geschwulst
Poren: feine Öffnungen
Portio: Teil, meist p. vaginalis: Muttermund
Positiv: bestimmt bejahend
Präparieren: vorbereiten
Prima intentio: Wundheilung durch erste Verklebung
Primär: anfänglich
Prinzip: Grundsatz
Prodrom: Vorläufer
Produkt: Ergebnis
Prognose: Vorhersage
Progressiv: fortschreitend
Prolaps: Vorfall
Pronieren: nach innen drehen
Prophylaxe: Verhütung, Vorbeugung
Proportion: Verhältnis
Protozoen: kleine tierische Lebewesen
Prozeß: Vorgang
Pseudarthrose: falsches Gelenk
Psoriasis: Schuppenflechte
Psychiatrie: Irrenheilkunde
Psychologie: Seelenkunde
Ptosis: Herabsinken des oberen Augenlides
Puerperalfieber: Wochenbettfieber
Pulmo: Lunge
Pulmonal: zur Lunge gehörig
Punktion: Einstich
Pupille: Sehloch
Purgativ: Abführmittel
Purpura: Blutfleckenkrankheit
Purulent: eitrig
Pustel: Eiterblase
Pyämie: Eiterfieber
Pyknisch: rundwüchsig
Pylorus: Magenpförtner

Qualität: Eigenschaft
Quantität: Menge
Quarantäne: Absperrung bei Seuchengefahr

Radikal: gründlich
Radius: Speiche
Reagenzien: chemische Prüfungsmittel
Reaktion: Reizwirkung
Redressement: Wiedereinrichtung
Reflektor: Scheinwerfer
Reflex: unwillkürliche Reizbeantwortung
Rekonvaleszenz: Genesung
Rekurrens: Rückfallfieber
Rektum: Mastdarm
Remission: Nachlaß
Renversé: Bindenumschlag
Resektion: Knochenaussägung
Resorbieren: aufsaugen
Respiration: Atmung
Respirator: Atmungsmaske
Retention: Verhaltung
Retraktion: Verkürzung, Schrumpfung
Retroflexio: Rückwärtsbeugung
Retroversio: Rückwärtslagerung
Revakzination: Wiederimpfung
Rezessiv: überdeckbar
Rezidiv: Rückfall
Rhachitis: Englische Krankheit
Rhythmus: taktmäßige Bewegung
Roseola: kleine rötliche Fleckchen
Rotation: Drehung
Rubeola: Röteln
Rudimentär: verkümmert
Ruptur: Zerreißung

Sacharin: ein Süßstoff
Sakral: am Kreuzbein
Salep: Pflanzenschleim
Salinisch: salzig
Salivation: Speichelfluß
Sanguis: Blut
Sanitär: die Gesundheit betreffend

Scarlatina: Scharlach
Schema: Muster
Schock: Erschütterung, Stoß, Schlag
Segment: Abschnitt
Sektion: Leichenöffnung
Sekundär: im späteren Verlauf
Sekundärnaht: Spätnaht
Senil: greisenhaft
Sensibel: empfindlich
Sepsis: Fäulnis
Septum: Scheidewand
Sequester: abgestorbenes Knochenstück
Serum: Blutwasser
Sezieren: Leichenöffnen
Signatur: Bezeichnung
Simplex: einfach
Simulation: Krankheitsvortäuschung
Sinapismen: Senfteige
Sinus: Bucht (Hirnblutleiter)
Skabies: Krätze
Skala: Gradeinteilung
Skalpell: Messer
Skelett: Knochengerüst
Sklera: weiße Haut des Auges
Sklerose: Verhärtung
Skoliose: seitliche Wirbelsäulenverkrümmung
Solitär: vereinzelt
Solutio: Lösung
Somnolenz: Schlafsucht
Soor: Schwämmchen
Sopor: tiefer Schlafzustand
Soxhlet: Apparat, um Milch keimfrei zu machen nach Soxhlet
Spasmus: Krampfzustand
Spezies: Teegemisch
Spezifisch: eigentümlich
Spekulum: Spiegel
Sperma: Samen
Sphinkter: Schließmuskel
Sphygmograph: ein Instrument zum Aufzeichnen des Pulses
Spica: Kornähre (ein Verband)
Spina: Dorn
Spinalis: zur Wirbelsäule bzw. zum Rückenmark gehörig
Spiraltour: Hobelspangang bei Binden
Spirillen, Spirochäten: gewundene Krankheitserreger
Spiritus: Alkohol, Weingeist
Spondylitis: Wirbelentzündung
Spongiös: schwammig
Spontan: freiwillig
Sporadisch: vereinzelt
Spray: Zerstäuber von Flüssigkeiten
Sputum: Auswurf
Stadium: Zeitraum
Statistik: zahlenmäßige Darstellung
Status: Zustand
Stenose: Verengerung
Steril: keimfrei, unfruchtbar
Sterilisieren: keimfrei machen, unfruchtbar machen
Sterilität: Unfruchtbarkeit
Stethoskop: Hörrohr des Arztes
Stomatitis: Mundentzündung
Strabismus: Schielen
Striktur: Verengerung
Struma: Kropf
Styptisch: blutstillend
Subkutan: unter der Haut
Sublimat: ein Quecksilbersalz
Subluxation: unvollständige Verrenkung
Substanz: Stoff
Subtil: schwierig, fein
Sudamina: Schweißfriesel
Suppositorien: Stuhlzäpfchen
Suspendieren: aufhängen
Suspensorium: Tragverband
Symmetrie: Ebenmaß
Symphyse: Schoßfuge
Symptom: Zeichen
Synovia: Gelenkschmiere
Systole: Herzzusammenziehung

Tabes: Rückenmarkschwindsucht
Tabletten: Arzneitäfelchen
Taenia: Bandwurm
Tampon: kleine Bälle aus Watte oder Mull
Tamponade: Ausstopfung mit Tampons
Temperatur: Wärme
Temperieren: mildern
Temporär: zeitweilig
Tenesmus: Zwang, meist Stuhlzwang

Tenotomie: Sehnendurchschneidung
Testudo: Schildkröte (ein Verband)
Tetanus: Starrkrampf
Thermokauter: Brennapparat
Thermometer: Wärmemesser
Thermophor: Wärmeträger
Thorax: Brustkorb
Thrombus: festhaftendes Gerinnsel in einem Blutgefäß
Thymus: innere Brustdrüse
Tinktur: spirituöse Arzneilösung
Tonsillitis: Mandelentzündung
Tonus: Spannung
Torpid: schlaff
Touchieren: berühren, untersuchen, ätzen
Toxin: Giftstoff
Tracheotomie: Luftröhrenschnitt
Trachom: Körnerkrankheit, ägyptische Augenkrankheit
Transfusion: Überleitung von Flüssigkeiten oder Blut
Transpirieren: schwitzen
Transplantation: Überpflanzung
Trauma: äußere Gewalteinwirkung
Trepanation: Anbohren eines Knochens
Trichinose: Trichinenkrankheit
Trismus: Kinnbackenkrampf
Troikart: Rohr mit scharfem Stilet darin
Tuberkel: Knötchen
Tuberkulin: Präparat aus Tuberkelbazillen
Tuberkulosis: tuberkulöse Erkrankung
Tumor: Geschwulst
Typus: Art, Muster

Ulzeration, Ulkus: Geschwür
Unguentum: Salbe
Urämie: Harnstoffvergiftung durch verminderte Harnausscheidung
Ureter: Harnleiter
Urethra: Harnröhre
Urin: Harn
Urinal: Harnsammler
Urogenitalsystem: Harn- und Geschlechtsorgane
Urticaria: Nesselfieber
Uterus: Gebärmutter

Vaccine: Impfstoff
Varicen: Krampfadern
Varicellen: Windpocken
Varicocele: Krampfaderbruch
Variola: Blattern, Pocken
Variolois: leichtere Form der Blattern
Vaseline: ein Salbenstoff aus Petroleumrückständen
Vegetabilien: Pflanzen, Pflanzenprodukte
Venen: Blutadern
Venös: aus Blutadern stammend
Ventil: stellbare Öffnung, Luftklappe
Ventilation: Lüftung
Ventrikel: Herzkammer
Vibrieren: Zittern
Virulenz: Giftigkeit
Virus: unsichtbarer Ansteckungsstoff
Vital: lebenswichtig
Volt: Maß für die elektrische Stromspannung
Volumen: Rauminhalt

Watt (Kilowatt): Maß für Elektrizitätsverbrauch

Zelluloid: Zellhorn
Zellulose: Zellstoff, Pflanzengewebe
Zentral: dem Mittelpunkt zu gelegen
Zirkel: ein Meßgerät
Zirkeltour: Kreisgang bei Binden
Zoster: Gürtel (Gürtelrose: Herpes zoster).

Sachverzeichnis.

(Die Zahlen geben die Seiten an.)

Abdominaltyphus s. Typhus
Abkochungen 232
Abnabelung 383
Abort-Desinfektion 345
Abreibungen 243, 246, 247
Absonderung s. Isolierung
Absonderung, innere 77, 78, 113
Abstillen 391
Abszeß 290, 291
Abtreibung 441
Achillessehne 42
Achsellinie 23
Aderhaut 79
Aderlaß 257
Aderverkalkung 116, 119
Adrenalin 78, 116
Aftermessung 92
Afterschließmuskellähmung 97
Afteruntersuchung 225
Akromegalie 115
Aktinomykose 150
Alkalysol 341
Alkohol 175
Alkohol-Desinfektion 341
Alkohol-Mißbrauch 88, 150, 352
Alkoholverband 250
Alkoholvergiftung 330
Allergie 85
Amme 391, 405, 426
Ammoniak 99, 101, 348
Amöbenruhr 421
Anämie, perniciöse 155, 157
Anamnese 88
Anaphylaxie 85
Anfall s. Epilepsie bzw. Hysterie
Angestelltenversicherung 438
Angina 112, 139
— pectoris 119
Anopheles 148
Ansteckung 124, 126
Ansteckungsschutz 339
Antisepsis 269
Anzeigepflicht 421
Aorta 46
Appetit 164, 177, 180, 214
Arbeitsbuch 418
Arbeitsleistung 165
Arbeitslosenversicherung 439
Arbeitszeit 418
Arm 23, 24
Armbäder 262
Armbruch 314
Armmuskeln 42
Armschlagader 47
Aromastoffe 164
Arterien s. Schlagadern
Arsenvergiftung 330
Arzneimittel 228 ff.
Ascaris lumbricoides s. Spulwurm
Ascites 113, 118
Asepsis 269, 289, 373, 405
Asthma bronchiale 96, 120
Atembeschwerden 134
Atembewegungen 58
Atemfrequenz 59, 93, 96
Atemhilfsmuskeln 59, 96
Atemnot 95, 96, 117, 118, 119, 120, 134, 138, 210 409
Atemstörungen bei Frühgeburten 403
Äthernarkose 282
Atmung 12, 58, 83, 95, 102, 118
— Cheyne Stokesche 96
— künstliche 333 ff, 403
— bei Narkose 284
Atmungsorgane 54
Atropinvergiftung 331
Ätzkalk 342
Ätzung 329
Aufguß 232, 263
Auge 75, 78, 110
Augenbindehaut s. Bindehaut
Augendusche 78
Augenhöhlenschmerz 134
Augenkammer 79
Augenkrankheit, ägyptische s. Körnerkrankheit
Augenlid 78
Augenliderschrumpfung 142
Augenmuskeln 75, 80
Augenmuskellähmung 11
Augenspülung 327
Augenträufelung 152, 384
Ausatmung 96
Ausfluß 121, 123, 151, 152
Ausschlag 131 ff, 406
Ausscheidungen 96
Aussatz 420, 421
Auswurf 96, 117, 119, 120, 136, 150
— Desinfektion 341, 344
Avitaminosen 162
Azeton 116, 186
— Probe 101

Bad des Neugeborenen 383
Bäder 243, 244, 258
Bähungen 252
Bakterien 54, 124, 127, 128, 129
Bakteriengifte 125, 126, 129
Baktol 341
Baldriantee 232
Balken 73
Ballen 37
Ballaststoffe 182
Bandwurm 155
Bandwurmkur 157
Bangsche Krankheit 149, 172, 421

Bärentraubenblättertee 232
Basedow 113, 166
Bauch 22
Bauchauftreibung 113
Bauchfell 64, 69
Bauchfellentzündung 112, 113, 151, 381
Bauchhöhle 40, 42, 64, 70, 72
Bauchpresse 40, 70
Bauchschlagader 46, 47
Bauchspeicheldrüse 64, 78, 114, 116
Bauchspeicheldrüsenentzündung 140
Bauchspeicheldrüsenferment 186
Bauchspeicheldrüsensaft 64, 67
Bazillen 124, 139
Bazillenausscheider 421, 422, 423
Bazillenruhr 421
Bazillenträger 128, 130, 140, 145
Becken 23, 32, 33
Beckenbruch 314
Beckenhöhle 64
Befruchtung 72
Befund, objektiver 89
Beikost 396
Bein 24
Beinbruch 314
Beinmuskeln 42
Beläge 111, 139
Benommenheit 89, 94, 97, 98, 102, 116, 140, 143, 144, 146
Beri Beri 163
Berufsbezeichnungen 415
Berufsgeheimnis 416, 417
Berufskrankheit 430, 436
Berufspflichten 411
Berufsrechte 411
Beschwerden, subjektive 89
Bestimmungen, arbeitsrechtliche 440
— zivilrechtliche 442
— strafrechtliche 440
Bettruhe 88
Bewegung 75, 76, 77, 268
Bewegungsnerven 76, 77
Bewußtlosigkeit 75, 77, 94, 102, 109, 116
Bewußtsein 75, 77, 102
Bewußtseinsstörungen 109
Bilirubin s Gallenfarbstoff
Bindegewebe 16, 25
Bindegewebsgeschwülste 122
Bindehautentzündung 110, 134, 142, 151, 152, 243, 406
Bindehautreflex 110
Bircher Benner Müsli 180
Blase 64
Blasenbeschwerden 123
Blasenerkrankungen 98, 99
Blasenkatarrh 375, 379
Blasenlähmungen 98, 379
Blasenscheidenfistel 380
Blasenschwäche 98
Blasentuberkulose 137
Blässe 103, 143
Blattern s. Pocken
Blaufärbung 103
Blausäurevergiftung 330
Bleivergiftung 112, 330
Blinddarm 62, 155
Blinddarmentzündung 62
Blindheit 110, 140, 142
Blitzschlag 328
Blut 48, 162
Blutadern 43, 48
Blutarmut 50, 103, 146, 155, 163
Blutbahn 122
Blutbewegung 46
Blutdruck 46, 95, 114, 118, 183
Blutdruckmesser 95
Blutegel 256
Bluterbrechen 112, 123, 406
Bluter 321
Blutergänzung 163
Bluterguß 105
Bluterkrankheit 87
Blutfarbstoff 49, 50, 58, 61
Blutfaserstoff 50
Blutgefäße 76, 77, 78
Blutgerinnsel 119, 120
Blutgerinnung 50
Blutgruppe 51
Blutkörperchen 49
— rote 69, 148
— weiße 54, 128
Blutkrankheiten 103
Blutkreislauf 44
Blutkreislaufstörung 202, 203
Blutkuchen 50
Blutleere 102, 103, 318, 319
Blutmenge 48
Blutplasma 49, 50
Blutplattchen 50
Blutsenkungsgeschwindigkeit 50
Blutserum 50
Blutspeicher 12, 69
Blutstillung 316
Blutstühle 97, 406
Blutsturz 136, 321
Blutung 90, 103, 121, 122
— innere 143, 312, 313, 322
— Darm 123, 406
— Gebärmutter 322
— Gehirn 320
— Gelenk 105
— Hämorrhoiden 322
— Harnwege 322
— Krampfadern 104
— Lunge 321
— Magen 97, 322
— Nabelgefäße 405
— Nase 321
— Ohr 321
— Wochenbett 379
— Zahn 321
Blutuntersuchung 143
Blutvergiftung 291, 381, 405
Blutverlust 102, 241
Blutversorgung 12
Blutzucker 186
— Bestimmung 187
— Spiegel 162
Bogengänge 81
Borglyzerin 206
Borwasser 250
Borkenbildung 206
Botriocephalus latus s. Fischbandwurm
Botulismus 145, 421
Brechdurchfall 407, 408
Breiumschlag 250
Bronchialasthma 120
Bronchialkatarrh 119, 409
Bronchitiskessel 131
Bronchiektasen 119
Bronchopneumonie 120, 134
Bronchus 56

Bronzekrankheit 114
Bruch 113
Brucheinklemmung 113
Brust 22
Brustbein 32, 39
Brustbeinlinien 23
Brüste, Pflege der 378
Brustdrüse, innere, s. Thymusdrüse
Brustentzündung 388
Brustfell 57, 58
Brustfellentzündung 120
Brustfellerkrankungen 119
Brusthöhle 40, 57
Brustkorb 32
Brustkrebs 123
Brustlymphgang 67
Brustmilchgang 52, 53
Brustmuskeln 39
Brustschlagader 46
Brustwarze 73, 386
Brustwarzenlinie 23
Brustwarzenpflege 384
Bubonen 151
Bücher-Desinfektion 345
Butter 162, 163, 173
Buttermilch 173

Calcium 172
Cambric 294
Cheyne Stokesche Atmung 96
Chloramin 342
Chloräthyl 282
Chlorkalk 342
Chloroform 99, 282
Chloroformvergiftung 330
Cholera 145, 419, 420, 421
Cholerabazillen 125
Cholesterin 162
Condylome s. Feigwarzen
Cramerschiene 305
Cysticerken s. Zystizerken

Damm 23
Dammriß 380
Dampfbad 243, 252
Dampfsterilisationsapparat 272
Darm 61
Darmbad 263
Darmbakterien 67
Darmbein 33
Darmblutungen 143, 155, 322, 406
Darmdrüsen 61, 78
Darmentzündung 147, 182
Darmeinläufe 239, 240
Darmerkrankungen 96, 112
Darmfäulnis 67, 97
Darmgärung 67, 97
Darmgeschwür 103, 143, 145, 322
Darmkatarrh 141, 182
Darmkrampf 181
Darmkrebs 123
Darmlahmung 112
Darmlymphe 53
Darmsaft 61, 67
Darmträgheit 97
Darmtuberkulose 136
Darmverschluß 112, 113
Darmzotten 61, 62, 66, 67
Dauerausscheider 128, 130, 143
Dauerbäder 261
Daumen 35
Deckgewebe 16, 81, 128
Dekokte 232
Dekubitus 203, 362
Delirium 94, 102, 144, 150
Desinfektion 340, 423
— Abort 345
— Ausscheidungen 130, 143, 344
— Auswurf 344
— Bücher 345
— Dauerausscheider 130
— Eßgeschirr 344
— Hände 274, 345
— Kleider 345
— Krankenzimmer 345, 347
— Wäsche 344
Desinfektionsapparate 159, 343
Desinfektionsmethoden 343
Desinfektionsmittel 340 ff, 436
Diabetes mellitus s. Zuckerkrankheit
Diagnose 88, 89
Diarrhoe s. Durchfall
Diät 88, 176 ff.
Diathese 87
Diazoprobe 101
Dickdarm 61, 62
Dickdarmentzündung 96, 145
Digitalis-Vergiftung 331
Diphtherie 138, 139, 405, 408, 410, 421
Diphtherie-Heilserum 138
Diplokokken 124, 140
Disposition 85, 128
Dornfortsätze 305
Drahtleiterschiene 305
Drosselgrube 22
Druck, negativer 58
Druckstellen 203
Drüsen 16, 77
Drüsenerkrankungen 113
Drüsenfunktion 77, 113
Drüsenstörungen 185
Dünndarm 61, 62, 67
Duodenalsonde 187
Durchfall 96, 98, 113, 143, 145, 158, 160, 182, 407
Durchliegen 142, 144, 203, 362
Dusche 13, 244, 261
Dysenterie s. Ruhr
Dyspnoe s. Atemnot

Echinokokkus 157
Ehrlichs Reagenz 101
Ei, menschliches 72, 78
Eier 173
Eiereiweiß 163
Eierstock 72, 115, 121, 151
Eierstockcyste 121
Eigelb 162, 163, 164
Eigenwärme 68, 82, 91, 269
Eileiter 71, 121, 151
Einatmungsbehinderung 95, 138
Eingeweide 20
Eingeweidewürmer 154
Eingriffe, operative 88
Einläufe 237
Einreibungen 242
Einspritzungen 234, 235, 236, 237
Eintauchspindel 99
Eireifung 72, 372
Eisblase 253, 254
Eisen 49, 58, 97
Eiter 97, 98, 120, 150, 151, 269, 290
Eiweiß 9, 65, 67, 68, 160, 161, 165, 166, 170, 172, 173, 174, 175, 176, 180, 182, 183, 185
Eiweißminimum 185
Eklampsie 109

Ekzem 158, 159, 345
Elle 34
Ellenbogengelenk 34
Embolie s. Lungenembolie
Empfänglichkeit für Ansteckung 128
Empfindungsnerven 76
Emphysem 120
Empyem 120
Encephalitis 134, 421
Endemie 130
Endocarditis 151, 152
Energiespender 162, 186
Entfettungskuren 117, 185
Entfieberung 150
Entzündung 102, 116, 126, 289
Epidemie 130
Epilepsie 87, 109, 153, 323, 352, 362
Epithel 16, 81, 128
Epithelgeschwülste 122
Erbanlage 85, 86, 105, 116, 122
Erbrechen 112, 123, 134, 135, 145, 158, 181, 285, 325, 328, 407
Erfrierung 327
Erguß 104, 118, 120
Erkältung 87, 119, 151
Ernährung 160 ff
— künstliche 187
Erstickung 332
Esbach 100
Exanthem s. Ausschlag
Exkretion 78
Exsudat s. Erguß

Fallsucht s. Epilepsie
Familienanamnese 88
Fangoschlamm 250
Farbenblindheit 87
Faserstoff f. Zellulose
Fasten 175, 179, 181, 183
Fäulnis 124
Fehlgeburt 121, 153, 403
Fehlingsche Probe 101
Feigwarzen 151, 153
Fermente 66, 67, 186
Ferse 24, 37
Fersenbein 37
Fettdepots 162
Fette 53, 65, 67, 68, 160, 162, 165, 166, 172, 176, 185
Fettgewebe 16, 81
Fettgeschwülste 122
Fettsäuren 162, 186, 187
Fettsucht 116, 117, 166, 185
Fibrin 50
Fichtennadelbäder 263
Fieber 89, 90 ff, 98, 121
Fieberkost 180
Fieberthermometer 90
Filzläuse 158
Finger 23
Fingerknochen 34, 35
Fingermißbildungen 108
Finnen 156
Fisch 173
Fischbandwurm 156
Fistel 150, 291
Flaumhaar 82
Fleckenbeseitigung 444
Fleckfieber 126, 146, 159, 420, 421
Flecktyphus s. Fleckfieber
Fleisch 173
Fleischbeschau 158, 174
Fleischvergiftung 144, 171
Fliedertee 232, 252
Fliegen 145
Flimmerepithel 16, 56
Flöhe 126, 159
Flüssigkeitsbeschränkung 118
Flüssigkeitsersatz 180, 181, 187
Fontanelle 28, 106
Formaldehyd 342, 347
Frauenmilch 164
Frauenmilchsammelstelle 392
Freiluftbehandlung 135
Fremdkörper 11, 324, 367
Freßzellen 49
Frühgeburt 153, 388, 403, 404
Frühinfiltrat 136
Fürsorgepflicht-verordnung 426
Furunkel 291
Fuß 11, 24
Fußbad 262
Fußbekleidung 11
Fußgewölbe 11, 36, 37
Fußpflege 14
Fußwurzelknochen 35, 36

Gähnen 116
Galle 63, 64, 67, 98
Gallenblase 63
Gallenblasenerkrankungen 182
Gallenblasenkrebs 123
Gallenfarbstoff 49, 101
Gallengänge 63
Gallengangsverschluß 97
Gallenkost 182
Gallenstein 97
Gänsehaut 82
Gärprobe 101
Gärung 67, 124
Gasaustausch 58, 83
Gasbrand 292
Gasbrandbazillen 154
Gasvergiftung 332
Gaumen 28, 59, 66
Gaumenbein 28
Gaumenbogen 60, 138
Gaumenmandel 54, 60
Gaumensegel 60
Gaumenspalte 109
Gebärmutter 71, 121, 371
Gebärmutterentzündung 121, 151
Gebärmutterblutung 122, 123
Gebärmuttergeschwulst 121
Gebarmutterkrebs 123
Gebärmutterpolyp 121
Gebärmuttersenkung 121
Gebärmuttervorfall 121
Gebiß 29
— künstliches 206
Geburtsgewicht 389
Gefäßkrankheiten 117
Gegengifte 128
Gehirn 73, 76
Gehirnentzündung 141, 348, 421
Gehirnerkrankungen 109, 112, 153
Gehirnerschütterung 312
Gehirnschlag 119
Gehörgang 80, 81, 82
Gehörknöchelchen 81
Geisteskrankheiten 87, 153, 350
Gekröse 61, 62, 67
Gelbfieber 420, 421
Gelbsucht 98, 101, 103, 149, 389
Gelenke 24, 25, 26, 104, 107
Gelenkband 26

Gelenkblutung 105
Gelenkentzündung 104, 150, 152
Gelenkkapsel 26
Gelenkkapselriß 105
Gelenkrheumatismus 88, 104, 118, 150
Gelenkschmiere 26
Gelenkspalt 26
Gelenktuberkulose 104, 137
Gelenkversteifung 104
Gemeindeschwester 415
Gemüse 163, 174
Genickstarre 140, 398, 421
Genußmittel 175
Geruchsempfindung 55
Geschmacksempfindung 60
Geschmacksstoffe 155, 170
Geschlechtsdrüsen 78, 151
Geschlechtsorgane 64, 70, 127
Geschlechtskrankheiten 127, 151
Geschlechtsmerkmale 115
Geschwülste 122
Geschwüre 149, 151, 152, 153
Gesetz zur Ordnung der Krankenpflege 412
Gesetzeskunde 411
Gesichtshaut 75
Gesichtsmuskeln 75
Gesichtsnerv 75
Gesichtsschädel 26, 28
Gesichtsschwellungen 158
Gesundheit 84
Gesundheitsamt 417
Gewalteinwirkungen 87
Gewebe 15, 16, 17, 18
Gewebsflüssigkeit s. Lymphe
Gewicht, spezifisches 98, 99
Gewichtsentwicklung des Säuglings 390
Gewürze 164, 180, 183
Gibbus 107
Gicht 87, 116, 184
Glaskörper 79
Glanzauge 114
Gleichgewicht 77, 81
Gliederreißen 141
Glissonsche Schlinge 310
Glotzauge 111, 114
Glykogen 67, 116, 162, 185, 186
Glyzerin 144
Glyzerin-Spritze 240
Gonokokken 125
Gonorrhoe s. Tripper
Granulationsgewebe 288
Grimmdarm 62, 69
Grippe 119, 120, 127, 133, 136, 148, 149, 409
Großhirn 73, 77
Gruber Vidal 143
Grundumsatz 165
Grünspanvergiftung 330
Gurgeln 232

Haare 82
Haargefäße 45
Haarpflege 14, 206
Hakenwurm 155
Halbmilch 395
Hals 22
Halsdreieck 22
Halsdrüsenschwellung 131, 138
Halzentzündung 139
Halsschlagader 46
Halsschmerzen 131
Hämoglobin 49
Hämorrhoiden 97
Hämorrhoidalblutungen 322
Hand 23
Handbäder 262
Handdesinfektion 345
Handgelenk 35
Handpflege 276
Handwurzelknochen 34, 35
Harn 68, 69, 97, 141, 143, 145
Harnblase 69, 71, 151
Harnblasenentleerung 98, 144, 372
Harnblasenkrebs 123
Harndesinfektion 344
Harndrang 98
Harnleiter 64, 65, 69, 151
Harnorgane 69
Harnreaktion 98
Harnröhre 70, 71
Harnröhreneinspritzung 239
Harnröhrenentzündung 151
Harnsalze 98, 99
Harnsäure 68, 98, 165
Harnstoff 68, 165, 183
Harnuntersuchung 98 ff, 132
Harnverhaltung 98, 121, 257, 375, 379
Hasenscharte 108
Haut 68, 78, 81, 127, 128
Hautausschlag 103, 131, 132, **153**
Hautblutungen 159, 163
Hauterkrankungen 163, 369
Hautkrebs 122, 123
Hautnerven 81
Hautpflege 13, 398
Hautreflexe 110
Hautreize 254, 255
Hautschuppung 131, 132
Hebamme 371
Hefe 163
Heftpflaster 295
Heidelbeeren 182
Heilmethoden, physikalische 88
Heilstättenbehandlung 137
Heilverfahren 438, 439
Heiserkeit 153
Heißhunger 116, 157
Heißluft 243, 250, 251
Heizkissen 249, 253
Hemdenwechsel 207, 208
Hemmungen, krankhafte 355
Herz 42, 57, 369
— beschwerden 134
— funktion 44
— beutel 42
— innenhaut 42
— — entzündung 151, 152
— kammer 42
— klappen 42, 151
— — fehler 118
— kranke 176, 183
— krankheit 95, 98, 104, 117
— kranzgefäße 118
— kranzgefäßverkalkung 119
Herzmuskel 39
— — entzündung 118
— schlag 119
— schwäche 90, 95, 114, 117, 139, 140
spitzenstoß 44
— tätigkeit 12, 94, 103

Herztod 140
— töne 44
— wassersucht 118
Heuschnupfen 85
Hexenmilch 390
Hilfe, erste 311
Hilus 57
Hinterhauptbein 27, 31
Hinterhauptloch 27, 31, 75
Hirnanhang 75, 78
Hirnblutung 320
Hirnfelder 74, 75
Hirnfurchen 73
Hirngrund 74, 75
Hirnhalbkugeln 73
Hirnhäute 73
Hirnhauteiterung 111
Hirnhautentzündung 140
Hirnhöhlen 73, 74
Hirnmark 74
Hirnlappen 73
Hirnnerven 75
Hirnrinde 74, 76
Hirnschädel 26
Hirnwasser 73, 75, 153
Hirnwindungen 73
Hitze 102
Hitzedesinfektion 343
Hitzeeinwirkung 252, 253
Hitzewallungen 115
Hitzschlag 7, 326
Hoden 70
Hodenentzündung 140
Hodensack 70
Höhensonne 13, 255
Hohlvene 45, 48
Höllensteinlösung 152, 384
Hormone 78, 114, 164, 166
Hören 74
Hörnerv 75, 81
Hornhaut 79, 80
Hornhautentzündung 111, 142
Hornhautgeschwür 110
Hornhautreflex 110
Hüftbein 32, 33
Hüfte 23
Hüftgelenk 35
Hüftgelenksverrenkung 108
Hüftmuskeln 42
Hühnerbrust 106
Hülsenfrüchte 162, 163, 175
Hundebandwurm 157
Husten 89, 96, 119, 127, 131, 136, 138, 140, 143
Hustenreiz 191
Hypophyse 114, 115, 116, 166, 185
Hysterie 323

Icterus infectiosus 149, 421
Ideenflucht 355
Idiotie 354
Immunisierung 129
Impfgesetz 133
Impflymphe 133
Impfschutz 133
Impfung 129
Infektion 87, 108, 124
Infektionskrankheiten 124 ff, 409
Infiltration des Gewebes 150
Influenza 133
Infus 232
Infusion 181, 241
Inhalation 232
Inhalationsapparat 233
Injektionen 234 ff
Inkrete 78
Inkubation 129
Insulin 78, 114, 116, 186, 187, 237
Insulin-Shock 187
Invalidenversicherung 437
Irrenpflege 357
Irrigator 237
Isolierung 130, 337

Jochbein 28
Jodtinktur 102
Juckreiz 154, 158, 159
Jugendirresein 352

Kaffeesatzerbrechen 322
Kalkanlagerung 164
Kalkarmut 106
Kalkstoffwechsel 114
Kallus 107
Kalorien 165, 180
Kalorienbedarf 165, 166, 176
Kalorienwert 165
Kälteanwendungen 243, 253
Kammerwasser 80
Kamillentee 181, 232
Kanthariden 255
Kanüle 235
— Straußsche 257
— Tracheotomie 140
Karbol 329, 341
Karbunkel 147, 291
Kartoffel 162, 163, 164, 166, 175
Karzinom s. Krebs
Käseschleim 383
Katheterisieren 257, 375, 376
Kataplasmen 250
Katarrhe 128, 134, 141
Kauakt 66
Kaumuskeln 39
Kehldeckel 55, 66
Kehlkopf 22, 55, 60, 153
Kehlkopfdiphtherie 95, 138
Kehlkopfentzündung 409
Kehlkopfkrebs 123
Keilbein 27
Keimdrüsen 115, 185
Keimgifte 86
Keimzellen 78, 85, 86
Keuchhusten 131, 134, 409, 421
Kindbettfieber 126, 348, 380, 421
Kinderlähmung 141, 348, 421
Kindermilch 393
Kindspech 383, 389
Kittsubstanz 16, 18, 24
Kleiderdesinfektion 345
Kleiderläuse 126, 146, 158
Kleidung 10, 400
Kleiebäder 263
Kleinhirn 73, 77
Klima 7
Klimakterium 115
Klumphand 108
Klumpfuß 108
Knäckebrot 174
Knappschaftsversicherung 439
Knieellenbogenlage 225
Kniegelenk 24, 36
Kniescheibe 24, 36
Kniescheibenreflex 110
Knochen 24, 25, 26, 105, 161

Knochenbälkchen 24
Knochenbrüche 107, 108, 195, 367
Knochenbrüchigkeit 114
Knochenerkrankungen 114, 153
Knochenhaut 24
Knochenmark 24, 49
Knochennaht 25, 27
Knochenrinde 24
Knochentuberkulose 137
Knorpel 16, 25
Knorpelknochengrenze 106
Knorpelscheiben 31, 36
Kochprobe 99
Kochsalz 118, 161, 183, 184
Kochsalzhaushalt 115
Kochsalzlösung, physiologische 274
Kochwasser 163
Kohlehydrate 65, 66, 68, 160, 162, 165, 166, 175, 182, 185, 186
Kohlenoxyd 332
Kohlensäure 6, 8, 45, 49, 57, 68, 103, 161, 165, 186, 190
Kohlensäurebäder 263
Kokain 88
Kokainvergiftung 331
Kokken 124
Koliken 96, 123, 134, 157, 158
Kollaps 102, 119, 322
Kollapstemperatur 90
Koma diabeticum 116, 180, 187
Kondylome s. Feigwarzen
Konstitution 120, 160
Konstitutionskrankheit 115
Kontaktinfektion 126
Konvulsionen 109
Konzentrationsfähigkeit der Nieren 183
Kopf 21
Kopfgrippe 134
Kopfhalter 22, 39
Kopfläuse 158
Kopfschwarte 39
Koplikscbe Flecken 131
Körnerkrankheit 142, 421
Körpergegenden 20
Körpergewicht 118
Körpergleichgewicht 77
Körperhöhlen 20
Körperpflege 11
Körperschlagader 46
Körpertemperatur 113, 114
Körperverletzung, fahrlässige 441
— vorsatzliche 440
Körperwachstum 18, 114, 115, 163
Körperwärme s. Eigenwärme
Kost 166, 179, 182, 185
Kotbrechen 113
Krampfadern 104, 119, 372
Krampfbereitschaft 109
Krämpfe 87, 109, 114, 116, 292, 322, 409
Kranzschlagadern 46
Krankenbeförderung 218
Krankenbett 192
Krankenkost 164, 176, 181, 213
Krankenpflege 189 ff
Krankenpflegeprüfung 413
Krankenpflegeschule 412
Krankenversicherung 428
Krankenwachen 217
Krankenzimmer 189
Krankenzimmerdesinfektion 345
Krankenzimmerreinigung 191
Krankheit englische s. Rachitis
Krankheiten unheilbare 88
Krankheitsanlagen 84, 88
Krankheitslehre 84
Krankheitsursachen 86, 351
Krankheitsverlauf 87
Krätze 159
Krebs 103, 104, 122
Krebsverdacht 124
Kreislaufsystem 20
Kresol 340
Kresolvergiftung 329
Kreuzbein 30, 32, 33
Kreuzotterbiß 331
Krisis 93, 150
Kropf 59, 95
Krüppelfürsorge 427
Krummdarm 61
Klysma 187
Kugelgelenk 26, 34, 35
Kuhpocken 133
Kyphose s. Wirbelsäulenverkrümmung
Labferment 66, 173
Labyrinth 75, 81
Lackmuspapier 98, 99
Lageempfindung 81
Lagerung 197 ff
— bei Lähmungen 141
Lagewechsel 144
Lähmungen 110, 134, 141, 147
Lakenbad 260
Lakenwechsel 209
Langerhanssche Inseln 64, 78, 114
Larven 155
Laugenvergiftung 329
Läuse 146, 158
Lebensmittelvergiftung, bakterielle 144, 421, 422
Lebensunfähigkeit 108
Leber 63, 67, 78, 116, 160
Leberstauung 117
Lebertran 163, 164
Lederhaut 79, 81, 103
Leerdarm 61
Legalsche Probe 101
Leibesübungen 12
Leichenflecken 366
Leichenstarre 365
Leinsamen 250
Leistenband 33
Leistenbeuge 23
Leistenbruch 40
Leistendrüsenentzündung 151, 152
Leistenkanal 40, 70
Leistungsanästhesie 286
Lendenwirbelsäule 69
Lepra 421
Leuchtgasvergiftung 332
Leukämie 50
Leukocyten 49, 50
Lezithin 162
Licht 6
Lichtkasten 250, 251
Lichtscheu 111, 131
Liegekur 138
Lindenblütentee 252
Linse 79
Lipoide 162

Lippenspalte 109
Lobelin 404
Lokalanästhesie 285, 286
Lues s. Syphilis
Luftkissen 144, 205
Luftrohre 56, 57, 60
Luftröhrenentzündung 135, 143, 409
Luftröhrenschnitt 138, 140
Lüftung 10, 190
Lumbalanästhesie 286
Lunge 57, 368
Lungenabszeß 120
Lungenblähung 96
Lungenbluten 112, 136, 321
Lungenbläschen 56, 58
Lungenbrand 120
Lungenembolie 119, 377, 380
Lungenemphysem 120
Lungenentzündung 120, 150
Lungenfell 57
Lungengangrän 120
Lungenkomplikationen144
Lungenkrankheiten 95, 119
Lungenödem 117
Lungenpforten 57
Lungenschwindsucht s. Lungentuberkulose
Lungenschrumpfung 119
Lungenstauung 117
Lungentuberkulose 120, 135 ff, 321
Lungenwurzel 57
Lupus 137
Lymphdrüsen 54
Lymphdrüsenentzündung 291
Lymphe 51, 128
Lymphgefäße 51, 67
Lymphgefäßentzündung 291
Lymphknoten 49, 54, 104, 123, 128, 136, 137
Lymphocyten 49, 50
Lymphstauung 103
Lysis 93
Lysol 329, 341

Madenwürmer 154
Magen 61, 66
— ausgangsverlegung 181, 187
Magenbeschwerden 112, 123
— blutung 181, 187, 322
— Darm-Grippe 134
— — kanal 369
— — katarrh 144, 145
— drüsen 78
— eingang 60
— geschwür 112, 181, 322
— grube 22, 63, 95
— grund 61
— krankheiten 112
— krebs 112, 123, 322
— krümmung 61
— mund 61
— pförtner 61
— — krampf 407
— schleimhaut 61
— saft 61, 66, 128
— saftmangel 181
— sonde 144
— spülung 239
Malaria 126, 148, 421
Maltafieber 421
Mandelabstrich 139
— beläge 131, 138
— entzündung 112, 139, 289
— pfröpfe 139
Mandrin 235, 239
Mangelkrankheiten 162, 164
Mark, verlängertes 73, 75
Masern 131
Massage 263 ff
Mastdarm 62, 71, 121
— gonorrhoe 151
— krebs 97, 123
— scheidenfistel 380
Mastfettsucht 185
Mastix 295
Maul- und Klauenseuche 148
Maximalthermometer 92
Melaena 406
Meningitis s. Hirnhautentzündung
Menstruation 73, 115, 123, 372
Mesothorium 369
Meteorismus 113
Milch 136, 142, 148, 161, 163, 164, 172, 176, 180
Milchdrüsen 53, 72, 73, 372
Milcheiweiß 66, 161, 162
Milchgebiß 29
Milchfieber 372
Milchmischung 394, 395
Milchsaft s. Lymphe
Milchsäurebazillen 172
Milchschorf 407
Milchstuhl 389
Milchtag 186
Milchzucker 172
Miliartuberkulose 137
Milz 49, 64, 69
Milzbrand 146, 420, 421
— sporen 147
Mineralstoff 160, 161, 165, 174, 175, 176
Minutenthermometer 92
Mißbildungen 87, 108
Mitelle 303
Mittelfell 58
— raum 57, 58
Mittelfußknochen 35, 36
Mittelhandknochen 34, 35
Mittelohr 55, 80
— entzündung 111, 132, 134, 408
Möller-Barlowsche Krankheit 163
Moorbäder 263
Moorerde 250
Morphium 88, 236
— vergiftung 330, 331
Mullbinden 296, 297
Mumps 140
Mundboden 59, 60, 66
Mundfäule 111
Mundhöhle 59, 60, 111
Mundmessung 92
Mundpflege 14, 112, 144, 206, 243
Mundschleimhautgeschwür 111
Mundspeichelferment 186
Muskeln 37, 75, 76
— glatte 39, 77
— quergestreifte 38
— fasern 38
— geschwülste 121, 122
— krämpfe 145
— schwellungen 158
— tätigkeit 7, 68
— zellen 38
— zittern 109, 110
Muskelzuckungen 109, 110
Mutterband 40

Muttermund 71, 153
Myom s. Muskelgeschwulst
Myxödem 113

Nabel 23
Nabelbruch 40, 405
Nabelerkrankungen 405
Nabelgefäßblutung 405
Nabelverband 384
Nachtblindheit 163
Nachtschweiß 136
Nachtwache 217
Nachwehen 378
Nackensteifigkeit 140

Nägel 82
Nagelpflege 14
Nähreinlauf 144, 187
Nährklystier s. Nähreinlauf
Nahrung 9, 160
Nahrungsbedarf 160
Nahrungsmittel 65
Nahrungsmittelaufbewahrung 171, 172
Nahrungszubereitung 170, 171
Nährwert 165
Narbe 283, 289
Narkose 280 ff
Nase 54, 75, 111
Nasenatmungsbehinderung 144
Nasenbein 28
Nasenbluten 321
Nasendiphtherie 138, 410
Nasendusche 238
Nasenflügelatmung 409
Nasennebenhöhlenentzündung 134
Nasenrachenkatarrh 140
Nasenspray 144
Nebenhoden 70
Nebennieren 69, 78, 114, 164
Nebenschilddrüsen 59, 78, 114, 164
Nerven 75, 76, 77
Nervenendapparate 76, 82, 83
Nervenkrankheiten 87, 109
Nervenreize 75, 76, 77, 175
Nervensubstanz 162
Netz 63
Netzhaut 75, 79
Neuralgie 134
Nieren 64, 68, 69, 78
Nierenbeckenentzündung 379
Nierenentzündung 104, 132, 139, 183
Nierenkost 182
Nierentuberkulose 137
Nikotinvergiftung 331
Nissen 158
Novocain 286
Nylander-Probe 100

Oberarmbein 34
Oberkieferbein 28
Oberkieferhöhle 28
Oberschenkelbein 35
Oberschenkelkopf 35
Oblaten 231
Obst 175
Obsttag 185
Ödem 117, 118, 183
Ohnmacht 7, 102, 115, 201
Ohr 75, 80, 111
Ohrblutung 111
Ohrschmalzpfropf 82, 111
Ohrspeicheldrüse 60, 140
Ohrspülung 238
Ohrträufelung 234
Ohrtrompete 55, 80, 238
Öle, ätherische 164
Operation 278
Operationskleidung 272
Operationssaal 271
Operationsschwester 277
Operationsvorbereitungen 269, 271, 276 ff
Opium 88
Opiumvergiftung 331
Organe 18
Oxydation s. Verbrennung
Oxyuren s. Madenwürmer
Ozon 5

Packungen 245
Panaritium 291
Pankreon 188
Papageienkrankheit 148, 421
Papillen 60
Paralyse 352
Parasiten 154
Paratyphus 143, 348, 421
Paratyphus-Bazillen 143, 144
Paukenhöhle 80
Peitschenwurm 154
Pepsin 66
Pepton 187
Periode s. Menstruation
Peristaltik 39, 369
Personenstandsgesetz 442
Pertussis s. Keuchhusten
Perubalsam 159
Pest 126, 420, 421
Pfefferminztee 232
Pflaster 295
Pflege Geisteskranker 357
— Infektionskranker 337
— Tuberkulöser 137
— Typhuskranker 144
Pfortader 48, 49, 67
Phlegmone 291
Phosphorvergiftung 329
Pigment 7
Pillen 231
Pilzvergiftung 231
Pinselungen 241
Plattfuß 11
Pleuraempyem 120
Pleurahöhle 120
Pleuritis 120
Pneumonie 120, 150
Pocken 129, 132, 419, 420, 421
Pocken-Impfung 133
Polarisationsapparat 101
Poliomyelitis epidemica 421
Polyarthritis rheumatica 150
Prießnitzumschläge 248
Prognose 88, 89
Protoplasma 15, 49
Pseudarthrosis 107
Psittacosis s. Papageienkrankheit
Psychopathie 87
Pudern 144, 204, 241, 399
Puls 46, 94, 95, 102, 116, 118, 139, 140, 143
Pulver 231
Pupille 79
Pupillenstarre 109, 110
Pusteln 132, 133

Quark 173
Quecksilber 91

Quecksilbersalben-Einreibungen 242, 243
Querbettlage 224, 225

Rachen 55, 60
Rachenabstrich 139
Rachendiphtherie 138
Rachenkatarrh 131, 134, 408
Rachenmandeln 54, 55
Rachenraum 80
Rachenring 54
Rachitis 106, 164, 409
Radialis-Puls 94
Radium-Bestrahlung 123, 369
Radium-Schäden 433
Rauschnarkose 281, 282, 283
Recidiv 88
Reflexe 77, 110
Regel s. Menstruation
Regenbogenhaut 79
Regenbogenhautentzündung 152
Reichsgesetz zur Bekämpfung der Geschlechtskrankheiten 424
— für Jugendwohlfahrt 426
Reichsimpfgesetz 419
Reichsmilchgesetz 172
Reichsseuchengesetz 419
Reiswasserstühle 145
Reizhusten 96
Rekonvaleszenz 13 ff
Rekonvaleszentenserum 129, 131
Rentenversicherung 437
Riechen 74
Riechnerv 55, 75
Riesenwuchs 115
Rinderbandwurm 156
Rippen 32
Rippenbruch 313
Rippenfell 57
Rippenfellerguß 118, 120, 369
Rippenknorpel 59
Rizinusöl 231
Rohapfelkur 175, 182
Rohkost 166, 171, 179, 183, 185
Röhrenknochen 24
Rollhügel 24, 35
Röntgenbestrahlung 123, 255, 369
Röntgenschäden 433
Röntgenschutzmaßnahmen 370
Röntgenuntersuchung 123, 367 ff
Roseolen 143
Röteln 132
Rotz 148, 421
Rückenmark 73, 75, 109
Rückenmarkserkrankung 153
Rückenmarkshäute 75
Rückenmarksnerven 33, 75
Rückenmuskeln 40, 69
Rückfallfieber 146, 421
Ruhr 96, 127, 145, 348, 421

Sabadillessig 159
Safttag 175, 183, 185
Sagrotan 341
Salbe, graue 159
Salbeitee 181, 232
Salze 65, 68, 231, 396
— harnsaure 117, 184
Salzsäure 66, 128, 188
Samenbläschen 70
Samenfäden 70, 72, 78
Samenflüssigkeit 70
Samenstrang 40
Sattelgelenk 26
Sarkom 122
Sättigungswert 166, 173
Sauerstoff, 5, 8, 45, 49, 58, 68, 93, 160, 404
— bombe 234
— gehalt der Luft 190
— verbrauch 165
— zufuhr 95
Säuglingsernährung 390, 391
— künstliche 392
Säuglingskleidung 400
Säuglingskrankheiten 404
Säuglingspflege 383
Säuglingsschwester 371
Säuglingssterblichkeit 391
Säurelocker 181
Säureüberschuß 181
Säurevergiftung 329
Schädel 28
— bruch 312
— dach 27
— grund 27, 75
— höhle 27, 31, 73, 75
— kapsel 73
— knochen 26
Schädelmuskeln 39
Schadensersatz 442
Schälblasen 406
Schallwellen 81
Schambein 33
Schamfuge 33, 69
Schamlippen 70
Schanker 151, 152, 424
Scharlach 112, 127, 131, 289, 348, 421
— maske 131
— serum 132
Scharniergelenk 26
Scheide 70
Scheidendiphtherie 138
Scheidengewölbe 70
Scheidengonorrhoe 151
Scheidenspülung 239
— im Wochenbett 376, 377
Scheitelbein 27
Schenkelbruch 40
Schenkelkanal 40
Schiefhals 108
Schielen 111, 140
Schienbein 36
Schierlingsvergiftung 331
Schilddrüse 22, 59, 78, 113, 164, 166, 185
Schizophrenie 352
Schlacken 165, 166
Schlackenausscheidung 183
Schlaf 102
Schlaflosigkeit 89, 94
Schlafmittel 88
Schlafsucht 102, 134, 141
Schlafzimmer 10
Schläfenbein 27, 39, 81
Schläfenmuskel 39
Schlagadern 43, 44, 46, 94
Schlaganfall 320
Schleimbeutel 26
Schleimdrüse 78, 83
Schleimhaut 78, 83, 127, 128
Schleimhautentzündung 151
Schleimhautreflexe 110
Schließmuskellähmung 97
Schlingmuskelkrämpfe 147
Schluckakt 60
Schluckbeschwerden 112, 123, 138, 141
Schlund 60, 66
Schlußdesinfektion 346
Schlüsselbeinbruch 313

Schlüsselbeingrube 22, 95
Schmelz 30
Schmerz 102
Schmerzbetäubung 280 ff, 356, 362
Schmerzempfindung 77
Schmierinfektion 127, 137
Schmutzinfektion 137
Schnecke 81
Schnupfen 111, 131, 134, 138, 140, 408
Schröpfen 255
Schrumpfniere 98
Schulseuchenerlaß 423
Schulterblatt 32
Schultergelenk 34
Schultergürtel 32
Schulterlinien 23
Schulterrheumatismus 136
Schüttelfrost 90, 131, 132, 140, 146, 148, 150, 291
Schutzimpfung 128, 147
— Diphtherie 138
— Typhus 143
Schutzstoffe 83, 128, 129
Schwachsinn 87, 153, 352, 354
Schwangerschaft 115, 121
Schwefelbäder 263
Schweigepflicht 416, 440
Schweinebandwurm 156
Schweiß 68, 93, 98
Schweißausbruch 150, 252
Schweißdrüsen 82, 83
Schweißfrieseln 407
Schwellung 89, 102, 103, 113
Schwerhörigkeit 111, 140
Schwertfortsatz 32
Schwindel 116, 141, 157
Schwitzen 116
Schwitzpackung 245, 252
Sehen 74
Sehfeld 75, 80
Sehloch s. Pupille
Sehnerv 75, 79
Sehne 37
Sehnenreflexe 110
Sehnenscheiden 37
Sehorgan 78
Sehstörungen 145
Seifenbäder 263
Seitenstiche 150
Sekretion 78
Selbstmordabsichten 361
Senf 254
Senfbäder 263
Sennesschotentee 232
Sensibilitätsstörungen 251
Sepsis 269
Serum 129, 131, 153
Siebbein 27
Sinnesorgane 76, 78
Sinnestäuschungen 352, 353
Sinneswahrnehmungen 77, 354
Sippykur 181
Sitzbad 262
Sitzbein 33
Sitzknorren 33
Skabies s. Krätze
Skelett 24, 25
Skoliose s. Wirbelsäulenverkrümmung
Skorbut 163
Solbäder 263
Sondenernährung 144
Sonnenbäder 13
Sonnenstich 7, 326
Soor 407
Sozialversicherung 427
Spaltbildungen 108, 109
Spaltpilze 124
Spanischfliegenpflaster s. Kantharidenpflaster
Spann 24
Speiche 34
Speichel 60, 66, 141
Speicheldrüsen 60, 78
Speichelsekretion 66, 144
Speichelverdauung 66
Speiseröhre 57, 60, 66
Speiseröhrenkrebs 123
Spinnwebenhaut 73
Spirillen 124
Spirochaeten 125
Spitzfußstellung 141
Spitzpocken s. Windpocken
Sprache 55, 56, 74, 110, 134
Spray 234
Spritzen 234
Sprue 182
Sprungbein 36
Sprunggelenk 36
Spülungen 237
Spulwurm 155
Sputum, Desinfektion 344
Staphylokokken 124, 125, 154, 289
Star 87
Stärke 162, 174, 175
Starkstromverletzung 328
Starre 109
Starrkrampf s. Wundstarrkrampf
Staubinfektion 127, 137
Stauung 104, 117
Stechmücke 126
Steißbein 30, 32, 33
Sterbende 364
Sterilisierung 234, 235, 237, 272, 273, 274, 286
Stickstoff 5, 68, 183
Stillgeschäft 384
Stillhindernis 386
Stimme 55
Stimmbänder 55
Stimmritze 55
Stimmritzenkrampf 409
Stinknase 111
Stirnbein 27
Stoffwechsel 67, 93, 113
Stoffwechselkrankheiten 115 ff
Strahlen 6, 87, 164
— Licht 87
— Röntgen 87
— ultraviolette 6, 164
— Wärme 87
Strahlenpilzerkrankung 150
Streckverband 203, 204, 309, 310
Streptokokken 124, 125, 131, 154, 289, 291
Strychninvergiftung 331
Stühle 141, 143
— blutige 143, 145
— erbsbreiartige 143
— reiswasserartige 145
Stuhlverhaltung 112, 142
Stuhlzwang 96, 145
Stützgewebe 16
Sublimat 341
Sublimatvergiftung 329
Suchtmittel 88
Suppositorien 231
Sulfosalicylprobe 100
Suprarenin 286
Symptome 89
Syphilis 104, 127, 152, 153, 352, 404, 408, 421, 424

Tabakmißbrauch 88
Tabletten 231
Taenia echinococcus 157
Talgdrüsen 78, 82, 83
Talkum 204
Tannin 176, 240
Tastsinn 83
Taubheit 140
Taubstummheit 87
T-Binde 302
Tee 176, 180, 182, 232, 245, 263
Teerstuhl 97
Testament 443
Tetanus 109, 292
Tetanusbazillen 125, 126
Theobromin 176
Therapie 88
Thermophor 253
Thermometer 90
Thrombose 119, 380, 381
Thymusdruse 59, 78, 114
Tiefenmassage 264
Tierbiß 332
Tierkrankheiten 146 ff
Tochtergeschwulst 122, 123
Tod 88
Todeszeichen 365
Tollwut 147, 421
Tonus 38
Tophi 117
Totenflecke 366
Totenstarre 365
Tötung fahrlassige 440
Tracheotomie 138, 140
Trachom s. Körnerkrankheit
Tränenbein 28
Tränendrüse 80
Tränenflussigkeit 68, 80
Tranenkanal 80
Tränennasengang 80
Tränensack 80
Tränenträufeln 111
Transfusion 51
Traubenzucker 162, 186, 187
Trichinen 158
Trichinose 421
Trinkwasser 8, 142, 149
Tripper 110, 121, 151, 153, 382, 384, 406, 424
Trockensterilisator 235
Trommelfell 80, 81, 111
Trommersche Probe 100
Tröpfcheninfektion 127, 137
Tropfeinlauf 181, 187, 240
Tropfkugel 241
Tuberkelbazillen 86, 125, 135, 136
Tuberkelknötchen 137
Tuberkulin 135, 136
Tuberkulose 86, 90, 104, 126, 127, 131, 135, 136, 137, 348, 410, 421
— Ansteckung 136, 137, 138, 172, 431
— Pflege 137, 434
— Sterblichkeit 135
— Verdacht 119
Trypanosomen 125
Tularämie 149, 421
Typhus 142, 348, 421, 422
Typhusbazillen 125, 143, 144
Typhusübertragung 126, 172
Typhus-Schutzimpfung 143
Typhus exanthematicus s. Fleckfieber

Übelkeit 112
Überanstrengung 87
Überempfindlichkeit 85, 120
Übergießungen 243, 244, 261
Ulcus s. Geschwür
Ulcus, Diät 181
Ulcus mole 421
Umbetten 209
Umschläge 244, 248, 249
Umwelteinflüsse 85, 86
Umweltreize 84
Undine 238
Unfälle, elektrische 261
Unfallverhütungsvorschriften 431
Unfallversicherung 429
Unfruchtbarkeit 151
Unterarmbein 34
Unterhautzellgewebe 81
Unterkiefer 29
Unterkieferbruch 313
Unterkieferdrüse 60
Unterleibserkrankungen 121, 151
Unterschenkelbein 35
Unterschenkelgeschwür 104
Untersuchung 88
Untertemperatur 90
Urate 117
Urin s. Harn
Urobilin 101
Urobilinogen 101
Urometer 99
Urteilsfähigkeit 359

Veitstanz 141, 352
Venen s. Blutadern
Venenklappen 46, 48
Veratzung 327
Verbande 248, 250, 292, 294, 297 ff
Verbandstoffe 272, 293, 295
Verblödung 351, 354
Verbrechen wider das keimende Leben 441
— — die Sittlichkeit 441
Verbrennung 83, 326
— der Nahrung im Körper 68, 160, 162, 166, 175, 185, 186
Verdauung 65, 66, 67, 78, 160
Verdauungsorgane 20, 59, 127, 175
Verdauungssäfte 68, 164
Vererbung 85, 86, 87, 351
Vereisung 286
Vergiftung 87, 144, 145, 328
Verknöcherung 24, 106
Verletzungen, innere 312, 313
Verrenkungen 105, 315
Verstauchung 105
Verstopfung 97, 121, 123, 181
Verwirrungszustände 116, 144
Vibrationsmassage 264
Vigantol 409
Virus 124, 132
Vitamine 68, 160, 162, 165, 174, 175, 176, 179, 396
— A 163, 164, 172
— B 163
— C 163, 164, 170, 175, 180
— D 83, 164, 173
— E 164

Volkmannsche Schiene 141, 305, 306
Vollkornbrot 163, 166, 174, 180
Vollkost 177
Vormilch 372, 385
Vorsteherdrüse 70

Wachstum 18, 24, 67, 68, 114, 141, 163
Wade 24
Wadenbein 36
Wadenkrämpfe 116, 145
Wahnidee 355
Wanderzelle 49
Wanzen 159
Wärme 7
Wärmeabgbe 10, 82
Wärmebehandlung 243, 253
Wärmeerzeugung 68, 160, 162
Wärmemessung 91
Wärmestauung 7, 90
Wärmewert 165
Warzenfortsatz 27, 39
Waschungen 243
Wasser 8, 68, 160
Wasserhaushalt 115, 161
Wasserkopf 109
Wassermannsche Reaktion 153
Wasserpocken 132, 410
Wassersucht 161
Wasserverlust 160
Wechselfieber 148
Wechseljahre 123
Wehentätigkeit 78, 115
Weilsche Krankheit 149, 421
Wickel 248
Wiederbelebung 332
Windpocken 132, 410
Winkelgelenk 26
Wirbel 30, 31, 32
Wirbelbruch 313
Wirbelkanal 31, 75
Wirbeltuberkulose 106
Wirbelsäulenverkrümmung 106
Witterungseinflüsse 87
Wochenbett 371
Wochenbettfieber 380
Wochenfluß 372, 378
Wochenpflege 371, 373
Wohnung 10
Wolfsrachen 109
Wunde 286 ff, 315
Wunddiphtherie 138
Wundeiterung 289, 290
Wundheilung 288
Wundinfektion 152, 153, 269, 290, 348
Wundliegen 203, 204, 205
Wundrose 126, 289, 291, 382, 405
Wundsein 205, 406
Wundstarrkrampf 126, 127, 292, 382
Würgreflex 110
Wurmeier 97
Würmer 154
Wurmfortsatz 62

Zahnbein 30
Zahnbildungsstörungen 106, 112
Zähne 29
Zahndurchbruch 409
Zahnfleischblutung 111
Zahnfleischentzündung 111
Zahnkrämpfe 409
Zahnpflege 206
Zahnwechsel 29
Zäpfchen 60, 138, 231
Zehenknochen 35
Zelle 15, 18, 68
Zellgewebsentzündung 291
Zellkern 15, 18
Zellstoffwechsel 161
Zellteilung 18
Zellulose 67, 165, 174
Zellvermehrung 18
Zellwucherung 122
Zement 30
Zentralnervensystem 134
Zephirol 341
Zerstäubungsapparat 234
Ziegenpeter 140
Zinkleimverband 308, 309
Zinkpuder 204
Zucker 66, 67, 162, 175, 180
Zuckerkrankheit 78, 87, 98, 100, 101, 114, 115, 186
Zuckerproben 100, 101
Zugverband 309, 310
Zunge 39, 60, 66, 131
Zungenbein 22, 29, 39
Zungenbelag 112, 142
Zungenbiß 109
Zungenkrebs 122, 123
Zungenmuskulatur 39
Zwangsvorstellungen 355, 356
Zwerchfell 40, 57, 59, 61
Zwerchfellschlitz 60
Zwergwuchs 114, 115
Zwiemilchernährung 392
Zwillinge 85
Zwischenrippenmuskeln 40, 58, 59
Zwischenrippenräume 95
Zwischenträger 133
Zwölffingerdarm 61, 63, 64, 67
Zyankali 330
Zyste 121
Zystizerke 156.